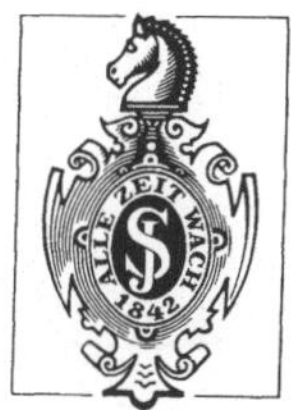

ALLE ZEIT WACH
SJ
1842

Burkhard Helpap

Atlas der Pathologie urologischer Tumoren

Mit 363 farbigen Abbildungen in 570 Einzeldarstellungen, 15 Graphiken und 50 Tabellen

Springer-Verlag

Berlin Heidelberg New York London Paris Tokyo Hong Kong Barcelona Budapest

Prof. Dr. med. Burkhard Helpap

Städtisches Krankenhaus Singen
Akademisches Lehrkrankenhaus der Universität Freiburg
Institut für Pathologie
Virchowstraße 10, 78224 Singen (Hohentwiel)

Die Deutsche Bibliothek – CIP-Einheitsaufnahme
Helpap, Burkhard: Atlas der Pathologie urologischer Tumoren: mit 50 Tabellen/Burkhard Helpap. –
Berlin; Heidelberg; New York; London; Paris; Tokyo; Hong Kong; Barcelona; Budapest: Springer, 1993
ISBN-13: 978-3-642-77547-5   e-ISBN-13: 978-3-642-77546-8
DOI: 10.1007/ 978-3-642-77546-8

Gesamtherstellung: Appl, Wemding

21/3130-5 4 3 2 1 0 – Gedruckt auf säurefreiem Papier

Meinen Söhnen Christian, Björn und Jens

Vorwort

Der Wissenszuwachs in der pathologisch-anatomischen Onkologie hat
in den letzten Jahren in einem solchen Maße zugenommen, daß umfangreiche Monographien fast jedes Jahr überarbeitet werden müßten,
um dem neuesten Kenntnisstand gerecht zu werden. Dies gilt auch für
die Pathologie der urologischen Tumoren und hier vor allem für die Tumorpathologie der Prostata. Die an experimentellen Untersuchungen
gewonnenen Ergebnisse sollen vor allem die klinische Pathologie berei-
chern. Die Erfahrungen aus einer recht intensiven Konsiliartätigkeit bei
komplizierten „urologischen Tumorfällen" hat das Konzept einer Mischung von Atlas und Textbuch über urologische Tumoren reifen lassen. Dabei soll nicht das gesamte Spektrum der Tumorpathologie von
Nieren, ableitenden Harnwegen, Prostata und Hoden systematisch in
zahlreichen Abbildungen und Text dargestellt werden; dies muß umfangreichen Handbuchern, Textbuchern, Monographien von Solitar-
organen, vor allem den „blauen" Buchern der WHO, sowie dem AFIP
und dem TNM-Atlas vorbehalten bleiben. Aus diesem Grunde ist auch
nicht jede seltene Tumorentität bildlich dokumentiert. Es werden vor
allem „gewohnliche" Tumoren mit ihren differentialdiagnostischen
Problemen dargestellt.
Entsprechend den Erfahrungen aus der Alltagspathologie wurde eine
sehr unterschiedliche Gewichtung der einzelnen Kapitel vorgenommen.
Der Schwerpunkt von diagnostischen Problemfällen liegt vor allem im
Bereich der ableitenden Harnwege und der Prostata. Fragen nach einer
Praeoplasie mit Abgrenzung gegen das hochdifferenzierte Karzinom
spielen hier eine große Rolle. Entsprechende Diagnosen haben z. T.
sehr entscheidende therapeutische und prognostische Relevanz. Aus
diesem Grunde sind die Kapitel über Tumoren der ableitenden Harnwege und der Prostata in Text und Bild in dieser Hinsicht umfangreicher
gestaltet, wahrend eindeutige Befunde nur kurz besprochen werden.
Dies trifft z. T. auch für die Kapitel 1 und 4 zu.
Da die Frage nach der Prognose an den Pathologen sehr haufig gestellt
wird, wurden in dem kurzgefaßten Textteil, der auf neuesten Literatur-
angaben beruht, neben der Hämatoxylin-Eosin-Basisdiagnostik auch
prognostisch relevante Ergebnisse immunhistochemischer Untersuchungen, Ergebnisse aus DNA-zytometrischen Analysen und anderen
zellkinetischen Methoden sowie molekularbiologische Prinzipien und
die Bedeutung der Onkogene speziell berücksichtigt. Diese Abschnitte
werden vereinzelt durch Tabellen, nicht jedoch durch Abbildungen
ergänzt. Sie sollen lediglich zusätzliche technisch-diagnostische Verfahren und daraus abgeleitete Erkenntnisse aufzeigen.
Die unterschiedliche Gliederung, die z. T. auch auf anatomische und
funktionelle Besonderheiten eingeht – hier ist besonders das Kapitel 3
(Prostata) hervorzuheben – beruht auf der Erfahrung, daß entscheidende differentialdiagnostische Probleme nur nach Kenntnis der normalen

Histologie, vor allem auch unter Einsatz immunhistochemischer Analysen, zu losen sind. Das vorliegende Buch ist somit keine systematische Abhandlung urologischer Tumoren, sondern stellt in sehr unterschiedlicher Gewichtung makroskopische, mikroskopische und urologische Alltagspathologie in Bild und Schrift dar.

Die makroskopische Tumordokumentation mit den Moglichkeiten der anschließenden mikroskopischen Diagnostik soll nicht nur dem Pathologen bei initialen diagnostischen Schritten helfen, sondern auch den Urologen ansprechen und bei ihm um morphologisches Verstandnis werben. Vor allem soll mit diesem klinisch-pathologischen Atlas das arztliche Zwiegesprach gefordert werden. Dies ist heutzutage um so wichtiger, als z.B. verbesserte operative Techniken organerhaltende Eingriffe bei den verschiedensten Nierentumoren erlauben und andererseits umfangreiche Eingriffe wie radikale Prostatektomien, Zystektomien mit oder ohne Lymphadenektomie auch bei fortgeschrittenen Tumoren moglich sind. Um den neuen Moglichkeiten einer operativen Therapie gerecht zu werden und auch prognostische Aussagen treffen zu konnen, ist eine exakte praoperative Klassifikation notwendig. Ein entsprechendes Grading und Staging kann nur unter Einsatz aller klinischen und morphologischen Parameter erfolgen, wobei zellkinetische und molekularbiologische Kenntnisse diese Bewertung unterstutzen. Eine derartige Korrelation klinischer und morphologischer Befunde ist nur moglich, wenn ein Austausch aller zur Verfugung stehenden Informationen garantiert ist. Nur dadurch ist eine bestmogliche therapierelevante Diagnose bei onkologischen Patienten von Klinikern und Morphologen zu stellen. Der vorliegende Atlas soll daher zur Optimierung dieser Zielvorstellung beitragen.

Das Bildmaterial stutzt sich auf die inzwischen umfangreiche Diasammlung des Singener Pathologischen Institutes. Um die makroskopischen und mikroskopischen Praparate fotogerecht zu praparieren, haben alle arztlichen und medizinisch-technischen Mitarbeiter des Institutes ihr Bestes gegeben. Die Schreibarbeiten wurden in vorzuglicher Prazision von Frau Silke Bronner und Frau Liselotte Amann erledigt.

Ein Atlas mit Farbabbildungen ist auch nach Verbesserung der fotographischen Technik ein immer noch sehr teures Unterfangen. Die Realisierung dieses Vorhabens war nur durch die großzugige Unterstutzung folgender Firmen moglich: Dako Diagnostika GmbH, Hamburg, Dianova GmbH, Hamburg, Essex Pharma GmbH, Munchen, Farmitalia Carlo Erba GmbH, Freiburg, Hoyer GmbH & Co., Neuss, Kabi Pharmacia GmbH, Erlangen, MSD Sharp & Dohme GmbH, Munchen, und Pharma Stroschein GmbH, Hamburg.

Fur die Uberlassung von Praparaten und Abbildungen danke ich Herrn Prof. Dr. G. Aumuller, Marburg, Herrn Prof. Dr. D. Harms, Kiel, Herrn Prof. Dr. Ch. Hedinger, Zurich, Herrn Prof. Dr. H. Kastendieck, Hamburg, Herrn Priv.-Doz. Dr. G. Seitz, Bamberg, Herrn Priv.-Doz. Dr. St. Storkel, Mainz, sowie allen pathologischen und urologischen Fachkollegen, insbesondere Herrn Prof. Dr. N. Pfitzenmaier, Singen und Herrn Priv.-Doz. Dr. J. Bodeker, Waldshut, die mich an der Diagnosefindung von schwierigen urologischen Fallen teilhaben ließen.

Singen, Juni 1993   B. Helpap

Inhaltsverzeichnis

Technische Hinweise für die Bearbeitung
urologischer Operationspraparate zur histologischen Analyse . . 1

1   **Nierentumoren** 5

1.1   Nierenzellkarzinome/Nierenadenome 5
1.1.1   Epidemiologie, Atiologie und Pathogenese 5
1.1.2   Klinik 5
1.1.3   Morphologie 5
1.1.4   Prozentuale Verteilung 8
1.1.5   Klassifikation und Häufigkeit 8
1.1.6   Immunhistochemie 8
1.1.7   Malignitätsgrading 9
1.1.8   Kinetik 11
1.1.9   Stadieneinteilung 11
1.1.10   Metastasierung 11
1.1.11   Morphologische und funktionelle Besonderheiten 13
1.1.12   Prognose 13
1.1.13   Mesenchymale Tumoren 15
1.1.14   Differentialdiagnose 16
1.1.15   Nierenmetastasen 16
1.1.16   Therapie 16
1.2   Nierentumoren im Kindesalter 17
1.2.1   Atiologie, Pathogenese und Epidemiologie 17
1.2.2   Lokalisation und Ausbreitung (Stadium) 18
1.2.3   Morphologie 18
1.2.4   Nephroblastome niedriger Malignität 19
1.2.5   Nephroblastome mit Standardmalignitat 20
1.2.6   Nephroblastome hoher Malignität 21
1.2.7   Prognose der Nephroblastome 22
       Literatur 23

2   **Tumoren der ableitenden Harnwege** 53

2.1   Epidemiologie 53
2.2   Àtiologie und Pathogenese 53
2.3   Altersverteilung 54
2.4   Morphologisches Spektrum von Tumoren
      der ableitenden Harnwege 54
2.4.1   Gewöhnliche Urothelkarzinome 54
2.4.2   Urotheliale Atypien 61
2.4.3   Prognose 62

2.4.4 Ungewohnliche Karzinomformen
im ableitenden Harnwegssystem 64
2.4.5 Mesenchymale Tumoren 66
2.4.6 Metastasen 67
2.4.7 Seltene Tumoren 67
2.4.8 Tumorahnliche Lasionen 67
2.4.9 Tumoren der Urethra 68
Literatur 70

3 Tumoren der Prostata 105

3.1 Anatomische Vorbemerkungen 105
3.2 Gewohnliches Prostatakarzinom 107
3.2.1 Epidemiologie 107
3.2.2 Lokalisation, Ausbreitung und Stadien ... 108
3.3 Formen des Prostatakarzinoms 110
3.4 Typing der Prostatakarzinome 110
3.4.1 Gewöhnliche Karzinomformen 111
3.4.2 Ungewöhnliche Karzinomformen 111
3.5 Immunhistochemie 112
3.5.1 Gewohnliche Prostatakarzinome 112
3.5.2 Ungewohnliche Prostatakarzinome 113
3.6 Zellkinetik 113
3.7 Histologisches Grading der Prostatakarzinome 114
3.7.1 Histologisches Grading nach Gleason 115
3.7.2 Histologisch-zytologisches Grading der WHO
und des pathologisch-urologischen Arbeitskreises
„Prostatakarzinom" 116
3.7.3 Verteilungsmuster von Prostatakarzinomen
nach histologisch-zytologischem Grading 117
3.8 Inzidentes Karzinom 117
3.9 Praneoplasien 118
3.9.1 Atypische Hyperplasie und intraepitheliale Neoplasie .. 118
3.10 Ausbreitung des Prostatakarzinoms (Metastasierung) .. 120
3.11 Therapie 120
3.11.1 Morphologische Veranderungen des Prostatakarzinoms
während und nach hormonaler und Strahlentherapie
(Tumorregression) 121
3.12 Prognose 121
3.13 Differentialdiagnose 123
3.14 Mesenchymale und Mischtumoren 123
3.15 Metastasen in der Prostata 124
3.16 Samenblasen 124
3.16.1 Anatomie und Histologie 124
3.16.2 Tumoren 124
Literatur 125

4 Tumoren des Hodens 161

4.1 Atiologie und Pathogenese 161
4.2 Klassifikation 162
4.3 Keimzelltumoren 163

4.3.1 Stadieneinteilung 163
4.3.2 Häufigkeit 163
4.3.3 Seminome 164
4.3.4 Nichtseminomatöse Keimzelltumoren 167
4.3.5 Metastasierung 170
4.3.6 Prognose 170
4.4 Maligne Lymphome 171
4.5 Gonadale Stromatumoren 171
4.5.1 Leydig-Zell-Tumoren 171
4.5.2 Sertoli-Zell-Tumor 172
4.5.3 Granulosazelltumoren 172
4.5.4 Androblastome 172
4.6 Kombinationen von Keimzell- und gonadalen
Stromatumoren 173
4.7 Andere Hodentumoren 173
4.8 Metastasen 173
4.9 Differentialdiagnostische Probleme 173
4.10 Tumoren des Rete testis, der Nebenhoden, des Samenstranges, der Hodenkapsel und anhängender Strukturen . . 174
4.10.1 Adenome, Karzinome 174
4.10.2 Weichteiltumoren 174
4.11 Tumoren des äußeren Genitales (Penis, Skrotum) 175
Literatur 176

Sachverzeichnis 203

Technische Hinweise für die Bearbeitung urologischer Operationspräparate zur histologischen Analyse

Fixation

Je nach Größe der Präparate ist eine Fixation in 4- bis 6 %igem Formalin fur 24–36 h erforderlich. Bei großen Organen bzw. Tumoren ist im frischen Zustand ein großflächiger Parenchymeinschnitt zur besseren Fixation hilfreich. Die fotografische Dokumentation ist im frischen und im fixierten Zustand vorzunehmen. Danach erfolgt die Paraplasteinbettung verschiedenster zentraler und peripherer Gewebsproben aus großen Tumoren bzw. die komplette Einbettung von Biopsaten.

Färbungen

Zur Anwendung kommen die typischen Routinefarbungen wie: Hämatoxylin-Eosin, van Gieson oder Elastika van Gieson, Versilberung nach Gomorı. Die immunhistochemischen Analysen sind mit der Peroxidase-Antiperoxıdase-(PAP-) und der Avıdin-Biotin-Complex-(ABC-)Methode durchzufuhren.
Fur die Messung von nukleolenorganisierenden Regionen erfolgt eıne Versilberung nach Smith und Crocker.[1] Nach Uberschichtung der in üblicher Weise entparaffinierten Objekttrager mit einer Mischlösung aus in Aqua destillata gelöstem Silbernitrat unter Zusatz von Ameisensaure sowie Gelatine ist die Inkubationszeit zwischen 30 und 50 min, je nach Organ, zu variieren.

Allgemeines Tumorgrading

Neben dem histologischen und Kerngrading ist auch das nukleolare Grading einzusetzen. Hier werden vor allem die Frequenz nukleolentragender Kerne, die Größe und Lokalisation der Nukleolen bestimmt. Diese beiden Meßmethoden

Tabelle 1. Nukleares und nukleolares Gradıng

Nukleus	Nukleolus
Mıtosehaufıgkeıt	Frequenz
Apoptosefrequenz	Zahl der Nukleolen/Kern
Große, Form	Große
Chromasıegrad	Lokalısatıon

Tabelle 2. Gradıng malıgner Tumoren

Ublıche Hıstologıe, Zytologıe
DNA-Zytometrıe
Thymıdın-Autoradıographıe
Kı-67-, PCNA-Immunohıstochemıe
AB0-Blutgruppenantıgene
Versılberbare nukleolenorganısıerende Regıonen (AgNOR)
Frequenz und Typısıerung

können charakteristische Befunde bestımmter Malignitatsgruppen ergeben (Tabellen 1 und 2). Darüber hinaus bestehen eine Reihe von weiteren Möglichkeiten, das Grading maligner Tumoren zu verfeinern. Dabei kommen zellkinetische und immunhistochemische Methoden zum Einsatz (Tabelle 2). Unter Berücksichtigung der verschiedensten morphologischen, immunhistochemischen und zellkinetischen Methoden sind generell niedrig- und hochmaligne Karzinome differenzierbar (Tabelle 4), auf die in den nachfolgenden Kapiteln an gegebener Stelle eingegangen wird.

Nierentumoren

In frischem, unfixiertem Zustand ist eine Inzision des Parenchyms von lateral angezeigt. Pro 2 cm Tumordurchmesser ist je ein Paraplastblock bzw. ein histologisches Schnittpräparat anzufertigen, da die histologischen Muster sehr variabel sind. Wichtig ist, daß Gewebsproben aus dem Randbereich entnommen werden, da im Zentrum häufig Nekrosen und regressive Veränderungen vorherrschen. Getrennt sind Gewebsproben mit Kapselabschnitten am Rand des Tumors, evtl. mit Einbrüchen, aus

---

[1] Smıth R, Crocker J (1988) Evaluatıon of nucleolar organızer region-assocıated proteıns ın breast malıgnancy Hıstopathology 12 113–125

Tabelle 3. Nukleolares Subgrading maligner Tumoren

Grading	Nukleolen	Zahl der Nukleolen/Kern			Lokalisation		AgNOR
	Kerne mit Nukleolen	n 1	n 2	n 3	Zentral	Peripher	Frequenz pro Kern
G Ib	↓ <50 %	+	−	−	++	−	↑
G IIa	↓	+	(+)	−	+	(+)	↑
G IIb	↑	(+)	+	(+)	(+)	+	↑
G III	↑ >50 %	(+)	++	+	(+)	++	↑

Tabelle 4. Morphologische, zellkinetische und immunhistochemische Befundunterscheidung von niedrig- und hochmalignen Karzinomen Nach Helpap B (1992) Grading and prognostic significance of urologic carcinomas Urol Int 48 253

	Niedrigmaligne Karzinome	Hochmaligne Karzinome
Grading	I a, b, II a	II b, III a, b, (IV)
Histologie	Hoch/maßig differenziert	Niedrig/undifferenziert
Zytologie	Geringe Atypien	Ausgepragte Atypien
	Nuklear Einheitliche Kerngroßenklassen Geringe Kerngroßenformvariabilitat Geringe Chromasie Kern-Plasma-Relation bis 1 4	Nuklear Unterschiedliche Kerngroßenklassen Deutliche Kerngroßenformvariabilitat Erhohte Chromasie Kern-Plasma-Relation bis 3 4 und mehr
	Nukleolar Frequenz ↓ Lokalisation zentral 1 Nukleolus pro Kern	Nukleolar Frequenz ↑ Lokalisation exzentrisch Multiple Nukleolen pro Kern
Zellkinetik	DNA-Euploidie(-Aneuploidie) Proliferationsindex ↓ Mitoserate ↓ 3 H-Markierungsindex ↓ Ki-67-Wachstumsfraktion ↓ Lange S-Phase AgNOR-Gehalt ↓	DNA-Aneuploidie Proliferationsindex ↑ Mitoserate ↑ 3 H-Markierungsindex ↑ Ki-67-Wachstumsfraktion ↑ Kurze S-Phase AgNOR-Gehalt ↑
Zellverlust	Apoptoseindex ↓	Apoptoseindex ↑
Immunhistochemie	Homogene Antigenexpression Intensitat AB0-Blutgruppenantigene ↑ Suppressor Antigene ↑	Heterogene Antigenexpression Intensitat ABO-Blutgruppenantigene ↓ Suppressor Antigene ↓
Histochemie	Lektinbindungsstellen ↑	Lektinbindungsstellen ↓
Prognose	Gunstig Rezidive/Metastasen selten DoD-Raten ↓	Ungunstig Rezidive/Metastasen haufig DoD-Raten ↑

dem Nierenbecken in Nachbarschaft zum Tumor sowie intrarenale und zentrale Nierenvenenabschnitte einschließlich der Abtragungsrander zu untersuchen. Dies gilt auch fur den Ureter. Ferner ist tumorfreies Nierenparenchym zu untersuchen. An Sonderfarbungen sind die PAS- und die kolloidale Eisenreaktion nach Hale in der Modifikation von Mowry hilfreich. In Ausnahmefallen fuhren auch immunhistochemische Analysen weiter, wie die Keratin- Vimentin-Koexpression und evtl. der Nachweis von neuroendokrinen Zellmarkern. Bei der Differentialdiagnose von mesenchymalen Tumoren sollte das Expressionsmuster fur Desmin, muskelspezifisches Antigen (SMA), Alpha-1-Antichymotrypsin und S-100-Protein uberpruft werden.

Nierenbeckenkarzinome

In unfixiertem Zustand ist eine Inzision von lateral anzustreben. Nach ausreichender Fixierung sind reichlich Gewebsschnitte aus dem Tumor mit umgebender Nierenbeckenschleimhaut zu entnehmen. Auch das umgebende Hilusfettgewebe und das umgebende Nierenparenchym sollten zum Ausschluß einer Tumorinfiltration untersucht werden. Eine engmaschige morphologische Analyse des Harnleiters ist erforderlich, da in diesem häufig Zweitkarzinome auftreten. Die Bindegewebsfarbung nach Elastika van Gieson ist gelegentlich zur Beurteilung der Infiltrationstiefe der Tumoren erforderlich.

Tumoren der ableitenden Harnwege

Biopsate aus der Harnblase, den Ureteren oder der Urethra sind in ublicher Weise durch Paraplasteinbettung und Hamatoxylin-Eosin-Färbung zu untersuchen. Bei fraglichen Prozessen ist die Stufenschnittaufarbeitung mit Asservierung von Schnittpräparaten für eventuelle immunhistochemische Analysen erforderlich. Zur Anwendung kommen vornehmlich Nachweise von Zytokeratin M 903, Vimentin, Desmin, muskelspezifischem Antigen (SMA), Alpha-1-Antichymotrypsin, neuronenspezifischer Enolase, Chromogranin A und S-100-Protein.
Zystektomiepräparate sind nach fotografischer Dokumentation in Proben zu zerlegen, wobei nach dem makroskopischen Befund und den anatomischen Gegebenheiten eine Aufgliederung in Dach, Fundus, Seitenwände, Hinterwand und Trigonum zu erfolgen hat.

Prostatektomiepräparate bei Karzinom

Die Orientierung des Ektomiepräparats erfolgt anhand von Samenblasen, Ampullen sowie Urethra. Nach Entfernung der Abtragungsränder im Blasenhals bzw. Apexbereich, nach Präparation der Samenblasen und Ampullen werden Horizontalschnitte von ca. 4 mm Dicke, von apikal nach basal, angelegt. Die Basis der Bläschendrüsen sollte miterfaßt werden. Nach Paraplasteinbettung sind entweder holoptische Großflachenschnitte oder, falls dies nicht möglich ist, getrennt linker und rechter Seitenlappen zu untersuchen. Bei einem abgrenzbaren Tumorherd sollte der Horizontalschnitt mit der größten Tumorausdehnung ausgewählt werden. Bei unklarem Befund ist die Untersuchung jeder 2. Organscheibe notwendig, im Idealfall sollte die Aufarbeitung des gesamten Präparats angestrebt werden. Dies ist vor allem bei den Fällen notwendig, wo in der Voruntersuchung ein inzidentes Karzinom gefunden wurde. Beson-

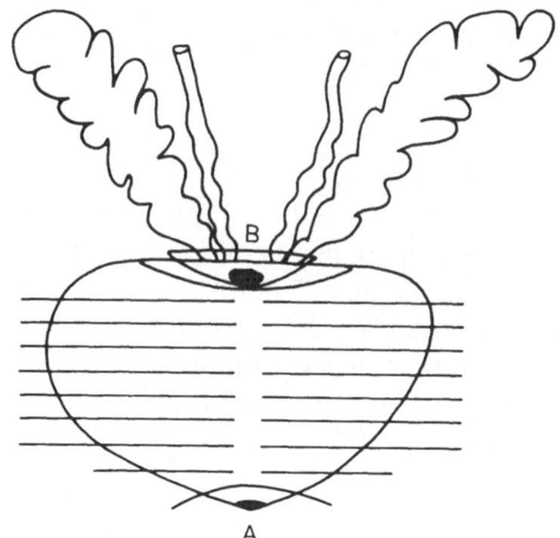

Graphik 1. Prostataschema zur morphologischen Aufarbeitung *A* Apex, *B* Blasenhals

ders wichtig ist auch die Beantwortung der Frage nach einer Kapselinfiltration und einer Tumorausdehnung auf die seitlichen Abtragungsrander, insbesondere im Bereich der Denonvillier-Faszie. In diesen Fallen sind Bindegewebsfärbungen hilfreich. Bei der Abgrenzung praneoplastischer und neoplastischer Strukturen ist vor allem der Nachweis von Basalzellen durch das Zytokeratin M 903 notwendig (Graphik 1).

Transurethrale Resektion der Prostata

Bei kleineren Gesamtmengen (bis ca. 30 g) ist die komplette Einbettung der Gewebsspäne notwendig. Pro Paraplastblock sind dies ca. 2 g Gewebe. Bei größeren Resektionsmengen und entsprechender klinischer Fragestellung, d. h. Suche nach einem Karzinom, ist die Aufarbeitung des gesamten Materials notwendig. Auch hier sind zur Abgrenzung präneoplastischer von neoplastischen Prozessen immunhistochemische Untersuchungen mit Zytokeratin M 903 und PSA hin und wieder erforderlich.

Stanzmaterial der Prostata

Die makroskopische Dokumentation der Gesamtlänge des Stanzzylinders ist, wie die sorgfältige histologische Bearbeitung insbesondere mit planer Paraplastausbettung, sehr wichtig. Die Anfertigung von Stufenschnitten sollte Routine sein, wobei generell mindestens 2 Schnittpräparate für eventuelle immunhistochemische Analysen zuruckgehalten werden sollten.

Hodentumoren

In fixiertem Zustand ist die Inzision von lateral durchzufuhren. Nach ausreichender Formalinfixierung ist die histologische Aufarbeitung des gesamten Tumors unter Berucksichtigung der vorgegebenen anatomischen Strukturen anzustreben.

Neben der Hamatoxylin-Eosin-Farbung ist die PAS-Reaktion durchzufuhren. Je nach Tumorart ist der immunhistochemische Nachweis von Alphafetoprotein und Beta-human-chorionic-gonadotropine (β-HCG) erforderlich. Bei Keimzellatypien bzw. Seminomen, vor allem auch der ausgebrannten Formen, ist der Nachweis der plazentaren alkalischen Phosphatase (PLAP) notwendig. Zusatzlich getrennt zu untersuchen sind Rete testis, Nebenhoden, Hodenhullen sowie der Samenstrang mit Abtragungsrand.

1 Nierentumoren

1.1 Nierenzellkarzinome/Nierenadenome

1.1.1 Epidemiologie, Ätiologie und Pathogenese

Nierentumoren sind fast ausschließlich epithelialer Natur. Mesenchymale Tumoren spielen eine sehr viel geringere Rolle. Gutartige epitheliale Tumoren wie die sog. Nierenadenome werden in der Regel als Zufallsbefunde bei Obduktionen festgestellt. Zumeist handelt es sich um sehr kleine, tumoröse Veränderungen von 0,5–1 cm Durchmesser (Abb. 1.1). Die biologische Wertigkeit dieser „Adenome" ist noch nicht endgültig geklärt. Im angloamerikanischen Schrifttum ist der Begriff Adenom z.T. verlassen worden, weil davon ausgegangen wird, daß es sich um sehr kleine, noch sehr langsam wachsende Karzinome handelt. Die WHO hat den Begriff jedoch beibehalten und einen Maximaldurchmesser von 1 cm vorgeschlagen (Mostofi et al. 1981).

Das Nierenzellkarzinom ist der häufigste Nierentumor und überwiegt auch die urothelialen Nierenbeckenkarzinome. Sarkome, die in der Literatur mit einer Häufigkeit von bis zu 3 % angegeben werden, sind z.T. undifferenzierte Karzinome mit pseudosarkomatöser Wachstumsform. Etwa 2,4 % aller Tumor-Todesfälle werden durch Nierenzellkarzinome bedingt, wobei 3 % aller bösartigen Geschwulste im Erwachsenenalter Nierenzellkarzinome sind. Der Häufigkeitsgipfel liegt im 6. Lebensjahrzehnt. Unter 40 Jahren kommen Nierenzellkarzinome selten vor. Im Kindesalter sind bislang 160 Fälle beschrieben worden. Das männliche Geschlecht überwiegt (1,5:1) (Helpap 1987). Hinsichtlich Ätiologie und Pathogenese liegen keine zuverlässigen Daten vor. Nikotinabusus, erhöhte Östrogenspiegel und genetische Faktoren werden angeschuldigt. Bezüglich der Lokalisation sind beide Nieren gleich häufig betroffen. Bei etwa 1 % liegen bilaterale Nierenzellkarzinome vor. Daneben müssen jedoch Metastasen eines einseitigen Nierenzellkarzinoms ausgeschlossen werden (Helpap 1987).

1.1.2 Klinik

Sie ist überwiegend durch eine schmerzlose Makrohämaturie gekennzeichnet, verbunden mit einer Anämie. In seltenen Fällen besteht eine Polyglobulie. Ein diagnostisches Merkmal ist wichtig: Eine neuauftretende Varikozele, vor allem links, kann ein erstes Leitsymptom für ein Nierenzellkarzinom sein, neben einer deutlich erhöhten BSG. Eine Hyperkalzämie wird als paraneoplastisches Syndrom angesehen. Röntgenologisch ist die verstärkte Vaskularisation im Angiogramm am häufigsten (Bischoff et al. 1977). Etwa 3 % der Patienten haben eine sekundäre Amyloidose, 15 % ein Stauffer-Syndrom mit gestörten Leberfunktionen und einer Hepatomegalie ohne Ikterus (Stambolis et al. 1981; Schubert 1984).

1.1.3 Morphologie

Die Nierenzelladenome und Nierenzellkarzinome werden aufgrund histologischer Kriterien in kompakte, kompakt/tubulär-papilläre, kompakt/zystische, zystische und tubulopapilläre Muster unterschieden, wobei Onkozytome zusätzlich noch azinare Strukturen aufweisen (Mostofi et al. 1981).
Die zytologischen Kriterien beziehen sich auf zytoplasmatische Veränderungen, wobei klarzellige, chromophobe, chromophile mit basophilen oder eosinophilen Untergruppen, gemischte und spindelzellig-pleomorphe Formen unterschieden werden. Die Onkozytome sind eine Sondergruppe (Thoenes et al. 1986a, b, 1990a, b; Thoenes u. Störkel 1991; Störkel 1993) (Graphik 1.1).

Klarzellige Karzinome

Makroskopisch haben die Tumoren eine grauweiße bis gelbe Farbe. Bei großem Tumorvolumen treten Blutungen und Nekrosen auf und verursachen eine bunte Schnittfläche (Abb. 1.2–1.4).

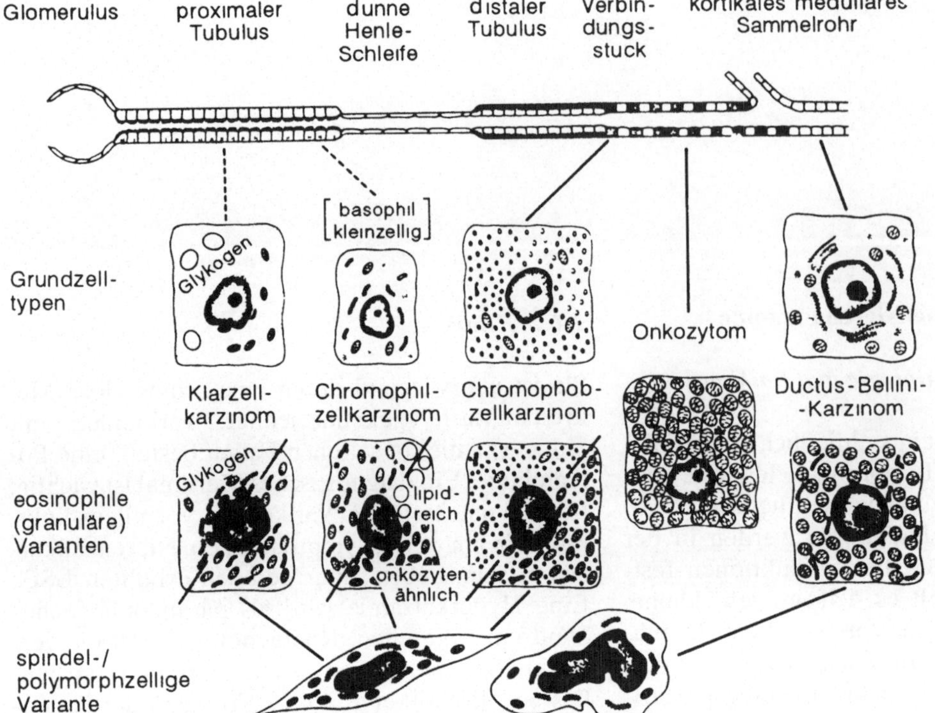

Graphik 1.1. Typen des Nierenzellkarzinoms (NZK) und das Onkozytom in phanotypischer Beziehung zum Nephron/Sammelrohr-System Bei den *Karzinomen* sind zu unterscheiden Grundtypen (obere Reihe), eosinophile Varianten (mittlere Reihe), spindel-/plemorphzellige Variante (unten) Beachte die differentialdiagnostischen Probleme der eosinophilen NZK-Varianten einschließlich des Onkozytoms (mittlere Reihe) (Aus Thoenes u Storkel 1991)

Die klarzelligen Zellen sind mikroskopisch charakterisiert durch ein glykogenreiches, z. T. auch fetthaltiges, helles, wasserklares „leeres" Zytoplasma. Die Zellgrenzen sind scharf. Teilweise findet sich perinuklear eine eosinophile Anfarbung des Zytoplasmas unter dem Erscheinungsbild einer deutlichen Granulierung, hervorgerufen durch eine Vermehrung der Mitochondrien und des endoplasmatischen Retikulums. Der Glykogengehalt ist in den eosinophilen Zellen vermindert. Diese eosinophile Zellgruppe zeigt eine erhohte Proliferationsrate. Reaktionen auf saure Mukopolysaccharide sind negativ. Die Größe der ein- und mehrkernigen Zellen kann beachtlich schwanken. Das Wachstumsmuster klarzelliger Karzinome ist kompakt solide, mitunter auch tubulopapillar. Zystische Strukturen sind selten. Die Tumorzellen werden von Elementen der proximalen Tubulusepithelien abgeleitet (Abb. 1.5–1.8; s. auch Graphik 1.1).

Chromophobe Karzinome

Diese uberwiegend soliden Tumoren sind durch eine braune Schnittflache, ahnlich wie bei Onkozytomen, jedoch ohne zentrale Narbenbildung gekennzeichnet (Abb. 1.9 und 1.10).
Chromophobe Zellen haben ein schwach opakes oder feinretikulares Zytoplasma. Eine unterschiedlich starke Eosinophilie mit leichter granularer Komponente und vermehrtem Gehalt von Mitochondrien oder eine ausgesprochene Hellzelligkeit konnen als Varianten neben dem Grundtyp auftreten. Bei starkerer Eosinophilie und Granularitat besteht eine Verwechslungsmöglichkeit mit Onkozytomen.
Die chromophoben Karzinomzellen sind gegenuber den klarzelligen Elementen von Nierenzellkarzinomen durch den Gehalt saurer Mukopolysaccharide, durch eine kraftige Reaktion mit der Haleschen kolloidalen Eisenmethode und durch eine schwache Alcianblau-Reaktion gekennzeichnet. Glykogen ist nur gering nachweisbar. Die Zellen sind voluminos. Die Zellgrenzen sind scharf nachgezogen. Die Kerne liegen uberwie-

gend zentral. Die Tumorzellen werden von Epithelien des distalen Tubulus abgeleitet. Das Wachstumsmuster ist solide kompakt, z.T. auch tubulär und zystisch (Thoenes et al. 1985, 1986a,b, 1988; Störkel et al. 1989a; Bonsib u. Lager 1990) (Abb. 1.11–1.13).

Chromophile Karzinome

Durch die hohe Lipidspeicherung sind diese uberwiegend papillären Tumoren durch eine braungelbe Farbe auffällig. Degenerative Veränderungen, vor allem bei raschem Wachstum, führen zu einer bunten Schnittfläche und zu unterschiedlich großen Zystenbildungen (Abb. 1.14 und 1.15).
Der *basophile Untertyp* ist der kleinste Zelltyp. Die „Basophilie" ist durch die hohe Zell- bzw. Kerndichte vorgetäuscht. Die Granularitat des Zytoplasmas ist nur gering. Es finden sich wenige kleine Mitochondrien. Die Kerne sind sehr klein und hyperchromatisch. Die Farbreaktion mit Alcianblau und kolloidalem Eisen (Hale) ist negativ (Abb. 1.16 und 1.17).
Der *eosinophile Untertyp* weist eine feingranulare Zytoplasmareaktion mit intensiver Rotfarbung auf. Der Mitochondriengehalt ist deutlich vermehrt. Das Zytoplasma ist breiter als bei den basophilen Zellen. Die Abgrenzung gegenüber Onkozyten kann schwierig sein, da die Zellen mitunter diesen fast vollstandig ahneln. Der Glykogennachweis oder der Nachweis von sauren Mukopolysacchariden mit den aufgeführten Farbemethoden ist negativ. Lipideinlagerungen in den Tumorzellen und in interstitiellen Zellen (Schaumzellen) sind in der Sudanfarbung, vor allem in papillaren Tumoren, nachweisbar. Das Wachstumsmuster ist vornehmlich tubulopapillär (Abb. 1.18, Graphik 1.1).

Spindelzellig-pleomorphe Karzinome

Makroskopisch findet sich eine grauweiße, manchmal fast speckig glänzende Schnittfläche, ähnlich wie bei Sarkomen (Abb. 1.19).
Die spindelzellig-pleomorphen Tumorzelltypen gehoren der Gruppe wenig differenzierter Nierenzellkarzinome an. Hellzellige, chromophobe oder chromophile Strukturen sind nicht mehr erkennbar. Die Tumoren können ein sarkomatoses Wachstum imitieren (pseudosarkomatöse Wachstumsform). Es besteht eine ausgeprägte Zell- und Kernpolymorphie mit Riesenzellbildung (Abb. 1.20, Graphik 1.1).

Ductus-Bellini-Karzinom (Karzinom des Sammelrohrsystems)

Diese Tumoren sind zentral in der Niere in der Nähe der Papillen gelegen. Sie infiltrieren in Richtung Nierenrinde oder in Richtung Nierenbecken. Das Wachstumsmuster ist mikrozystisch-papillär. Es finden sich aber auch kompakte und tubuläre Muster. Die Tumorzellen sind kubisch bis zylindrisch angeordnet. Das Zytoplasma ist wechselnd eosinophil, teilweise auch basophil. Die Kerne variieren in Form und Größe. Die Tumorzellen leiten sich von den kortikalen Abschnitten der medullaren Sammelrohre Ductus Bellini ab (Thoenes et al. 1990a,b; Flemming u. Lewi 1986) (Abb. 1.21, 1.22, Graphik 1.1).

Onkozytome

Onkozytome der Niere sind umschriebene solide Tumoren von braun-rotlicher Farbe mit typischerweise anzutreffenden zentralen Narbenbildungen (Abb. 1.23 und 1.24a). Die Große schwankt zwischen wenigen Gramm bis 2350 g bzw. 2,5–14 cm im Durchmesser. Die linke Seite ist häufiger befallen im Verhaltnis zu rechts (4:3), ebenso der untere Nierenpol. Bilaterales Auftreten, multiple Onkozytome und die Entstehung in polyzystischen Nieren sowie die Kombination mit Nierenzellkarzinomen und Angiomyolipomen sind bekannt (Graves u. Barnes 1986; Malone et al. 1986; Schmidt et al. 1991). Eine Rarität ist sicherlich das Auftreten eines Onkozytoms in einer Hufeisenniere (Klimberg et al. 1986). Die Häufigkeit der Onkozytome betragt 2–5%. Das männliche Geschlecht ist vermehrt betroffen; männlich zu weiblich wie 2:1. Der Altersgipfel liegt im 7. Lebensjahrzehnt (Maatman et al. 1984; Thoenes et al. 1986a,b). Klinisch sind die Beschwerden uncharakteristisch. Eventuell tritt eine Hamaturie auf (Merino u. Livolsi 1982; van der Walt et al. 1983). Trotz gelegentlicher Infiltration der Nierenfettgewebskapsel und Auftreten von Veneneinbruchen ist die Prognose gut. In der Regel verhält sich der Tumor nach kompletter chirurgischer Entfernung benigne. Rezidiv- bzw. metastasenfreie Intervalle bis zu 10 Jahren sind beobachtet worden (van der Walt et al. 1983; Maatmann et al. 1984; Thoenes et al. 1986a,b, 1990a,b; Thoenes u. Störkel 1991). Das Zytoplasma der Onkozytome weist eine hohe Eosinophilie auf und ist ausgeprägt granuliert. Nach morphometrischen Messungen sind die Granula in den Onkozyten im Durchschnitt größer als die in den granulierten chromophil-eosinophilen Zellen (Abb. 1.24, Graphik 1.1).

Differentialdiagnose
„Onkozytom – Nierenzellkarzinom"

Mikroskopisch konnen sich differentialdiagnostische Schwierigkeiten zwischen Onkozytomen und chromophilen eosinophilen Nierenzellkarzinomen bzw. klarzellig-eosinophilen Formen ergeben, vor allem bei der zytologischen Untersuchung nach Feinnadelaspirationstechnik (Barnes u. Beckman 1983). Bei den Onkozytomen fehlen nennenswerte Mitoseaktivitaten. Die Kerne konnen jedoch eine deutliche Pleomorphie aufweisen. Ultrastrukturell liegen zahlreiche große, runde Mitochondrien mit vielen Cristae vor, wahrend die Zellen von chromophilen eosinophilen Nierenzellkarzinomen mittelgroße, langliche bzw. ovale Mitochondrien und klarzellig-eosinophile Formen sehr kleine, runde Mitochondrien mit wenigen Cristae aufweisen. Ferner sind in Onkozytomen hohe Anteile oxydativer Enzyme und ATP nachweisbar (van der Walt et al. 1983). Glykogen und saure Mukopolysaccharide sind nicht vorhanden. Onkozytome zeigen uberwiegend ein kompaktes oder azinares histologisches Muster gegenuber der vorherrschenden tubulopapillären Struktur bei chromophil-eosinophilen und dem kompakten tubularen Muster bei klarzellig-eosinophilen Nierenzellkarzinomen (Thoenes et al. 1985, 1986 a, b). Durch Anti-Zytochrom-c-Oxidase-Antikorper konnte in renalen Onkozytomen eine intensive immunhistochemische Reaktion dargestellt werden, die in chromophil-eosinophilen (granularen) Nierenzellkarzinomen sehr viel schwacher ausfallt. Auch dadurch ist die z. T. schwierige Abgrenzung gegenuber anderen Nierenzellkarzinomen erleichtert. Schließlich weisen ein charakteristisches Lektinbindungsstellenmuster sowie jungste zytomorphologische und zytochemische Analysen darauf hin, daß die Onkozytome histogenetisch von den distalen Tubulusabschnitten, d. h. kortikalen Sammelrohren, abzuleiten sind (Ortmann et al. 1986, 1991; Zerban et al. 1987).

Adenome

Sie werden zumeist als Nebenbefunde bei Obduktionen entdeckt und unterteilt in basophile und eosinophile (uberwiegend tubulopapillare) Formen (Abb. 1.25). Der Maximaldurchmesser be-

tragt 1 cm (Abb. 1.1). Sie konnen multipel als sog. renale Adenomatose auftreten (Syrjanen 1979; Ullrich et al. 1990).

1.1.4 Prozentuale Verteilung

Bezogen auf alle Nierentumoren stehen die Nierenzellkarzinome mit fast 2 Dritteln prozentual an der Spitze (65,1%) Nierenbeckenkarzinome haben einen Prozentsatz von 7,7, mesenchymale Tumoren von 8,1 und Metastasen im Vergleich zu Nierenzellkarzinomen von 5,1. Unter den Obduktionsfallen finden sich 10,7% Adenome. In 3,3% liegen Onkozytome vor (Helpap 1987).

1.1.5 Klassifikation und Häufigkeit

In fast Dreiviertel der Falle von Nierenkarzinomen uberwiegen die klarzelligen Formen. Chromophobe Karzinome sind in 2–5% der Falle anzutreffen. Die chromophilen Karzinome mit ihren Unterformen machen etwa 10–15% aus. Die spindelzellig-pleomorphen Nierenzellkarzinome werden mit 1–2% veranschlagt. Onkozytome finden sich getrennt von den üblichen Nierenadenomen in etwa 5% (Tabelle 1.1)

1.1.6 Immunhistochemie

Immunhistochemisch exprimieren alle Nierenkarzinomtypen Zytokeratine. Klarzellige, chromophile sowie spindelzellig-pleomorphe Zelltypen sind durch eine Koexpression von Zytokeratin und Vimentin charakterisiert. In sarkomatoiden aneuploiden Tumoren ist die Vimentinexpression starker als die Expression der Zytokeratine ausgeprägt (Krech u. Loy 1988; Beham et al. 1989; Harris et al. 1989; Dierick et al. 1991). Die charakteristische Koexpression kann z. B. im Rahmen der Metastasenklassifikation bei zunachst unbekanntem Primartumor genutzt werden. Mit Zunahme des Malignitatsgrades dieser Nierenzellkarzinomgruppe nehmen Vimentin und Tissue-polypeptide-antigen-(TPA-)Expression zu, die Positivitat von proximalen Tubulusmarkern wie HEA 124/135 und Anti-EMA sowie OKB-2 nimmt dagegen ab (Bohle et al. 1986; Moll et al. 1986). Die Koexpression fehlt dagegen bei den chromophoben Nierenzellkarzinomen und findet sich nicht bei den Onkozytomen (Thoenes et al. 1988, 1990 a, b). Die hellzelligen und chromophilen Nierenzellkarzino-

Tabelle 1.1. Häufigkeit von Nierenzellkarzinomen und Onkozytomen

Tumortypisierung	Grading		Singen (s auch Helpap 1987) n = 476	Mainzer Studie (Thoenes u Storkel 1991) n = 1257
		[%]	[%]	[%]
Klarzellig	G I	27,9	76,1	76,0
	G II	64,6		
	G III	7,5		
Chromophil	G I	9,1	16,2	10,0
	G II	83,1		
	G III	7,8		
Chromophob	G I	40,0	2,1	5,0
	G II	60,0		
Spindelzellig/ pleomorph	G III	100,0	1,3	1,0
Ductus-Bellini-Karzinom			–	1,0
Nichtklassifiziert			1,5	1,0
Onkozytome			2,7	5,0

me lassen sich von Zellen des proximalen Tubulussystems herleiten (Störkel u. Jacobi 1989; Thoenes u. Storkel 1991). Zellen der chromophoben Karzinome und der Onkozytome exprimieren somit nur Zytokeratin, nicht jedoch Vimentin (Abb. 1.26 und 1.27). Dieses Expressionsmuster sowie der stärkere Nachweis von Lektinbindungsstellen und Zytochrom-c-Oxidase in distalen Tubulusabschnitten weisen auf die histogenetische Verwandtschaft von renalen Onkozytomen, chromophoben Nierenzellkarzinomen sowie Ductus-Bellini-Karzinomen zu den distalen Tubulusabschnitten (Sammelrohren) hin. Die Zellen der Onkozytome sind von dem Schaltzelltyp A des kortikalen Sammelrohrsystems, die Zellen des chromophoben Nierenzellkarzinoms von dem Schaltzelltyp B des kortikalen Sammelrohrsystems und die Zellen des Ductus-Bellini-Karzinoms vom Hauptzelltyp des medullären Sammelrohres ableitbar (Moll et al. 1986, 1991; Ortmann et al. 1986, 1991; Ortmann u. Vierbuchen 1989; Pitz et al. 1987; Zerban et al. 1987; Rumpelt et al. 1991; Störkel et al. 1988, 1989a; Thoenes u. Storkel 1991; Thoenes et al. 1990a,b) (Graphik 1.1).

Zytogenetisch finden sich beim klarzelligen Nierenzellkarzinom Aberrationen des Chromosoms 3, entsprechend einer Monosomie. Die chromophilen Nierenzellkarzinome weisen Aberrationen des Chromosoms 17 auf, d.h. eine partielle oder vollstandige Trisomie. Damit sind diese beiden Nierenzellkarzinome, die sich vom proximalen Tubulus ableiten lassen, chromosomal differenziert.

Bei Onkozytomen und chromophoben Karzinomen sind Mosaike normaler und aberranter Karyotypen sowie Telomerassoziationen nachweisbar (Henn et al. 1990; Kovacs 1989; Kovacs et al. 1988, 1989; Yoshida et al. 1986; Ebert et al. 1990; Klein 1991; Thoenes u. Storkel 1991). Eine jüngste Studie an 3 Sammelrohrkarzinomen der Niere hat Monosomien für die Chromosomen 1, 6, 14, 15 und 22 ergeben (Fuzesi et al. 1992).

Bei familiären Nierenzellkarzinomen wird das Onkogen c-myc gehäuft beobachtet. Beim sporadischen Nierenzellkarzinom werden die Onkogene c-Ha-ras, c-Ki-ras, c-myc vermehrt exprimiert (Klein 1991).

1.1.7 Malignitätsgrading

Das Malignitatsgrading schließt vor allem den nukleären Atypiegrad (leicht, maßig und schwer) sowie den histologischen Differenzierungsgrad bzw. den Verlust charakteristischer histologischer Merkmale ein. Beim *nukleären Atypiegrad* werden, ähnlich wie bei anderen Tumoren, Kerngroßenklassen, Kernformen (rund, oval, bizarr), Riesenformen, Kern-Plasma-Relationen, Mitoseraten und Chromasiegrade berücksichtigt (Thoenes et al. 1986a,b; Thoenes u. Störkel 1991). Beim *nukleolären Grading* werden die Zahl der Kerne mit Nukleolen, die Nukleolenzahl pro Kern, ihre Große sowie Lagerung (zentral, exzentrisch) bestimmt (Helpap et al. 1989, 1990).

Tabelle 1.2. Malignitatsgrad. Nukleolenstatus und Zahl von nukleolenorganisierenden Regionen (AgNOR) pro Kern in Nierenzellkarzinomen

n	Grading	Frequenz von Kernen mit Nukleolen [%]	Zahl der Nukleolen pro Kern 1 [%]	2 [%]	Lokalisation zentral [%]	peripher [%]	Nukleolenorganisierende Regionen pro Kern n	[%]
10	G Ia	1,6 ± 1,6	100	–	99,9	0,1	3	1,8 ± 1,2
34	G Ib	7,2 ± 1,8	99,3	0,7	85,6	14,4	14	3,0 ± 0,7
61	G IIa	26,1 ± 18,3	97,8	2,2	64,7	35,3	10	4,1 ± 1,1
64	G IIb	41,9 ± 14,6	95,5	4,5	49,1	50,9	8	5,7 ± 1,2
17	G III	89,1 ± 15,3	89,1	10,9	47,2	52,8	3	5,9 ± 0,6

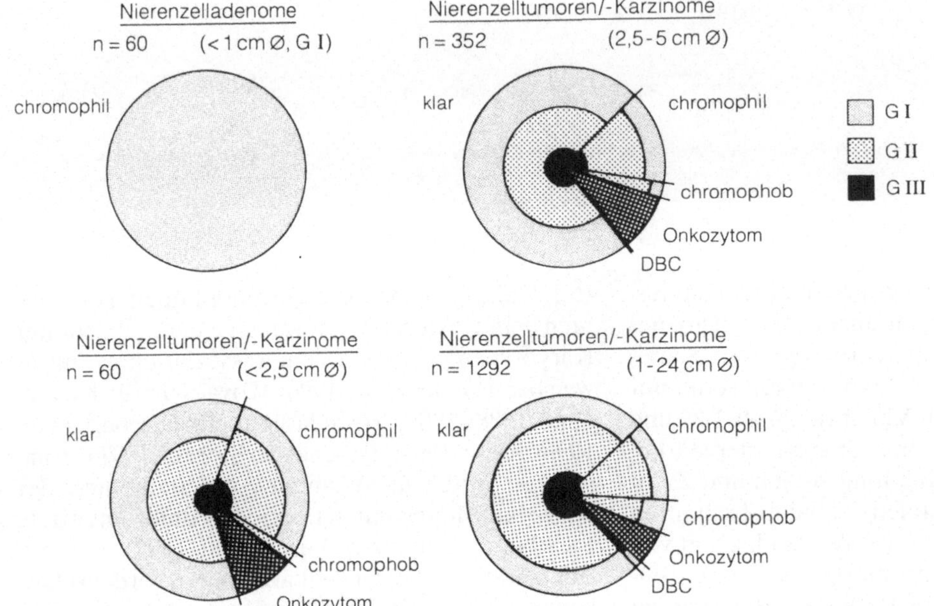

Graphik 1.2. Typisierung von Adenomen und Nierenzelltumoren/-karzinomen Adenome gehoren praktisch ausschließlich zum chromophilen Typ (basophil und/oder eosinophil) Mit zunehmender Große (< 2,5 cm Durchmesser und 2,5–5 cm Durchmesser) treten klarzellige und chromophobzellige Tumoren/Karzinome und solitare Onkozytome hervor Klarzellige Tumoren nehmen prozentual zu, die chromophilen Tumoren ab Die Malignitatsgrade G II und G III nehmen ebenfalls mit zunehmender Große prozentual zu. G I nimmt ab Beachte das Vorkommen einzelner klarzelliger G III-Karzinome (n=2) in der Großenklasse < 2,5 cm Durchmesser (links unten) Vergleiche die Verteilung der Typen und Malignitatsgrade in einem größeren Gesamtkollektiv (rechts unten) DBC Ductus Bellini-Karzinom (Nach Thoenes et al 1990)

Bei den klarzelligen Elementen werden daruber hinaus eosinophile und basophile perinukleare Zytoplasmazonen registriert, die nach Intensitat den ubrigen nukleolaren Parametern der Malignitatsgrade II–III entsprechen. Das Grading wird entsprechend der WHO-Empfehlung in G I, G II und G III unterteilt (Thoenes et al. 1986 a, b) (Tabelle 1.2, Graphik 1.2).

Unter Berucksichtigung der Differenzierungsformen der verschiedenen Zelltypen mit unterschiedlichen Graden nuklearer Atypien uberwiegen Nierenzellkarzinome mit dem mittleren Malignitatsgrad G II. Die hoch differenzierten Karzinome sind zwischen 20 und 25 % vorhanden. Die wenig differenzierten, hochmalignen Tumoren machen einen Prozentsatz von 10–15 aus (Thoenes et al. 1986 a, b; Helpap 1987) (Tabelle 1.2, Graphik 1.2). – Mit Großenzunahme der Nierenzellkarzinome – dies gilt fur alle Subtypen – nimmt der Malignitatsgrad ebenfalls zu (Thoenes u. Storkel 1991).

Unter Einsatz des *nukleolaren Grading* finden sich die niedrigsten Nukleolenfrequenzen bei chromophoben Nierenzellkarzinomen und Onkozytomen mit zentraler Lagerung kleiner Nukleolen. Klarzellige Nierenzellkarzinome mit eosinophiler Komponente haben gering hohere Nukleolenfrequenzen als die rein klarzelligen Karzinome. Die chromophilen eosinophilen Karzinome haben deutlich höhere Nukleolenfrequenzen als die basophilen Unterformen. Mit abnehmender Differenzierung kommt es zum Auftreten von 2 und mehr Nukleolen pro Kern, zu einer Verlagerung zu großen Nukleolen unter Bevorzugung der peripheren Lokalisation. G I-Karzinome sind durch eine niedrige Nukleolenfrequenz, singuläre Nukleolen mit zentraler Lage und kleinem Durchmesser charakterisiert. G III-Karzinome besitzen eine hohe Nukleolenfrequenz mit multiplen Nukleolen pro Kern und ausschließlich exzentrischer Lage. Die G II-Karzinome haben in geringen Anteilen 2 und mehr Nukleolen pro Kern, wobei die Verteilung kleiner und großer Nukleolen etwa gleich ist. Es überwiegt jedoch die zentrale Lage. Mit Zunahme des Tumorstadiums nehmen Nukleolenfrequenz und das Auftreten von multiplen Nukleolen pro Kern zu. T 1-Tumoren sind durch kleine, T 3- und T 4-Tumoren durch große Nukleolen gekennzeichnet (Helpap et al. 1990) (Tabelle 1.2).

1.1.8 Kinetik

Das herkömmliche Malignitatsgrading und das nukleoläre Grading geben ähnliche prognostische Hinweise wie DNA-zytophotometrische und zellkinetisch-immunhistochemische Untersuchungen. DNA-zytometrisch sind G I-Tumoren zu 98 % diploid, G III-Karzinome zu 78 % aneuploid. Die G II-Karzinome sind zur Hälfte diploid, zur anderen Halfte aneuploid (Al-Abadi u. Nagel 1987, 1988; Stockle et al. 1990). Chromophobe Karzinome sind euploid, teilweise jedoch auch aneuploid (Bonsib u. Lager 1990). Durchflußzytophotometrische Untersuchungen und zellkinetisch-autoradiographische Analysen zeigen, daß ähnlich wie andere Tumoren auch Nierenzellkarzinome innerhalb einer Malignitätsgruppe heterogen aufgebaut sind, mit wechselnd großen diploiden und aneuploiden Zellklonen (Kochevar u. Scott 1989; Banner et al. 1990).

Immunhistochemisch zeigen mit dem monoklonalen Proliferationsantikörper Ki 67 die G I-Karzinome die niedrigsten Wachstumsfraktionen von 1,8 %. G II-Karzinome haben eine Wachstumsfraktion von 3,5 % und G III-Karzinome eine solche von 3,2 %. In Einzelfällen sind Wachstumsfraktionen bis zu Werten von 25 % meßbar. Periphere Tumorabschnitte haben einen höheren Ki-67-Index als zentrale Tumorregionen (Loy et al. 1986; Riese et al. 1989). Dies gilt auch für autoradiographisch-zellkinetische Analysen. Die geringste zelluläre Proliferation wird mit dieser Methode in soliden kompakten Bezirken gefunden, während in der Nahe versorgender Blutgefaße die hochste Proliferationsaktivität besteht (Meister et al. 1989). Die Ergebnisse des nukleolaren Gradings werden gestutzt durch Analysen der Argyrophilie von nukleolenorganisierenden Regionen. Mit Zunahme des Malignitätsgrades und Verschlechterung des Nukleolenstatus nimmt die Zahl der AgNORs zu (Delahunt et al. 1989; Helpap 1992) (Abb. 1.28; Tabelle 1.2). Die Korrelation von Ki-67-Proliferationsscore und AgNOR-Score ist jedoch nur schwach ausgepragt (Pich et al. 1991). Adenome und hochdifferenzierte Nierenzellkarzinome zeigen mit dieser Methode keine signifikanten Unterschiede (Bryan et al. 1990).

1.1.9 Stadieneinteilung

Entsprechend der TNM-Klassifikation (Hermanek u. Sobin 1992) (Tabelle 1.3) finden sich im Operationsgut in einem sehr geringen Prozentsatz Nierentumoren im Stadium pT 1 (maximal bis 10 %). Ferner können auch G I/T 1-Tumoren Veneneinbruche aufweisen, so daß auch in diesem Stadium Organ- und Lymphknotenmetastasen vorliegen konnen. Es überwiegen Tumoren mit den Stadien pT 2 und pT 3 und Malignitatsgrad II. In der Regel bestehen bereits Veneneinbruche, z. T. Organ- und Lymphknotenmetastasen. Bei G III-Karzinomen finden sich überwiegend Stadien T 3 und T 4. Die vielfach angewandte Stadieneinteilung nach Robson et al. (1969) hat ein Stadium 1 – ähnlich wie die TNM-Klassifikation – in der der Tumor auf die Niere beschrankt ist. Im Stadium 2 wird das perirenale Fettgewebe infiltriert. Im Stadium 3 finden sich makroskopische Veneneinbrüche und/oder Metastasen in regionaren Lymphknoten. Im Stadium 4 ist der Tumor in die Nachbarorgane eingebrochen und hat Fernmetastasen gesetzt. Hier wird die Gerota-Faszie überschritten (Hermanek u. Schrott 1990). Nach dieser Einteilung befinden sich 34 % der Nierenzellkarzinome im Stadium 1, 12 % im Stadium 2, 48 % im Stadium 3 und 6 % im Stadium 4.

1.1.10 Metastasierung

Patienten mit der klassischen Trias: palpabler Tumor, Flankenschmerz und Hämaturie weisen bereits in über 50 % Fernmetastasen auf. Dabei

Tabelle 1.3. TNM-Klassifikation der Nierentumoren (1992)

T Primartumor

TX   Primartumor kann nicht beurteilt werden

T0   Kein Anhalt fur Primartumor

T1   Tumor 2 5 cm oder weniger in großter Ausdehnung, begrenzt auf die Niere

T2   Tumor mehr als 2.5 cm in großter Ausdehnung, begrenzt auf die Niere

T3   Tumor breitet sich in großeren Venen aus oder infiltriert Nebenniere oder perirenales Gewebe, jedoch nicht jenseits der Gerota-Faszie

        T3a   Tumor infiltriert Nebenniere oder perirenales Gewebe, aber nicht jenseits der Gerota-Faszie

        T3b   Tumor mit makroskopischer Ausbreitung in Nierenvene(n) oder V cava unterhalb des Diaphragmas

        T3c   Tumor mit makroskopischer Ausbreitung in die V cava oberhalb des Diaphragmas

T4   Tumor infiltriert uber die Gerota-Faszie hinaus

N Regionare Lymphknoten

NX   Regionare Lymphknoten konnen nicht beurteilt werden

N0   Keine regionaren Lymphknotenmetastasen

N1   Metastase in solitarem Lymphknoten, 2 cm oder weniger in großter Ausdehnung

N2   Metastase(n) in solitarem Lymphknoten, mehr als 2 cm, aber nicht mehr als 5 cm in großter Ausdehnung, oder in multiplen Lymphknoten, keine mehr als 5 cm in großter Ausdehnung

N3   Metastasen in Lymphknoten, mehr als 5 cm in großter Ausdehnung

M Fernmetastasen

MX   Das Vorliegen von Fernmetastasen kann nicht beurteilt werden

M0   Keine Fernmetastasen

M1   Fernmetastasen

Stadiengruppierung

Stadium I	T1	N0	M0
Stadium II	T2	N0	M0
Stadium III	T1	N1	M0
	T2	N1	M0
	T3a	N0, N1	M0
	T3b	N0, N1	M0
	T3c	N0, N1	M0
Stadium IV	T4	Jedes N	M0
	Jedes T	N2, N3	M0
	Jedes T	Jedes N	M1

sind fur das Nierenzellkarzinom Metastasen ungewohnlicher Lokalisation und Symptomatik typisch. Nierenzellkarzinome metastasieren lymphogen, sehr haufig hamatogen, dies ist durch den fruhzeitigen Einbruch von Tumorzellen in große und kleine Venen bedingt. Am haufigsten finden sich Fruhmetastasen in den Lungen und im Skelettsystem (Abb. 1.29–1.35). Ungewohnliche Lokalisationen werden immer wieder beobachtet, z.T. in Tonsillen, Kieferhohle, Mundschleimhaut, Speicheldrusen und Vagina (Melnick et al. 1989; Muller-Mattheis et al. 1989). Spatmetastasen noch 20 Jahre nach Tumornephrektomie werden nicht selten beschrieben und konnen unter den verschiedensten morphologischen Bildern auftreten, wobei oft keine eindeutigen Ruckschlusse auf den Primartumor zu ziehen sind. Überwiegend pseudosarkomartiges Wachstum wirft differentialdiagnostische Schwierigkeiten bei der Metastasenklassifikation auf. So mussen maligne fibrose Histiozytome, Fibro- und Leiomyosarkome ausgeschlossen werden. Von Shima et al. (1985) ist 20 Jahre nach Tumornephrektomie eine Metastase in der Schilddruse beobachtet worden, wobei DNA-zytophotometrisch gleiche Ploidiemuster im Primartumor und in der Metastase feststellbar waren. Zudem müssen differentialdiagnostisch Urothel- und Plattenepithelkarzinome, wie sie auch bei Thorotrastose auftreten, abgegrenzt werden (Helpap 1987) (s. Abb. 2.36).

1.1.11 Morphologische und funktionelle Besonderheiten

Amyloidablagerungen werden nicht selten bei Nierenzellkarzinomen mit Ablagerungen auch in der Gegenniere und in der Milz beobachtet. Klinisch besteht in solchen Fallen ein nephrotisches Syndrom. Nach Tumorresektion nimmt die Proteinurie ab. Derartige Nierenzellkarzinomamyloidosen vom AA-Typ treten vornehmlich bei klarzelligen kompakten Typen auf.

Bei spindelzelligen pleomorphen Nierenzellkarzinomen mit pseudosarkomatoser Stromareaktion kann eine Hyperkalzamie beobachtet werden. Auch sie ist an die Tumorzellen gebunden (sog. tumorassoziierte Hyperkalzamie) und ist nicht vom Vorliegen von Knochenmetastasen abhangig. Derartige Hyperkalzämien werden nur bei Tumormustern mit Stromazellproliferation gefunden, so daß davon ausgegangen wird, daß die Stromazellen die Hyperkalzamie induzieren (Fan u. Smith 1983; Fahn et al. 1991).

Immunhistochemisch sind in Nierenzellkarzinomen Antikörper gegen reines Renin gefunden worden. Auch in Organmetastasen von Nierenzellkarzinomen ist Renin nachweisbar, jedoch nicht in Nierenmetastasen anderweitig lokalisierter Primartumoren. Das Hormon ist biologisch inaktiv. Es wird vermutet, daß die perivaskular gelegenen Tumorzellen mit granularem Zytoplasma – chromophile und evtl. chromophobe Formen – die reninproduzierenden Zellen sind (Lindop et al. 1983). Klarzellige Nierenzellkarzinome können in sehr seltenen Fallen Alphafetoprotein und basisches Fetoprotein zellular produzieren und in das Blut abgeben (Saito et al. 1989; Gohji et al. 1990)

1.1.12 Prognose

Prognosekriterien beim Nierenzellkarzinom haben ergeben, daß die Letalitätsrate fur alle Nierenzellkarzinome nach 5 Jahren 33 %, nach 10 Jahren 45 % beträgt. Entsprechend der Robson-Stadieneinteilung ist für das Stadium 1 eine mittlere Überlebenszeit von 137 Monaten bei einer Letalität von 4 %, für das Stadium 2 eine mittlere Überlebens-

zeit von 84 Monaten bei einer Letalitat von 16 % und für das Stadium 3 eine mittlere Überlebenszeit von 80 Monaten bei einer Letalität von 33 % und im Stadium IV eine mittlere Überlebenszeit von 38 Monaten bei einer Letalitat von 59 % bestimmt worden, bezogen auf die Funfjahresüberlebensraten von 95 %, 75 % und 35 % (Thoenes et al. 1986 a, b; Störkel et al. 1986).

Bezogen auf die TNM-Klassifikation findet sich bei einem T 1-Stadium eine Letalität von 45 % nach 10 Jahren Uberlebenszeit. T 2/T 3-Tumoren haben eine Letalität von 50 % nach 5 Jahren Uberlebenszeit, T 4-Tumoren eine 50 %ige Letalitat bei einer Lebensdauer von 1½ Jahren. Bei Veneneinbruchen (V 1/V 2) besteht eine Letalitat von 62 % nach 5–6 Jahren Überlebenszeit. Patienten mit Lymphknotenmetastasen haben eine Letalitat von 65 % bei einer Überlebenszeit von 3 Jahren (Störkel et al. 1986; Medeiros et al. 1988; Ljungberg et al. 1988).

Die histologischen Grundmustertypen zeigen bei Nierenzellkarzinomen mit überwiegend zystischen Anteilen eine gute Prognose. Rezidive und Metastasen treten fast nie auf (Storkel u. Jacobi 1989). Die soliden Tumoren haben eine schlechte Prognose. Die tubulopapillaren Tumoren liegen dazwischen (Storkel u. Jacobi 1989) (Graphik 1.3).

Auch das Gefaß- und Wachstumsmuster scheint eine Rolle zu spielen hinsichtlich der Prognose. So haben tubulopapillare Nierenzellkarzinome mit einem Gefäßmuster ahnlich wie bei Schilddrusentumoren und Mammatumoren gunstigere Fünfjahresüberlebensraten von 84 % als nichtpapilläre Tumoren, die eine Fünfjahresuberlebensrate von nur 52 % haben (Bard et al. 1982).

Beim histomorphologischen Grading findet sich bei G I-Tumoren eine mittlere Überlebenszeit von 130 Monaten bei einer Letalität von 5 %, bei G II-Tumoren eine Uberlebenszeit von 91 Monaten bei einer Letalität von 25 % und bei G III-Tumoren eine Überlebenszeit von 34 Monaten bei 69 % Letalität. Bezogen auf die Fünfjahresuberlebensraten finden sich Werte von 95 % fur G I-, 60 % für G II- und 25 % für G III-Karzinome (Störkel et al. 1986) (Graphik 1.4). Morphometrische Analysen nur auf einen Gradingparameter, namlich die Kerngröße, bezogen, zeigen auf, daß kleinkernige Karzinome eine deutlich bessere Prognose als großkernige haben (Donhuijsen 1986).

Hinsichtlich der Wachstumsformen ist kompakten Karzinomformen eine mittlere Uberlebenszeit von 94 Monaten bei einer Letalitat von 25 % zuzuordnen, tubulopapillären Karzinomformen eine Überlebenszeit von 17 Monaten bei einer Letalität von

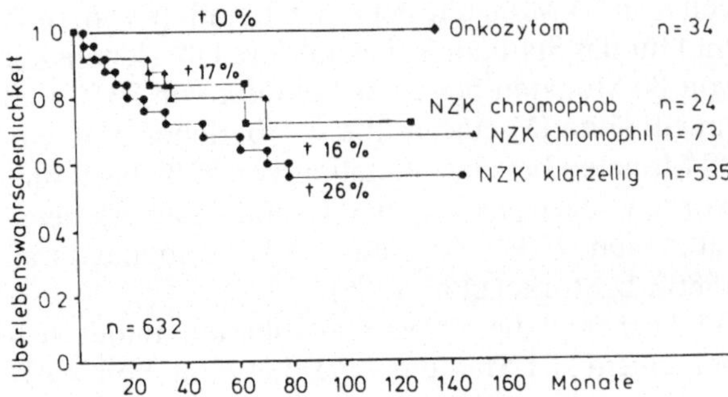

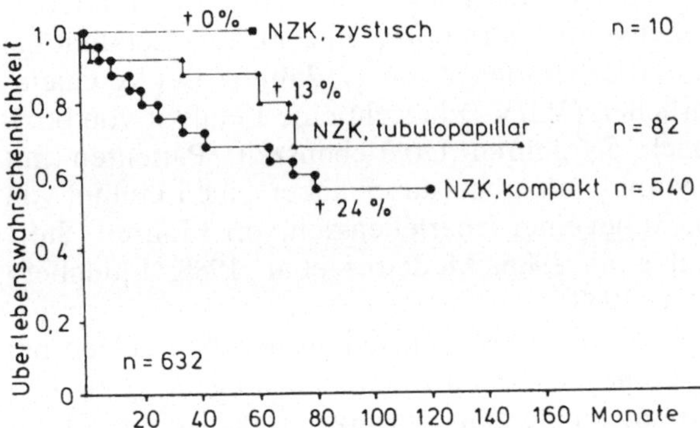

Graphik 1.3. Uberlebenswahrscheinlichkeit in bezug auf zytomorphologisch bezeichnete Tumortypen *(oben)* und Wachstumsmuster *(unten)*, letztere unabhangig von den Zelltypen, jedoch in Vorzugsbeziehungen zu diesen stehend (Aus Thoenes u Storkel 1991)

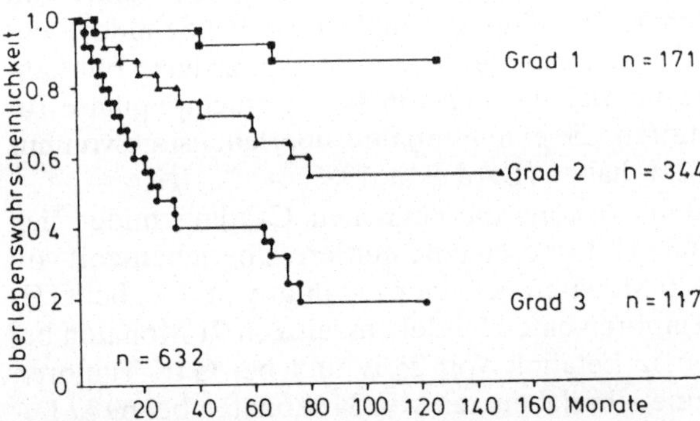

Graphik 1.4. Uberlebenswahrscheinlichkeit fur histomorphologisches Grading G I–G III (Nach Thoenes u Storkel 1991)

17% und zystischen Wachstumsformen eine mittlere Uberlebenszeit von 59 Monaten bei einer Letalitat von fast null Prozent. Das histologische Muster ergibt fur klarzellige Karzinome eine mittlere Uberlebenszeit von 86 Monaten bei einer Letalitat von 25%. Fur chromophobe Karzinome findet sich eine mittlere Uberlebenszeit von 79 Monaten bei einer Letalitat von 17% und fur chromophile eine

mittlere Uberlebenszeit von 119 Monaten bei einer Letalitat von 14%. Prognostisch sind die klarzelligen Karzinome am ungunstigsten (Storkel et al. 1990). G I-T 1-Karzinom-Trager mit gunstigem Nukleolenstatus zeigen weder Tumorprogreß, Rezidive noch Metastasen. G II-Karzinom-Trager mit entsprechendem Nukleolenstatus weisen innerhalb der ersten 24 Monate nach Diagnosestellung und Therapie (Nephrektomie) eine tumorbedingte Sterberate (death of disease, DoD) von 18,8% auf. Patienten mit G III- und T 4-Karzinomen und mit ungunstigem Nukleolenstatus sind bereits nach 12 Monaten zu 53,3% gestorben (Helpap et al. 1990) (Tabellen 1.4–1.8).
Die Große der Proliferationsrate bzw. das Vorherrschen eines ungunstigen Zellklons beeinflussen die Prognose sehr deutlich. Von 55 Patienten mit Nierenzellkarzinomen ohne Metastasen uberlebten die Zehnjahresgrenze 33 Patienten – davon 32 mit diploiden und einer mit tetraploiden Tumorzellen, wahrend alle Patienten mit aneuploi-

Tabelle 1.4. Korrelation von Verlauf, Grading und Ausbreitungsstatus von Nierenzellkarzinomen mit Todesfallen durch das Tumorleiden *(DoD)* oder andere, nicht tumorbedingte Krankheiten *(DwD)* (Aus Helpap 1987)

Grading PTNMV	Status n	Stabil	DwD	Progression Rezidive Metastasen	DoD	Letalitat [%]
G I	32	29	13	–	–	–
G II	96	60	6	12	18	18,8
G III	15	5	–	2	8	53,3
pT 1	7	6	1	–	–	–
pT 2	89	71	7	3	8	9,0
pT 3	40	18	1	8	13	32,5
pT 4	4	2	–	–	2	50,0
pT V	24	13	–	3	8	33,3
pT N	3	2	–	–	1	33,3

Tabelle 1.5. Korrelation von Verlauf, Grading und Ausbreitungsstatus von Nierenzellkarzinomen mit Todesfallen durch das Tumorleiden *(DoD)* und Zahl der Gestorbenen innerhalb von Monaten (Aus Helpap 1987)

Grading/ Staging	Status n	DoD n	[%]	Gestorben nach Monaten ≤6	≤12	≤24	>24
G I	32	–	–	–	–	–	–
G II	96	18	18,8	7	3	6	2
G III	15	8	53,3	4	3	1	–
pT 1	7	–	–	–	–	–	–
pT 2	89	8	9,0	1	2	5	–
pT 3	40	13	32,5	5	4	2	2
pT 4	4	2	50,0	2	–	–	–
pN 1	3	1	33,3	1	–	–	–
pV 1	24	8	33,3	3	3	1	1

Tabelle 1.6. Korrelation von Verlauf und Zelltyp von Nierenzellkarzinomen (Aus Helpap 1987)

Zelltyp	Status n	Stabil	DwD	Progression Rezidive Metastasen	DoD	Letalität [%]
Klarzellig	108	72	9	10	17	15,7
Chromophob	3	3	–	–	–	–
Chromophil	20					
Eosinophil	12	8	–	2	2	16,7
Basophil	6	4	–	–	2	33,3
Duophil	2	2	–	–	–	–
Gemischt	7	5	–	–	1	28,6
Spindelzellig/ polymorph	4	–	–	1	3	75,0
Onkozytome	9	9	–	–	–	–

Tabelle 1.7. Korrelation von Verlauf, Prognose und Zelltyp von Nierenzellkarzinomen (Aus Helpap 1987)

Zelltyp	Status n	DoD n	[%]	Gestorben nach Monaten ≤6	≤12	≤24	>24
Klarzellig	108	17	15,7	6	4	5	2
Chromophob	3	–	–	–	–	–	–
Chromophil	20						
Basophil	6	2	33,3	–	1	1	–
Eosinophil	12	2	16,7	1	–	1	–
Duophil	2	–	–	–	–	–	–
Gemischt	7	2	28,6	1	1	–	–
Spindelzellig/ polymorph	4	3	75,0	1	2	–	–
Onkozytome	9	–	–	–	–	–	–

Tabelle 1.8. Korrelation von Verlauf und histologischem Muster von Nierenzellkarzinomen (Aus Helpap 1987)

Histologie	Status n	Stabil	DwD	Progression Rezidive Metastasen	DoD	Letalität [%]
Kompakt	87	61	4	6	16	18,4
Kompakt/ tubulopapillar	33	18	4	5	6	18,2
Tubulopapillar	15	9	1	2	3	20,0
Zystisch	7	6	–	–	1	14,3

den Tumorzellen in ihren Nierenzellkarzinomen innerhalb von 4 Jahren am Tumor starben (Ljungberg et al. 1985, 1986).

Bei Nierenzellkarzinomen mit hohen Anteilen Ki-67-positiver Tumorzellen haben die Patienten – ähnlich wie bei Nierenzellkarzinomen mit aneuploidem DNA-Muster – eine niedrige Fünfjahresüberlebensrate und im Vergleich zu Patienten mit diploiden Nierenzellkarzinomen eine schlechte Prognose (Loy et al. 1986, 1987; Ekfors et al. 1987; Al-Abadi u. Nagel 1988; Grignon et al. 1989 a,b).

Dies gilt auch für das Auftreten solitärer Skelettmetastasen vor allem bei diploiden Tumoren und multipler Skelettmetastasen bei vornehmlich aneuploiden Tumoren (De Kernion et al. 1989; Ljungberg et al. 1990).

Die aufgezeigte prognostische Aussagekraft des Malignitätsgradings wird durch das nukleoläre Grading unter Einschluß von AgNOR-Analysen, DNA-Zytometrie und Ki-67-Immunhistochemie in seiner Wertigkeit deutlich erhöht (Storkel u. Jacobi 1989; Stockle et al. 1990; Störkel et al. 1989 b, 1990).

1.1.13 Mesenchymale Tumoren

Angiomyolipome

Unter den mesenchymalen Tumoren nehmen die Angiomyolipome die erste Stellung ein neben den solitaren und multifokalen kavernosen Hämangiomen (Jahn et al. 1991). Es handelt sich um unilaterale, in 10–15 % der Fälle auch multipel auftretende Tumoren in Rinde und Mark der Nieren, die z.T. eine unscharfe Begrenzung zum perirenalen Fettgewebe aufweisen. Nicht selten werden die Tumoren von Blutungen, Nekrosen und zystisch regressiven Arealen mit Verkalkungen durchsetzt. Mikroskopisch setzen sie sich aus Fettgewebe, glatter Muskulatur und einem Gewirr von unterschiedlich dickwandigen Blutgefäßen ohne elastische Lamellen zusammen. Sie werden von einem unterschiedlich breiten Mantel glatter Muskulatur umgeben. Mitunter konnen die myogenen Elemente erhebliche Kernpolymorphien und auch einen erhöhten Mitosegehalt sowie Riesenzellen aufweisen (Holm-Nielsen u. Soerensen 1988). Die Tumorzellen haben ein diploides DNA-Muster (Ro et al. 1990). Die Tumoren können einen Durchmesser bis 20 cm aufweisen. Kombinationen von Nierenzellkarzinomen und Angiomyolipomen sowie mit Onkozytomen sind beschrieben worden (Graves u. Barnes 1986; Malone et al. 1986) (Abb. 1.36 und 1.37).

Die relativ seltenen Geschwülste werden unterteilt in 2 Formen. Der klassische Typ (Typ I) ist mit der Phakomatose Morbus Bourneville-Pringle assoziiert und ist charakterisiert durch ein multiples, oft bilaterales Auftreten kleiner Tumoren. In 50 % ist hier eine tuberöse Sklerose zu finden. Eine Geschlechtsbevorzugung liegt in diesen Fällen nicht vor. Der Typ II tritt unabhängig von der Phakomatose, vornehmlich bei Frauen im mittleren Lebensalter auf. Hier sind die Tumoren vornehmlich einseitig ausgebildet, erreichen große Durchmesser und fuhren dementsprechend zu einer urologischen Symptomatik. Dieser Typ II wird auch als isoliertes Angiomyolipom bezeichnet. Bei den großen Tumoren besteht die Gefahr einer retroperitonealen Blutung, verbunden mit abdominellen Schmerzen oder einem Flankenschmerz rechts. Relativ haufig sind hier Mikrohamaturien zu beobachten.

Die klinische Differentialdiagnose, aufgrund fettäquivalenter intrarenaler Raumforderung, umfaßt neben dem Angiomyolipom reine Lipome, Fibrolipomatosen, xanthogranulomatose Pyelonephritiden, Wilms-Tumoren und Liposarkome. Lipome sind computertomographisch von Angiomyolipomen nicht zu unterscheiden (Dieckmann et al. 1985). Bei der Abgrenzung von Angiomyolipomen gegenuber anderen Nierentumoren wie Nierenzellkarzinomen, Nephroblastomen sowie Lipomen, Fibromen, zystischer Fibroleiomyomatose, verschiedenen Formen von Sarkomen kann der Nachweis der Expression eines monoklonalen spezifischen Melanozytenzellantikörper (HMB 45) hilfreich sein (Pea et al. 1991) (Abb. 1.38–1.48).

Andere Tumoren

Gegenuber den Nierenzellkarzinomen spiegeln die gut- und bosartigen mesenchymalen Tumoren nur eine untergeordnete Rolle. Vereinzelt finden sich vor allem Leiomyosarkome, maligne fibrose Histiozytome sowie Rhabdomyo- und Osteosarkome (Steiner et al. 1990) (Abb. 1.38–1.46). Schwannome oder die zu den neuroektodermalen Tumoren zu rechnenden Paragangliome sind ebenfalls außerst selten. Einzelne Kasuistiken sind bekannt (Sakakibara et al. 1989; Yurtsever 1990) (Abb. 1.47–1.49).

1.1.14 Differentialdiagnose

Da vor allem Nierenzellkarzinome der verschiedensten Typen zystisch strukturiert sein konnen, diese Veranderungen aber auch bei mesenchymalen Tumoren auftreten, ist die Abgrenzung unter Einsatz klinischer diagnostischer Hilfsmittel gegenuber solitären oder multiplen Nierenzysten, Zystennieren oder Sacknieren nicht selten problematisch. Außerdem werden – wenn auch sehr selten – Adenome und Nierenzellkarzinome solitär oder in Kombination in Nierenzysten gefunden (Abb. 1.55). Solide Tumoren konnen differential-

diagnostische Probleme gegenuber verschiedenen Formen interstitieller Nephritiden, vor allem der xanthogranulomatosen Nephritis, aufwerfen, und umgekehrt (Yurtsever 1990) (Abb. 1.50–1.54).

1.1.15 Nierenmetastasen

Am haufigsten liegen Nierenmetastasen bei Mamma- und Bronchuskarzinomen vor. Auch Pankreasneoplasmen können zu Nierenparenchymmetastasen fuhren. Maligne Lymphome konnen haufig Tumorinfiltrate in den Nieren bilden und rangieren an dritter Stelle nach den Metastasen von Mamma- und Bronchuskarzinomen. Überwiegend sind die Lymphominfiltrate diffus, seltener knotenformig (Abb. 1.56 und 1.57).

1.1.16 Therapie

Die radikale Tumornephrektomie ist bei fruher Tumorerkennung immer noch die Therapie der Wahl (Ramon et al. 1991), wenngleich 30 % der Patienten mit Nierenzellkarzinom bereits zum Zeitpunkt der Diagnosestellung Metastasen aufweisen. Die Teilresektion bzw. Enukleation unter Organerhaltung werden zunehmend durchgeführt (Stephens und Graham 1990; Steinbach et al. 1991). Dabei muß allerdings berucksichtigt werden, daß bei G I- und pT 1-Tumoren bereits lymphogene und hämatogene Metastasen vorliegen konnen. Insgesamt ist die Prognose der G I-Nierenzellkarzinome schlechter als die der Onkozytome (Tomera et al. 1983). Bei fortgeschrittenen Nierenzellkarzinomen (Stadium III/IV) ist die Therapie außerordentlich schwierig. Der Einsatz von Chemo-, Hormon- und Immuntherapie hat noch keine entscheidenden Erfolge gebracht. Eine zytostatische Therapieresistenz wird z. T. auf eine Überexpression von p-170-Glykoprotein, einem Produkt des Multiple-drug-resistence-Gens (mdr), zuruckgeführt (Rochlitz et al. 1992). Auch die Strahlentherapie prä- oder postoperativ ist problematisch. Lediglich im Stadium III und IV, vor allem bei Tumorrezidiv im Nierenbett mit Lymphknoten- und Fernmetastasen, z.B. im Skelettsystem verbunden mit unertraglichen Schmerzen, ist die Strahlentherapie als palliative Maßnahme einzusetzen.

Die Embolisation von Nierenarterien wird zumeist praoperativ, mitunter auch als palliative Maßnahme bei unstillbaren Blutungen großer Nierenzelltumoren mit Einbruchen in die V. cava durchgefuhrt. Unterschiedlichste Substanzen sind hier zur

Anwendung gekommen, überwiegend in Spiralform (Abb. 1.58). Durch die arterielle Katheterembolisation kommt es überwiegend zur partiellen Nekrose tumortragender und tumorfreier Parenchymanteile der Niere (Abb. 1.59–1.62). Subkapsuläre Zonen werden weiterhin durch Kapselgefäße versorgt. Somit ist mit dieser Methode eine komplette Zerstörung bzw. Devitalisierung des Tumors einschließlich der Geschwulstthromben in Venen nicht gegeben. Immunologische Rückwirkungen aufgrund der Nekrosewirkung auf Fernmetastasen wie bei Immuntherapie sind nicht bekannt geworden (Helpap et al. 1978). Insgesamt wird von dieser Methode immer mehr Abstand genommen.

1.2 Nierentumoren im Kindesalter

Neben seltenen Fallen von Nierenzellkarzinomen, neuroendokrinen Tumoren, mesenchymalen Tumoren wie Angiomyolipomen und renalen Lymphomen stehen im Vordergrund die *Nephroblastome*. Beim Nephroblastom handelt es sich um einen bosartigen embryonalen Nierentumor, der auch als Wilms-Tumor bezeichnet wird (Farrow 1989).

1.2.1 Ätiologie, Pathogenese und Epidemiologie

Nephroblastome entwickeln sich nicht selten aus nodulären renalen Blastemen, auch als nephrogener Rest oder als Nephroblastomatosekomplex bezeichnet (Bove u. McAdams 1976; Stambolis 1984; Farrow 1989). Hierbei handelt es sich um lokalisiertes unreifes metanephrisches Gewebe, das abortive tubulare Strukturen und undifferenzierte blastemische Zellen enthält. Die Nephroblastoseläsionen werden nach ihrer Lokalisation in eine perilobäre, intralobare und kombinierte peri- und intralobäre sowie panlobäre Form unterschieden (Beckwith 1986a, b, 1989). Die seltene intralobäre Nephroblastomatose ist entwicklungsgeschichtlich die primitivste Form. Sie wird nicht selten bei den Wilms-Tumoren mit heterologen Elementen gefunden. Perilobäre Nephroblastomatosen können tubuläre, glomeruloide Strukturen und Spindelzellen und auch regressive Veränderungen aufweisen als sog. sklerosierendes metanephrisches Hamartom. Daneben können auch adenomatöse Proliferationen auftreten, die offenbar Initialstadium eines Wilms-Tumors sein können (Beckwith 1989). Die Nephroblastose wird somit einerseits als intermediäre Form zwischen Fehlbildung und echter Neoplasie, andererseits

auch als Nierenläsion von malignem Potential bzw. als fakultatives Vorstadium eines Wilms-Tumors angesehen (Bolande 1977; Beckwith 1982; Harms et al. 1989).

Die Nephroblastomatoseherde können multifokal ein- und doppelseitig auftreten. Überwiegend werden sie in Kombination mit bereits manifesten Nephroblastomen (Wilms-Tumoren) gefunden, wobei in bilateralen Wilms-Tumoren fast immer nephroblastomatose Komplexe nachgewiesen werden (Bove u. McAdams 1976; Harms et al. 1989). Am häufigsten sind kleine nephrogene Reste bzw. noduläre renale Blasteme, die bei Weiterentwicklung auch als Tumorlets bezeichnet werden. Sie können auch in Kombination mit multifokalen, voll entwickelten Wilms-Tumoren auftreten (Bove u. McAdams 1976; Harms et al. 1989).

Nephroblastomatosekomplexe und auch manifeste Nephroblastome sind nicht selten mit chromosomalen Anomalien bzw. Fehlbildungssyndromen kombiniert. Im Vordergrund stehen hier Kombinationen mit Hamartomen, Fehlbildungen des Urogenitaltrakts, Hemihypertrophie, Aniridie und Fehlbildungen des Bewegungsapparats und des zentralen Nervensystems (Meadows et al. 1974; Bolande 1976, 1977; Gonzalez-Crussi 1984a–c; Stambolis 1984; Beckwith 1986a, b, 1989; Harms et al. 1989). Bei bilateralen Nephroblastomen sind die Kombinationen mit Anomalien etwa 10mal häufiger als bei einseitigem Tumorbefall (Farrow 1989; Schmidt 1989).

Die meisten Wilms-Tumoren sind durch eine mikroskopisch oder submikroskopisch feststellbare Deletion des kurzen Arms von Chromosom 11 auf der Bande 11 gekennzeichnet. Aufgrund dieser Beobachtung wird der Verlust eines Tumorsuppressorgens als pathogenetischer Mechanismus diskutiert. Dieser Verlust von Tumorsuppressorgenen wird vor allem bei Wilms-Tumoren mit Nephroblastomatosekomplexen beobachtet. Die Deletion des kurzen Arms vom Chromosom 11 findet sich vor allem bei Patienten mit der sporadischen Form einer Aniridie. Diese Patienten haben ein Risiko von mehr als 30 %, einen Wilms-Tumor zu entwickeln.

Eine Beziehung der beschriebenen Deletion zur Aktivierung von Onkogenen ist bislang nicht bekannt geworden. Das c-H-ras-Onkogen liegt im Chromosom 11p 13 benachbart, wird jedoch nicht vermehrt exprimiert. Offenbar spielt jedoch ein Onkogen, das den insulinähnlichen Wachstumsfaktor kodiert und in der Nähe des Chromosoms 11p 15 liegt, eine Rolle bei der Kombination von Wilms-Tumoren mit Makrosomie und Hemihypertrophie (Klein 1991). Etwa 10% der Patienten mit Beckwith-Wiedemann- Syndrom, d.h. Omphalozele und Makrosomie, ent- wickeln einen Wilms-Tumor. Hierbei ist ausschlaggebend der Verlust genetischen Materials aus dem 11p13-Gen-Locus (Klein 1991). Ferner ist festgestellt worden, daß neben der normalen Expression von H-ras-1-Onkogen (wie bei anderen kindlichen Tumoren) eine erhohte Expression von N-myc bei Wilms-Tumor-Tragern vorliegt (Briner et al. 1989).

Mehr als 2 Drittel der Nephroblastome treten vor dem 5. Lebensjahr auf. Der Altersgipfel liegt zwischen 2. und 3. Lebensjahr (Holland 1976). Das mannliche Geschlecht ist geringfugig haufiger befallen (1,2:1). Im Erwachsenenalter sind Nephroblastome eine Raritat (Babaian et al. 1980; Knispel et al. 1990; Hupperets et al. 1992).

1.2.2 Lokalisation und Ausbreitung (Stadium)

5–15% der Tumoren sind bilateral lokalisiert (Beckwith 1989; Farrow 1989). Bei einseitigem Befall ist die linke Niere geringfugig bevorzugt. Außerst selten sind extrarenale Wilms-Tumoren (Fernandes et al. 1989). Hinsichtlich der Stadien werden 5 Gruppen unterschieden (Tabelle 1.9). Bei der Gruppe 1 ist der Tumor auf die Niere beschrankt und chirurgisch komplett reseziert. In der Gruppe 2 reicht der Tumor uber die Niere hinaus, ist jedoch komplett reseziert. In der Gruppe 3 sind noch Tumorreste vorhanden. Die Gruppe 4 ist durch hamatogene Metastasen, vor allem in Lunge, Leber, Skelettsystem und Gehirn, charakterisiert. Die Gruppe 5 ist durch einen bilateralen Befall gekennzeichnet (D'Angio et al. 1984). (Siehe auch TNM-Klassifikation 1992, Tabelle 1.10.)

Tabelle 1.10. TNM-Klassifikation von Neproblastomen (Wilms-Tumoren) (TNM 1992)

T	– Primartumor
TX	– Primartumor kann nicht beurteilt werden
T0	– Kein Anhalt fur Primartumor
T1	– Intrarenaler Tumor, komplett gekapselt Excision komplett, Rander histologisch frei
T2	– Tumor infiltriert uber die Kapsel hinaus oder in das Nierenparenchym, Komplette Excision
T3	– Tumor infiltriert uber die Kapsel hinaus oder in das Nierenparenchym Excision inkomplett Pra-/intraoperative Tumorruptur
T3a	– Mikroskopisch nachweisbarer Resttumor, begrenzt auf das Tumorbett
T3b	– Makroskopische Tumorreste, Tumoraussaat Tumorzellhaltiges Aszites
T3c	– Nach chirurgischer Exploration Tumor nicht resezierbar
T4	– Bilaterale Tumoren

1.2.3 Morphologie

Bei den Nephroblastomen (Wilms-Tumoren) handelt es sich in der Regel um sehr große, scharf abgegrenzte Tumoren mit einem durchschnittlichen Gewicht von 500 g. Die Schnittflache ist bunt, durch Hamorrhagien, nekrotische Areale und Verkalkungen gekennzeichnet. Nicht selten finden sich unterschiedlich große Zystenbildungen, die bei starker Ausbildung die Differentialdiagnose zur Zystenniere aufwerfen. Trotz einer fibrosen Pseudokapsel kann das Tumorgewebe auch in das hilare Gefaßsystem und Nierenbecken einbrechen. In 10–20% der Falle sind regionare Lymphknotenmetastasen eruierbar (Farrow 1989).

Mikroskopisch sind die Nephroblastome durch tubulare Strukturen mit und ohne Lumina sowie unreife glomerulare Formationen gekennzeichnet. Diese werden von einem fibromyxoiden, maßig zellreichen und einem zellreichen kompakten Gewebe, dem sog. Blastem umgeben. Auch zystische Strukturen treten auf. Je nach Differenzierungsgrad werden die Nephroblastome und ihre Varian-

Tabelle 1.9. Staging kindlicher Nierentumoren (Aus Farrow 1989 in Murphy Urological Pathology, S 465)

Stadium I	Tumor auf Niere beschrankt, komplette Resektion – intakte Nierenkapsel ohne tumorose Infiltration – keine Sinusinfiltration uber Hilus hinaus – keine extrarenale Ausdehnung
Stadium II	Tumorausdehnung uber Niere hinaus, jedoch komplette Resektion – Tumorpenetration uber die Nierenkapsel hinaus – Sinusinfiltration jenseits des Hilus – Nierenveneninfiltration – pra-/intraoperative Tumorbiopsie/Ruptur – kein Residualtumor, tumorfreie Resektionsrander, keine Lymphknotenmetastasen
Stadium III	Abdomineller Residualtumor, keine hamatogene Metastasierung – abdominelle Lymphknotenmetastasen – diffuse peritoneale Tumoraussaat – Tumorausdehnung jenseits der Resektionsrander
Stadium IV	Hamatogene Fernmetastasen
Stadium V	Bilaterale Nierentumoren bei Primardiagnose

Tabelle 1.11. Nephroblastomklassifikationen, wichtigste Tumortypen einschließlich sog Nephroblastomvarianten und ihre relative Häufigkeit Daten aus dem Kindertumorregister (409 Tumoren bei 401 Patienten im Alter von 0 bis 180 Monaten) (Aus Harms et al 1989)

Klassifikation		Tumortypen	n [%]
NWTS[a]	GPO[b]		
–	Niedriger Mal.-Grad	Konnatales mesoblastisches Nephrom	30 (7,3)
		Zystisches, part diff Nephroblastom	8 (2,0)
„Favorable histology"	Standardmalignität	Nephroblastom vom Mischtyp	
		Nephroblastom mit quantitativen Abweichungen	318 (77,8)
„Unfavorable histology"	Hoher Mal.-Grad	Anaplastisches Nephroblastom	25 (6,1)
		Klarzellsarkom der Niere	15 (3,7)
		Mal Rhabdoidtumor der Niere	11 (2,7)
		Fokal-rhabdomyosarkomatoses Nephroblastom[c]	2 (0,5)

[a] NWTS National Wilms' Tumor Study (Beckwith u Palmer 1978)
[b] GPO Gesellschaft für Pädiatrische Onkologie (Schmidt u Harms 1983)
[c] Dieser Tumortyp ist nicht in der NWTS-Klassifikation aufgeführt

ten klassifiziert (Beckwith und Palmer 1978; Beckwith 1986a, b; Farrow 1989; Harms et al. 1989; Schmidt et al. 1992):

1. Mischtyp. Hierbei handelt es sich um das klassische triphasische Nephroblastom (Wilms-Tumor).
2. Nephroblastom mit uberwiegend blastemischer Komponente.
3. Nephroblastom mit uberwiegend epithelialer Komponente.
4. Nephroblastom mit uberwiegend fibromyxoidem Stroma.

Aufgrund gunstiger und ungunstiger histologischer Merkmale und prognostischer Erfahrungen werden 3 Gruppen von Nephroblastomen unterschiedlicher Malignität unterschieden (Tabelle 1.11). Dabei spielen Anaplasieherde eine wichtige Rolle, denn sie scheinen die Prognose, vor allem die Metastasierungsneigung zu beeinflussen. Der Anaplasiegrad, der im Rahmen des Malignitätsgradings auch durch DNA-Zytometrie gestützt wird (Kumar et al. 1989), basiert auf Tumorgewebsherden mit ausgeprägter Zell- und Kernpolymorphie sowie Kernhyperchromasie und atypischen Mitosen (Beckwith u. Palmer 1978; Beckwith 1983, 1989; Farrow 1989; Harms et al. 1989; Schmidt 1989; Schmidt et al. 1992).

1.2.4 Nephroblastome niedriger Malignität

In diese Gruppe werden das partiell zystische Nephroblastom und das konnatale mesoblastische Nephrom eingeordnet (s. Tabelle 1.11). Die Häufigkeit betragt maximal 10 % von allen Nephroblastomen. Die zystischen Nephroblastome finden sich bereits im Sauglingsalter, konnen aber auch sehr selten im Erwachsenenalter auftreten. Die Tumoren sind uberwiegend solitar und unilateral lokalisiert. Die multilokulare Form wird auch als multilokulare Nierenzyste bezeichnet (Bennington u. Beckwith 1975; Beckwith 1989). Bei fruhzeitiger Diagnose ist die operative Entfernung dieser Tumoren im Gesunden als Therapie der Wahl zu werten. Die Prognose ist ausgesprochen günstig, deshalb wurden diese Nephroblastome zur Gruppe der niedrigmalignen Nephroblastomvarianten eingeordnet (Harms et al. 1989; Schmidt et al. 1992) (Abb. 1.64 und 1.65).

Das konnatale mesoblastische Nephrom wird auch als stromareiches Nephroblastom bezeichnet (Bolande 1973). Es handelt sich um einen uberwiegend nichtgekapselten Tumor mit einer grauweißen, leiomyomähnlichen Schnittfläche (Bogdan et al. 1973). Es können solide, aber auch zystische Strukturen vorliegen (Ganick et al. 1981). Mikroskopisch finden sich in Bündeln angeordnete fibroblasten- und myofibroblastenartige Zellen, die von einem retikularen Fasergerüst umgeben sind. Dazwischen finden sich Inseln von reifen Glomerula und Tubuli, gelegentlich sind auch knorpel- und blutbildende Zellnester eingestreut. Der Mitosereichtum wechselt. Auch dieser Tumor wird vornehmlich im frühen Säuglingsalter gefunden. Die Prognose ist gunstig (Stambolis 1984; Steinfeld et al. 1984; Beckwith u. Weeks 1986; Farrow 1989; Harms et al. 1989; Schmidt 1989; Schmidt et al. 1992) (Abb. 1.66).

1.2.5 Nephroblastome mit Standardmalignität

In diese Gruppe werden Nephroblastome mit gunstiger Histologie eingeordnet (s. Tabelle 1.10). Mit fast 80 % bilden sie die Hauptgruppe dieser Tumoren, die mit einem mittleren Malignitatsgrad belegt sind und bei denen eine vom Lebensalter und Ausbreitungsstadium abhangige Kombinationstherapie angewandt wird. Prognostisch verhalt sich unter dieser Therapie die Gruppe der Nephroblastome mit histologischer Standardmalignitat wie diejenige mit niedriger Malignitat (Harms u. Schmidt 1987; Harms et al. 1989; Schmidt et al. 1992).

Der Haupttyp dieser Nephroblastomgruppe ist der triphasische Wilms-Tumor (Abb. 1.67). Bei ihm handelt es sich um ein Tumorgewebe, das an embryonales Nierengewebe erinnert und aus einer Mischung von tubularen Anteilen mit einem kleinzelligen Blastem und einer fibrosen und fibromyxoiden Stromakomponente besteht. Bei Uberwiegen der einen oder anderen Komponente werden unterschieden: uberwiegend epitheliale, uberwiegend blastemische und uberwiegend stromareiche Wilms-Tumoren gegenuber einem Mischtyp, dem klassischen triphasischem Wilms-Tumor (Abb. 1.68). Wie Untersuchungen des Kindertumorregisters Kiel ergaben, betragt der Anteil des Mischtyps 40,3 %, des blastemreichen 32,7 %, des stromareichen 5,2 % und des epithelreichen Typs 7,1 %. Von insgesamt 367 Nephroblastomen histologischer Standardmalignitat konnten 14,7 % wegen ausgedehnter, therapeutisch bedingter regressiver Veranderungen nicht weiter subklassifiziert werden (Harms et al. 1989; Schmidt et al. 1992).

Blastemreiche Nephroblastome

Der blastemische Tumoranteil macht mehr als 65 % dieser Wilms-Tumor-Gruppe aus. Die Tumoren haben nur wenig Stroma und kaum Tubuli. Die Blastemzellen sind in Zellnestern und Inseln angeordnet, z. T. sieht man auch große Tumorzellkomplexe, die ineinander ubergehen konnen. Uberwiegend liegen jedoch zytoplasmaarme Zellen mit kleinen Kernen vor (Abb. 1.68).
Differentialdiagnostisch ist das blastemreiche Nephroblastom mit Gitterfaserarmut von dem konnatalen mesoblastischen Nephrom und der sarkomatosen Wilms-Tumor-Variante abzugrenzen. Diese Tumoren sind gitterfaserreich. – Die blastemreichen Wilms-Tumoren befinden sich zumeist zum Zeitpunkt der Primardiagnose in einem fortgeschrittenen Ausbreitungsstadium und zeigen ein aggressives Wachstum mit relativ fruher Metastasierung (Zuppan et al. 1988). Sie sind gegenuber anderen Formen niedriger Malignitat selten von einer fibrosen Kapsel umgeben (Harms et al. 1989). Trotz der Eingruppierung in Wilms-Tumoren mit Standardmalignitat konnen bei hohem Anaplasiegrad sehr ungunstige Verlaufe resultieren. In diesen Fallen sind differentialdiagnostisch oft nur sehr schwierig undifferenzierte Neuroblastome und andere kleinzellige Tumoren des Kindesalters abzugrenzen (Zuppan et al. 1988; Delemarre et al. 1982). Immunhistochemisch sind Neuroblastome durch positiven Nachweis neuronenspezifischer Enolase und Chromogranin sowie fleckformige Expression von Vimentin gegenuber den Blastemzellen, die mit Zytokeratin reagieren, abgrenzbar (Tsokos et al. 1984; Schmidt et al. 1985a, 1988, 1992; Harms u. Schmidt 1986; Harms et al. 1989).

Stromareiche Nephroblastome

Dieser Wilms-Tumor-Typ ist selten. Das Tumorgewebe besteht aus reichlich fibrosem oder fibromyxoidem Gewebe. Es finden sich auch Skelettmuskelfasern vom fetalen Typ mit zentral gelegenen Kernen. Bei mehr als 60 % nachweisbaren fetalen Skelettmuskelfasern werden die Tumoren auch als fetale rhabdomyomatose Nephroblastome bezeichnet. In einem Drittel der Falle finden sich die Tumoren beidseitig. Außerst selten sind Nephroblastome mit rhabdomyosarkomatoser Komponente und reine Rhabdomyosarkome ohne Tubulus- und Blastembildung (Gonzalez-Crussi 1984b, c; Schmidt u. Harms 1983; Schmidt 1989; Harms et al. 1989; Schmidt et al. 1992). Es sei darauf hingewiesen, daß kleine Inseln von quergestreifter Muskulatur auch in anderen Nephroblastomen gefunden werden. Diese muskularen Anteile bestimmen jedoch nicht die biologische Wertigkeit dieser Nephroblastome (Llhombard-Bosch et al. 1980) (Abb. 1.68).

Epithelreiche Nephroblastome

Bei epithelialen Wilms-Tumoren finden sich tubulare und tubulopapillare Strukturen (Abb. 1.67c, d). Die Epithelien zeigen eine Kernhyperchromasie und maßige Polymorphie. Die mitotische Aktivitat ist deutlich erhoht. Das Stroma ist sparlich.

Bei fast ausschließlich epithelialen Anteilen werden diese Nephroblastome auch als monomorphe tubuläre Nephroblastome klassifiziert.

Von diesen monomorphen tubulären Wilms-Tumoren sind metanephrogene Adenome oder Nephrome zu trennen (Abb.1.63), die im Kindesalter mit der Nephroblastomatose kombiniert vorkommen. Histologisch weisen die Adenome ein flaches bis kubisches Epithel ohne Atypien auf (Harms et al. 1989). Sehr selten wird diese Tumorvariante auch beim Erwachsenen beobachtet (Störkel et al. 1992). – Bei diesen Tumoren finden sich neben hochdifferenzierten tubulären und tubulopapillären Abschnitten auch solide blastemische Abschnitte (Störkel et al. 1992) (Abb.1.63 d). Auf die besonders günstige Prognose weisen Marsden et al. (1984) und Harms et al. (1989) hin, wofür auch die geringe Mitosezahl und das diploide DNA-Zytogramm sprechen. Unreife tubuläre Formationen exprimieren immunhistochemisch neuronenspezifische Enolase oder Vimentin, wahrend die ausdifferenzierten Tubuli zytokeratinpositiv sind (Harms u. Schmidt 1986; Borowitz et al. 1986; Harms et al. 1989; Schmidt et al. 1992) (Abb. 1.63 e). Metanephrogene Adenome sind im Gegensatz zu den Wilms-Tumoren CD-56-negativ (Störkel et al. 1992).

1.2.6 Nephroblastome hoher Malignität

Die Haufigkeit der Nephroblastome hoher Malignitat beträgt, bezogen auf Nierenneoplasien des Kindesalters ohne Nierenzellkarzinome, nach Angaben des Kindertumorregisters Kiel 13 % (Harms et al. 1989) (s.Tabelle 1.10). Diese Tumoren sind durch einen hohen Anaplasiegrad gekennzeichnet. Die Anaplasie ist charakterisiert durch eine erhebliche Volumenzunahme der Kerne sowohl des Stromas als auch Epithels und des Blastems, eine Kernhyperchromasie, prominente multiple Nukleolen und eine hohe mitotische Aktivität mit Auftreten tri- und multipolarer Mitosen. Ferner findet sich eine DNA-Aneuploidie (Beckwith 1983; Douglass et al. 1986; Schmidt et al. 1986; Oppedal et al. 1988; Zuppan et al. 1988; Harms et al. 1989). Zu der Gruppe hochmaligner Nephroblastome werden gerechnet: Nephroblastome mit Anaplasie, Klarzellsarkom und maligner Rhabdoidtumor (Schmidt et al. 1992).

Nephroblastome mit hoher Anaplasie

Unter den Nephroblastomen hoher Malignitat betragt der Anteil von Nephroblastomen mit Anaplasie fast 50 %. Alle aufgeführten Anaplasieparameter sind bei diesen Tumoren zu finden, vor allem ein hoher Aneuploidiegrad. Das Durchschnittsalter gegenüber nichtanaplastischen Nephroblastomen ist höher, das weibliche Geschlecht ist häufiger betroffen. Die Prognose im Ausbreitungsstadium II ist ungünstig. Werden die Tumoren jedoch im Stadium I diagnostiziert und behandelt, ahnelt die Prognose derjenigen von Nephroblastomen mit günstiger Histologie (Zuppan et al. 1988; Harms et al. 1989). Die Prognose erscheint besonders ungünstig zu sein, wenn bei anaplastischen Wilms-Tumoren anaplastische Areale extrarenal gefunden werden bzw. vor allem die blastemreichen Wilms-Tumoren Anaplasieherde aufweisen (Zuppan et al. 1988) (Abb.1.69).

Maligner Rhabdoidtumor der Niere

Der maligne Rhabdoidtumor ist der bösartigste primäre Nierentumor des Kindesalters (Schmidt et al. 1989; Weeks et al. 1989; Berry u. Vujanic 1992) und hat die ungunstigste Prognose mit einer Letalität von fast 90 % (Beckwith 1986 a, b). Der Tumor tritt auch extrarenal in Haut, Leber, Thymus, Herz, ZNS, Harnblase und Extremitaten auf (Sotelo-Avila et al. 1986; Schmidt et al. 1989; Farrow 1989; Berry u. Vujanic 1992). Der maligne Rhabdoidtumor der Niere neigt zu einer ausgedehnten Metastasenbildung, die vor allem auch das ZNS betrifft (Farrow 1989).

Der maligne Rhabdoidtumor der Niere ist seltener als der anaplastische Wilms-Tumor und das Klarzellsarkom der Niere. Der Prozentsatz, auf alle Nephroblastome bezogen, schwankt zwischen 2 und 2,7 (Harms et al. 1989). Der Häufigkeitsgipfel liegt im Säuglingsalter zwischen 10 und 13 Monaten. Äußerst selten können derartige Tumoren auch im Erwachsenenalter auftreten, z. B. in der Harnblase (Carter et al. 1989). Ferner können Rhabdoidtumoren mit primitiven neuroektodermalen Tumoren der hinteren Schädelgruppe kombiniert sein (Schmidt et al. 1989).

Mikroskopisch zeigen sich charakteristische kugelformige eosinophile Zytoplasmaeinschlüsse in den recht polymorphen Zellen mit hyperchromatischen Kernen und prominenten Nukleolen. Zum Teil sind neurosekretorische Granula nachweisbar. Überwiegend haben die Tumorzellen ein sehr

schmales Zytoplasma. – Die Tumorzellen sind in soliden Verbanden angeordnet. Nicht selten finden sich fibrosierte oder hyalinisierte Tumorbezirke mit mehr spindelformig strukturierten Zellen. Immunhistochemisch sind Desmin, Vimentin und z. T. auch Zytokeratinreaktionen sowie neuroektodermale Marker wie S-100-Protein und neuronenspezifische Enolase positiv (Vogel et al. 1984; Tsokos et al. 1989).
Der maligne Rhabdoidtumor ist differentialdiagnostisch vor allem von den Rhabdomyosarkomen abzugrenzen. Die Tumorzellen sind myoglobinnegativ. Eine Querstreifung ist nicht nachweisbar (Harms et al. 1989). DNA-zytometrisch sind die Zellen des malignen Rhabdoidtumors uberraschenderweise diploid (Schmidt et al. 1986, 1989; Kumar et al. 1989). Trotz dieses an sich gunstigen Parameters hat die moderne Therapie zu keiner wesentlichen Besserung der Prognose gefuhrt (Harms et al. 1989).

Klarzellsarkom

Das Klarzellsarkom ist ein Tumor, der vornehmlich bei mannlichen Jugendlichen auftritt und durch eine hohe Metastasierungsrate im Skelettsystem charakterisiert ist. Diese schwankt zwischen 42 und 76 %. Der Tumor wird auch als knochenmetastasierender Nierentumor des Kindesalters bezeichnet (Beckwith 1983; Marsden u. Lawler 1980; Harms et al. 1989). Die Haufigkeit, bezogen auf alle Nephroblastome, schwankt zwischen 3,6 und 4,1 % (Sotelo-Avila et al. 1986; Haas et al. 1984; Harms et al. 1989; Schmidt et al. 1992).
Makroskopisch sind die Klarzellsarkome durch eine grauweiße, z. T. glasige Schnittfläche gekennzeichnet. Die Tumoren sind relativ scharf begrenzt (Abb. 1.70). – Mikroskopisch finden sich rundliche und auch spindelzellige Elemente mit polymorphen Kernen und multiplen kleinen Nukleolen (Abb. 1.71). Der Chromatingehalt ist mittelgradig. Das Tumorgewebe wird von gefäßfuhrenden Septen unterteilt. Es findet sich eine geringe mitotische Aktivitat. Insgesamt ist der Tumor sehr gefäßreich. Regressionen fuhren zu flachenhaften Hyalinisierungen. Daneben sind auch knorpelige und knocherne sarkomatose sowie schwannom artige Anteile zu beobachten (Beckwith 1983, 1986a,b; Gonzalez-Crussi u.

Baum 1983; Gonzalez-Crussi 1984a,b; Schmidt et al. 1985b; Harms et al. 1989; Schmidt 1989). Eine angedeutete Tubulusbildung weist auf den metanephrogenen Bezug des Tumors hin (Schmidt et al. 1985; Harms et al. 1989). Auch das Klarzellsarkom hat diploide DNA-Werte. Die Prognose ist wie bei dem malignen Rhabdoidtumor ungunstig.
Im Gegensatz zum malignen Rhabdoidtumor hat jedoch die moderne Therapie zu einer Verbesserung der Prognose gefuhrt. Differentialdiagnostisch, vor allem hinsichtlich der prognostischen Aussage, ist das Klarzellsarkom vor allem gegen das prognostisch günstige konnatale mesoblastische Nephrom, das als niedrigmaligner Tumor eingestuft wird, abzugrenzen (Harms et al. 1989; Schmidt et al. 1992).

1.2.7 Prognose der Nephroblastome

Entsprechend dem Grading, bei dem fur einen niedrigen Malignitatsgrad tubulusreiche Strukturen und fur ein Nephroblastom hoher Malignitat hohe Anaplasiegrade gefordert werden, ist die Prognose gunstig, wenn ein lokalisierter Tumor der Malignitatsgruppe I und II, tubulusreiche Nephroblastomvarianten, das Fehlen sarkomatoser Anteile und nur geringe Anaplasiegrade vorliegen (Lawler et al. 1975; Harms u. Schmidt 1987; Kumar et al. 1989; Harms et al. 1989). Ferner spielt das Lebensalter eine wichtige Rolle. Tumorbefall vor dem 2. Lebensjahr hat offenbar eine gunstige Prognose, mit Ausnahme des malignen Rhabdoidtumors. Tumorrezidive werden im Stadium I mit weniger als 20 % angegeben (Harms et al. 1989; Gutjahr 1990).
Die Gruppe der Tumoren mit ungunstiger Prognose (Stadium IV) sind durch Fernmetastasen, vor allem in Lungen, Leber und Skelettsystem, gekennzeichnet. Zum Zeitpunkt der Tumordiagnose liegen bereits bei 22 % der Patienten derartige Fernmetastasen vor. Neben dem Ausbreitungsstadium IV neigen die Nephroblastome hoher Malignität auch zu einem beidseitigen Nierenbefall (Stadium V). Bei dieser Tumorgruppe ist trotz Einsatz einer optimalen Therapie, wie Operation, Bestrahlung und Chemotherapie, nur noch in etwa 50 % der Falle eine Heilung zu erzielen (Beckwith u. Palmer 1978; Schmidt 1989).

Literatur

Al-Abadı H, Nagel R (1987) Zellkern-DNA-Analyse beı Nıerenkarzınomen unter Berucksıchtıgung des morphologıschen Malıgnıtatsgrades Aktuel Urol 18 137–141

Al-Abadı H, Nagel R (1988) Prognostıc relevance of ploıdy and prolıferatıve actıvıty of renal cell carcınoma Eur Urol 15 271–276

Babaıan RJ, Skınner DG, Waısman J (1980) Wılms' tumor ın the adult patıent. Dıagnosıs, management, and revıew of the world medıcal lıterature. Cancer 45 1713–1719

Banner BF, Brancazıo L, Bahnson RR, Ernstoff MS, Taylor SR (1990) DNA analysıs of multıple synchronous renal cell carcınomas Cancer 66 2180–2185

Bard RH, Lord B, Fromowıtz F (1982) The papıllary adenocarcınoma of the kıdney Urology 19 16–20

Barnes CA, Beckman EN (1983) Renal oncocytoma and ıts congeners Am J Clın Pathol 79 312–318

Beckwıth JB (1982) Hıstopathologıcal aspects of renal tumors ın chıldren In Renal tumors Proceedıngs of the fırst ınternatıonal symposıum on kıdney tumors Lıss, New York, pp 1–14

Beckwıth JB (1983) Wılms' tumor and other renal tumors of chıldhood A selectıve revıew for the Natıonal Wılms' Tumor Study Pathology Center Hum Pathol 14 481–492

Beckwıth JB (1986a) Wılms' tumors and other renal tumors of chıldhood In Fınegold M (ed) Pathology of neoplasıa ın chıldren and adolescents Saunders, Phıladelphıa, pp 313–332

Beckwıth JB (1986b) Wılms' tumor and other renal tumors of chıldhood An update J Urol 136 320–324

Beckwıth JB (1989) Renal neoplasms of chıldhood In Sternberg SS (ed) Dıagnostıc surgıcal pathology Raven, New York, pp 1331–1353

Beckwıth JB, Palmer NF (1978) Hıstopathology and prognosıs of Wılms' tumor Results from the fırst Natıonal Wılms' Tumor Study Cancer 41 1937–1948

Beckwıth JB, Weeks DA (1986) Congenıtal mesoblastıc nephroma When should we worry? Arch Pathol Lab Med 110 98

Beham A, Ratschek M, Zatloukal K, Denk H, Lackınger E (1989) Immunhıstochemısche Untersuchungen von 42 Nıerenzellkarzınomen und eınem Onkozytom mıt mono- und polyklonalen Antıkorpern gegen Vımentın und Zytokeratıne Verh Dtsch Ges Pathol 73 392–395

Bennıngton JL, Beckwıth JB (1975) Tumors of the kıdney, renal pelvıs and ureter Atlas of tumor pathology, 2nd Serıes, fasc 12 Armed Forces Instıtute of Pathology, Washıngton/DC

Berry PY, Vujanıc (GM) (1992) Malıgnant rhabdoıd tumour Hıstopathol 20 189–193

Bıschoff W, Rohrbach R, Kaufmann G (1977) Mıkroangıographısche und korrelıerende hıstologısche Untersuchung beı hypernephroıden Nıerenkarzınomen ROFO 126 418–422

Bogdan R, Taylor DE, Mostofı FK (1973) Leıomyomatous hamartoma of the kıdney. A clınıcal and pathologıc analysıs of 20 cases from the kıdney tumor regıstry Cancer 31 462–467

Bohle B, Waldherr R, Schwechheımer K et al (1986) Immunhıstochemısche Charakterısıerung von Nıerenzellkarzınomen Verh Dtsch Ges Pathol 70 274–278

Bolande RP (1973) Congenıtal mesoblastıc nephroma of ınfancy Perspect Pedıatr Pathol 1 227–250

Bolande RP (1976) Neoplasıa of early lıfe and ıts relatıonshıps to teratogenesıs Perspect Pedıatr Pathol 3: 145–183

Bolande PR (1977) Chıldhood tumors and theır relatıonshıp to bırth defects In Mulvıhıll JJ, Mıller RW, Fraumenı JF Jr (eds) Genetıcs of human cancer Raven, New York, pp 43–75

Bonsıb SM, Lager DJ (1990) Chromophobe cell carcınoma Analysıs of fıve cases Am J Surg Pathol 14 260–267

Borowıtz MJ, Weıss MA, Bossen EH, Metzgar RS (1986) Characterızatıon of renal neoplasms wıth monoclonal antıbodıes to leukocyte dıfferentıatıon antıgens Cancer 57 251–256

Bove KE, McAdams AJ (1976) The nephroblastomatosıs complex and ıts relatıonshıp to Wılms' tumor A clınıcopathologıc treatıse Perspect Pedıatr Pathol 3 185–233

Brıner J, Hassam S, Schonle EJ, Rohrer U (1989) Nachweıs erhohter Expressıon von IGF 2 ım Tumorgewebe von Nephroblastomen Verh Dtsch Ges Pathol 73 436–439

Bryan RL, Crocker J, Faar A (1990) Nucleolar organızer regıons ın kıdney tumours and xanthogranulomatous pyelonephrıtıs J Clın Pathol 43 147–148

Carter RL, McCarthy KP, Al-Sam SZ, Monaghan P, Agrawal M, McElwaın TJ (1989) Malıgnant rhabdoıd tumour of the bladder wıth ımmunohıstochemıcal and ultrastructural evıdence suggestıng hıstıocytıc orıgın Hıstopathology 14 179–190

Chatten J (1976) Epıthelıal dıfferentıatıon ın Wılms' tumor A clınıcopathologıc appraısal Perspect Pedıatr Pathol 3 225–254

D'Angıo JA, Evans AE, Breslow N (1984) Results of the Thırd Natıonal Wılms' Tumor Study (NWTS-3) A prelımınary report (abstract) Proc Am Assoc Cancer Res 25 182

De Kernıon JB, Mukamel E, Rıtchıe AWS, Blyth B, Hannah J, Bohman R (1989) Prognostıc sıgnıfıcance of the DNA content of renal carcınoma Cancer 64 1669–1673

Delahunt B, Nacey JN, Hammett GD (1989) Frater WJ Nucleolar organızıng regıons ın renal cell carcınoma, renal oncocytoma and renal adenoma Anal Cell Pathol 1 185–190

Delemarre JFM, Sandstedt R, Marchant RG, Tournade MF (1982) SIOP nephroblastoma trıals and studıes, morphologıcal aspects In Raybaud C, Clement R, Lebreuıl G, Bernard JL (eds) Pedıatrıc oncology Excerpta Medıca, Amsterdam, pp 261–272

Dıeckmann KP, Hamm B, Loy V, Jonas D (1985) Renale Angıomyolıpome Neue Aspekte zur Klınık, Dıagnostık und Therapıe Urologe [A] 24 202–207

Dıerıck AM, Praet M, Roels H, Verbeeck P, Robyns C, Oosterlınck W (1991) Vımentın expressıon of renal cell carcınoma ın relatıon to DNA content and hıstologıcal gradıng A combıned lıght mıcroscopıc, ımmunocytochemıcal and cytophotometrıcal analysıs Hıstopathology 18 315–322

Donhuıjsen K (1986) Nıerenzellkarzınom Prognostısche Bedeutung der Zellkerngroße Verh Dtsch Ges Pathol 70 634

Douglass EC, Look AT, Webber B, Parham D, Wılımas JA, Green AA, Roberson PK (1986) Hyperdıploıdy and chromosomal rearrangements defıne the anaplastıc varıant of Wılms' tumor J Clın Oncol 4 975–981

Dworak O, Ahlen van H (1987) Dıffuses Hamangıom des perıpelvınen Fettgewebes der Nıere Pathologe 8 298–299

Ebert T, Ackermann R, Bander NH (1990) Bıologısche Marker beım Nıerenzellkarzınom Urologe [A] 29 65–70

Ekfors TO, Lıpastı J, Nurmı NJ, Eerola E (1987) Flow cytometrıc analysıs of the DNA profıle of renal cell carcınoma Pathol Res Pract 182 58–62

Fahn HJ, Lee YH, Chen MT, Huang JK, Chen KK, Chang LS (1991) The ıncıdence and prognostıc sıgnıfıcance of humoral hypercalcemıa ın renal cell carcınoma J Urol 145 248–250

Fan K, Smıth DJ (1983) Hypercalcemıa assocıated wıth renal cell carcınoma Probable role of neoplastıc stromal cells Hum Pathol 14 168–173

Farrow GM (1989) Dıseases of the kıdney In Murphy WM (ed) Urologıcal pathology Saunders, Phıladelphıa, pp 409–482

Fernandes ET, Kumar M, Douglass EC, Wilimas J, Parham DM, Rao BN (1989) Extrarenal Wilms' tumor J Pediatr Surg 24 483–485

Fleming S, Lewi HJE (1986) Collecting duct carcinoma of the kidney Histopathology 10 1131–1141

Fuzesi L, Cober M, Mittermayer C (1992) Collecting duct carcinoma cytogenetic characterization Histopathology 21 155–160

Ganick DJ, Gilbert EF, Beckwith JB, Kiviat N (1981) Congenital cystic mesoblastic nephroma Hum Pathol 12 1039

Gohji K, Ishii M, Nagata H, Matsumoto O, Kamidono S (1990) Serum basic fetoprotein in patients with renal cell carcinoma Cancer 65 1405–1411

Gonzalez-Crussi F (1984a) Teratogenesis, oncogenesis and Wilms' tumor Genetic factors in the etiology of Wilms' tumor In Gonzalez-Crussi (ed) Wilms' tumor (nephroblastoma) and related neoplasms of childhood CRC, Boca Raton, pp 29–38

Gonzalez-Crussi F (1984b) The pathology of Wilms' tumor In Gonzalez-Crussi F (ed) Wilms' tumor (nephroblastoma) and related renal neoplasms of childhood CRC, Boca Raton, pp 177–206

Gonzalez-Crussi F (1984c) Variants and miscellaneous In Gonzalez-Crussi F (ed) Wilms' tumor (nephroblastoma) and renal neoplasms of childhood CRC, Boca Raton, pp 77–117

Gonzalez-Crussi F, Baum ES (1983) Renal sarcomas of childhood A clinicopathologic and ultrastructural study Cancer 51 898–912

Graves N, Barnes WF (1986) Renal cell carcinoma and angiomyolipoma in tuberous sclerosis Case report J Urol 135 122–123

Grignon DJ, Ayala AG, El-Naggar A, Wishnow KI, Ro JY, Swanson DA, McLemore D et al (1989a) Renal cell carcinoma A clinicopathologic and DNA flow cytometric analysis of 103 cases Cancer 64 2133–2140

Grignon DJ, El-Naggar A, Green LK et al (1989b) DNA flow cytometry as a predictor of outcome of stage I renal cell carcinoma Cancer 63 1161–1165

Gutjahr P (1990) Kommentar Wilms-Tumoren bei Erwachsenen Urologe [A] 29 213–214

Haas JE, Bonadio JF, Beckwith JB (1984) Clear cell sarcoma of the kidney with emphasis on ultrastructural studies Cancer 54 2978–2987

Harms D, Schmidt D (1986) Spezielle Tumoren des Kindesalters Verh Dtsch Ges Pathol 70 190–204

Harms D, Schmidt D (1987) Die Histologie der soliden Tumoren und ihre Bedeutung fur die Therapie Monatsschr Kinderheilkd 135 431–436

Harms D, Schmidt D, Leuschner I (1989) Neue Aspekte der Nephroblastome (Wilms-Tumoren) und anderer metanephrogener Neoplasmen Verh Dtsch Ges Pathol 73 350–371

Harris SC, Hird PM, Shortland JR (1989) Immunohistochemistry and lectin histochemistry in sarcomatoid renal cell carcinoma A comparison with classical renal cell carcinoma Histopathology 15 607–616

Helpap B (1987) Morphologie und Klinik von Nierentumoren Extracta Urologica 10 176–205

Helpap B (1992) Grading and prognostic significance of urologic carcinomas Urol Int 48 245–257

Helpap B, Bruhl P, Thelen M (1978) Morphologische Veranderungen nach arterieller Katheterembolisation der Niere ROFO 128 278–282

Helpap B, Knupffer J, Essmann S (1989) Histologisches und zytologisches (nukleolares) Grading von Nierenzellkarzinomen Verh Dtsch Ges Pathol 73 400–404

Helpap B, Knupffer J, Essmann S (1990) Correlation of frequency and localization of nucleoli to histologic and cytologic grading and stage of renal cell carcinomas Mod Pathol 3 671–678

Hermanek P, Schrott KM (1990) Evaluation of the new tumor, nodes and metastases classification of renal cell carcinoma J Urol 144 238–242

Hermanek P, Sobin LH (1992) TNM classification of malignant tumours, 4th edn, 2nd rev Springer, Berlin Heidelberg New York Tokyo

Henn W, Seitz G, Blin N, Walter C (1990) Vergleichende in vitro Untersuchung renaler Onkozytome und chromophober Nierenzellkarzinome Verh Dtsch Ges Pathol 74 632

Holland P (1976) Clinical and biochemical manifestations of Wilms' tumor In Pochedly C, Miller D (eds) Wilms' tumor Wiley, New York, pp 9–30

Holm-Nielsen P, Soerensen FB (1988) Renal angiomyolipoma An ultrastructural investigation of three cases with histogenetic considerations APMIS 4 37–47

Hupperets PS, Havenith MG, Blijham GH (1992) Recurrent adult nephroblastoma Long-term remission after surgery plus adjuvant high-dose chemotherapy, radiation therapy, and allogeneic bone marrow transplantation Cancer 69 2990–2992

Jahn J, Rasmussen L, Nissen HM (1991) Hemangioma of the kidney Urol Int 46 200–202

Klein EA (1991) Die Genetik urologischer Tumoren Teil 2 Klassische und zytogenetische Konzepte der Karzinomgenese und chromosomale Aberrationen bei speziellen urologischen Tumoren Aktuel Urol 22 1–9

Klimberg I, Epstein H, Wajsman Z (1986) Oncocytoma in a horseshoe kidney J Urol 135 1002–1004

Knispel H, Dieckmann KP, Henze G, Loy V (1990) Wilms-Tumoren beim Erwachsenen Urologe [A] 29 226–229

Kochevar J, Scott CK (1989) Differential immunostaining of oncocytic renal tumors with an anti-renal cell carcinoma monoclonal antibody J Urol 141 625–628

Kovacs G (1989) Papillary renal cell carcinoma A morphologic and cytogenetic study of 11 cases Am J Pathol 134 27–34

Kovacs G, Erlandsson R, Boldog F et al (1988) Consistent chromosome 3P deletion and loss of heterozygosity in renal cell carcinoma Proc Natl Acad Sci USA 85 1571–1575

Kovacs G, Welter C, Wilkens L, Blin N, Deriese W (1989) Renal oncocytoma A phenotypic and genotypic entity of renal parenchymal tumors Am J Pathol 143 967–971

Krech RH, Loy V (1988) Immunhistologische Untersuchungen an zwei sarkomatoid differenzierten Nierenzellkarzinomen Ein Beitrag zur Differentialdiagnose Pathologe 9 288–294

Krech RH, Grote M, Vollmer G, Gerdes J, Lohrs U (1988) Hormonrezeptoren bei Nierenzellkarzinomen des Menschen? Verh Dtsch Ges Pathol 72 241–244

Kumar S, Marsden HB, Cowan RA, Barnes JM (1989) Prognostic relevance of DNA content in childhood renal tumours Br J Cancer 59 291–295

Lawler W, Marsden HB, Palmer MK (1975) Wilms' tumor – histologic variations and prognosis Cancer 36 1122–1126

Lindop GBM, More IAR, Lecki B (1983) An ultrastructural and immunocytochemical study of a renal carcinoma secreting inactive renin J Clin Path 36 639–645

Ljungberg B, Stenling R, Roos G (1985) DNA content in renal cell carcinoma with reference to tumor heterogeneity Cancer 56 503–508

Ljungberg B, Forsslund G, Stenling R, Zetterberg A (1986) Prognostic significance of the DNA content in renal cell carcinoma J Urol 135 422–426

Ljungberg B, Joanssen H, Stenling R (1988) Prognostic factors in renal cell carcinoma Int Urol Nephrol 20 115–121

Ljungberg B, Roos G, Toolanen G (1990) Tumour DNA content and skeletal metastases in renal cell carcinoma – a preliminary report J Bone Joint Surg [Br] 72-B 111–115

Llhombart-Bosch A, Pedro-Olaya A, Cerda-Nicolas M (1980) Presence of ganglion cells in Wilms tumors Review of the possible neuroepithelial origin of nephroblastoma Histopathology 4 321

Loy V, Krech R, Gerdes J, Kramer W, Stein H (1986) Malignitatsgrad und Wachstumsfraktion beim Nierenzellkarzinom Verh Dtsch Ges Pathol 70 633

Loy V, Kramer W, Gerdes J, Krech R, Jonas D (1987) Bestimmung der Proliferationsfraktion beim Nierenzellkarzinom mit dem monoklonalen Antikorper Ki-67 Verh Dtsch Ges Urol 38 393–395

Maatman FJ, Novick AC, Tancinco BF, Vesoulis Z, Levin HS, Montie JE, Montague DK (1984) Renal oncocytoma a diagnostic and therapeutic dilemma J Urol 132 878–881

Malone MJ, Johnson PR, Jumper BM, Howard PJ, Hopkins TB, Libertino JA (1986) Renal angiomyolipoma 6 case reports and literature reviews J Urol 135 349–353

Marsden HB, Lawler W (1980) Bone metastasizing renal tumor of childhood Histopathological and clinical review of 38 cases Virchows Arch [A] 387 341–351

Marsden HB, Lawler W, Carr T, Kumar S (1984) A scoring - system for Wilms' tumour Pathological study of the Second Medical Research Council (MRC) Trial Int J Cancer 33 365–368

Meadows AT, Lichtenfeld LJ, Koop CE (1974) Wilms' tumors in three children of a women with hemihypertrophy N Engl J Med 291 23

Medeiros LJ, Gelb AB, Weiss LM (1988) Renal cell carcinoma Prognostic significance of morphologic parameter in 121 cases Cancer 61 1639–1651

Meister P, Brummer Ch, Rabes H (1989) Zur Morphologie chemisch induzierter Nierentumoren der Ratte als Modell fur die Typisierung von menschlichen Nierentumoren Verh Dtsch Ges Pathol 73 388–391

Melnick SJ, Amazon K, Dembrow V (1989) Metastatic renal cell carcinoma presenting as a parotid tumor a case report with immunohistochemical findings and a review of the literature Hum Pathol 20 195–197

Merino MJ, Livolsi V (1982) Oncocytomas of the kidney Cancer 50 1852–1856

Moll R, Pitz S, Storkel ST, Thoenes W (1986) Expression von Cytokeratin-Polypeptiden und Vimentin in morphologischen Subtypen von Nierenzellkarzinomen und in Onkozytomen Verh Dtsch Ges Pathol 70 638

Moll R, Hage C, Thoenes W (1991) Expression of intermediate filament proteins in fetal and adult human kidney modulations of intermediate filament patterns during development and in damaged tissue Lab Invest 65. 74–86

Mostofi FK, Sesterhenn IA, Sobin LH (1981) Histological typing of kidney tumours International classification of tumours No. 25. World Health Organization, Geneva

Muller-Mattheis V, Hagen M, Frenzel H, Ackermann R (1989) Seltene Metatasierungsformen des Nierenzellkarzinoms. Urologe [A] 28 355–358

Oppedal BR, Glomstein A, Zetterberg A (1988) Feulgen DNA values in Wilms' tumour in relation to prognosis Pathol Res Pract 183 756–760

Ortmann M, Vierbuchen M (1989) Lektinhistochemie an Niere und Nierentumoren Verh Dtsch Ges Pathol 73 339–349

Ortmann M, Vierbuchen M, Koller G, Fischer R (1986) Immunhistochemische Darstellung der Cytochrom-C-Oxidase und der Lektinbindungsstellen in renalen Onkozytomen Verh Dtsch Ges Pathol 70 639

Ortmann M, Vierbuchen M, Fischer R (1991) Sialylated glycoconjugates in chromophobe cell renal carcinoma com pared with other renal cell tumors Virchows Archiv [B] 61 123–132

Pea M, Bonetti F, Zamboni G, Martignoni G, Riva M, Colombari R, Mombello A (1991) Melanocyte-marker-HMB-45 is regularly expressed in angiomyolipoma of the kidney Pathology 23 185–188

Pich A, Valente G, Azzoni L, Stramignoni A, Margaria E, Tasso M (1991) Argyrophilic nucleolar organizer region counts and Ki-67 scores in human renal cell carcinoma Pathol Res Pract 187 482–486

Pitz S, Moll R, Storkel S, Thoenes W (1987) Expression of intermediate filament proteins in subtypes of renal cell carcinomas and in renal oncocytomas distinction of two classes of renal cell tumors Lab Invest 56 642–653

Ramon J, Goldwasser B, Raviv G, Jonas P, Many M (1991) Long-term results of simple and radical nephrectomy for renal cell carcinoma Cancer 67 2506–2511

Riese de W, Allhoff E, Lenis G, Liedke S, Feretos P, Jonas U (1989) Bestimmung der Proliferationsrate in-vivo sowie in-vitro bei Nierenzellkarzinomen mittels des Ki-67-Assays Aktuel Urol 20 79–84

Ro JY, Ayala AG, El-Naggar A, Grignon DJ, Hogan SF, Howard DR (1990) Angiomyolipoma of kidney with lymph node involvement DNA flow cytometric analysis Arch Pathol Lab Med 114 65–67

Robson CJ, Churchill BM, Anderson W (1969) The results of radical nephrectomy for renal cell carcinoma J Urol 101 297–301

Rochlitz CF, Lobeck H, Peter S, Reuter J, Mohr B, Kant E, Huhn D, Hermann R (1992) Multiple drug resistance gene expression in human renal cell cancer is associated with the histologic subtype Cancer 69 2993–2998

Rumpelt HF, Storkel S, Moll R, Scharfe T, Thoenes W (1991) Bellini duct carcinoma further evidence for this rare variant of renal cell carcinoma Histopathology 18 115–122

Sakakibara N, Seki T, Marn A, Koyanagi T (1989) Benign fibrous histiocytoma of the kidney J Urol 142 1558–1559

Saito S, Hatano T, Hayakawa M, Koyama Y, Ohsawa A, Iwamasa T (1989) Studies on Alpha-Fetoprotein produced by renal cell carcinoma Cancer 63 544–549

Schmidt D (1989) Nephroblastome (Wilms-Tumoren) und Nephroblastom-Sondervarianten Pathologie, Klassifikation, Differentialdiagnose Veroffentlichungen aus der Pathologie Fischer, Stuttgart

Schmidt D, Harms D (1983) Histologie und Prognose des Nephroblastoms unter Berucksichtigung der Sondervarianten. Klin Padiatr 195 214–221

Schmidt D, Harms D, Burdach S (1985a) Malignant peripheral neuroectodermal tumours of childhood and adolescence Virchows Arch [A] 406 351–365

Schmidt D, Harms D, Evers KG, Bliesener JA, Beckwith JB (1985b) Bone metastasizing renal tumor (clear cell sarcoma) of childhood with epitheloid elements Cancer 56 609–613

Schmidt D, Wiedemann B, Keil W, Sprenger E, Harms D (1986) Flow cytometric analysis of nephroblastomas and related neoplasms Cancer 58 2494–2500

Schmidt D, Keil W, Harms D (1988) Neuron-specific enolase, protein S 100, neurofilaments, glial fibrillary acidic protein and vimentin as markers of cytodifferentiation in neuroblastoma Prog Surg Pathol VIII 33–39

Schmidt D, Leuschner I, Harms D, Sprenger E, Schafer HJ (1989) Malignant rhabdoid tumor. A morphological and flow cytometric study. Pathol Res Pract 184 202–210

Schmidt D, Harms D, Leuschner I (1992) Malignant renal tumors of childhood. Pathol Res Pract 188 1–15

Schmidt PR, Bock D, Gasser G, Redtenbacher S (1991) Multizystisches renales Onkozytom Urologe [A] 30 253–255

Schubert GE (1984) Nierenkarzinom In Remmele W (Hrsg) Pathologie, Bd 3 Springer, Berlin Heidelberg New York Tokyo, S 93–100

Shima H, Mori H, Takahashi M, Nakamura S, Miura K, Tarao M (1985) A case of renal cell carcinoma solitarily metastasized to thyroid 20 years after the resection of primary tumor Pathol Res Pract 179 666–670

Sotelo-Avila C, Gonzalez-Crussi F, de Mello D et al (1986) Renal and extrarenal rhabdoid tumors in children A clinicopathologic study of 14 patients Semin Diagn Pathol 3 151–163

Stambolis C (1984) Benigne und potentiell maligne metanephrogene Neoplasmen Morphologie, Diagnose und klinische Bedeutung Thieme, Stuttgart

Stambolis C, Doppl W, Pust R, Kracht J (1981) Das Nierenzellkarzinom Med Welt 32 1283–1288

Steinbach F, Thuroff JW, Stockle M, Furrer A, Riedmiller H, Diewel R, Hohenfellner R (1991) Organerhaltende Chirurgie des Nierenzellkarzinoms Operative Technik, Ergebnisse, Komplikationen Dtsch Med Wochenschr 116 121–127

Steiner M, Quinlan D, Goldman SM, Millmond S, Hallowell MJ, Stutzman RE, Korobkin M (1990) Leiomyoma of the kidney presentation of 4 new cases and the role of computerized tomography J Urol 143 994–998

Steinfeld AD, Crowley CA, O'Shea PA, Tefft M (1984) Recurrent and metastatic mesoblastic nephroma of infancy J Clin Oncol 2 956–959

Stephens R, Graham SD (1990) Enucleation of tumor versus partial nephrectomy as conservative treatment of renal cell carcinoma Cancer 65 2663–2667

Stockle M, Storkel S, Mielke R, Steinbach R, Galler E, Riedmiller H, Hohenfellner R (1990) Charakterisierung konservativ operierter Nierentumoren mit der automatisierten DNS-Bildzytometrie Aktuell Urol 21 175–180

Storkel S (1993) Karzinome und Onkozytome der Niere Gustav Fischer, Stuttgart Jena New York

Storkel S, Husmann G, Thoenes W (1992) Zur Diagnose und Differentialdiagnose des metanephroiden Nierentumors des Erwachsenen – ein unbekannter Nierentumor Verh Dtsch Ges Pathol 76 306

Storkel S, Jacobi GH (1989) Systematik, Histogenese und Prognose der Nierenzellkarzinome und des Onkozytoms Verh Dtsch Ges Pathol 73 321–328

Storkel S, Rumpelt HJ, Jacobi GH, Lippold R, Thoenes W (1986) Prognosekriterien beim Nierenzellkarzinom Verh Dtsch Ges Pathol 70 635

Storkel S, Pannen B, Thoenes W, Steart PV, Drenckhahn D (1988) Intercalated cells as a probable source for the development of renal oncozytoma Virchows Arch B Cell Pathol 56 185–189

Storkel S, Steart PV, Drenckhahn D, Thoenes W (1989a) The human chromophobe cell renal carcinoma its probable relation to intercalated cell of the collecting duct Virchows Arch [B] 56 237–245

Storkel S, Thoenes W, Jacobi GH, Lippold R (1989b) Prognostic parameters in renal cell carcinoma – a new approach Eur J Urol 16 416–422

Storkel S, Thoenes W, Jacobi GH, Engelmann U, Lippold R (1990) Prognostic parameters of renal cell carcinoma Eur Urol 18 36–37

Syrjanen K (1979) Renal adenomatosis Scand J Urol Nephrol 13 329–334

Thoenes W, Storkel S (1991) Die Pathologie der benignen und malignen Nierenzelltumoren Urologe [A] 30 6, Urologe [B] 31 6

Thoenes W, Storkel S, Rumpelt HJ (1985) Human chromophobe cell renal carcinoma Virchows Arch [B] 48 207–217

Thoenes W, Storkel S, Rumpelt HJ (1986a) Histopathology and classification of renal cell tumors (adenomas, oncocytomas und carcinomas) The basic cytological histopathological elements and their use for diagnostics Pathol Res Pract 181 125–143

Thoenes W, Storkel S, Rumpelt HJ, Jacobi GH (1986b) Das Nierenzellkarzinom – eine Systematik auf Grund zytomorphologischer Merkmale Zentralbl Allg Pathol 132 503–513

Thoenes W, Storkel S, Rumpelt HJ, Moll R, Baum HP, Werner S (1988) Chromophobe cell renal carcinoma and its variants – a report on 32 cases J Pathol 155 277–287

Thoenes W, Storkel S, Rumpelt JH, Moll R (1990a) Cytomorphological typing of renal cell carcinoma – a new approach Eur Urol 18 6–9

Thoenes W, Rumpelt JH, Storkel S (1990b) Klassifikation der Nierenzell-Tumoren und ihre Beziehung zum Nephron-Sammelrohrsystem Klin Wochenschr 68 1102–1111

Tomera KM, Farrow GM, Lieber MM (1983) Well differentiated (grade 1) clear cell renal carcinoma J Urol 129 933–937

Tsokos M, Linnoila RI, Chandra RS, Triche TJ (1984) Neuronspecific enolase in the diagnosis of neuroblastoma and other small, round-cell tumors in children Hum Pathol 15 575–584

Tsokos M, Kouraklis G, Chandra RS, Bhagavan BS, Triche TJ (1989) Malignant rhabdoid tumor of the kidney and soft tissues Arch Pathol Lab Med 113 115–120

Ullrich R, Susani M, Schuster FX, Propaczy P, Asboth F (1990) Multiple Adenome beider Nieren – „renale Adenomatose?" Pathologe 11 120–124

Vogel AM, Gown AM, Caughlan J, Haas JE, Beckwith JB (1984) Rhabdoid tumors of the kidney contain mesenchymal specific and epithelial specific intermediate filament proteins Lab Invest 50 232

Walt JD van der, Reid HAS, Risdon RA, Shaw JHF (1983) Renal oncocytoma A review of the literature and report of an unusual multicentric case Virchows Arch [A] 398 291–304

Weeks DA, Beckwith JB, Mierau GW (1989) Rhabdoid tumor An entity or a phenotype? Arch Pathol Lab Med 113–114

Yoshida MA, Okayahiki K, Ochi H, Gibast Z, Ontes JE, Prout GR, Sandberg AA (1986) Cytogenetic studies of tumour tissues from patients with non-familial renal cell carcinoma Cancer Res 46 2139–2147

Yurtsever H (1990) Das primare Osteosarkom der Niere Pathologe 11 224–228

Zerban H, Nogueira E, Riedasch G, Bannasch P (1987) Renal oncocytoma origin from the collecting duct Virchows Arch [B] 52 375–387

Zuppan CW, Beckwith JB, Luckey DW (1988) Anaplasia in unilateral Wilms' tumor A report from the National Wilms' Tumor Study Hum Pathol 19 1199–1209

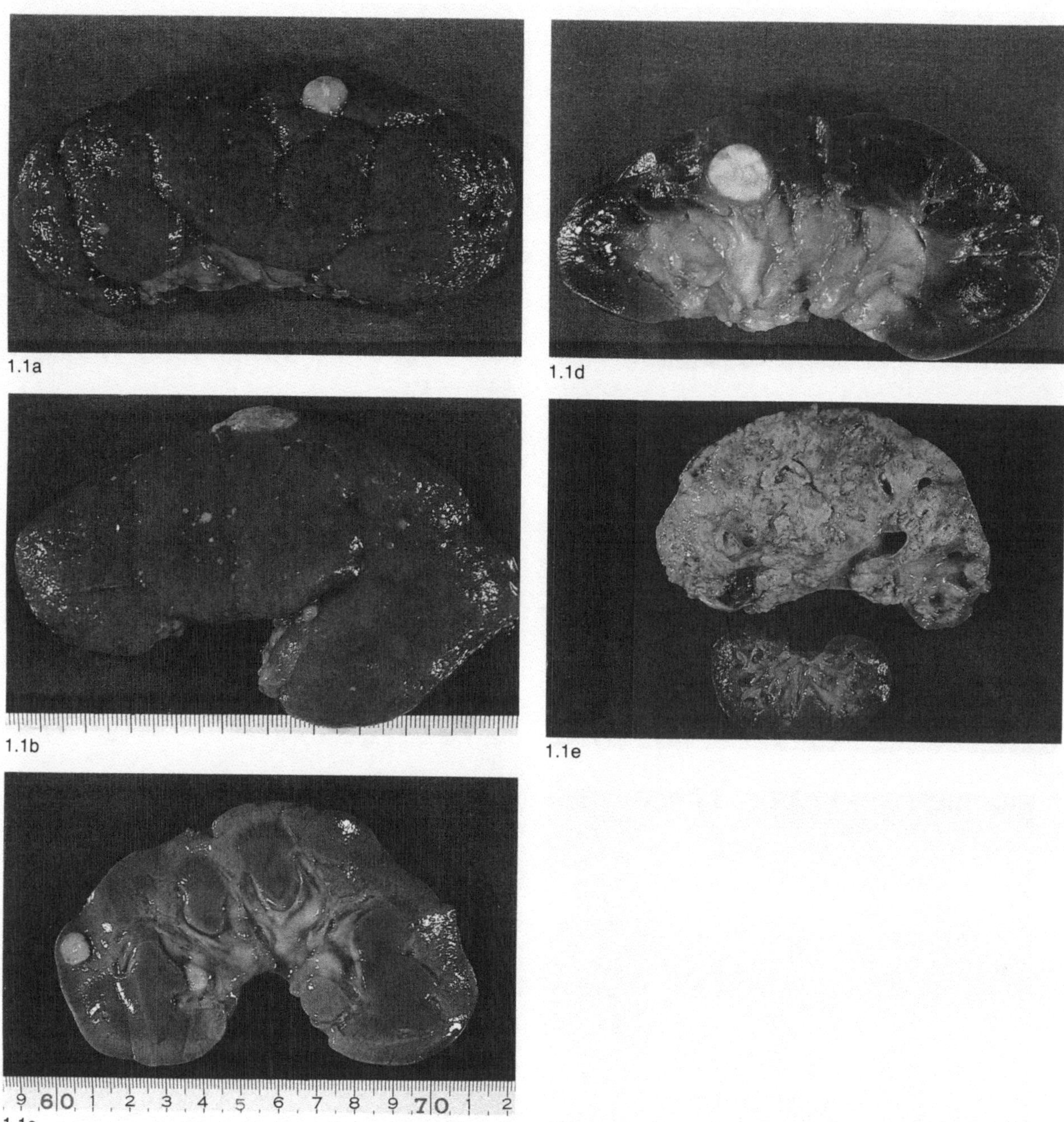

1.1. Nierenadenome/Nierenzellkarzinome

a Solitäres Rindenadenom unter 1 cm Durchmesser

b Multiple kleine Nierenrindenadenome mit einem größeren Adenom von 1 cm Durchmesser

c Differentialdiagnose: kleines Myolipom

d Solitäres Nierenzellkarzinom (Durchmesser 1,5 cm)

e Diffuse Karzinose der Niere (zum Vergleich tumorfreie Niere)

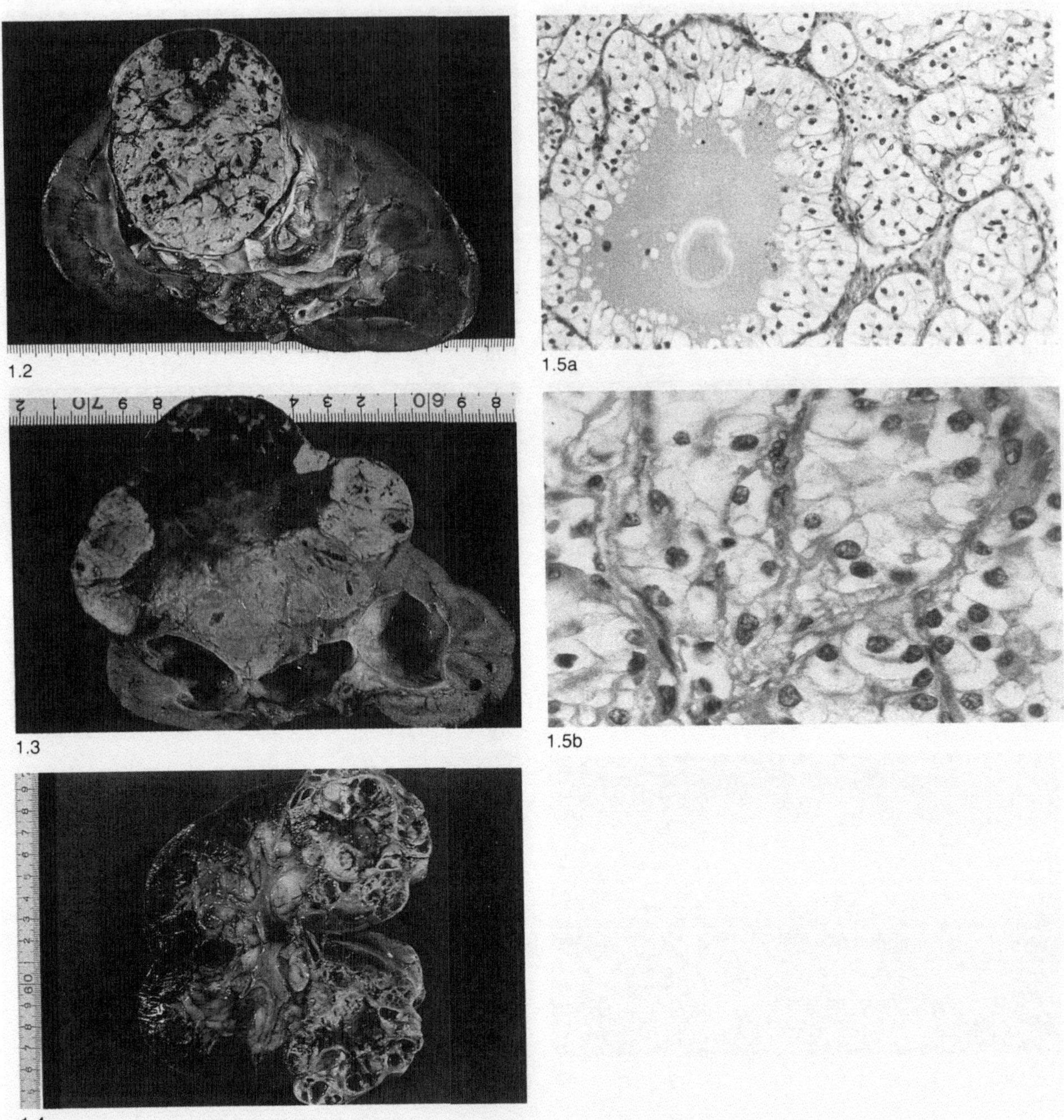

1.2. Klarzelliges kompaktes Nierenzellkarzinom (pT2) mit gelblicher Verfarbung (Lipidgehalt)

1.3. Klarzelliges kompaktes Nierenzellkarzinom mit ausgedehnten Nekrosen und Blutungen, „bunte Schnittflache", pT2

1.4. Klarzelliges tubulozystisches Nierenzellkarzinom, pT2

1.5a,b. Kompaktes klarzelliges Nierenzellkarzinom, Malignitatsgrad I. Hamatoxylin-Eosin
a Übersicht
b Starke Vergroßerung

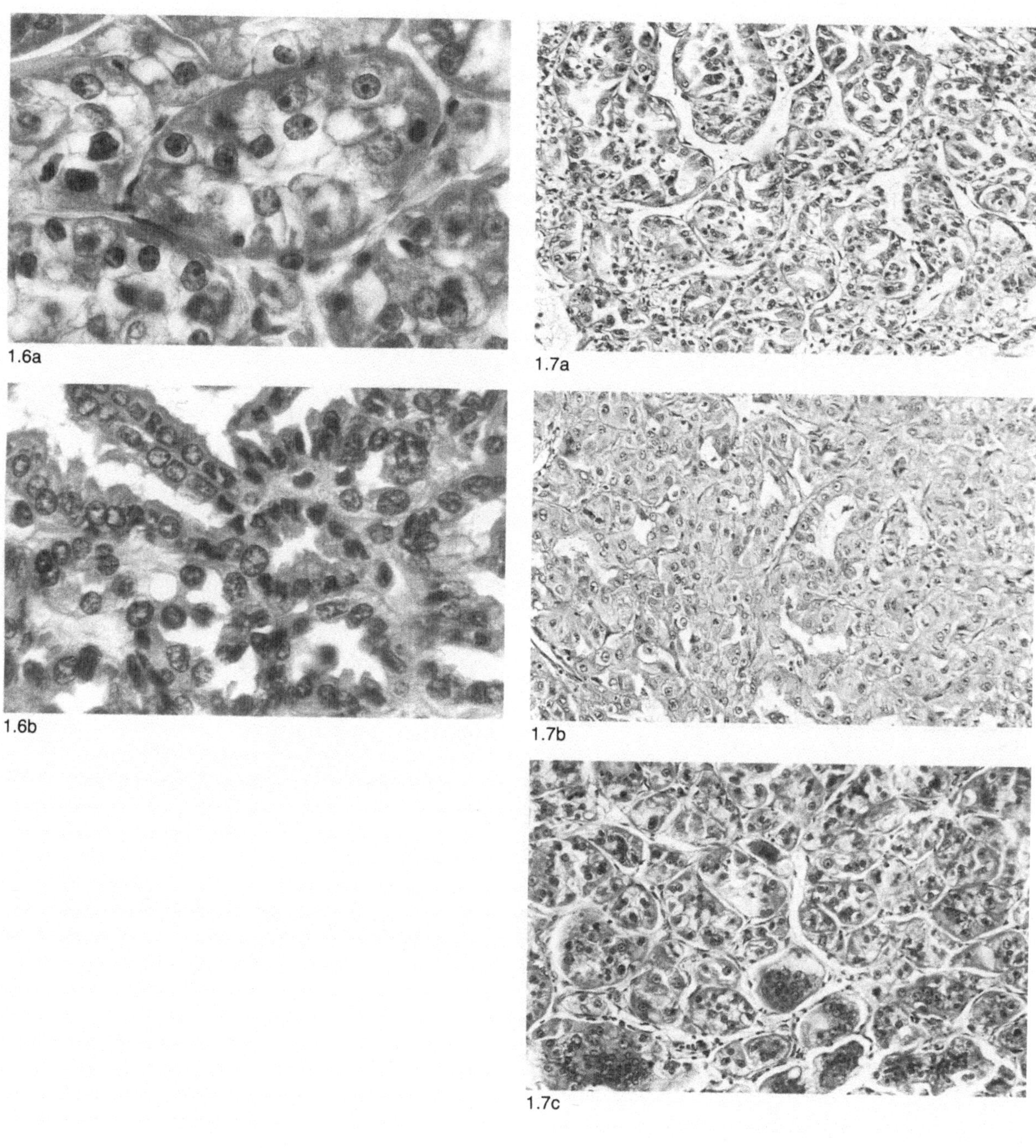

1.6a

1.6b

1.7a

1.7b

1.7c

1.6a,b. Tubulo-papilläres klarzelliges Nierenzell-karzinom mit eosinophiler Komponente. Hämatoxylin-Eosin
a Malignitätsgrad II
b Malignitätsgrad II. Papilläre Komponente

1.7a–c. Klarzelliges kompaktes und tubupapilläres Nierenzellkarzinom mit deutlichen Zell- und Kernpolymorphien. Hamatoxylin-Eosin
a,b Verschiedene Anschnitte. Malignitätsgrad II
c Riesenzellbildung. Malignitatsgrad III

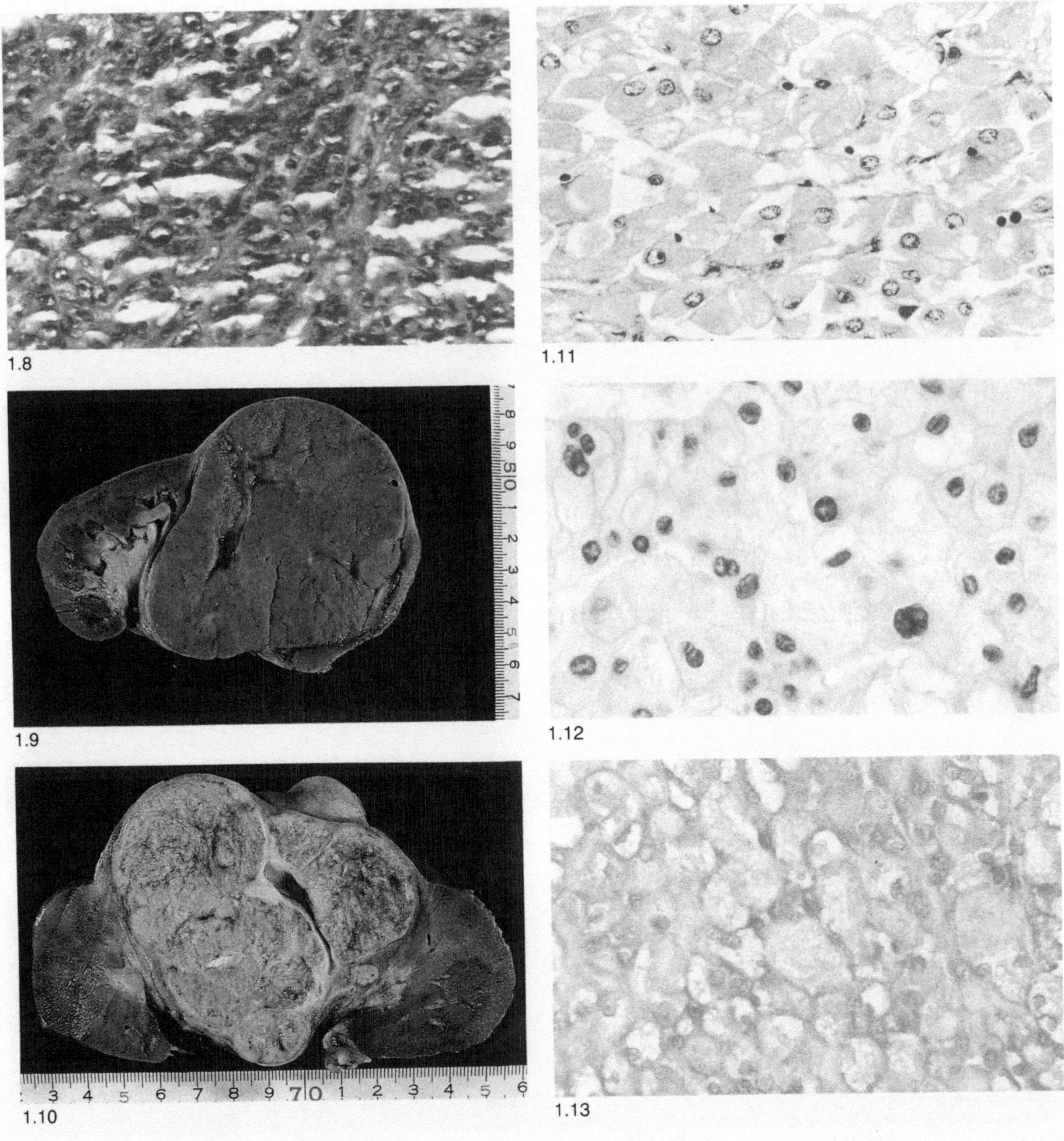

1.8. Wenig differenziertes Nierenzellkarzinom, Malignitatsgrad III. Hamatoxylin-Eosin

1.9. Chromophobes Nierenzellkarzinom mit homogenem Aufbau und brauner Schnittflache, glatt gekapselt, pT2

1.10. Chromophobes Nierenzellkarzinom mit Satellitenknoten, unscharf begrenzt und mit Einbruch in das Nierenbecken, pT3a

1.11. Chromophobes Nierenzellkarzinom. Hamatoxylin-Eosin. Malignitatsgrad I

1.12. Chromophobes Nierenzellkarzinom. Hamatoxylin-Eosin. Malignitatsgrad II

1.13. Chromophobes Nierenzellkarzinom. GI. Hale-Eisenkolloid

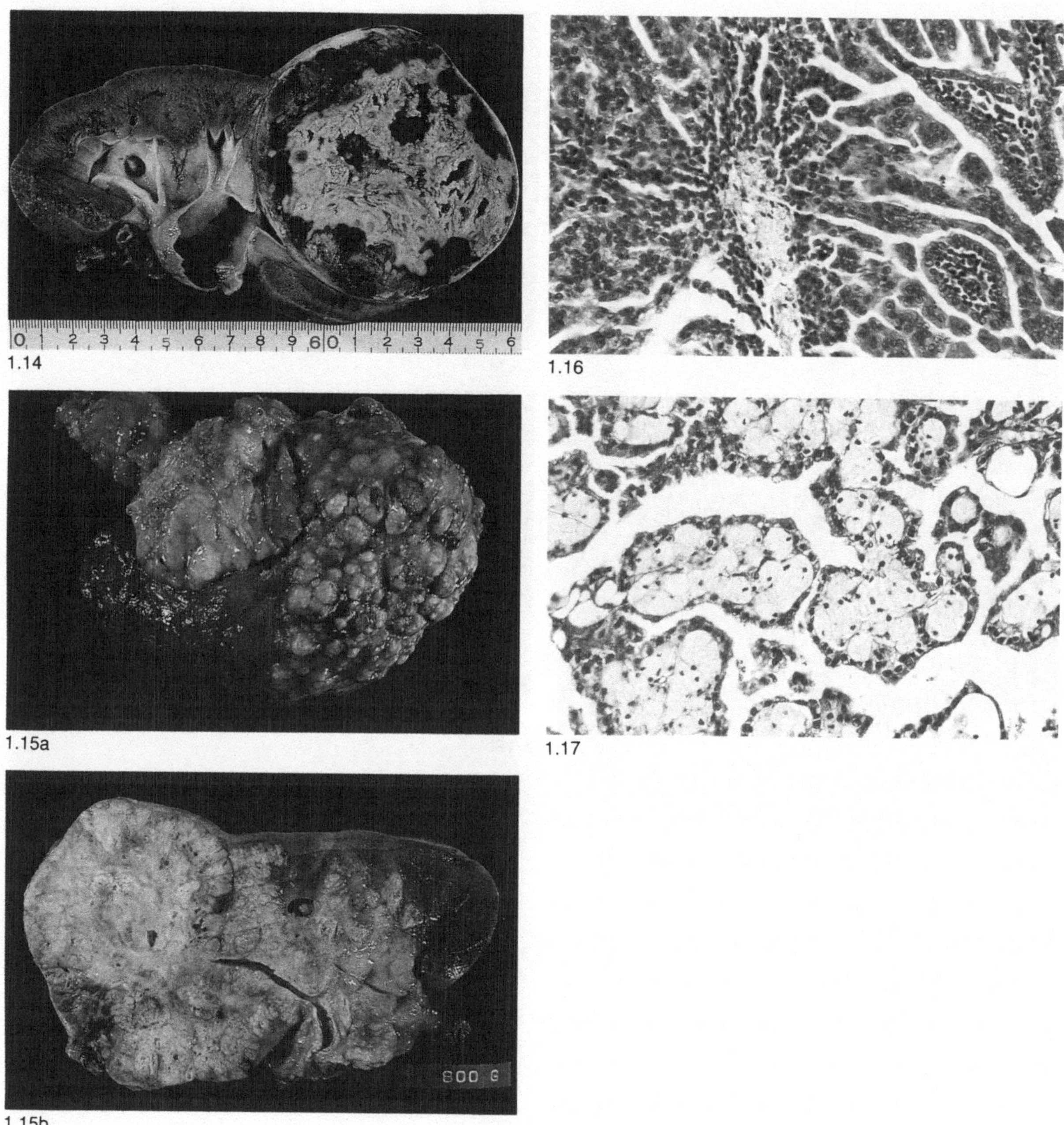

1.14. Gekapseltes papilläres chromophiles (basophiles) Nierenzellkarzinom mit ausgedehnten Nekrosen und Pseudozysten, pT2

1.15a,b. Chromophiles eosinophiles Nierenzellkarzinom, diffuse Form
a Oberfläche
b Schnittfläche

1.16. Tubulopapilläres chromophiles (basophiles) Nierenzellkarzinom, Malignıtätsgrad II

1.17. Chromophiles basophiles Nierenzellkarzinom mit Lipidspeicherung, Malignitatsgrad II. Hämatoxylin-Eosin

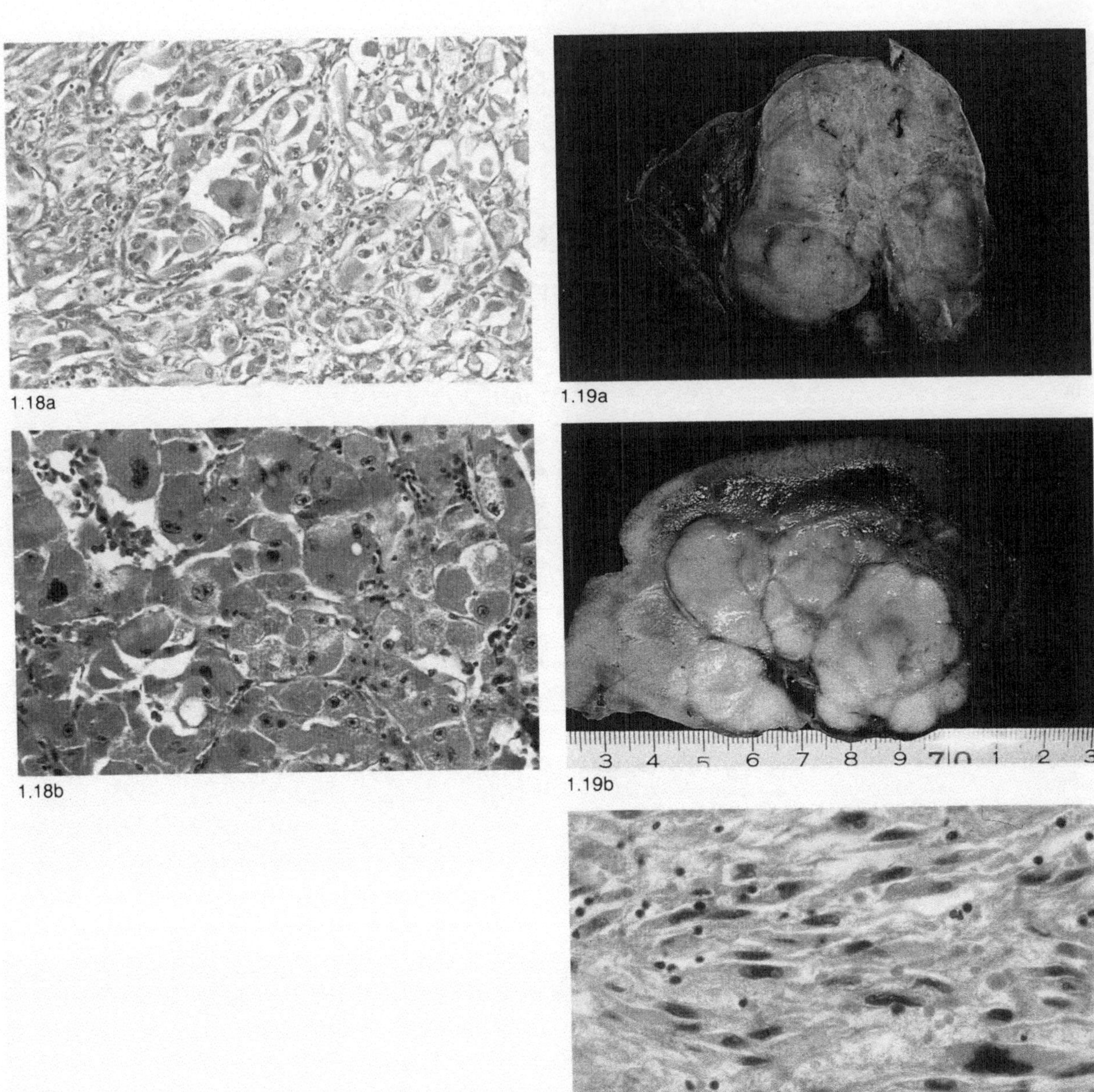

1.18 a, b. Chromophiles eosinophiles Nierenzell-karzinom. Differentialdiagnose: Onkozytom. Hamatoxylin-Eosin
a Ubersicht
b Stärkere Vergrößerung

1.19 a, b. Kompaktes, undifferenziertes spindelzelliges Nierenzellkarzinom
a Primartumor
b Rezidiv nach Tumorektomie (anderer Fall)

1.20. Spindelzelliges pleomorphes Nierenzellkarzinom, Malignitatsgrad III. Hamatoxylin-Eosin

1.21. Ductus-Bellini-Karzinom. (Aufnahme von ▷ PD Dr. St. Storkel, Mainz)

1.22 a, b. Ductus-Bellini-Karzinom (verschiedene Ausschnitte). Hamatoxylin-Eosin. (Aufnahmen von PD Dr. St. Storkel, Mainz)

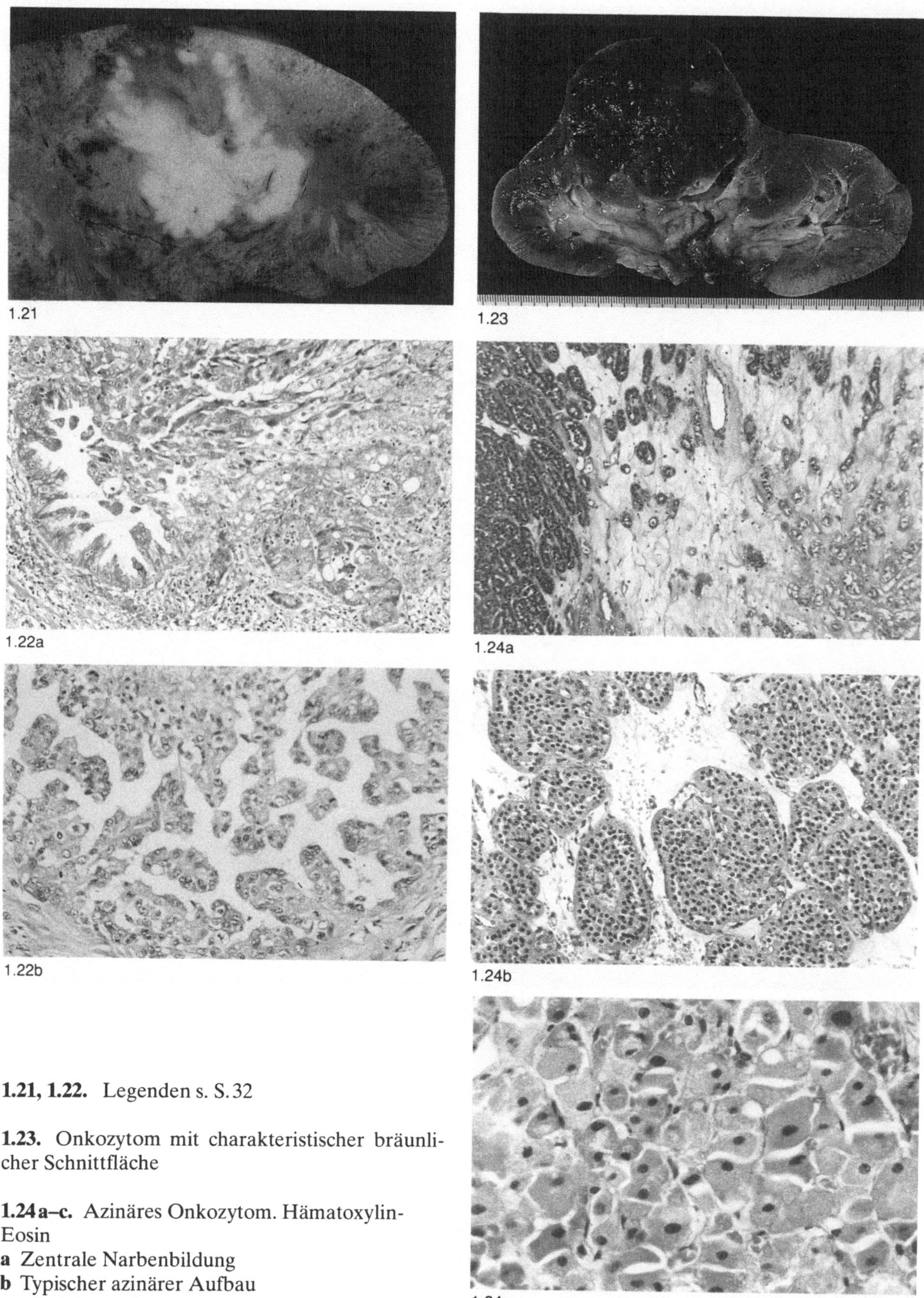

1.21, 1.22. Legenden s. S.32

1.23. Onkozytom mit charakteristischer bräunlicher Schnittfläche

1.24 a–c. Azinäres Onkozytom. Hämatoxylin-Eosin
a Zentrale Narbenbildung
b Typischer azinärer Aufbau
c „Onkozyten"

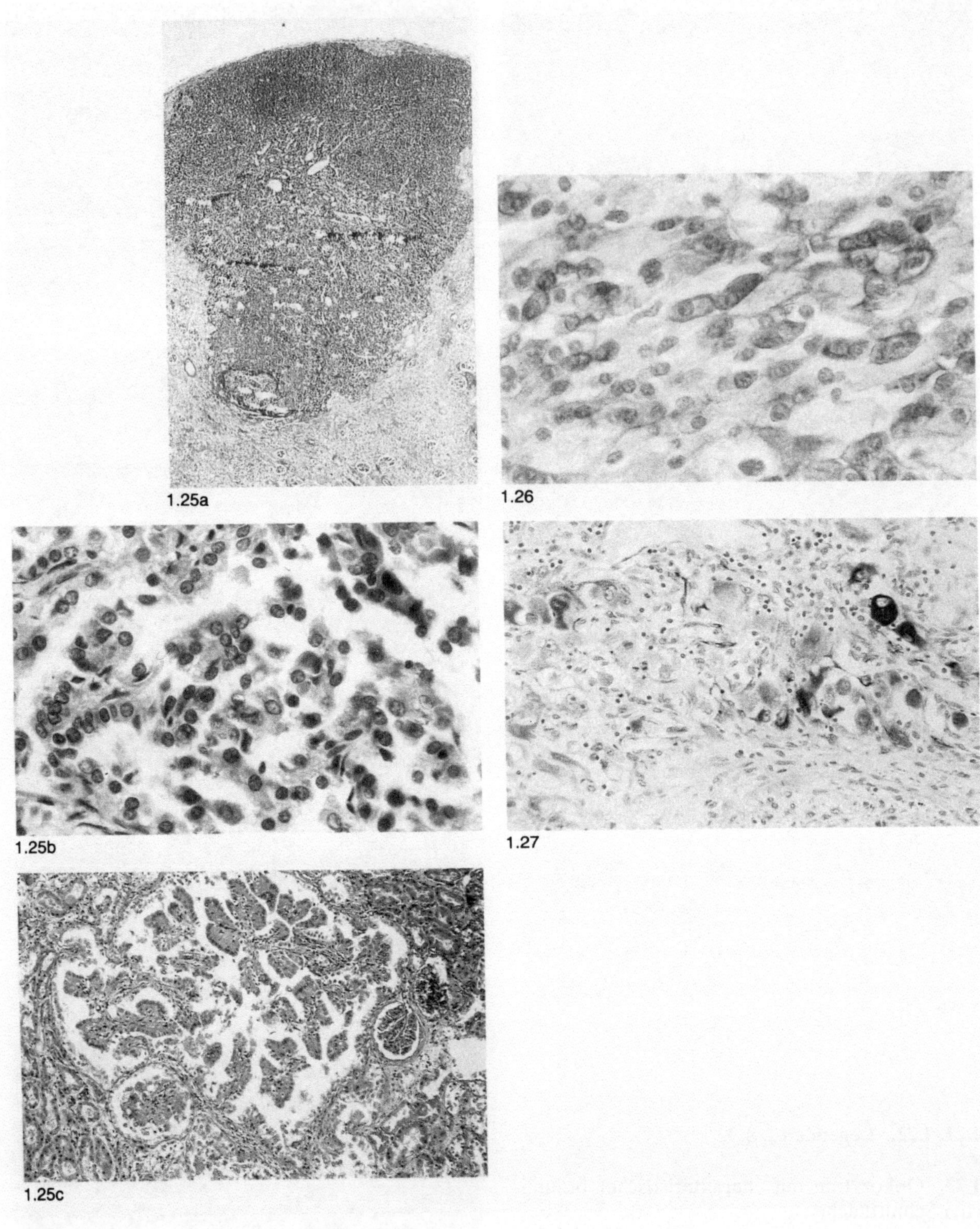

1.25 a–c. Tubulopapillares Adenom.
Hamatoxylin-Eosin
a Übersicht
b Basophiler Subtyp
c Eosinophiler Subtyp

1.26. Zytokeratinexpression im Nierenzellkarzinom. Zytokeratin KL 1. ABC-Methode

1.27. Vimentinexpression im Nierenzellkarzinom. ABC-Methode

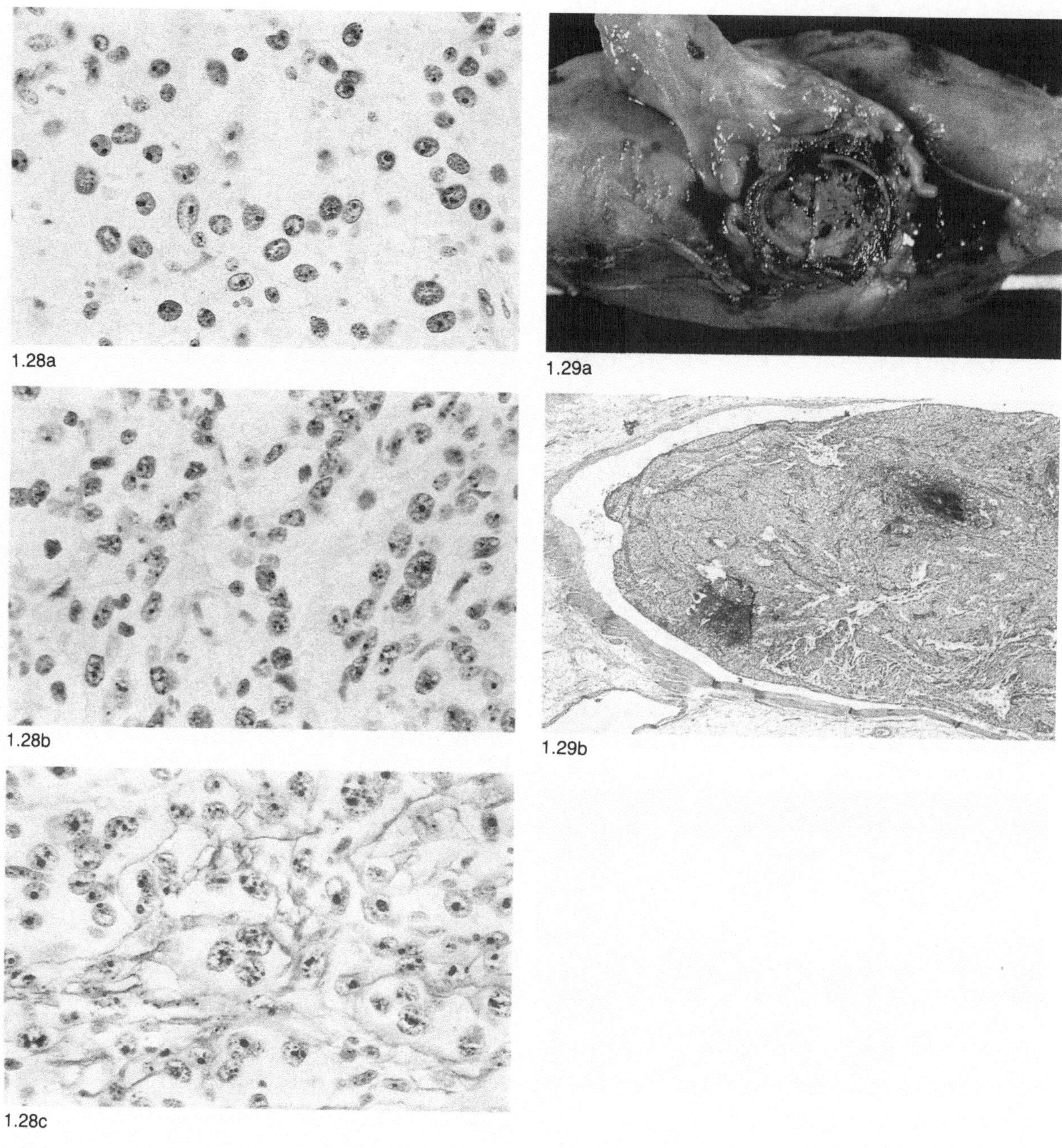

1.28a

1.28b

1.29a

1.29b

1.28c

1.28 a–c. Versilberung der nukleolenorganisierenden Regionen im Nierenzellkarzinom
a G I-Karzinom, vereinzelte versilberbare AgNORs
b G II-Karzinom, Zunahme der AgNORs pro Zellkern und Flächeneinheit
c G III-Karzinom, hohe AgNOR-Frequenz

1.29. a Nierenzellkarzinom mit Veneneinbruch, pT3
b Karzinomeinbruch in große Vene. Hämatoxylin-Eosin

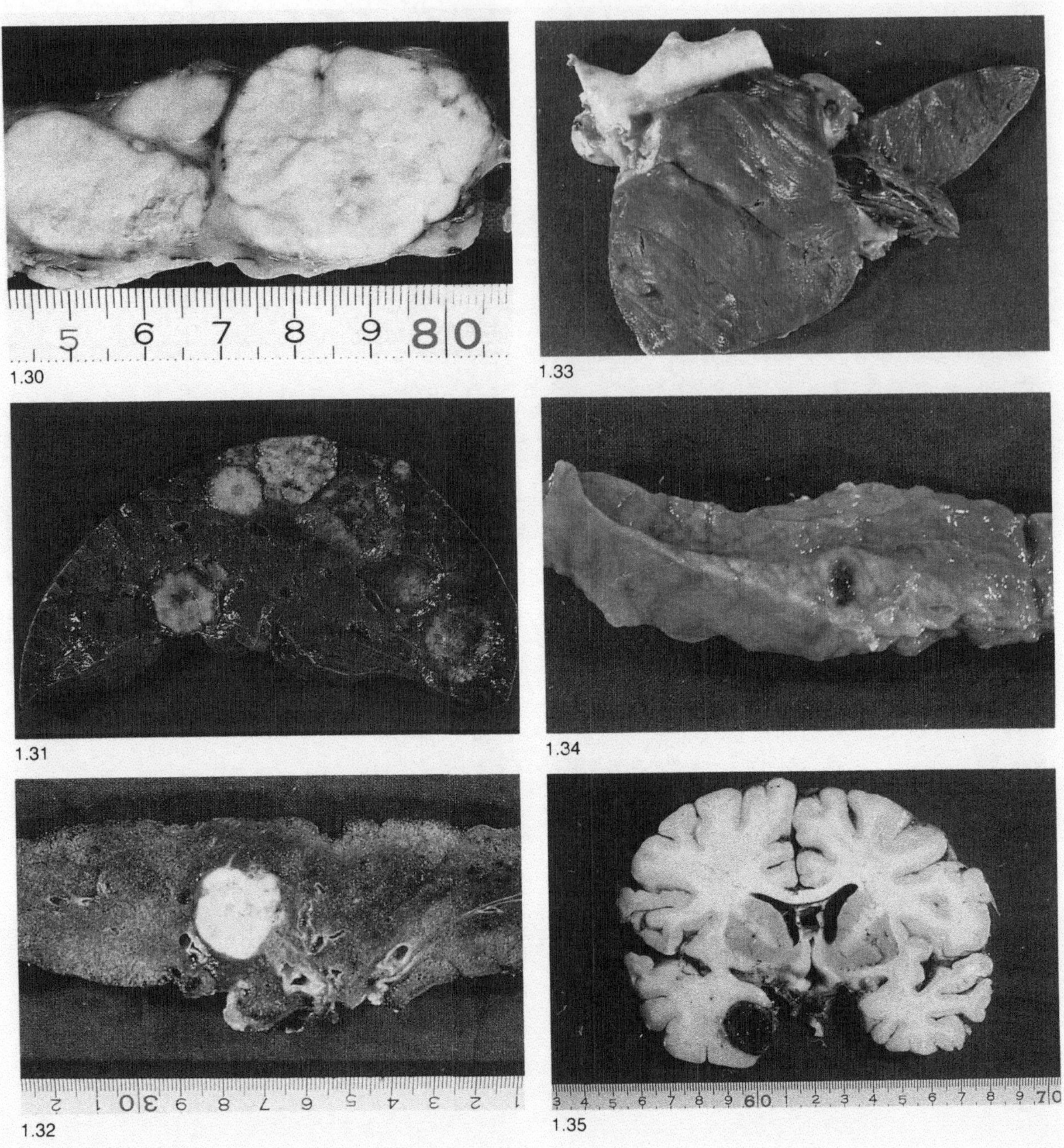

1.30. Lymphknotenmetastase bei Nierenzellkarzinom

1.31. Lebermetastase bei Nierenzellkarzinom

1.32. Lungenmetastase bei Nierenzellkarzinom

1.33. Myokardmetastase bei Nierenzellkarzinom

1.34. Metastasen im Pankreas bei Nierenzellkarzinom

1.35. Hirnmetastase bei Nierenzellkarzinom

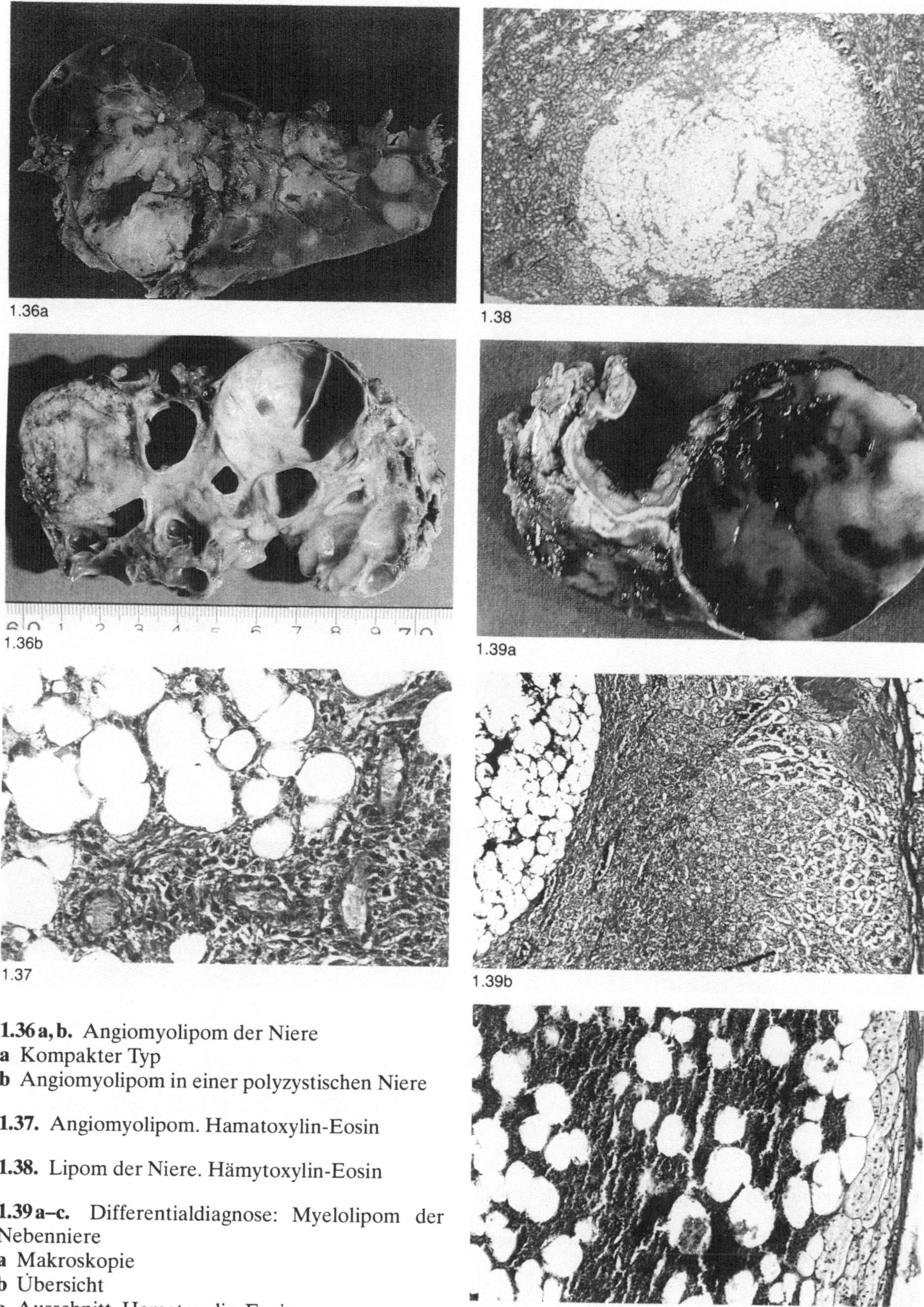

1.36 a, b. Angiomyolipom der Niere
a Kompakter Typ
b Angiomyolipom in einer polyzystischen Niere

1.37. Angiomyolipom. Hamatoxylin-Eosin

1.38. Lipom der Niere. Hämytoxylin-Eosin

1.39 a–c. Differentialdiagnose: Myelolipom der Nebenniere
a Makroskopie
b Übersicht
c Ausschnitt. Hamatoxylin-Eosin

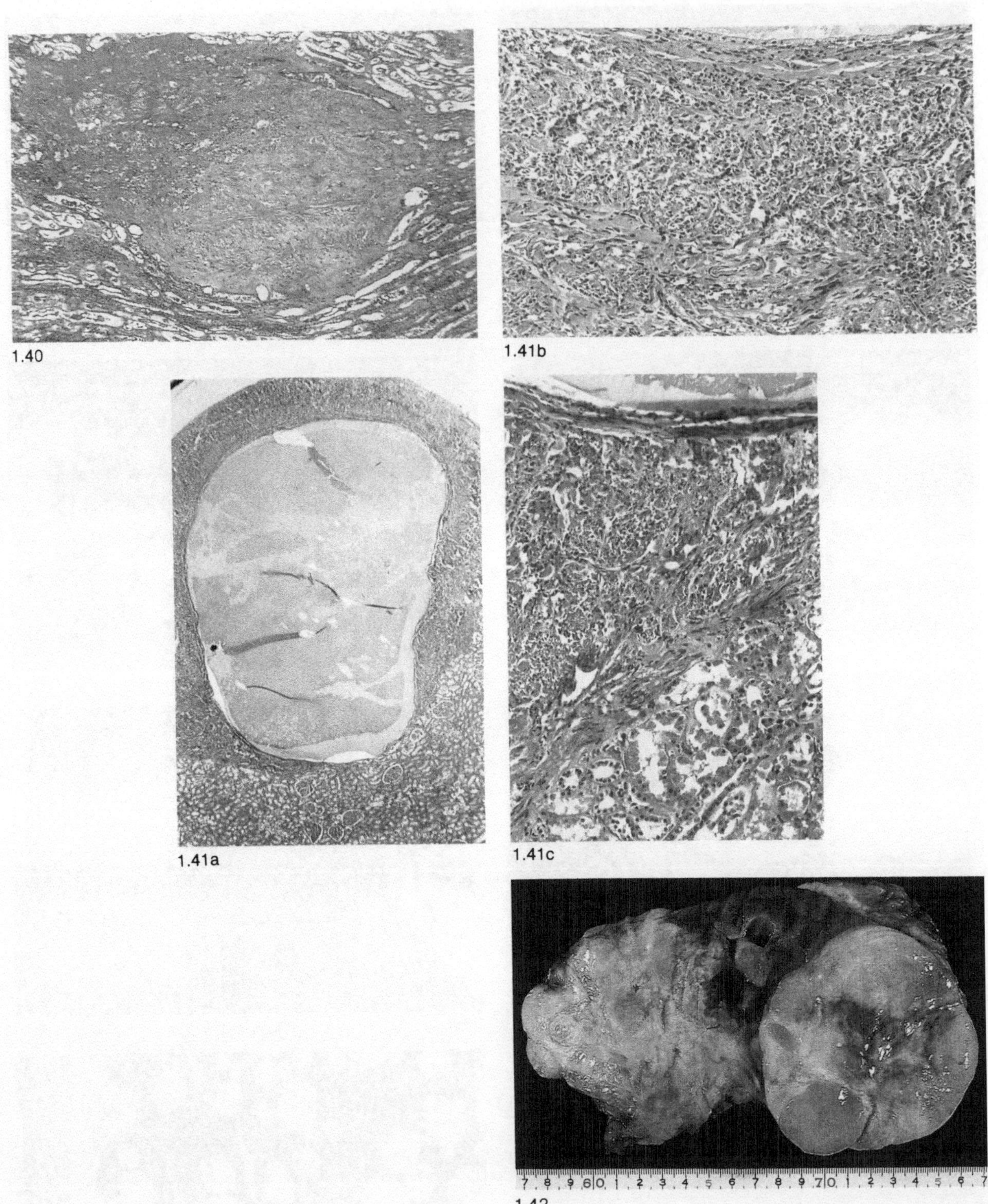

1.40

1.41b

1.41a

1.41c

1.42

1.40. Markfibrom der Niere. Hamatoxylin-Eosin

1.41 a–c. Zystisches Fibroleiomyom (sog. zystische Hamartie). Hamatoxylin-Eosin
a Übersicht
b,c Ausschnitte

1.42. Spindelzelliges Nierensarkom, G II, kombiniert mit kompaktem Nierenzellkarzinom

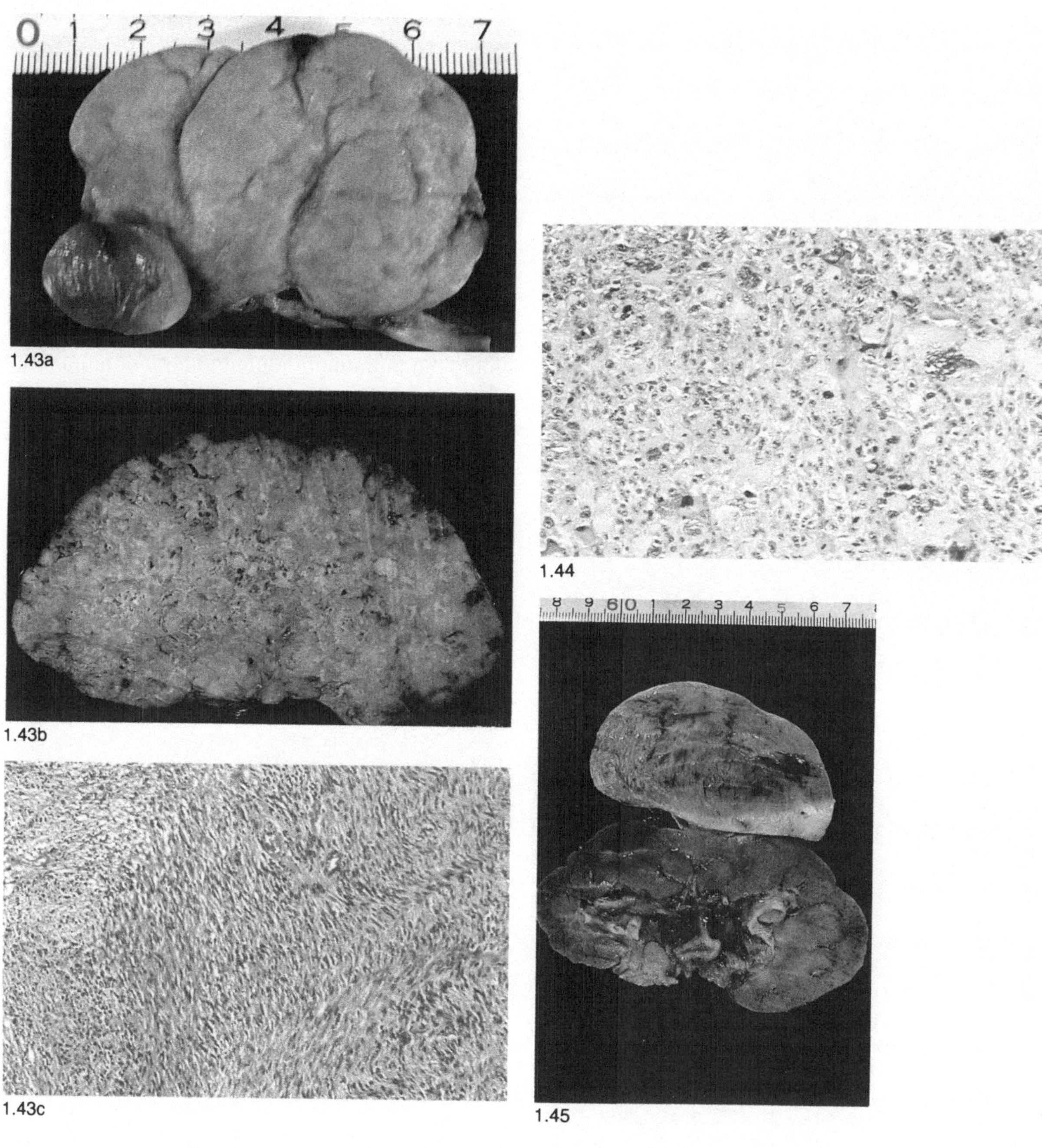

1.43a

1.43b

1.43c

1.44

1.45

1.43a–c. Fibrosarkom der Niere
a Aufsicht
b Schnittfläche
c Histologischer Ausschnitt. Hämatoxylin-Eosin

1.44. Malignes fibroses Histiozytom der Niere. Hämatoxylin-Eosin

1.45. Leiomyosarkom der Nierenkapsel. Aufsicht

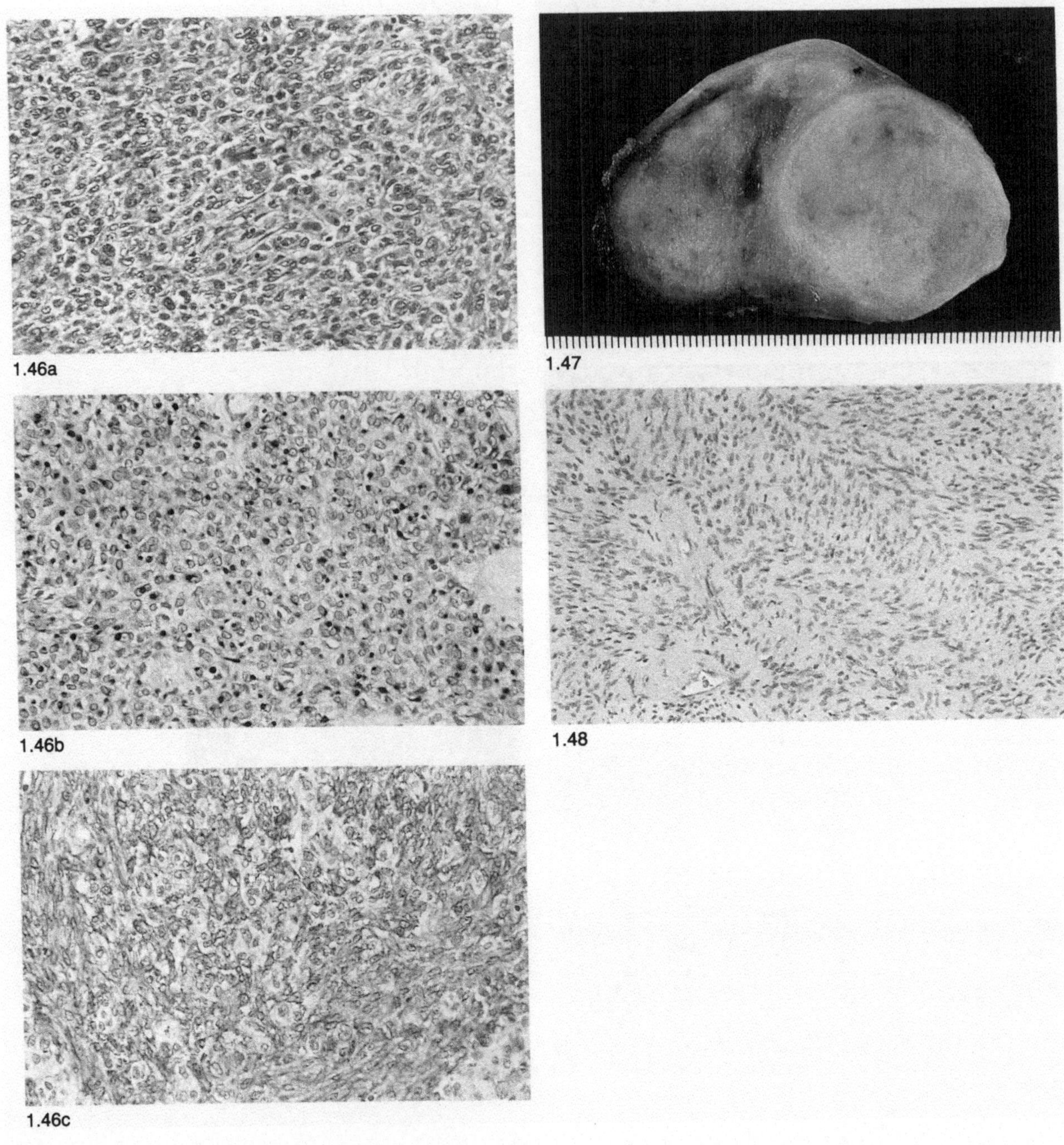

1.46 a–c. Leiomyosarkom der Niere
a Hamatoxylin-Eosin
b Expression von Desmin. ABC-Methode
c Expression von muskelspezifischem Antigen (SMA). ABC-Methode

1.47. Schwannom der Niere

1.48. Palisadenartiger Aufbau eines Schwannoms der Niere. Hamatoxylin-Eosin

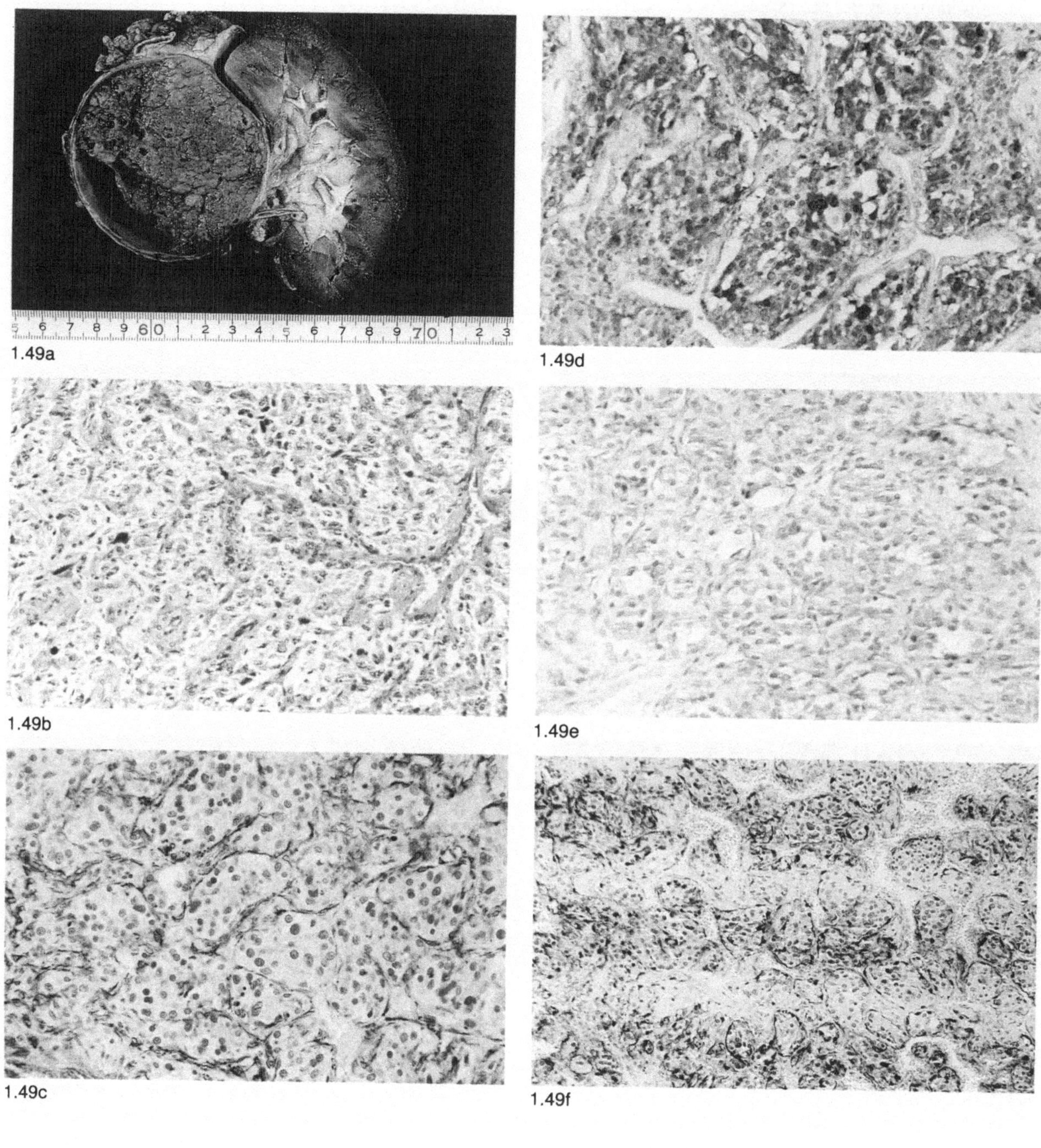

1.49 a–f. Phäochromozytom (Paragangliom) am Nierenbecken (als Nierentumor operiert)
a Makroskopie
b Hämatoxylin-Eosin
c Vimentinexpression. ABC-Methode
d Expression von neuronenspezifischer Enolase. ABC-Methode
e Expression von Chromogranin-A. ABC-Methode
f Expression von S-100-Protein. ABC-Methode

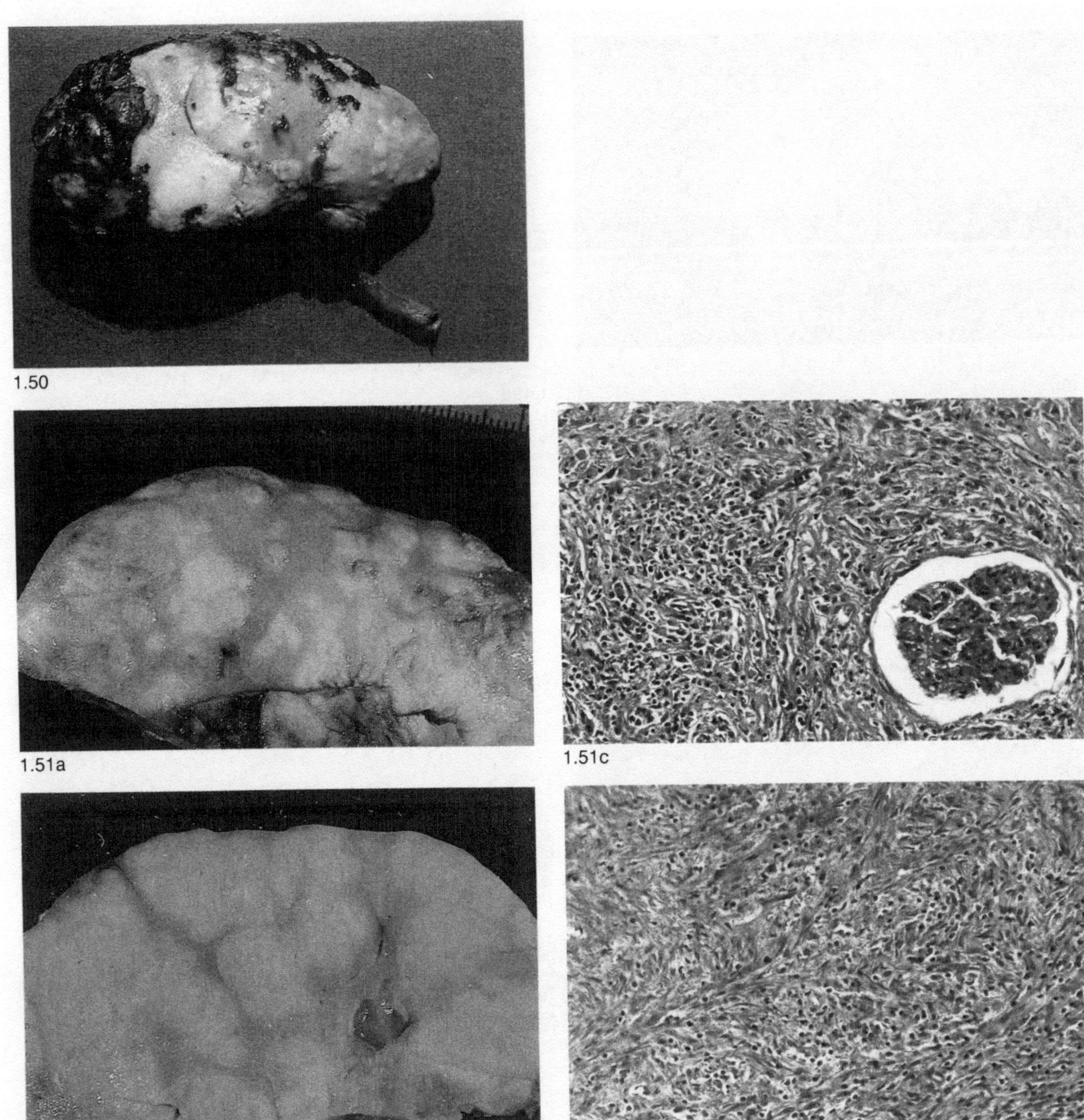

1.50. Tubulointerstitielle Nephritis mit infizierter Zyste. Differentialdiagnose: Karzinom!

1.51a–d. Xanthomatose interstitielle Nephritis
a Oberflache
b Schnittflache
c Rindenareal
d Markareal. Hamatoxylin-Eosin

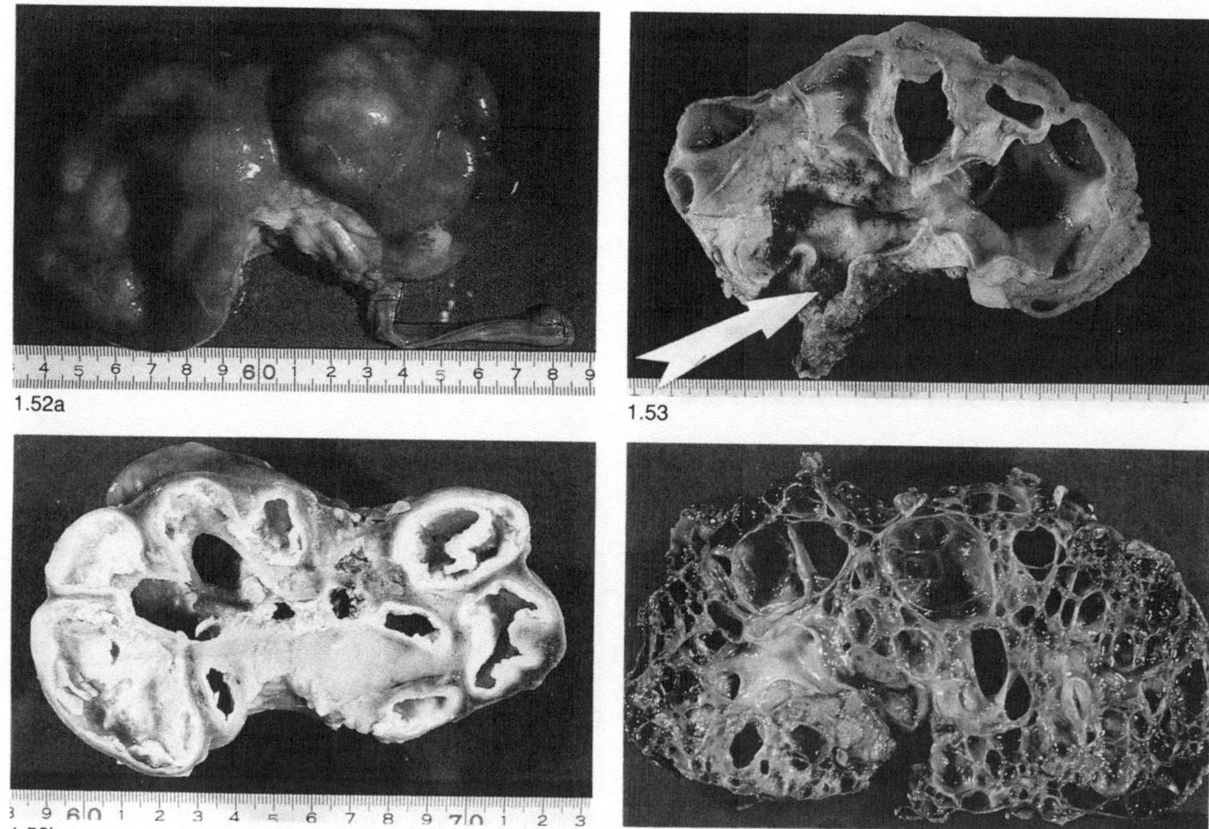

1.52 a, b. Nierentuberkulose
a Aufsicht
b Schnittfläche

1.53. Sackniere mit Konkrement und interstitieller Nephritis. Differentialdiagnose: zystisches Nierenzellkarzinom!

1.54. Zystenniere

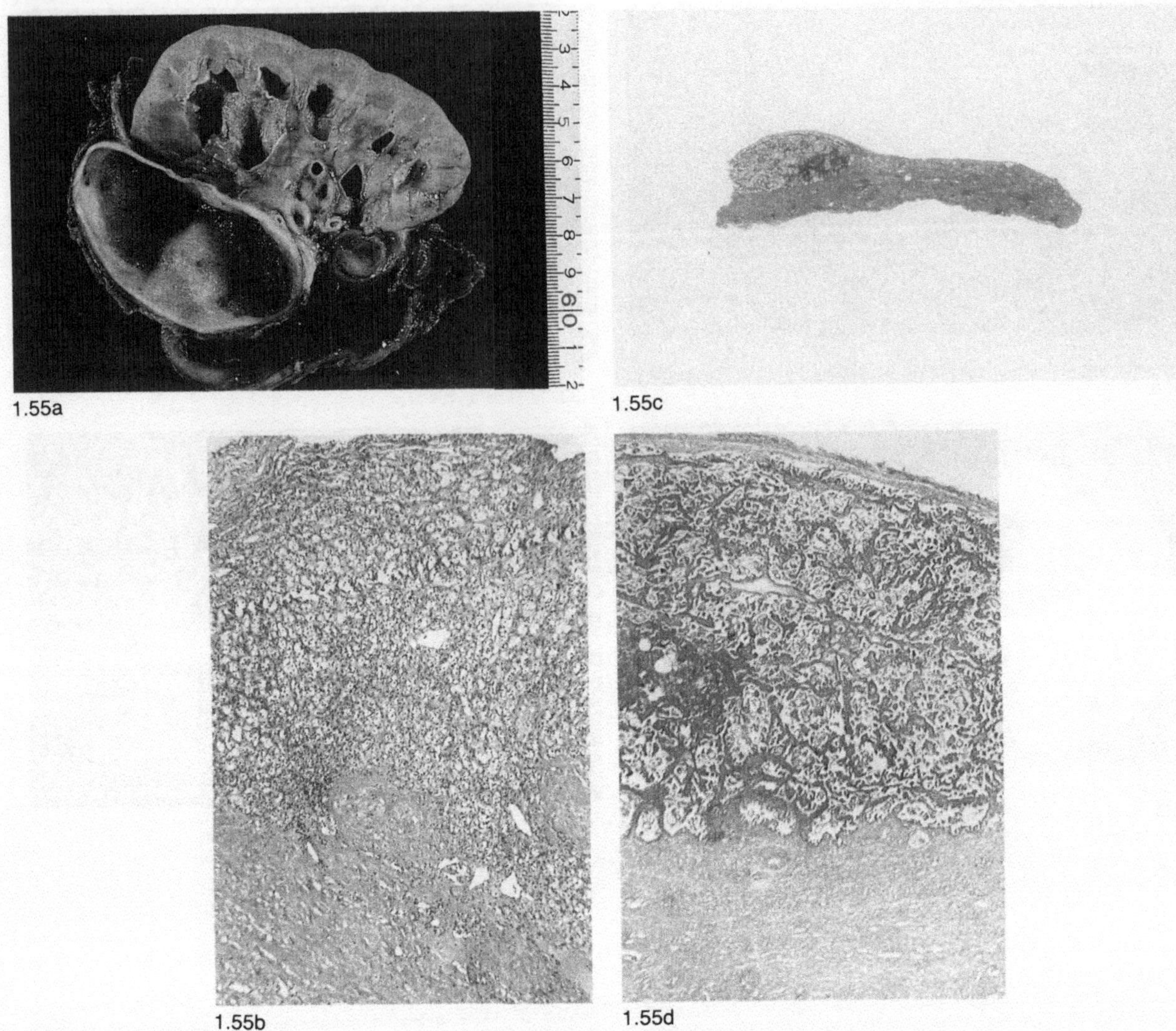

1.55a

1.55c

1.55b

1.55d

1.55 a–d. Solitare Zystenniere
a Schnittflache
b Zystenwand mit klarzelligem Nierenzellkarzinom

c Zystenwand mit eosinophilem Adenom
d Ausschnitt. Hamatoxylin-Eosin

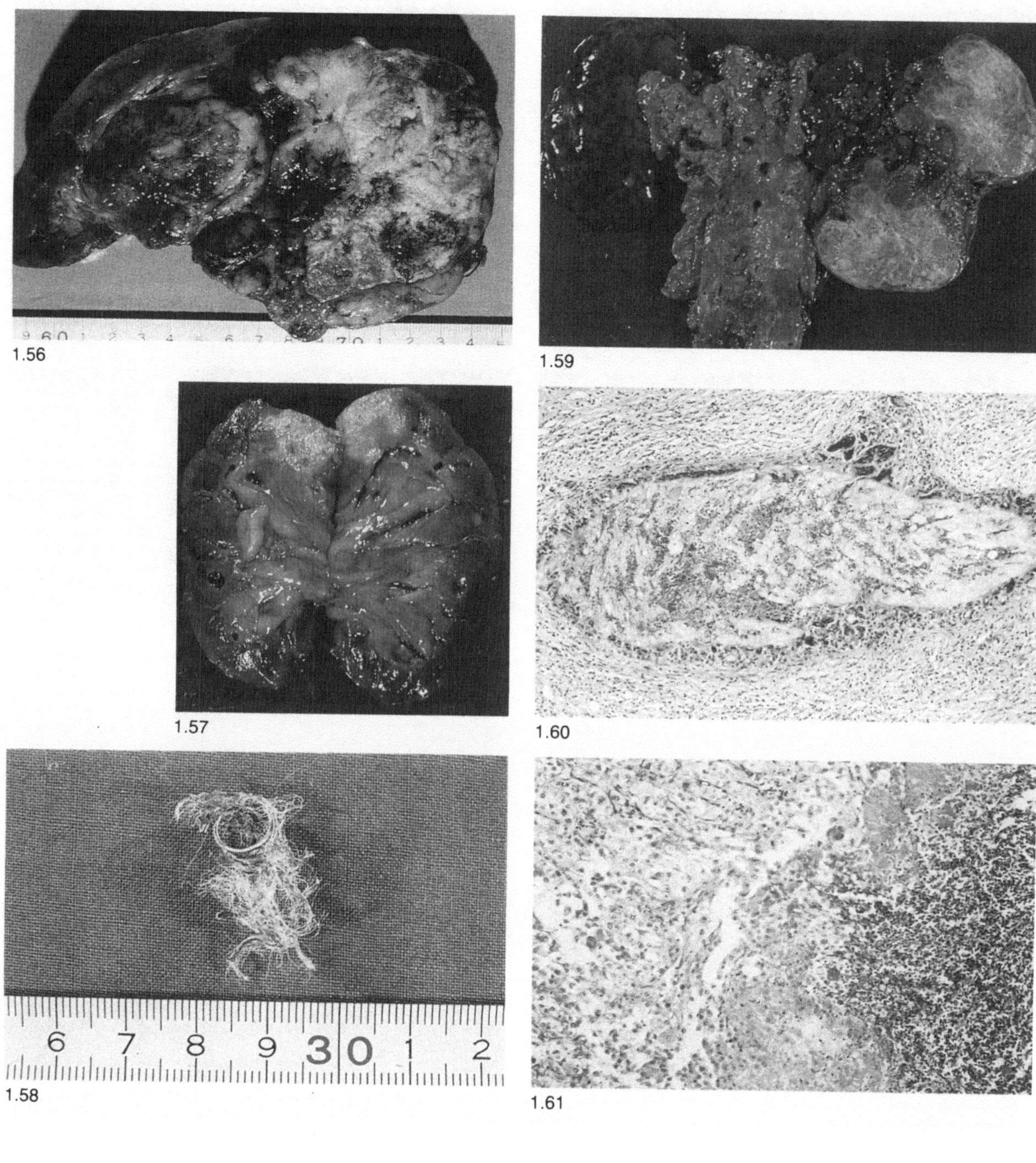

1.56

1.59

1.57

1.60

1.58

1.61

1.56. Diffuse Nierenmetastasierung bei Mammakarzinom

1.57. Metastase eines Bronchialkarzinoms in der Niere

1.58. Embolisationsspirale

1.59. Zustand nach Embolisation eines Nierenzellkarzinoms mit teils kompletter Tumor- und Organnekrose

1.60. Riesenzellhaltige Fremdkörperreaktion nach Embolisation im Gefäßsystem eines Nierenzellkarzinoms. Hämatoxylin-Eosin

1.61. Tumor- und Nierenparenchymnekrose nach Nierenembolisation. Hämatoxylin-Eosin

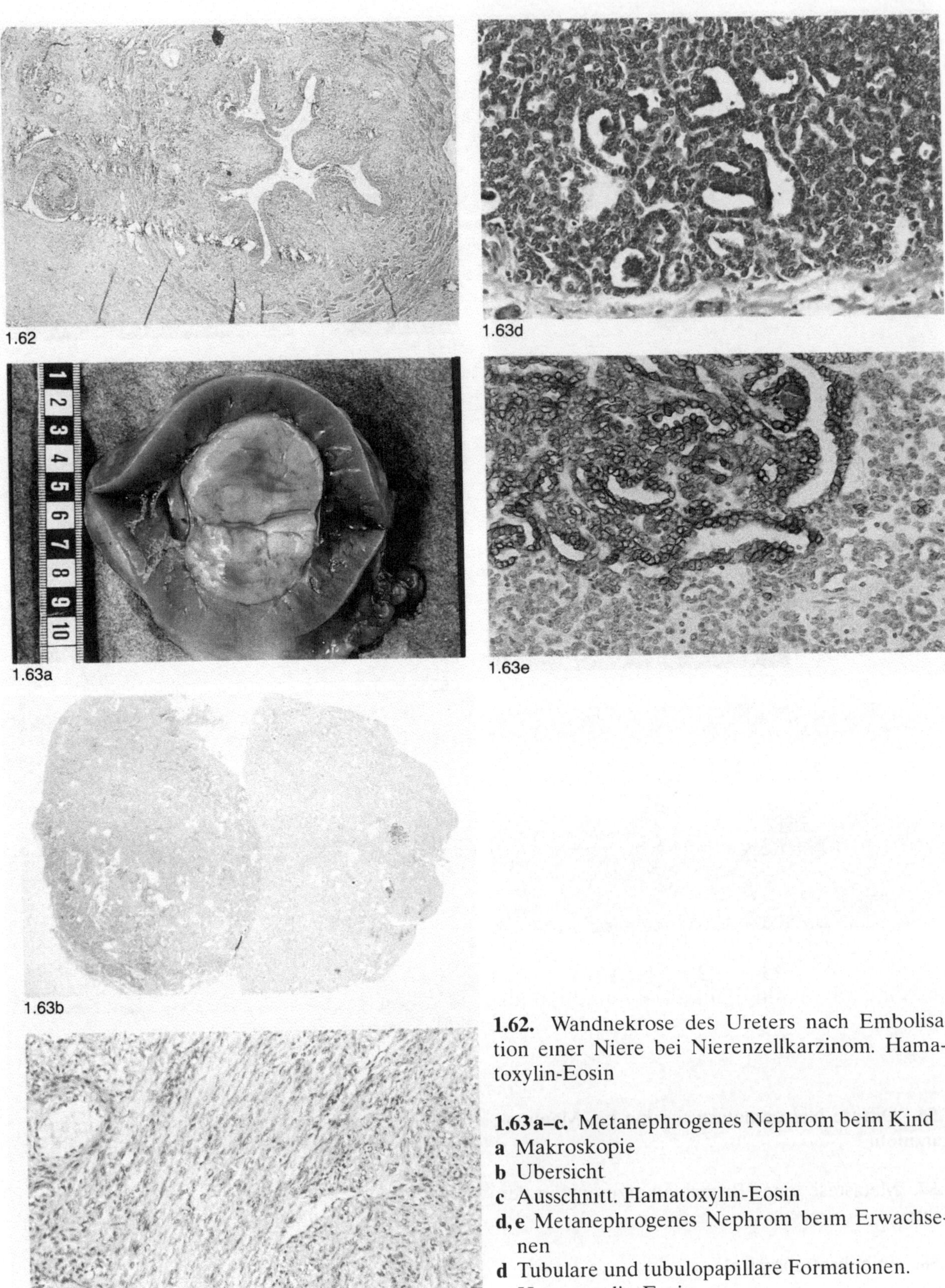

1.62. Wandnekrose des Ureters nach Embolisation einer Niere bei Nierenzellkarzinom. Hamatoxylin-Eosin

1.63a–c. Metanephrogenes Nephrom beim Kind
a Makroskopie
b Ubersicht
c Ausschnitt. Hamatoxylin-Eosin
d,e Metanephrogenes Nephrom beim Erwachsenen
d Tubulare und tubulopapillare Formationen. Hamatoxylin-Eosin
e Zytokeratinexpression. ABC-Methode. (Aufnahmen **d,e** von PD Dr. St. Storkel, Mainz)

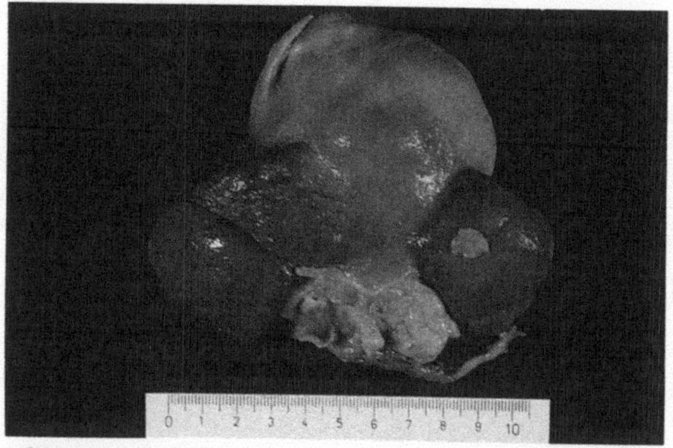

1.64a

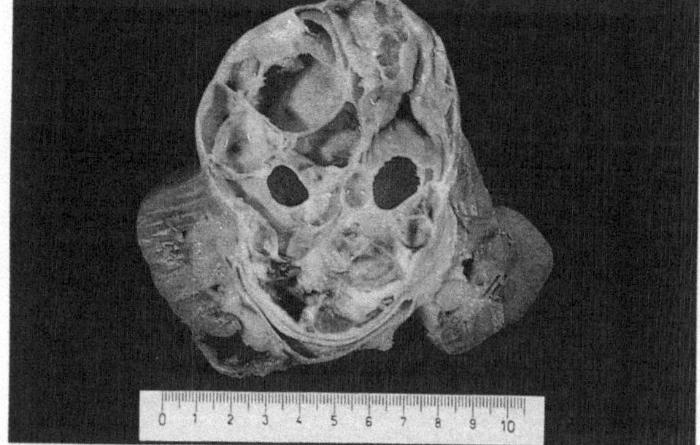

1.64b

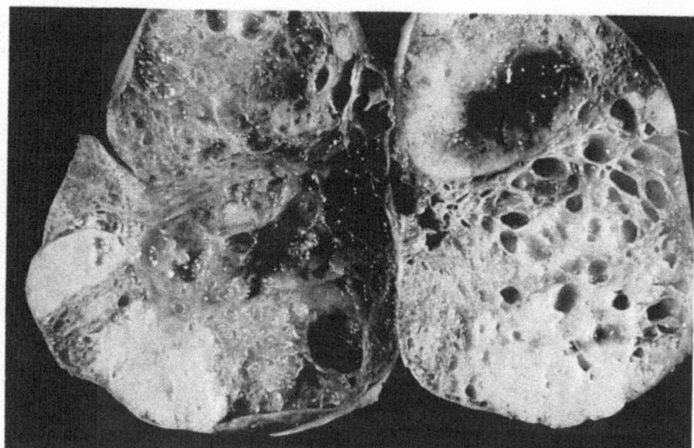

1.65

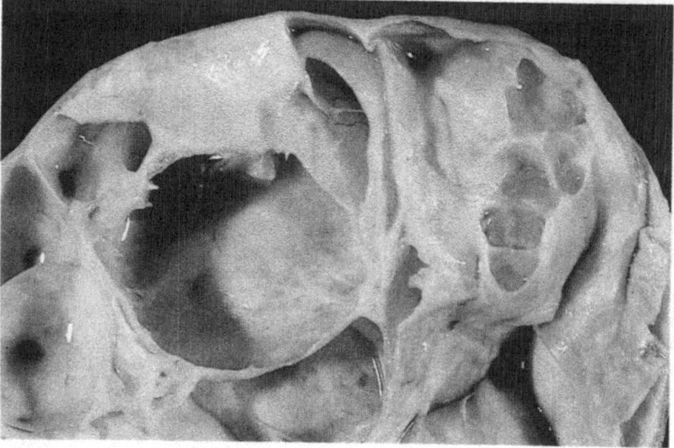

1.64c

1.64a–c. Multizystisches lobuläres Nephrom.
(Aufnahmen von PD Dr. St. Störkel, Mainz)
a Oberfläche
b Schnittfläche
c Vergrößerung

1.65. Multilokuläres zystisches Nephrom. (Aufnahme von PD Dr. St. Störkel, Mainz)

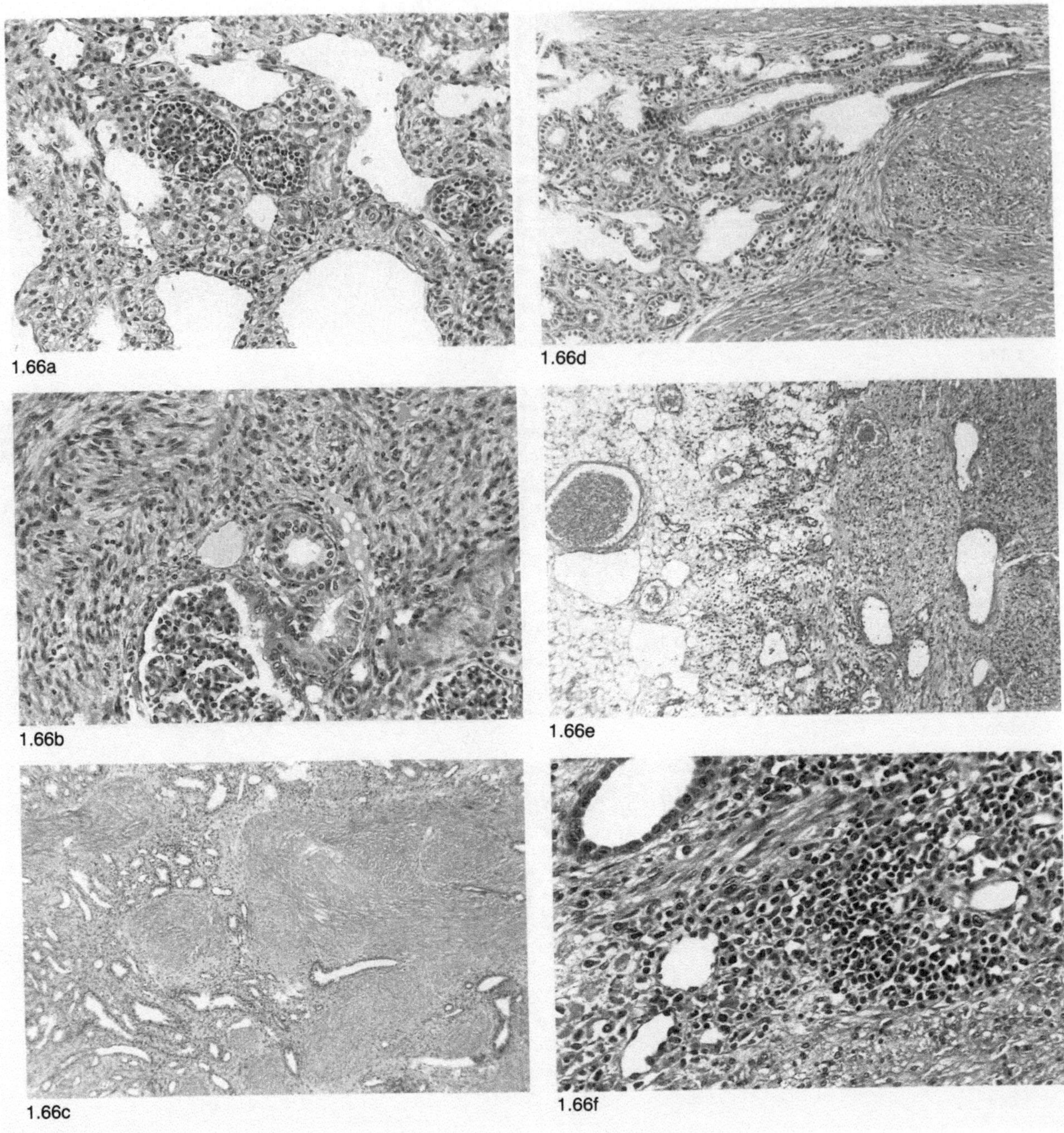

1.66a–f. Konnatales mesoblastisches Nephroblastom von niedriger Malignität. Hämatoxylin-Eosin. (Präparate von Prof. Dr. D. Harms, Kiel)

a Inseln praexistenter Nephrome

b Ausschnitt

c Fingerförmiger Auslaufer in das angrenzende Nierenparenchym

d Ausschnitt

e Fettgewebe und Hämopoesenester

f Ausschnitt

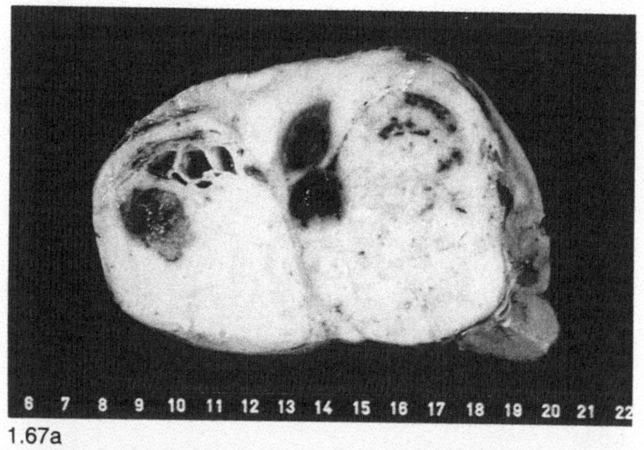

1.67a

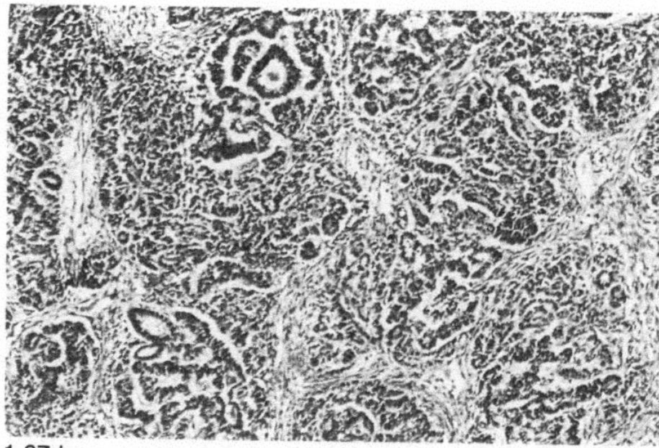

1.67d

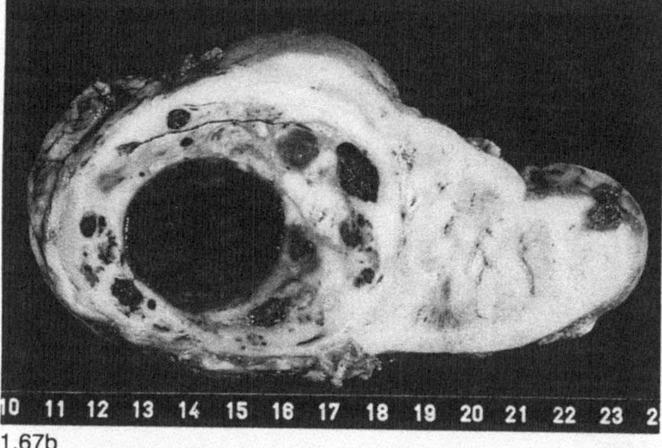

1.67b

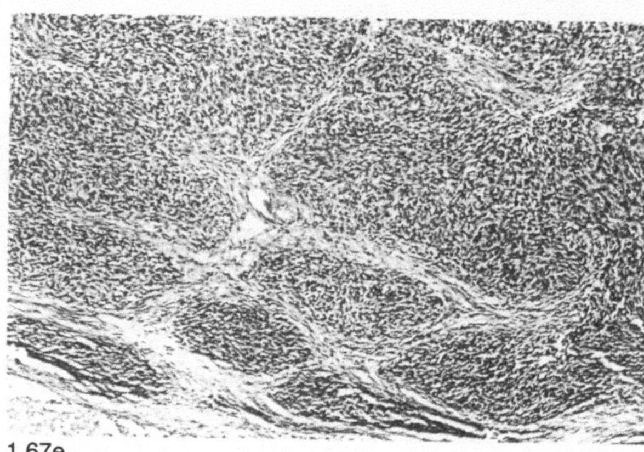

1.67e

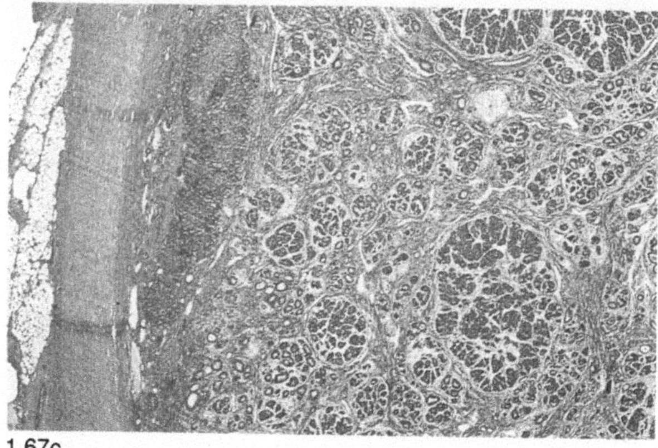

1.67c

1.67a–e. Triphasisches Nephroblastom. (Praparate von Prof. Dr. D. Harms, Kiel)

a Unbehandeltes Nephroblastom

b Nephroblastom mit Regressionen nach Therapie. (Aufnahmen von Prof. Dr. D. Harms, Kiel)

c Epithelreicher Ausschnitt mit glomerulumähnlichen, z. T. tubulären Strukturen. Hämatoxylin-Eosin

d Epithelreicher Ausschnitt

e Blastemreicher Ausschnitt

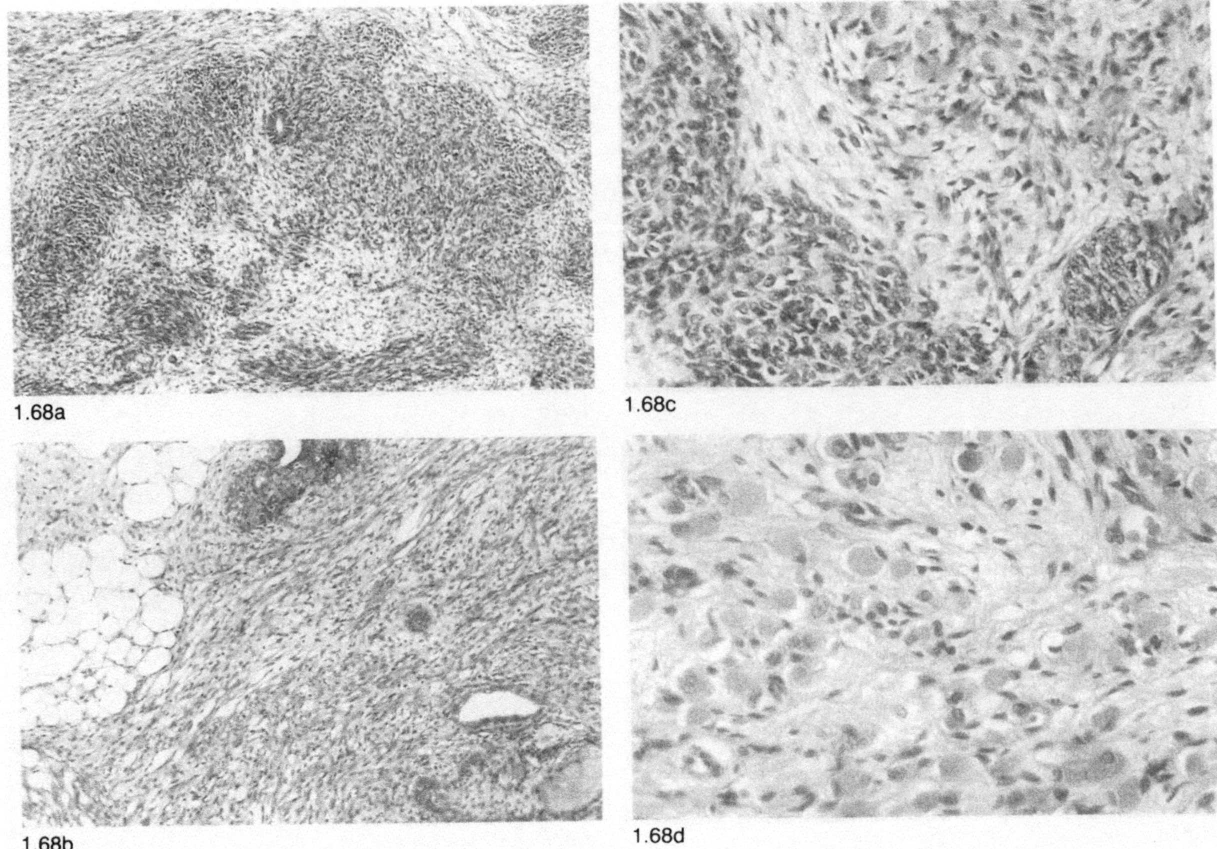

1.68 a–d. Triphasisches blastemreiches Nephroblastom. Hamatoxylin-Eosin. (Praparate von Prof. Dr. D. Harms, Kiel)
a Blastemreicher Abschnitt
b Stromareicher Abschnitt mit Fettgewebe und plattenepithelialen Metaplasien
c Blastem- und Stromaabschnitte mit geringer Rhabdomyogenese
d Starke Rhabdomyogenese (fetales rhabdomyomatoses Nephroblastom)

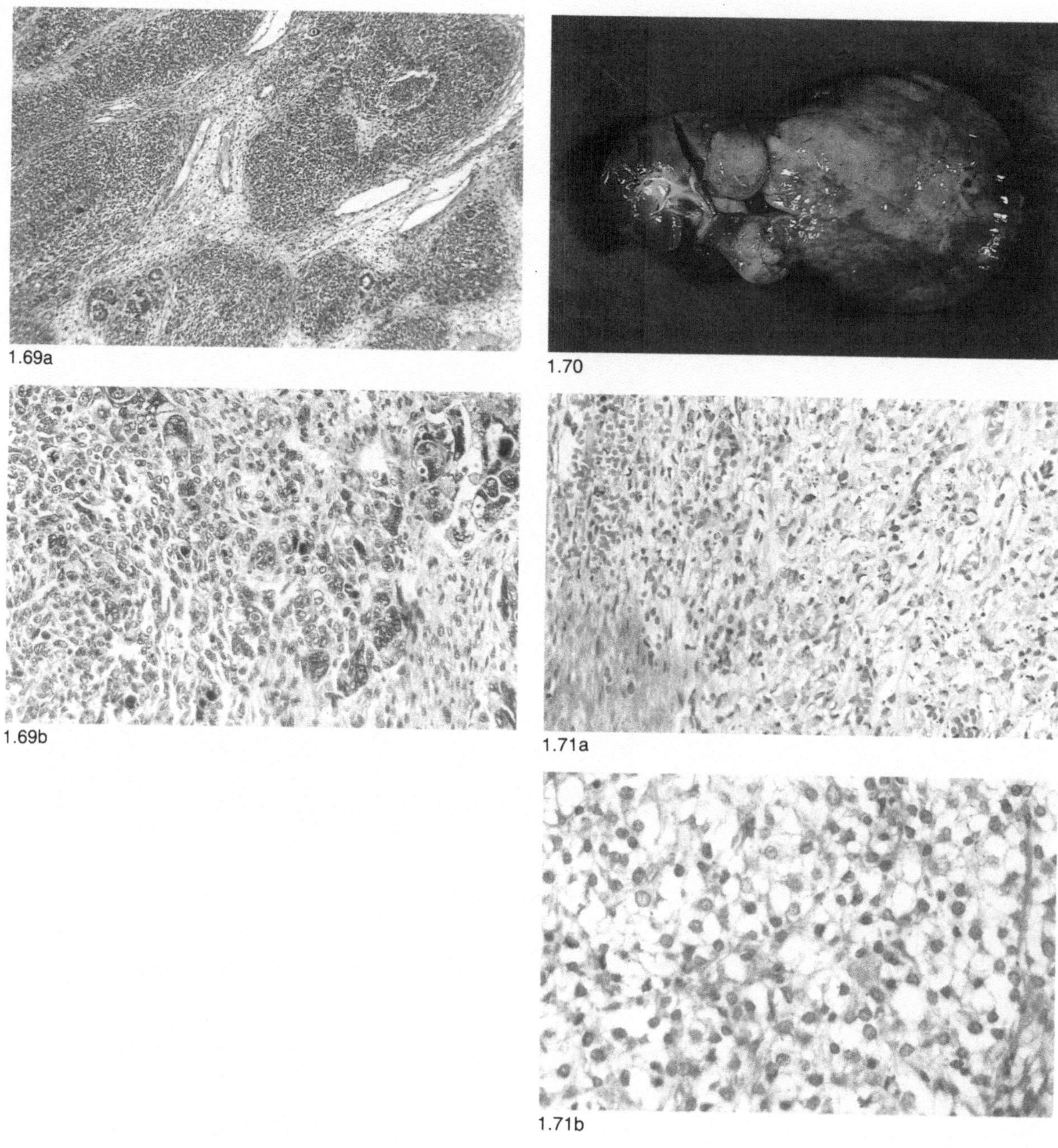

1.69 a, b. Anaplastisches Nephroblastom hoher Malignität, polymorphzellig. Hämatoxylin-Eosin. (Präparate von Prof. Dr. D. Harms, Kiel)
a Blastemreiche Abschnitte
b Blastemreiche Abschnitte mit hoher Zell- und Kernanaplasie

1.70. Klarzellsarkom. (Aufnahme von PD Dr. St. Störkel, Mainz)

1.71 a, b. Klarzellsarkom hoher Malignität. Hamatoxylin-Eosin. (Praparate von Prof. Dr. D. Harms, Kiel)
a Stromaler Randabschnitt mit Tumorzellpolymorphien
b Reine Klarzellkomponente

2 Tumoren der ableitenden Harnwege

Fast 98% der Tumoren in den ableitenden Harnwegen nehmen ihren Ausgang vom Epithel und sind fast zum gleichen Prozentsatz Karzinome. Die Zahl der Urothelkarzinome ist seit Mitte des Jahrhunderts weltweit angestiegen. Vor allem in Europa ist eine signifikante Häufigkeitszunahme zu verzeichnen. Die Beobachtungen haben zu verstärkten Aktivitaten in der Diagnostik und der Therapie der Urothelkarzinome gefuhrt. Dabei sind jedoch erhebliche Unterschiede in regionaler Häufigkeit und Mortalitatsraten zu beobachten (Dhom u. Goebbels 1986; Malone et al. 1987; Morrison 1987; Birth et al. 1991).

2.1 Epidemiologie

Der Anteil der Urothelkarzinome an allen malignen Tumoren schwankt zwischen 0,3% in Indien und China und 11% in Ägypten. In Kairo sind 43,8% aller malignen Tumoren Harnblasenkarzinome. Das Geschlechtsverhaltnis Männer : Frauen betragt dabei 11:3,9 (Sarma 1969). Im Hinblick auf die Zunahme der Mortalitatsrate an Harnblasenkarzinomen sind die starksten Anstiege der Todesfalle mit uber 70% beim Mann aus Italien und Japan berichtet worden. In der Schweiz ist eine Zunahme von 6,6%, in England von 5,0% beobachtet worden.
Die Letalität in den industrialisierten Landern der westlichen Welt ist größer als in den Entwicklungslandern von Schwarzafrika und Asien. In den Vereinigten Staaten hat die Inzidenz von Harnblasenkarzinomen bei Männern in den letzten 30 Jahren von 10,6 auf 23,4 pro 100000 zugenommen. Die derzeitige Inzidenz liegt bei 27 Fällen pro 100000 (Malone et al. 1987). In der Bundesrepublik ist die Mortalität an Harnblasenkarzinomen kontinuierlich um etwa 1,2–1,5% jährlich angestiegen. Der Harnblasenkrebs steht dabei mit fast 10% an 4. Stelle aller Karzinome beim Mann. Bei der Frau nimmt das Urothelkarzinom mit 2,6% die 9. Stelle ein (Dhom u. Goebbels 1986).
Im Rahmen der pathologisch-anatomischen Untersuchung ist der prozentuale Anstieg urothelialer Karzinome nicht so ausgepragt, da insgesamt das bioptische Untersuchungsmaterial aus den ableitenden Harnwegen, insbesondere der Harnblase, ebenfalls zugenommen hat und damit verbunden auch der Anteil nichttumoroser Erkrankungen.

2.2 Ätiologie und Pathogenese

Eine stattliche Reihe von Stoffen sind bekannt, die als Kanzerogene oder Kokanzerogene eine enge Beziehung zu den Tumoren der Harnblase haben. Außer dem Anilin zahlen zu dieser Gruppe aromatische Amine, die als Intermediarprodukte oder als Verunreinigungen in der Farbstoff-, Textil-, Gummi-, Lack- oder Lederindustrie anfallen und den Menschen schadigen können. Ebenso alterierend wirken Substanzen und Farbstoffe, die einen Benzolring besitzen, z.B. β-Naphthylamin oder Xenylamin, Steinkohlenteer, Ruß- oder Gasprodukte, auf das Urothel ein (Norpoth 1984; Rutishauser et al. 1984; Rübben et al. 1985; Kunze et al. 1992). Ferner sind Phenacetin und Cyclophosphamid urothelschädigend (Kunze 1984; Leistenschneider et al. 1983; Rutishauser et al 1984; Steffens u. Nagel 1988).
Die Infektion mit Schistosoma haematobium ruft eine Bilharziose der Harnblase hervor, die als begünstigender Faktor fur die Entstehung eines Plattenepithel-, seltener eines Adenokarzinoms zu werten ist (Koss 1979). Ohne Bilharziose sind diese Karzinomformen selten. In der westlichen Welt beträgt der Anteil der Übergangszellkarzinome an der Gesamtheit der Harnblasenkarzinome 80–90% (Jewett 1970; Mellicow 1974).
Insgesamt muß kausalgenetisch von einem multifaktoriellen Kanzerisierungsgeschehen im Sinne einer Plurikarzinogenese ausgegangen werden (Malone et al. 1987). Dabei spielen nichtkarzinogene Promotoren moglicherweise eine noch wichtigere Rolle als die eigentlichen kompletten Karzinogene. Außerberufliche Umwelteinflusse und

bestimmte Lebensgewohnheiten sind fur die Urothelkarzinome von großer Bedeutung, wie Alkohol-, Nikotin- und Analgetikaabusus, Sußstoffund Koffeinaufnahme (Kunze et al. 1986; 1992; Morrison 1987; Slattery et al. 1988; Vineis et al. 1988; Wynder et al. 1988; Ross et al. 1989; Auerbach u. Garfinkel 1989).

Entscheidenden Einfluß auf die Manifestation eines Blasenkarzinoms haben die Zeitdauer der Exposition und das Alter, in dem der erste Kontakt mit der karzinogenen Substanz stattfindet. Je alter der Mensch, desto geringer das Risiko, denn die durchschnittliche Latenzzeit vom ersten Kontakt mit dem Kanzerogen bis zur Manifestation des Urothelkarzinoms betragt mindestens 20 Jahre (Gericke u. Harzmann 1986).

Eine virale Genese, z.B. durch Papova-/Papillomaviren wie bei Kondylomen, wird neuerdings diskutiert, ist aber noch nicht bewiesen. Immunologische und immunhistochemische Methoden werden hier moglicherweise weiterfuhren (Grups et al. 1985; Arndt et al. 1986; Ackermann 1986; Bryant et al. 1987; Mevorach et al. 1990; Chetsanga et al. 1992).

2.3 Altersverteilung

Der Haufigkeitsgipfel fur Urotheltumoren, vor allem fur Harnblasenkarzinome, findet sich in der 7. Lebensdekade. Urotheliale Papillome zeigen in der Altersverteilung eine leichte Vorverlagerung auf jungere Jahrgange (Helpap u. Giesbert 1982). Die Haufigkeit in der 6. oder 7. Lebensdekade ist wahrscheinlich mit der erforderlichen langen Einwirkung der Karzinogene und der ubrigen Umweltfaktoren in Zusammenhang zu bringen. Vereinzelt finden sich jedoch auch Urothelkarzinome mit z.T. erheblicher Aggressivitat bei sehr jungen Patienten zwischen dem 20. und 30. Lebensjahr und z.T. noch jungeren Altersstufen (Wan u. Grossmann 1989; Scott et al. 1989).

2.4 Morphologisches Spektrum von Tumoren der ableitenden Harnwege

2.4.1 Gewöhnliche Urothelkarzinome

Hier werden papillare und nichtpapillare Formen unterschieden. Die exophytisch-papillaren Formen zeigen in der Regel nur eine oberflachliche Stromainvasion, wahrend die nichtpapillaren Formen durch ein solides, tief invasives Wachstum charakterisiert sind (Graphik 2.1 und 2.2).

Varianten

Vor allem bei den nichtpapillaren invasiven urothelialen Karzinomen zumeist hoher Malignitat finden sich plattenepitheliale oder glandulare Differenzierungen, die auch in Kombination auftreten konnen. Ferner sind glandulare, sog. mikrozystische Karzinome und wenig differenzierte urotheliale Karzinome mit trophoblastischen Transformationen bekannt. Vor allem die undifferenzierten Urothelkarzinome gehen oft mit Stromadifferenzierungen einher, die an ein sarkomatoses Wachstum denken lassen. Die pseudosarkomatosen Stromareaktionen konnen herdformig oder diffus ausgebildet sein. Sie konnen mit knochernen und knorpeligen Metaplasien und osteoklastenartigen Riesenzellen einhergehen (s. Abb. 2.73, 2.76, 2.77). Die Gruppe undifferenzierter Karzinome weist als Varianten die klein- und groß/riesenzelligen Karzinome auf (Young u. Eble 1991).

Verteilungsmuster im System der ableitenden Harnwege

Urothelkarzinome im Nierenbecken sind haufig kombiniert mit Karzinomen im Ureter und in der Harnblase. Innerhalb der Harnblase werden die Seitenwande mit 46%, die Hinterwand mit 18%, das Trigonum mit 13%, Dach und Vorderwand mit 9 bzw. 8% und der Hals mit 6% befallen. Die Haufigkeit der Ureterkarzinome nimmt zum kaudalen Drittel zu. Zu etwa 70% finden sich Urothelkarzinome im unteren Drittel des Ureters. Karzinome entwickeln sich auch in Divertikeln (Helpap 1989) (Abb. 2.1–2.6).

Tumorstadien

Fur die TNM-orientierte Therapieplanung werden oberflachliche Karzinome unterschieden, zumeist mit lokaler geringer Rezidivneigung, muskelinvasive Karzinome mit hoher Rezidiv- und Metastasierungsneigung sowie fortgeschrittene metastasierende Karzinome. Die erste Gruppe ist vornehmlich durch papillare Wachstumsformen, die zweite und dritte Gruppe durch solide Tumorinfiltrationen gekennzeichnet. Es treten auch Kombinationen auf. Die papillaren Wachstums-

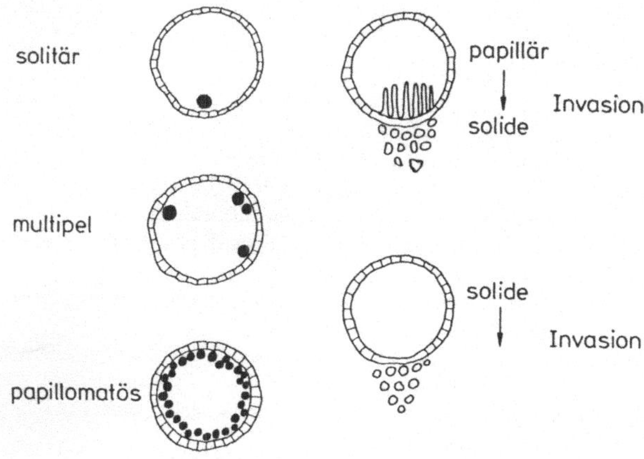

Graphik 2.1. Wachstumsformen und -muster von Harnblasenkarzinomen (Aus Helpap 1989)

muster, auf die Mukosa und oberflächliche Infiltration der Submukosa beschränkt, entsprechen den Stadien pTa und pT1. Bei Infiltration der inneren Muskulatur (pT2) finden sich z.T. noch papillare Wachstumsmuster, wahrend bei Infiltration der tiefen Blasenmuskulatur (pT3a) und bei Infiltration des perivesikulären Gewebes (pT3b) ausschließlich solide Wachstumsmuster vorliegen. Bei Einbruch in die Prostata und andere extravesikale Strukturen bzw. extraurethrale Strukturen liegt das Stadium pT4 mit hoher Metastastierungsrate vor (Hermanek u. Sobin 1992; Goepel u. Rübben

1991) (Graphik 2.1 und 2.2; Tabellen 2.1 und 2.2; Abb. 2.7–2.11).

Bei den Nierenbecken- und Ureterkarzinomen ist die Tumorinfiltration perihilär durch die Nierenbeckenwand ins Hilusfett von der peripelvinen, direkt in das Nierenparenchym reichenden Infiltration zu unterscheiden (pT3) (Tabelle 2.1; Abb. 2.2b). Dabei muß berucksichtigt werden, daß die Muskulatur im Nierenbecken wesentlich dünner ist als in der Blase. Im Papillenbereich fehlt sie vollig. Ein Teil des Nierenbeckens ist außerdem außerhalb der Niere und wird nur von Hilusfett umgeben. Das Nierenparenchym stellt in der Tumorausbreitung eine Barriere dar, wird sie überschritten, verschlechtert sich die Prognose (Guinan et al. 1992). Zwischen Patienten mit Nierenbekken-, Ureter- und Harnblasenkarzinom bestehen hinsichtlich der Überlebensraten, bezogen auf gleiches Ausbreitungsstadium und das Grading, keine Unterschiede (Kvist et al. 1988; Das et al. 1990).

Bei dem soliden Wachstum von Urothelkarzinomen werden mit Ausbreitung auf die Mukosa das Carcinoma in situ (pTis) und das Stadium pT1 mit Durchbruch in die Submukosa unterschieden. Die ubrigen Ausbreitungsstadien entsprechen denen der papillären Wachstumsformen. Die Stadieneinteilung befallener Lymphknoten und Fernmetastasen erfolgt nach der TNM-Klassifikation (Hermanek u. Sobin 1992) (Graphik 2.2; Tabelle 2.1 und 2.2; Abb. 2.7 und 2.9–2.11).

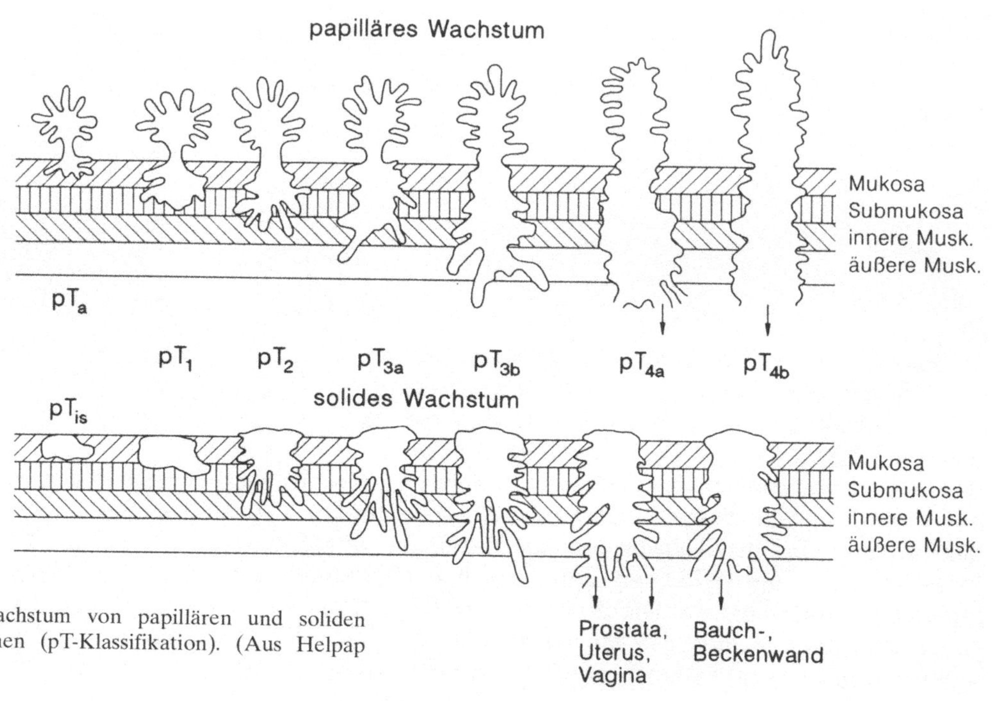

Graphik 2.2. Tiefenwachstum von papillären und soliden urothelialen Karzinomen (pT-Klassifikation). (Aus Helpap 1989)

Tabelle 2.1. TNM-Klassifikation von Tumoren des Nierenbek-
kens und des Ureters

T Primärtumor

T0	Kein Anhalt für Primärtumor
Ta	Papilläres, nicht invasives Karzinom
Tis	Carcinoma in situ
TX	Primärtumor kann nicht beurteilt werden
T1	Tumor infiltriert subepitheliales Bindegewebe
T2	Tumor infiltriert Muskularis
T3	Nierenbecken Tumor infiltriert jenseits der Muskularis in das peripelvine Fettgewebe oder Nierenparenchym
T3	Ureter Tumor infiltriert jenseits der Muskularis in das periureterale Fettgewebe
T4	Tumor infiltriert Nachbarorgane (durch die Niere in das perirenale Fettgewebe)

N Regionäre Lymphknoten

NX	Regionäre Lymphknoten können nicht beurteilt werden
N0	Keine regionären Lymphknotenmetastasen
N1	Metastase in solitärem Lymphknoten, 2 cm oder weniger in größter Ausdehnung
N2	Metastase(n) in solitären Lymphknoten, mehr als 2 cm, aber nicht mehr als 5 cm in größter Ausdehnung, oder in multiplen Lymphknoten, keine mehr als 5 cm in größter Ausdehnung
N3	Metastasen in Lymphknoten, mehr als 5 cm in größter Ausdehnung

M Fernmetastasen

MX	Das Vorliegen von Fernmetastasen kann nicht beurteilt werden
M0	Keine Fernmetastasen
M1	Fernmetastasen

Stadiengruppierung

Stadium 0a	Ta	N0	M0
Stadium 0is	Tis	N0	M0
Stadium I	T1	N0	M0
Stadium II	T2	N0	M0
Stadium III	T3	N0	M0
Stadium IV	T4	N0	M0
	Jedes T	N1, N2, N3	M0
	Jedes T	Jedes N	M1

Tabelle 2.2. TNM-Klassifikation von Tumoren der Harnblase

T Primärtumor

TX	Primärtumor kann nicht beurteilt werden	
T0	Kein Anhalt für Primärtumor	
Ta	Nichtinvasives papilläres Karzinom	
Tis	Carcinoma in situ („flat tumour")	
T1	Tumor infiltriert subepitheliales Bindegewebe	
T2	Tumor infiltriert oberflächliche Muskulatur (innere Hälfte)	
T3	Tumor infiltriert tiefe Muskulatur oder perivesikales Fettgewebe	
	T3a	Tumor infiltriert tiefe Muskulatur (äußere Hälfte)
	T3b	Tumor infiltriert perivesikales Fettgewebe
	i	mikroskopisch
	ii	makroskopisch (extravesikale Tumormasse)
T4	Tumor infiltriert Prostata und Uterus oder Vagina oder Becken- oder Bauchwand	
	T4a	Tumor infiltriert Prostata, Uterus, Vagina
	T4b	Tumor infiltriert Becken- und Bauchwand

N Regionäre Lymphknoten

NX	Regionäre Lymphknoten können nicht beurteilt werden
N0	Keine regionären Lymphknotenmetastasen
N1	Metastase in solitären Lymphknoten, 2 cm oder weniger in größter Ausdehnung
N2	Metastase(n) in solitärem Lymphknoten, mehr als 2 cm, aber nicht mehr als 5 cm in größter Ausdehnung, oder in multiplen Lymphknoten, keine mehr als 5 cm in größter Ausdehnung
N3	Metastasen in Lymphknoten, mehr als 5 cm in größter Ausdehnung

M Fernmetastasen

MX	Das Vorliegen von Fernmetastasen kann nicht beurteilt werden
M0	Keine Fernmetastasen
M1	Fernmetastasen

Stadiengruppierung

Stadium 0a	Ta	N0	M0
Stadium 0is	Tis	N0	M0
Stadium I	T1	N0	M0
Stadium II	T2	N0	M0
	T3a	N0	M0
Stadium III	T3b	N0	M0
	T4a	N0	M0
Stadium IV	T4b	N0	M0
	Jedes T	N1, N2, N3	M0
	Jedes T	Jedes N	M1

Häufigkeit

Insgesamt überwiegen papilläre Formationen mit 60–80% deutlich (Kunze et al. 1992). Solide, teils in situ befindliche und teils invasive Karzinome machen 3 bzw. 17% aus. Bei den soliden Wachstumsformen von urothelialen Karzinomen werden mit ausschließlicher Ausbreitung auf die Mukosa das Carcinoma in situ (pTis) von dem oberflächlich invasiven Karzinom (pT1) mit Durchbruch der Submukosa unterschieden. Die prozentualen Angaben über das Carcinoma in situ schwanken, da unterschiedliche Auffassungen über die biologi-

sche Wertigkeit einer mäßig bis schweren urothelialen Atypie/Dysplasie und eines Carcinoma in situ (Grad I–III) bestehen (Otto u. Rubben 1991). Durch die verbesserte bioptische Diagnostik (Mapping) werden z.T. deutlich höhere Prozentsätze für das Carcinoma in situ – bis zu 10% – angegeben (Dean u. Murphy 1987). Innerhalb mani-

Tabelle 2.3. Haufigkeit von Karzinomen in Nierenbecken, Ureter und Harnblase (n = 3330)

Diagnosen	[%]
Papillare Urothelkarzinome	51,9
Solide Urothelkarzinome	22,0
Kombinierte Formen	17,8
Urothelkarzinome mit plattenepithelialer Differenzierung, reine Plattenepithelkarzinome	3,0
Adenokarzinome – tubulare (n=51) – Siegelringkarzinome (n = 7) – Urachuskarzinome (n = 3)	1,7
Metastasen/eingebrochene Karzinome	2,6
Urothelkarzinome mit pseudosarkomatoser Differenzierung	0,7
Kleinzellig-neuroendokrine Karzinome	0,2

fester Karzinomverbände können auch Herde von Urothelveränderungen liegen, die mit gutartigen Läsionen wie Brunn-Epithelnestern, Cystitis glandularis oder cystica oder nephrogenen Adenomen Ähnlichkeit haben. Die Verbindung bzw. der Übergang zu Karzinomen wird jedoch durch erhebliche Zell- und Kernatypien deutlich (Talbert u. Young 1989; Otto u. Rübben 1991) (Tabelle 2.3).

Grading

G 0-Karzinome

Auf dem Boden des Typings nach den WHO-Kriterien werden unterschieden: Karzinome Grad 0, die auch als Papillome bezeichnet werden und Urothellagen unter 7, keine nennenswerte mitotische Aktivität und eine Kern-Plasma-Relation von kleiner als 1:4/1:5 aufweisen. Sie besitzen eine nur geringfugig gesteigerte Kernchromasie. Neben exophytischen Papillomen werden auch inverte Papillome mit trabekulärem und glandulärem Muster unterschieden (Mostofi et al. 1973; Kyriakos u. Royce 1989) (Tabellen 2.4 und 2.5; Abb. 2.12–2.16).

G I- bis G III-Karzinome

Diese Karzinome sind durch mehr als 7 Zellagen charakterisiert. Bei niedrigmalignen Karzinomen (G I) mit überwiegend papillären Formationen ist die Kernchromasie leicht erhöht (Abb. 2.17). Es finden sich vereinzelt in der Basalzone Mitosefiguren. Die Kern-Plasma-Relation beträgt uberwiegend 1:4. Bei G II-Karzinomen finden sich z. T. mehr als 20 Zellagen, die mitotische Aktivität in allen Zonen ist gesteigert, wobei bis zu 5 Mitosen pro Gesichtsfeld bei 40facher Vergrößerung auftreten. Die Kern-Plasma-Relation betragt 1:3 bis 1:2. Die Kernchromasie ist maßig gesteigert (Abb. 2.18 und 2.19). Bei G III-Karzinomen sind in allen Zonen mehr als 5 Mitosen pro Gesichtsfeld nachweisbar. Die Kern-Plasma-Relation ist zugunsten des Kernes auf 1:2 bis 3:4 verschoben (Shimazui et al. 1989). Die Kernchromasie ist deutlich erhoht. Bei den G III-Karzinomen finden sich zusatzlich auch mononukleäre atypische Riesenzellen mit ausgepragter Kernpolymorphie und nicht

Tabelle 2.5. Malignitatgrading, Ausbreitungsstadium, nukleolarer Status und nukleolenorganisierende Regionen in urothelialen Karzinomen (n = 62)

n	Histologie	Grading	Frequenz nukleolenhaltiger Kerne	Zahl der Nukleolen im Kern	AgNORs Zahl/Kern (Flacheneinheit)
14	Papillar pT a-1	G Ib	1,6 ± 0,4	≤1	4,3 ± 1,4
18	Papillar pT 1 (2)	G IIa	3,8 ± 2,6	≥1	5,0 ± 1,1
18	Solide (papillar) pT >1	G IIb	47,9 ± 15,3	1,5 ± 0,5	7,2 ± 1,4
12	Solide pT >2	G III	63,1 ± 30,2	1,8 ± 0,8	7,9 ± 1,1

Tabelle 2.4. Grading papillarer urothelialer Karzinome (Aus Helpap 1989)

		Zelllagen	Mitosen/HPF	Kern-Plasma-Relation	Kernchromasie
Papillares Karzinom (Papillom)	Grad 0	< 7	0	< 1 4	0
Papillares Karzinom	Grad 1	> 7	Vereinzelt Basalzone	1 4	Leicht
Papillares Karzinom	Grad 2	≤ 20	< 5 in allen Zonen	1 2	Maßig
Papillares Karzinom	Grad 3	∞	> 5 in allen Zonen	> 3 4	Stark

selten eine pseudosarkomatose variantenreiche Stromareaktion, die z.B. differentialdiagnostisch Schwierigkeiten bei der Abgrenzung von malignen fibrosen Histiozytomen, Chondro-, Osteosarkomen und hochmalignen Leiomyosarkomen ergeben kann. Die Schwierigkeiten sind jedoch durch immunhistochemische Reaktionen, z.T. Einsatz von Zytokeratinen, fur urotheliale Karzinome mit pseudosarkomatoser Reaktion zu klaren (Mahadevia et al. 1989; Pearson et al. 1989; Young u. Eble 1991) (Abb. 2.20–2.26). Offenbar werden hochmaligne invasive Karzinome mit pseudosarkomatoser Stromareaktion – wie In-vitro-Analysen ergeben haben – durch Wachstumsfaktoren der Stromazellen massiv stimuliert (Pritchett et al. 1989). G II- und G III-Karzinome weisen haufig plattenepitheliale Differenzierungen auf (Vieillefond et al. 1988; Martin et al. 1989; Cross et al. 1989; Helpap 1986) (Abb. 2.38–2.40).

Die kleinzelligen Karzinome der Harnblase, die in ihrem Grading primar als hochmaligne eingestuft sind, werden, ahnlich wie in der Prostata, in ihrer Prognose bei größeren Tumoranteilen, die eine positive Reaktion auf endokrine Marker wie NSE oder Chromogranin A aufweisen, gunstiger eingestuft als endokrin negative Kleinzeller (Blomjous et al. 1989c; Podesta u. True 1989; Oesterling et al. 1990a) (s. Abb. 3.47 und 3.55d).

Verteilungsmuster manifester urothelialer Karzinome nach Grading

Das Verteilungsmuster der manifesten urothelialen Karzinome hat in jungsten Statistiken ergeben, daß der Anteil von G0-Karzinomen, d.h. Papillomen nach früherer Klassifikation, zwischen 2–3% liegt. Es überwiegen insgesamt die GI-Karzinome mit 46%, gefolgt von den G II- und G III-Karzinomen mit jeweils 37 bzw. 16%. Mehr als 2 Drittel der G I-Karzinome zeigen ein exophytisches Wachstum ohne Einbruch in die Lamina propria. Beim G II-Karzinom sind jedoch mehr als 66% durch die Lamina propria vorgewuchert. 40% der G III-Karzinome haben oberflachliche und tiefe Muskelschichten infiltriert (Helpap 1986, 1989; Huben et al. 1988) (Tabelle 2.6).

Rezidivrate

Mit Zunahme der Invasionstiefe bzw. des Malignitatsgrades nimmt die Rezidivrate von Urothelkarzinomen zu. Fast Zweidrittel der papillaren Ober-

Tabelle 2.6. Grading und Tiefenausdehnung papillarer, solider und kombinierter urothelialer Karzinome (n = 3056)

Grading	Tumortiefe	Papillar n	Solide n	Kombiniert n
G Ia	pT a	117	–	–
	pT 1	161	–	10
	pT 2	3	–	–
G Ib	pT a	597	3	13
	pT 1	597	3	23
	pT 2	11	1	–
G IIa	pT a	43	–	–
	pT 1	68	13	76
	pT 2	26	3	28
	pT 3a/b	–	10	–
	pT 4	–	3	–
G IIb	pT 1	258	52	125
	pT 2	45	196	78
	pT 3a/b	–	42	31
	pT 4	–	13	24
G IIIa, b	pT 1	–	59	16
	pT 2	–	172	24
	pT 3a/b	–	70	21
	pT 4	–	17	–

flachenkarzinome rezidivieren innerhalb der ersten 5 Jahre, wobei im ersten Jahr die Rate bei etwa 75% liegt. Sie nimmt im 2.Jahr auf 12, im 3.Jahr auf 8, nach 3 Jahren auf 2,5% ab. Mit Zunahme des Malignitätsgrades nimmt die Invasionstiefe innerhalb der Rezidive zu. Bei mehrfachen Rezidiven verlagert sich ebenfalls der Malignitätsgrad zu den schlechteren Formen (Helpap u. Giesbert 1982).

Zellkinetik

Das Malignitatsgrading auf ublicher histologischer und zytologischer Basis kann exakter durch DNA-zytophotometrische und zellkinetische sowie immunhistochemische Untersuchungen bestimmt werden (Schneider u. Huland 1990). Eingeschlossen sind hier auch die biologischen Wertigkeiten von Vorstufen urothelialer Tumoren, der urothelialen Atypien, die innerhalb der Schweregrade in die Grade 1–3 unterteilt werden. Die planen urothelialen Atypien mit schweren Zell- und Kernatypien Grad 3 entsprechen dem Carcinoma in situ ohne Stromainvasion (Hofstadter et al. 1986; Dean u. Murphy 1987; Montironi et al. 1988). Diese schweren Urothelatypien, Carcinomata in situ und die Gruppe invasiver papillarer und solider urothelialer Karzinome weisen mit autoradiographisch-zellkinetischen Methoden hohe Mitose-

und Markierungswerte sowie zytophotometrisch
aneuploide DNA-Werte auf (Tribukait 1987; Koss
et al. 1989; Oldbring et al. 1989; Koss 1991). Die geringen und mäßiggradigen urothelialen Atypien
mit planem oder mit papillärem Muster und die
entsprechenden nicht- oder nur oberflachlich stro-
mainvasiven urothelialen Karzinome sind durch
außerst geringe Proliferationswerte nach in-vitro-
Autoradiographie und durch euploide oder uberwiegend euploide und gering aneuploide DNA-
Werte charakterisiert (Pauwels et al. 1988;
Badalament et al. 1990; Bocking 1990).

Die Verteilung diploider und aneuploider Tumoren im Hinblick auf das Grading ergibt fur G I-
Karzinome zu 88–100% diploide, zu 5% polyploide und zu 7% aneuploide Werte. Die
Aneuploidierate betragt fur G IIa-Karzinome
11%, fur G IIb-Karzinome 42–63% und fur G III-
Karzinome 71–83%. Fur die Stadien Ta, T1, T2,
T3 und T4 betragen die Aneuploidieraten 16%,
55%, 72%, 65% und 100% (Malmstrom et al.
1989; Mauriello et al. 1991; Borgmann et al. 1991).
Die durch in-vitro-Methoden mit Hilfe einer Dop-
pelmarkierung oder durch DNA-Zytometrie meß-
baren DNA-Synthesezeiten sind fur die urothelialen Neoplasien geringer Malignitat lang, fur solche
mit hoherer Malignitat kurz (Helpap et al. 1985 a,
b; Ørntoft et al. 1988; Lipponen et al. 1990). Ahn-
liche Befunde können mit der immunhistochemischen Reaktion gegen Antibromodeoxyuridin er-
hoben werden. Der Markierungsindex ist bei
Karzinomen um den Faktor 3 hoher als im normalen Urothel (5/13%). Mit Zunahme der Malignitat
und des Auftretens von Metastasen steigt der Markierungsindex auf 21% an (Tsujihashi et al. 1989,
1991).

Die korrigierte Wachstumsfraktion, mit dem Antikorper Ki 67 bestimmt, korreliert mit dem Malignitätsgrad und der Prognose der urothelialen
Karzinome. Für G I-Tumoren ist die Wachstumsfraktion 2,2–6,5%, für G II-Tumoren 10,1–17,4%
und für G III-Karzinome 19,5–37,3% (Loy et al.
1987; Okamura et al. 1990). Nichtpapillare Karzinome haben höhere Indizes als papilläre Tumoren
(20,1 : 6,7%). Normales Urothel hat einen Index
von 0,37–0,35%. Die Ki-67-Indizes für Karzinome
des Stadiums Ta betragen 4,6, für Stadium T1 7,8
und fur mehr als T2 20,2% (Okamura et al. 1990).

Immunhistochemie

Immunhistochemisch ist die Expression positiv für
das Stratum-corneum-Keratin M 903 (Zytokeratin
mit hohem Molekulargewicht) und Zytokeratin 13
in hochdifferenzierten niedrigmalignen Karzinomen. In hochmalignen Karzinomen uberwiegen
die Zytokeratine 7, 8, 18, 19 (Hijazi et al. 1989),
Zytokeratin 13 ist dagegen vermindert (Moll et al.
1988). Die Expression des polypeptidhaltigen Ge-
websantigens TPA und des karzinoembryonalen
Antigens (CEA) ist in den papillären urothelialen
Karzinomen niedriger Malignitat ohne oder mit
oberflachlicher Stromainvasion membranbetont,
während die invasiven urothelialen Karzinome
uberwiegend durch eine diffuse zytoplasmatische
Expression gekennzeichnet sind (Helpap et al.
1985 b; Vogel et al. 1985; Kanokogi et al. 1990). Die
Transferrin-Rezeptor-Aktivitat (TRF) korreliert
mit dem Grading und dem Tumorstadium. Hochdifferenzierte urotheliale Karzinome mit TRF-Ak-
tivitat haben eine hohere Rezidivrate als solche
ohne TRF-Aktivität. Offenbar eignet sich dieser
Marker gut zur Rezidivprognose (Basar et al.
1991). Darüber hinaus sind bei urothelialen Karzinomen mit aggressivem Wachstumsverhalten – wie
Zellkulturanalysen dies zeigten – bestimmte Ober-
flächenglykoproteine (T43 und T138) nachweisbar, die in dieser Form bei nichtaggressiven papillären Formen fehlen (Gauthier u. Fradet 1990).
Analysen zum Nachweis des Androgenrezeptors
sind – wie zu erwarten – bislang negativ verlaufen
(Kirkali et al. 1990) (Abb. 2.23–2.26).
Hochdifferenzierte G I-Karzinome sind zytologisch und DNA-zytophotometrisch durch ihre
kaum vorhandenen Atypien und ausschließlich
diploiden DNA-Werte nicht selten zytologisch
schwer erkennbar (Böcking 1990). Immunzytolo-
gische Analysen mit einem neu entwickelten
monoklonalen Antikorper 486p3/12 können in der
Diagnostik vor allem bei der Rezidivprophylaxe
hilfreich sein (Huland et al. 1987, 1988, 1990,
1991 a, b; Schneider u. Huland 1990).

*Zellkinetisches und immunhistochemisches
Subgrading*

Aufgrund der zytologischen, zellkinetischen und
immunhistochemischen Befunde sind die Urothelkarzinome der Malignitätsgrade I, II und III in
Untergruppen aufzuteilen (Helpap 1991, 1992).
Hochdifferenzierte, exophytisch wachsende papilläre Urothelkarzinome ohne Stromainvasion,

ohne zytologische Atypien, mit membranbetonten Expressionsmustern, einem euploiden DNA-Muster und niedrigen Ag-NORs entsprechen der Malignitatsgruppe G Ia unter Einschluß der Papillome (Hansen et al. 1992). Bei Zunahme zytologischer Atypien, jedoch in der Regel ohne oberflachliche Stromainvasion, mit geringer Rezidivrate bei leichter Zunahme proliferativer Parameter ist diese Gruppe dem Malignitatsgrad Ib zuzuordnen (Abb. 2.27 und 2.28).

Der Malignitatsgrad II umfaßt einerseits uberwiegend papillare Urothelkarzinome mit oberflachlicher Stromainvasion, Zunahme des Atypiegrades, Zunahme der Zahl versilberbarer nukleolenorganisierender Regionen, maßigem Anstieg der Proliferationsindizes bei Ki-67-Immunhistochemie oder 3H-Thymidin-Autoradiographie, Zunahme der Rezidivrate sowie teils euploiden, teils aneuploiden DNA-Mustern mit uberwiegend membranbetonten zytoplasmatischen Expressionsmustern verschiedener Antigene (Tabelle 2.5). Diese Gruppe entspricht dem Malignitatsgrad G IIa. – Andererseits sind unter dem Malignitatsgrad II auch Tumorformen mit Zunahme des soliden histologischen Aufbaus und mit einer deutlich zunehmenden Stromainvasion zusammengefaßt, haufig kombiniert mit Carcinomata in situ bzw. schweren planen urothelialen Atypien und einer Zunahme multipler, exzentrisch gelegener Nukleolen. Charakteristisch sind ferner das Auftreten von mononuklearen Riesenzellen,

eine Zunahme der Frequenz kleiner multipler AgNORs (Abb. 2.29 und 2.30), ein aneuploides DNA-Muster, eine deutliche Zunahme der Indizes ^{3}H-Thymidin und Ki-67- Wachstumsfraktion sowie eine zunehmende diffuse zytoplasmatische Expression verschiedener Antigene. Diese Gruppe entspricht dem Malignitatsgrad G IIb.

Die tief invasiven, histologisch vielfach undifferenzierten Urothelkarzinome mit plattenepithelialen Anteilen und zahlreichen mononukleären Riesenzellen, schweren Zell- und Kernatypien sowie erheblich gesteigerten Proliferationsparametern entsprechen dem Malignitatsgrad III (IIIa). Sie sind, wie die Karzinome G IIb, durch hohe Rezidivraten, Verlust der Blutgruppenantigene, ein heterogenes Expressionsmuster von CEA und TPA und durch Abnahme bzw. Verlust des Zytokeratins 13 gekennzeichnet (Langkilde et al. 1991 a, b; Ruschoff et al. 1991, 1992; Helpap 1992). Vollig undifferenzierte Karzinomformen sind als G IIIb oder, nach dem Vorschlag der UICC (Hermanek u. Sobin 1987/1992), als G IV zu beurteilen (Helpap 1991, 1992 (Tabelle 2.7).

Genetik der Urothelkarzinome

Aberrationen von Chromosom 1, Zusatze zum kurzen Arm von Chromosom 3 und Duplikation des kurzen Arms des Chromosoms 5 zum Isochromosom 5p werden bei invasiven und nichtinvasi-

Tabelle 2.7. Histologische, zytologische und zellkinetisch-immunhistochemische Charakteristika niedrig- und hochmaligner Urothelkarzinome (Aus Helpap 1991)

	Niedrigmaligne Karzinome	Hochmaligne Karzinome
Grading	Ia, b, II a	II b, III a, b, (IV)
Histologie	Papillar/exophytisch Nicht oder nur oberflachlich invasiv Kombination mit Carcinoma in situ, niedrigmaligne	Solide Tief invasiv Kombination mit Carcinoma in situ, hochmaligne
Zytologie	Geringe Atypien Wenige kleine Nukleolen, zentral gelegen Keine Riesenzellen AgNORs ↓	Ausgepragte Atypien Multiple, exentrisch gelegene Nukleolen Riesenzellen ↑ AγNOPσ ↑
Zellkinetik	DNA-Euploidie (-Aneuploidie) ^{3}H-Markierungsindex ↓ Ki-67-Wachstumsfraktion ↓	DNA-Aneuploidie ^{3}H-Markierungsindex ↑ Ki-67-Wachstumsfraktion ↑
Immunhisto-chemie	Homogene, membranbetonte zytoplasmatische Antigenexpression Zytokeratin 13 ↑ AB0-Blutgruppenantigene ↑ Lektinbindungsstellen ↑ Rezidivrate ↓	Heterogene, diffus zytoplasmatische Antigenexpression Zytokeratin 13 ↓ AB0-Blutgruppenantigene ↓ Lektinbindungsstellen ↓ Rezidivrate ↑

ven Urothelkarzinomen unterschiedlicher Lokalisation gefunden. Die Bildung des Isochromosoms findet offenbar sehr fruh in der Pathogenese der Urothelkarzinome statt. Die Trisomie 7 ist sowohl in Harnblasen- als auch in Ureterkarzinomen beobachtet worden, ebenso wie der partielle oder komplette Verlust des Chromosoms 9 (Klein 1991). Jedes abnorme Chromosom wird als Markerchromosom bezeichnet. Die Tumoren mit Markerchromosom haben eine höhere Rezidiv- und Letalitätsrate als solche ohne Markerchromosom. Dies gilt auch für das Tumorstadium. Ta-Tumoren ohne Markerchromosom rezidivieren zu etwa 10 %, solche mit Markerchromosom bis zu 90 %. Dies gilt für invasive Tumoren in einem etwa gleichen Prozentsatz. Hier betragt die Letalitatsrate mit Markerchromosom 80 %. Bei einer Verlaufsbeobachtung von bis zu 17 Jahren zeigten Urothelkarzinome mit Markerchromosom ein Rezidiv in 86 % der Falle, ohne Markerchromosom lag die Rezidivrate bei 50 % (Summers et al. 1981).

Insgesamt kann festgestellt werden, daß mit Zunahme des Malignitatsgrades bzw. mit Zunahme der DNA-Aneuploidie die Tumoren fast alle Markerchromosomen, d.h. jede Form von Chromosomenaberrationen, aufweisen (Pauwels et al. 1988). Der Nachweis genetischer Marker kann somit bei Abschatzung der Rezidivrate diploider und hyperdiploider Urotheltumoren eingesetzt werden. Diploide Tumoren rezidivieren innerhalb der ersten 18 Monate nach Diagnosestellung zu etwa 10 % im Gegensatz zu 54 % der hyperdiploiden Tumoren. Ferner hat sich gezeigt, daß bei Vorliegen einer 3p-Deletion oder 11p-Duplikation bei nichtinvasiven oder oberflachlichen invasiven Tumoren (Ta bis T1) ein höheres Risiko einer tiefen muskularen Invasion besteht als ohne diese chromosomalen Aberrationen (Pauwels et al. 1988; Klein 1991).

2.4.2 Urotheliale Atypien

Einfache Urothelhyperplasie

Gegenüber dem normalen Urothel mit 4–5 Zelllagen zeichnet sich die einfache Urothelhyperplasie bei regelrechter Epithelreihung durch mehr als 5 Zellagen aus. Die Zellen haben vermehrt ein basalzellähnliches Aussehen mit größeren und stärker anfárbbaren Kernen. Schichtungsstörungen bzw. Atypien treten nicht auf (Abb. 2.31). Die einfache plane urotheliale Hyperplasie ist *nicht* als Praneoplasie zu werten.

Brunn-Zellnester

Urotheliale Invaginationen an der Oberflache der Harnblasenmukosa, von der Lamina propria begrenzt, werden als Brunn-Zellnester bezeichnet. Sie sind fast in jeder Harnblasenschleimhaut (90 %) nachweisbar. Sie enthalten nicht selten endokrine, immunhistochemisch charakterisierbare Zellen (Kiernan u. Gaffney 1990). Es handelt sich um primare urotheliale inverte Proliferationen, die nicht – wie fruher diskutiert – auf dem Boden chronischer entzündlicher Veranderungen entstanden sind. Sie konnen Ursprung für glanduläre, z.T. auch zystische Metaplasien bzw. für eine Cystitis cystica et glandularis sein.

Diese Herde konnen zwischen urothelialen Karzinomen eingestreut sein und mitunter differentialdiagnostische Schwierigkeiten aufwerfen, z.B., wenn sie bei Kontrollbiopsien singular getroffen werden (Talbert u. Young 1989).

Atypische urotheliale Hyperplasie

Hier ist die Schleimhaut vielfach gerotet und samtartig odematos verändert (Otto u. Rubben 1991). Histologisch liegen bis zu 7 Zellreihen des Urothels vor. Dabei treten bereits Schichtungsstorungen auf. Die Kerne können leichte Atypien aufweisen (Abb. 2.32).

Plane Urothelatypien (-dysplasien)

Das Urothel ist bei dieser Veränderung mit seiner Epithelreihung teils im Bereich des normalen Urothels, teils im Bereich der nicht papillären/planen Hyperplasie. Im Vordergrund stehen jedoch Schichtungsstorungen mit unterschiedlichen Graden von Zell- und Kernatypien. Die fast vollständige Aufhebung der Zellschichtung mit schweren Atypien bei Erhaltung der Lamina propria mit andeutungsweise noch erkennbarer Basalzellenzone entspricht der schweren urothelialen Atypie (Grad III). Sie ist dem Carcinoma in situ gleichzusetzen (Abb. 2.33–2.35).

Zum Teil kommen im Carcinoma in situ bereits mononukleäre Riesenzellen zum Vorschein, wie sie charakteristisch für manifeste Urothelkarzinome mindestens der Malignitätsgrade II–III sind (Dean u. Murphy 1987). Das Carcinoma in situ als nichtinvasive epitheliale Erkrankung ohne exophytisch-papilláres Wachstum wird unterteilt in

– primares Carcinoma in situ ohne begleitenden
  Tumor,
– sekundares Carcinoma in situ mit begleitendem
  Tumor oder bei Zustand nach vorausgegangener
  Behandlung eines exophytischen Blasenkarzi-
  noms (Otto u. Rubben 1991).

Auf der Gegenseite steht die leichte Atypie
(Grad I), in der leichte bis maßiggradige Zell- und
Kernatypien auftreten konnen, bei leichter Schich-
tungsstorung. Die maßiggradige urotheliale Atypie (Grad II) zeigt entweder bereits deutliche
Schichtungsstorungen mit nur geringen Kernatypien oder in fokalen Abschnitten plotzlich auftretende schwere Atypien. Im Gegensatz zum Atypiegrad III ist das Bild jedoch nicht uniform aus
kleinen monomorphen bzw. polymorphen atypischen Zellen zusammengesetzt (Helpap 1989,
1991) (Graphik 2.3; Abb. 2.35).

*Urotheliale Atypie, Carcinoma in situ
und invasives Karzinom*

Bei histologischer Analyse der umgebenden
Urothelstrukturen bei manifesten Karzinomen finden sich zu 15–50 % zusatzlich urotheliale Atypi-
en. Die Halfte dieser Atypien sind schweren Grades, eingeschlossen sog. sekundare Carcinomata in
situ. Bei den G I-Karzinomen uberwiegen leichte
Atypien (45 %), bei G II- und G III-Karzinomen
eindeutig schwere Atypien mit Carcinomata in situ
bis 76 % (Dean u. Murphy 1987; Kubota et al.
1991). Die maßigen bis schweren Atypien mit Carcinomata in situ sind zudem durch einen AB0-
Blutgruppen-Antigenverlust, ahnlich wie die
Hochrisikokarzinome, gekennzeichnet (Yamada
et al. 1991).
Die Kenntnis des Verteilungsmusters urothelialer
Atypien ist fur prospektive Studien hinsichtlich der
prognostischen Bewertung solcher Epithelveran-

Tabelle 2.8. Urotheliale Atypien (n = 1087)

Schweregrad	Mit Karzinom [%]	Ohne Karzinom [%]
Leicht	16,2	49,7
Maßig	30,8	38 6
Schwer/Cis	53,0	11,7

derungen von großer Bedeutung, da bei Patienten
mit leichten bis maßiggradigen Urothelatypien in
einem Drittel der Falle, bei Patienten mit Carcinomata in situ in mehr als Zweidrittel der Falle in der
Umgebung bereits invasive Karzinome vorliegen.
Die Existenz von schweren Atypien bzw. Carcinomata in situ in Nachbarschaft manifester Karzinome ist verbunden mit einer ansteigenden Inzidenz
von Rezidiven und mit der Zunahme der Invasi-
onstendenz, d.h. mit Verschlechterung der Prognose (Olsen et al. 1988; Yamada et al. 1991). Die
Progressionsraten konnen bis 83 % betragen (Otto
u. Rubben 1991). In der Befunddiagnostik sollte
neben dem Karzinom auch immer der Atypiegrad
der urothelialen Begleitreaktionen vor allem beim
Mapping nach operativer Therapie von Karzinomen angegeben werden (Theuring u. Theuring
1990). Bei nachgewiesenem Carcinoma in situ werden mit der BCG-Therapie Remissionsraten von
50–100 % erzielt. Nur bei gesicherten Nonrespon-
dern, vor allem nach Einsatz einer differenten
Chemotherapie, ist die radikale Zystektomie angezeigt (Otto u. Rubben 1991) (Tabelle 2.8).

2.4.3 Prognose

Das exakte Grading urothelialer Karzinome ist
einer der wichtigsten prognostischen Parameter
und vor allem wichtig bei der Trennung von nichtinvasiven und invasiven sowie progressiven Karzinomen (Kaubisch et al. 1991). Die differenzierte

Graphik 2.3. Begleitende urotheliale Atypien bei papillaren und kombiniert papillar-soliden Harnblasenkarzinomen ohne und mit
invasivem Wachstum (Nach Helpap 1989)

Bestimmung bzw. Analyse der Malignitätsgrade der Urothelkarzinome aller Regionen zeigt dabei, daß 2 Zellklone mit unterschiedlicher biologischer Wertigkeit vorzuliegen scheinen bzw. Urothelkarzinome mit diploider und mit aneuploider Stammlinie (Koss 1991; Kirkhus et al. 1988):

1. Eine „günstigere" Gruppe mit 5-Jahres-Uberlebensraten von 93,8–100% ist durch geringe zytologische Atypien, kleine Kernvolumina, euploide DNA-Muster, membranbetonte immunhistochemische Expressionsmuster, niedrige Markierungsindizes und Mitosefrequenzen sowie durch nur oberflächliche Stromainvasion und überwiegend papilläre oder allenfalls kombiniert papillär-solide Wachstumsmuster gekennzeichnet. Diese Gruppe schließt die Malignitatsgrade Ia, b bis IIa ein (Malmstrom et al. 1989; Blomjous et al. 1990). Hier herrschen diploide Stammlinien vor (Koss 1991).
2. Der tiefinvasive Karzinomtyp mit ausschließlich aneuploidem DNA-Muster (aneuploide Stammlinien), großen Kernvolumina und hohen Proliferationswerten sowie diffusem Expressionsmuster ist der rezidivfreudigen, prognostisch ungunstigen Gruppe mit niedrigen 5-Jahres-Überlebensraten von 50–63,2% zuzuordnen und entspricht den Malignitätsgraden IIb und III (Tribukait 1987; Abel 1988, Helander u. Tribukait 1988; Kirkhus et al. 1988; Blomjous et al. 1989a, b; Koss et al. 1989; Oldbring et al. 1989; Badalament et al. 1990; Fradet et al. 1990; Wijkstrom u. Tribukait 1990).

Zusatzlich konnen bei exakter zytologischer Analyse, wobei auch das nukleoläre Grading seine Wertigkeit aufzeigt, innerhalb der G I-Gruppe exophytisch wachsende papilläre Formen mit geringen Nukleolenfrequenzen und ausschließlich zentraler Lagerung von solchen mit geringer exzentrischer Lokalisationsfrequenz unterschieden werden. Diese Gruppe hat geringfügig gesteigerte Proliferationsparameter und ein leicht vergrößertes Kernvolumen (Helpap 1986). Es besteht jedoch

eine enge Verwandtschaft zu der günstigen Gruppe der G II-Karzinome (Kirkhus et al. 1988; Malmström et al. 1989; Nielsen et al. 1989; Blomjous et al. 1990; Shimazui et al. 1990).

Über die Wertigkeit der nukleolenorganisierenden versilberbaren Regionen in urothelialen Zellkernen von Neoplasien unterschiedlicher Malignitätsgrade und Pràneoplasien liegen noch keine umfangreichen Angaben vor. Es besteht jedoch eine deutliche Zunahme der Zahl der AgNORs in urothelialen Neoplasien, vor allem bei Berücksichtigung des Subgradings, im Gegensatz zu normalem Urothel (Cairns et al. 1989; Helpap 1991). Jüngste Studien uber den Einfluß eines epidermalen Wachstumsfaktors auf die Prognose urothelialer Karzinome der Harnblase haben ergeben, daß intensive immunhistochemische „Faktor-Anfärbbarkeiten" in Zellen mit hoher Malignität, insbesondere in fortgeschrittenen Tumorstadien, bei hohen Rezidivraten, multiplem Tumorauftreten und hohen DoD-Raten bestehen (Neal et al. 1989, 1990). Aufgrund der zahlreichen aufgeschlüsselten Faktoren sind somit grundsatzlich hinsichtlich Prognose und Therapieplanung zu unterscheiden (Badalament et al. 1990a, b; Helpap 1991, 1992) (Tabelle 2.7; Graphik 2.4):

1. Exophytisch wachsende (papillare) urotheliale, vornehmlich euploide Karzinome, Malignitätsgrad Ia (Papillome mit einschließend), Ib und IIa, vornehmlich Ausbreitungsstadium pTa und pT1 mit günstiger Prognose (low risk group).
2. Invasive urotheliale, meist solide Karzinome mit erheblichen Zell- und Kernatypien (G IIb). In diese Gruppe sind die nichtinvasiven schweren urothelialen Atypien bzw. Carcinomata in situ einzuordnen sowie die tiefinvasiven, rezidivfreudigen urothelialen Karzinome (G III) mit hoher Metastasenrate und der schlechtesten Prognose (high risk group) (Jordan et al. 1987; Abel 1988; Schubert 1988; Helpap 1986, 1989, 1991, 1992; Babiker et al. 1989).

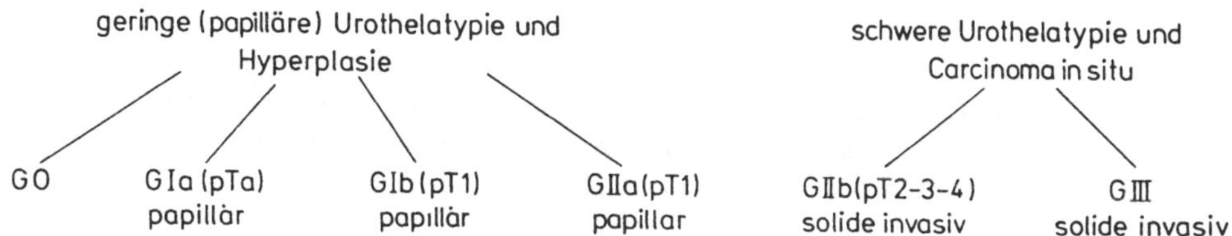

Graphik 2.4. Entwicklung niedrig- und hochmaligner urothelialer Karzinome aus urothelialen Atypien und daraus resultierendes Subgrading (Aus Helpap 1989)

Die Prognose urothelialer Karzinome wird bei den
G IIb- und G III-Karzinomen vornehmlich durch
zunehmende Rezidivraten, zunehmende Tiefen-
invasion und Fernmetastasen bestimmt, wobei die
mittleren Überlebensraten um mehr als den Faktor 5 gegenüber Urothelkarzinomen niedriger Malignität und geringer Stadienausbreitung absinken
(Huben et al. 1988). Diese Gruppe mit hoher zytologischer Malignität, Aneuploidie und tiefer Stromainvasion ist zudem durch den kompletten Verlust von Lektinbindungsstellen und den Verlust
von Blutgruppenantigeneigenschaften bzw. Expression von nur einer Subgruppe von Blutgruppenantigenen oder Lektinbindungen (Neal et al.
1987; Limas 1990, 1991), jedoch mit positivem
Nachweis von Thomsen-Friedenreich-Antigen
charakterisiert (Hofstadter 1986; Malmstrom et al.
1988; Ørntoft und Wolf 1988; Ørntoft et al. 1988;
Dow et al. 1989; Langkilde et al. 1989; Scott et al.
1989; Song et al. 1990; Schneider u. Huland 1990;
Limas et al. 1991; Meyers et al. 1991; Sanders et al.
1991).
Als wichtige prognostische Indikatoren spielen die
Protoonkogene eine Rolle. So sind in jüngster Zeit
die Expressionen von Protoonkogenen c-rebB-2
bzw. Amplifikationen gemessen worden (Coombs
et al. 1991). Dabei korreliert eine verstärkte Expression von c-rebB-2mRNA mit der Amplifika-
tion der Gene. Ferner besteht eine Verbindung
zwischen Überexpression c-rebB-2-Amplifikation
und der Entwicklung von Tumorrezidiven. Schließlich korrelieren auch die H-ras-Gen-codon12-
Mutation und die DNA-Ploidie in urothelialen
Harnblasenkarzinomen (Czerniak et al. 1990;
Coombs et al. 1991; Klein 1991).

2.4.4 Ungewöhnliche Karzinomformen im ableitenden Harnwegssystem

Plattenepithelkarzinome

Primäre Plattenepithelkarzinome treten gehäuft
bei Bilharzioseerkrankungen auf. Sie sind auch bei
Thorotrastose beobachtet worden. Sie werden von
einer maligne entarteten Plattenepithelmetaplasie
abgeleitet. Nicht selten findet sich bei soliden
Urothelkarzinomen mit gesteigerter Invasionsten-
denz unter Zunahme der Rezidive ein transforma-
tiver Übergang in sog. sekundäre Plattenepithelkarzinome (Sakamoto et al. 1992). Eine Rarität
sind Plattenepithelkarzinome des Urachus. Diploide und tetraploide Plattenepithelkarzinome in
dem oberen ableitenden Urotheltrakt machen

70% aus. 30–40% sind aneuploid (Nativ et al.
1990; Winkler 1989). Eine seltene Variante ist das
verrukose Karzinom (Young u. Eble 1991)
(Abb. 2.36–2.40; Tabelle 2.3).

Adenokarzinome

Drüsenbildende Karzinome finden sich selten in
Nierenbecken, Ureteren, Urethra (Papadapoulos
et al. 1990), häufiger in der Harnblase, nicht selten
kombiniert mit Bilharziose. Metastasen anderweitig lokalisierter Adenokarzinome sollten ausgeschlossen werden. Sie können auch multizentrisch
auftreten (Kim et al. 1988).
Unter den Adenokarzinomen müssen primäre und
sekundäre Formen getrennt werden. Vor allem
unter dem Bild einer Schleimbildung sind primäre
Adenokarzinome von Urachusresten am Blasendach und bei Harnblasenextrophie charakterisiert
(Kamat et al. 1991). Sehr selten sind Karzinome
auf dem Boden einer heterotopen Endometriose.
Häufiger werden sog. sekundäre Adenokarzinome
auf dem Boden intestinaler glandulär-schleimbil-
dender Metaplasien – vor allem vom kolonisierten
Typ – als sog. muzinöse Kolloidkarzinome oder auf
dem Boden von villösen Adenomen beobachtet
(Newbould u. McWilliam 1990). Derartige glandu-
lar-papillare Metaplasien in der Harnblasenschleimhaut, vor allem bei Übergang in karzinomatöse Formen, können lang-, aber auch
kurzfristige Verläufe aufweisen. Die Schlußfolge-
rung hieraus ist, daß eine frühzeitige, ausreichende
chirurgische Therapie angestrebt wird. Die sog.
polypos tubuläre Metaplasie ist in diesen Formen-
kreis einzubeziehen und ebenfalls als Präneoplasie
zu klassifizieren (Theuring 1992; Theuring u. Ecke
1991) (Abb. 2.41–2.55; Tabelle 2.3).
Die Adenokarzinome des Urachus neigen zu ra-
scher Wandinfiltration und zu einer lymphogenen
und hämatogenen Metastasierung, wobei Knochenmetastasen, Lungenmetastasen, aber auch
Hirnmetastasen beobachtet werden können. Die
urachalen Karzinome sind durch hohe Serumwerte
von CA 125 gekennzeichnet (Guarnaccia et al.
1991). Die überwiegend aneuploiden Tumoren
haben eine sehr schlechte Prognose (Helpap 1989;
Song et al. 1990; Kamat et al. 1991). Adenokarzinome können auch mit einer neuroendokrinen
Differenzierung einhergehen, die durch eine Argyrophilie und immunhistochemisch durch Chromogranin A und neuronenspezifische Enolaseex-
pression gekennzeichnet ist (Abenoza et al. 1986;
Satake u. Matsuyama 1986; Satake et al. 1984;
Summers et al. 1991).

Neben diesen glandulären Adenokarzinomen im System der ableitenden Harnwege gibt es auch seltene Formen primärer Siegelringzell- und Klarzellkarzinome sowie mukourothelialer Karzinome, vor allem in der Harnblasenschleimhaut, die sich aus primär im Urothel eingestreuten Siegelringzellen ableiten lassen (Ekfors u. Nurmi 1988; Barresi u. Marafioti 1990; Goertchen et al. 1990; Kvist u. Sjolin 1990; Berndt u. Weißbrodt 1991; Young u. Eble 1991). Offenbar bestehen hier Verwandtschaften zu den mukoiden Zytoplasmaeinschlüssen in urothelialen Karzinomen vornehmlich hoher Malignitätsgrade (Donhuijsen et al. 1992) (Abb. 2.57 c). Die Siegelringzellkarzinome haben einen äußert ungünstigen Verlauf und sind durch eine hohe Aneuploidierate gekennzeichnet (Burnett et al. 1991; Grignon et al. 1991 a, b; Otte et al. 1991) (Abb. 2.56 und 2.57).

Nephrogene Metaplasien/nephrogene und mesonephrogene Tumoren

Hierauf treffen Begriffe wie nephrogenes Adenom oder nephrogene Metaplasie, adenomatoide Metaplasie oder adenomatoider Tumor zu. Der Einsatz der Lektinhistochemie – der in der Nierentumorpathologie erfolgreich ist (s. auch 1.1.6) – hat zur Klarung der Ätiologie nicht viel beitragen konnen. Das nephrogene Adenom oder die Metaplasie sind differentialdiagnostisch von Bedeutung bei der Abgrenzung von pseudoglandularen urothelialen Regeneraten und auch, aufgrund ihrer papillären Struktur, von papillären urothelialen Karzinomen und klarzelligen Adenokarzinomen (Young u. Scully 1988; Young u. Eble 1991). Das nephrogene Adenom zeigt jedoch keine Stromainvasion, weist kaum zelluläre Atypien auf, ist einreihig und besitzt eine scharfe Basalmembran. Von Bedeutung ist ferner, daß derartige unreife urotheliale Metaplasien nach chirurgischer Therapie sehr häufig (in fast 40 % der Fälle) rezidivieren und in etwa 10 % mit urothelialen Karzinomen gemeinsam auftreten (Young u. Scully 1986) (Abb. 2.58). Mitunter bereiten die papillären glandulär-zystischen und interstitiellen Zystitiden differentialdiagnostische Schwierigkeiten (Theuring 1992) (Abb. 2.59–2.61).

Außerst selten finden sich auch Karzinome mit nephrogenem bzw. mesonephrogenem Muster, die z. T. positive Reaktionen auf Alpha-1-Antitrypsin und karzinoembryonales Antigen zeigen (Ingram u. de Pauw 1985; Osther u. Starklint 1989; Butterworth et al. 1990).

Die überwiegend papillaren glandulären Formationen erleichtern die Diagnose auch im Rahmen der Urinzytologie bzw. in Blasenspülflüssigkeitszentrifugaten (Cremer u. Adolphs 1978; Schnoy u. Leistenschneider 1982; Newmann u. Anatonakopoulos 1985; Hausdorfer et al. 1985; Stilmant et al. 1986; Troster et al. 1986).

Differentialdiagnose

Bei bestehenden Adenokarzinomen der ableitenden Harnwege sollten immer ein in die Ureteren oder Harnblase infiltrierendes Prostatakarzinom, Uteruskarzinom, Nierenzellkarzinom oder die Metastase eines anderweitig lokalisierten Adenokarzinoms ausgeschlossen werden. Dies gilt vor allem auch fur Metastasen von Siegelringzellkarzinomen in der Ureter- und Harnblasenschleimhaut bei manifesten Magen- und Ovarkarzinomen (Blume u. Theuring 1984 a, b; Helpap 1986; Young u. Scully 1988; Young u. Eble 1991) (Abb. 2.54 und 2.62).

Kleinzellige Karzinome

In jüngster Zeit sind Falle beschrieben worden, bei denen Patienten mit urothelialen Karzinomen oder/und Prostatakarzinomen ohne Knochenmetastasen als Begleitsyndrome eine Hyperkalzamie, Thrombozytose und leukamische Reaktion aufwiesen (Bennett et al. 1986; Diaz Gonzales et al. 1985). Oft liegen bei diesen Karzinomen in Harnblase und/oder Prostata kleinzellige Komponenten oder argyrophile bzw. argentaffine Zellen, d. h. Zellen vom endokrinen Typ, vor, bei denen paraneoplastische Syndrome wie ektope adrenokortikotrope Hormonproduktionen bekannt sind (Essenfeld et al. 1990; Podesta u. True 1989; Oesterling et al. 1990 a). Differentialdiagnostisch können kleinzellige undifferenzierte Karzinome manchmal Schwierigkeiten bei der Abgrenzung gegenüber malignen Lymphomen machen bzw. diese simulieren. Durch entsprechende immunhistochemische Analysen unter Einsatz von epithelialen und lymphoidzelligen Markern wie auch neuroendokrinen Markern sind diese Falle klärbar (Zukerberg et al. 1991) (s. Abb. 3.47 und Tabelle 2.3).

2.4.5 Mesenchymale Tumoren

Leiomyosarkome

Neben Fibromen, fibrosen Histiozytomen, Lipomen, Granularzelltumoren, Schwannomen bzw. einer Neurofibromatose bei M. Recklinghausen und Leiomyomen werden nicht selten Leiomyosarkome beobachtet, die immunhistochemisch negativ fur Keratine, positiv fur muskelspezifisches Aktin sowie teils positiv, teils negativ fur Desmin sind (Schopp et al. 1989; Mills et al. 1989; Hulse 1990; Oesterling et al. 1990b). Sie werfen in ihren wenig differenzierten, mitunter myxoiden Varianten Schwierigkeiten bei der differentialdiagnostischen Abklarung gegenuber pseudosarkomatosen und spindelzelligen Lasionen und Rhabdomyosarkomen auch mit immunhistochemischen Methoden auf (Ro et al. 1986; Salzler et al. 1987; Young u. Scully 1987; Young et al. 1987; Wick et al. 1988; Meister u. Heidl 1991). Diese Unterscheidung ist jedoch von Wichtigkeit, da Leiomyosarkome eine bessere Prognose als Rhabdomyosarkome haben (Mills et al. 1989) (Abb. 2.63 und 2.64). Die gutartigen mesenchymalen Tumoren sind klinisch durch eine obstruktive Symptomatik gekennzeichnet. Maligne fibrose Histiozytome und Leiomyosarkome werden auch nach Bestrahlung und Zytostatikatherapie beobachtet (Schopp et al. 1989; Thrasher et al. 1990).

Rhabdomyosarkome

Das Rhabdomyosarkom vom adulten Typ ist ein Sarkom, das im hoheren Lebensalter auftritt, zu diffusen Wandinfiltraten und Ulzerationen neigt und zumeist ein pleomorphes spindelzelliges Bild zeigt. Die Tumorzellen haben ein tief eosinophiles Zytoplasma. Eine Querstreifung ist außerst selten erkennbar. Die alveolare Variante ist im Urogenitaltraktt eine Raritat. Haufiger wird jedoch das embryonale Rhabdomyosarkom im Kindesalter beobachtet (Loughlin et al. 1989). Es wird auch als infantiles Rhabdomyosarkom bezeichnet. In der Harnblase konnen sich traubenformige breitbasige Tumormassen von weicher Konsistenz und grau-rotlicher Schnittflache mit ausgedehnten Nekrosen entwickeln (Sarkoma botryoides). Histologisch finden sich spindelformige und rundliche, z. T. auch sternformige, schwach PAS-positive Tumorzellen mit eosinophilem Zytoplasma. Gelegentlich ist eine Querstreifung nachweisbar. Die Tumoren haben eine schlechte Prognose und setzen fruhzeitig hamatogene Metastasen vom Kavatyp. Lymphknotenmetastasen sind selten (Abb. 2.65).

Maligne Lymphome

Zumeist handelt es sich um maligne Lymphome vom Non-Hodgkin-Typ. Es kommt zur Entwicklung knotiger, vielfach exulzerierter Tumormassen in allen Wandbereichen der abfuhrenden Harnwege. Die Tumorinfiltrate konnen zu Stenosen bzw. Obstruktionen fuhren.
Das maligne Lymphom als Primartumor in der Harnblase ist außerst selten. Zumeist liegen Tumoranteile im Rahmen des Generalisationsstadiums vor (Bocian et al. 1982). Wenige Falle von extramedullaren Plasmozytomen in der Harnblasenwand sind bislang beschrieben worden. Die Abgrenzung von gutartigen Plasmazellgranulomen kann schwierig sein (Weide et al. 1990).

Angiome

Hamangiome der ableitenden Harnwege konnen kavernose, kapillare oder plexiforme Muster aufweisen (Bohle et al. 1990). Daneben werden auch Lymphangiome sowie Varizen beoabachtet (Abb. 2.66 und 2.67). Vor allem die kavernosen Hamangiome und Varixknoten im umgebenden Fettgewebe mit Einbruch in das Nierenbecken und die Harnblase konnen lebensbedrohliche Blutungen erzeugen (Dworak u. van Ahlen 1987; Winter et al. 1989). Angiosarkome bzw. Hamangioperizytome sind dagegen eine Raritat. 4 Falle sind bislang beschrieben worden. Immunhistochemisch ist der Nachweis von Faktor VIII hilfreich (Stroup u. Chang 1987; Hobarth et al. 1991).

Apudome/Paragangliome

Extraadrenale Paragangliome unter dem Bild sog. Phaochromozytome und Karzinoide sind in der Wand der Harnblase in den letzten Jahren haufiger beschrieben worden. Die Tumoren entwickeln sich aus dem extraadrenalen paraganglionaren System und konnen biogene Amine sezernieren. So ist von Paragangliomen in der Harnblasenwand eine Phaochromozytomsymptomatik mit krisenhaften Blutdruckanstiegen und positivem Vanillin-Mandelsaurenachweis bekannt (Davaris et al. 1986; Moyana u. Kontozoglu 1988; Derschum et al. 1990;

Noldus et al. 1991; Sweetser et al. 1991)
(Abb. 2.68 a). Selten treten maligne und letale Verläufe auf. In diesen Fallen liegen aneuploide DNA-Muster der Tumorzellen vor. Immunhistochemisch sind positive Reaktion fur Chromogranin-A, Metenkephalin, Leukenkephalin, vasoaktives intestinales Polypeptid und Serotonin vorhanden. S-100-Protein ist in Sustentakularzellen nachweisbar. Ultrastrukturell finden sich neurosekretorische Granula wie in endokrin aktiven Phàochromozytomen (Grignon et al. 1991 c) (Abb. 2.68 b–d).

Mesodermale Mischtumoren

Diese Tumoren ahneln in ihrem makroskopischen Befund polyposen Rhabdomyosarkomen. Auch sie konnen plumpe, fast traubenformige exulzerierte Geschwulste bilden. Histologisch sind innerhalb eines sarkomatosen bzw. pseudosarkomatosen Stromas (Young et al. 1987; Albores-Saavedra et al. 1990; Meister u. Heidl 1991) mit fibro-/leiomyosarkomatosen Mustern plattenepitheliale und glandulare, solide und papillare epitheliale (karzinomatöse) Anteile nachweisbar. Differentialdiagnostisch konnen neben osteogenen und osteoklastenahnlichen Zelldifferenzierungen auch chondroosteoblastische Metaplasien bei rezidivierenden invasiven Harnblasenkarzinomen bzw. sog. Karzinosarkomen gegenuber außerst seltenen primaren osteogenen Sarkomen und Chondrosarkomen Schwierigkeiten aufwerfen (Wick et al. 1985; Kusaba et al. 1984; Schutze 1986; Young 1987; Amir u. Rosenmann 1990; Bloxham et al. 1990; Rockelein et al. 1990) (Abb. 2.69–2.77). Die Mischtumoren können in allen Regionen der ableitenden Harnwege angetroffen werden.

2.4.6 Metastasen

Hàmatogene Metastasen anderweitig lokalisierter Primartumoren kónnen sich im Nierenbecken, in den Ureteren und in der Harnblase manifestieren. Vor allem ist jedoch in der Differentialdiagnose primarer Tumoren der ableitenden Harnwege zu berücksichtigen, daß eine Reihe von verschiedenen Tumoren der Zervix und des Corpus uteri, der Ovarien, der Prostata sowie des Dickdarmes in die Wandung der ableitenden Harnwege einwachsen können (Young u. Johnston 1990). Am häufigsten sind Metastasen von malignen Lymphomen, Mammakarzinomen, Magenkarzinomen, Zervix-/

Portiokarzinomen, Kolon-/ Rektumkarzinomen, Prostatakarzinomen, Nierenzellkarzinomen, Melanomen, Karzinomen der Ovarien, der Lungen, Hoden und des Pankreas (Kabbani u. Wind 1987) (Abb. 2.54, 2.62, 2.78). Maligne Melanome konnen auch primar in der Harnblasenschleimhaut entstehen (Anichkov u. Nikonov 1982; Thum et al. 1990; Wechsel u. Kollwitz 1991) (Abb. 2.79). Bei unklarem Primartumor sind immunhistochemische Methoden einsetzbar. Vor allem gilt dies fur die differentialdiagnostischen Schwierigkeiten bei der Abgrenzung wenig differenzierter Prostata- und Urothelkarzinome.

2.4.7 Seltene Tumoren

Eine Raritat sind ein kurzlich beschriebener maligner Rhabdoidtumor in der Harnblase (Carter et al. 1989) und extragonadale nichtseminomatose Karzinome der Harnblase mit hohen β-HCG-Werten, die z. T. mit typischen Urothelkarzinomen kombiniert sind (Schmid et al. 1991). Weitere seltene Tumoren sind primare Choriokarzinome (Obe et al. 1983).

2.4.8 Tumorähnliche Läsionen

In verschiedenen Regionen der ableitenden Harnwege finden sich polypose Schleimhautvorwolbungen, die aus einem kapillarreichen Granulationsgewebe mit unterschiedlichen Graden von Fibrosierungen bestehen und klinisch zum Verdacht auf urotheliale Neoplasmen fuhren (Coyne et al. 1991). Vor allem die papillare oder polypoide Zystitis spielt hier eine wichtige Rolle (Young 1988). Differentialdiagnostisch ist im Rahmen derartiger polypöser Wucherungen der seltene Fall verlagerten Prostatagewebes, d.h. ein sog. Polyp vom Prostatatyp, auszuschließen (Ewing et al. 1987; Hansen et al. 1989) (Abb. 2.80–2.82). Ferner können Divertikel vor allem in der Harnblasenwand Sitz primärer Urothelkarzinome sein oder diese vortäuschen (Abb. 2.83).
Die chronische Post-TUR-Urozystitis mit multiplen Granulomen oder knochernen Metaplasien, aber auch eine Malakoplakie sind bei der Abgrenzung von Karzinomen mit pseudosarkomatöser Stromareaktion oder echten Sarkomen zu beachten. Dies gilt auch fur die Tuberkulose und die sog. BCG-Granulome (Abb. 2.84, 2.86, 2.87, 2.92).
Ein gewichtiges differentialdiagnostisches Problem kann durch den sog. postoperativen Spin-

delzellknoten, ahnlıch wıe ın der Prostata, hervorgerufen werden. Derartıge Veranderungen werden uberwiegend nach durchgefuhrten transurethralen Resektıonen beobachtet. Es handelt sich um eine zelldıchte, spındelzellıge, z. T. myxoide Zellprolıferation, von Entzundungszellen durchsetzt, an der Oberflache von hyperplastischem, papillar aufgefaltetem Urothel bedeckt, mit submukosem Odem, auch als ınflammatorischer Pseudotumor (Pseudosarkom) bezeıchnet (Stark et al. 1989). Immunhistochemisch konnen bei einem derartigen postoperativen Spindelzellknoten positive Reaktıonen fur muskelspezifisches Aktin, Vimentın und Zytokeratin beoachtet werden (Meıster u. Heidl 1991). Durch dıese Triple-Expression kann die Differentialdiagnose gegenuber Urothelkarzinomen mıt pseudosarkomatoider Stromareaktıon, fibromyxoiden Pseudosarkomen, verschıedenen Typen von Spindelzellsarkomen abgeklart werden (Proppe et al. 1984; Ro et al. 1986, 1988; Wick et al. 1988; Young u. Scully 1987; Young u. Eble 1991) (Abb. 2.88 und 2.89).

Die tumorose Endometrıose und Endozervikose der Harnblasenwandung, evtl. mit zusatzlıcher muzinoser Metaplasie, konnen zu Harnabflußstorungen führen (New u. Roberts 1990; Habuchi et al. 1991; Clement u. Young 1992). Eine maligne Entartung ist eine große Raritat (Al-Izzi et al. 1989; Vara et al. 1990) (Abb. 2.90 und 2.92).

Primare solitare oder multiple nodulare Amyloidoseherde mıt und ohne urotheliale Karzınome konnen nicht selten zu schwersten Blutungen aus den ableitenden Harnwegen fuhren (Johnston u. Ewen 1990; Wechsel u. Kollwitz 1990) (Abb. 2.91).

2.4.9 *Tumoren der Urethra* (Tabelle 2.9)

Die Urethralkarunkel oder der Urethralpolyp entsprechen eıner reaktıven Veranderung ım Bereich des Meatus externus der Harnrohre. Beı Frauen ist dıe Harnrohrenkarunkel sehr haufig. Makroskopisch finden sich eine knotige, bei Beruhrung leicht blutende tumorahnliche Schleimhautveranderung, die histologisch aus einem vaskularisıerten Granulationsgewebe besteht, das teils von Urothel und teils von Plattenepıthel bedeckt ist. Beide sind von echten Hamangiomen und vaskularisierten Granularzelltumoren zu trennen (Abb. 2.93–2.95). Unter dem Bild eınes Urethralpolypen kann sich auch eine Malakoplakie oder ein Plasmozytom verbergen (Hausmann u. v. d. Linde 1989; Mark et al. 1990). Auch Paragangliome und andere neuroendokrıne Tumoren sowıe pseudosarkomatose La-

Tabelle 2.9. TNM-Klassıfıkatıon von Tumoren der Urethra

T Prımartumoı

TX	Prımartumor kann nıcht beurteılt werden
T0	Keın Anhalt fur Prımartumor
Ta	Nıchtınvasıves papıllares, polypoıdes oder verrukoses Karzınom
Tıs	Carcınoma ın sıtu
T1	Tumor ınfıltrıert subepıthelıales Bındegewebe
T2	Tumor ınfıltrıert Corpus spongıosum oder Prostata oder perıurethrale Muskulatur
T3	Tumor ınfıltrıert Corpus cavernosum oder uber Prostatakapsel hınaus oder ın vordere Vagına oder ın Blasenhals
T4	Tumor ınfıltrıert Nachbarorgane

N Regıonare Lymphknoten

NX	Regıonare Lymphknoten konnen nıcht beurteılt werden
N0	Keıne regıonaren Lymphknotenmetastasen
N1	Metastase ın solıtarem Lymphknoten, 2 cm oder wenıger ın großter Ausdehnung
N2	Metastase(n) ın solıtarem Lymphknoten, mehr als 2 cm, aber nıcht mehr als 5 cm ın großter Ausdehnung, oder ın multıplen Lymphknoten, keıne mehr als 5 cm ın großter Ausdehnung
N3	Metastasen ın Lymphknoten, mehr als 5 cm ın großter Ausdehnung

M Fernmetastasen

MX	Das Vorlıegen von Fernmetastasen kann nıcht beurteılt werden
M0	Keıne Fernmetastasen
M1	Fernmetastasen

Stadıengı uppıeruıng

Stadıum 0a	Ta	N0	M0
Stadıum 0ıs	Tıs	N0	M0
Stadıum I	T1	N0	M0
Stadıum II	T2	N0	M0
Stadıum III	T1	N1	M0
	T2	N1	M0
	T3	N0, N1	M0
	T4	N0, N1	M0
	Jedes T	N2, N3	M0
	Jedes T	Jedes N	M1

sıonen bzw. der postoperatıve Spindelzellknoten sollten ausgeschlossen werden (Anichkow 1991; Meister u. Heıdl 1991) (Tabelle 2.10).

Condylomata acumınata

Im Bereich des Meatus externus der Urethra bis ın die Harnblase hıneinreıchend konnen sich Papillome des Plattenepithels entwickeln, die im Bereich des bedeckenden Plattenepithels Einzelzelldysplasien aufweisen konnen. Diese Kondylome sind vi-

Tabelle 2.10. Morphologische Befunde von Urethra, Penis und
Praputium (n = 1130)

Diagnosen	[%]
Urethritis (chronisch/glandular-zystisch)	2,4
Urethralkarunkel/Polypen	7,4
Posthitis bei Phimose	56,9
Lichen sclerosus	26,8
Balanitis plasmacellularis	0,3
Kondylome	2,1
Leukoplakie, M Bowen, Erythroplasia Queyrat	1,2
Urethrakarzinome	0,3
Plattenepithelkarzinome (Penis)	1,1
Metastasen/eingebrochene Karzinome (Prostata)	0,9
Melanom	0,1
Hamangiom	0,01
Zysten/Fisteln	0,5

rusinduziert und konnen sexuell ubertragbar sein
(HPV-6-Virus) (Keating et al. 1985; Bryant et al.
1987; Del Mistro et al. 1988) (s. Abb. 4.80).

Karzinome

Karzinome der Urethra sind äußerst selten. Es
handelt sich überwiegend um Plattenepithelkarzinome (80 %), selten um Adeno- oder Klarzell-
bzw. urotheliale Karzinome (ca. 14 %) (Meis et al.
1987; Moinuddin et al. 1988; Kusuyama et al. 1988;
Spencer et al. 1990) (Abb. 2.96 und 2.97). Oft
entwickeln sich die Urethralkarzinome in Divertikeln (Clayton et al. 1992). In solchen Fällen sind
61 % der Karzinome klarzellig-drusenbildend,
25 % urothelial und 14 % plattenepithelial. Die
Karzinome metastasieren sehr rasch in die inguinalen Lymphknoten als erste Lymphknotensta-
tion. Fernmetastasen treten zu ca. 15 % im Skelettsystem und in den Lungen auf (Meis et al. 1987;
Mayer et al. 1987). Auch hier wird eine virale
Genese diskutiert (Mevorach et al. 1990).
Differentialdiagnostisch sind Divertikel, Harnröh-
renstrikturen nach durchgemachter Gonorrho,
Harnrohrentuberkuose, periurethrale Abszesse
sowie Harnrohrenkonkremente und Fremdkorper
zu beachten (Abb. 2.98).
Eine Raritat sind kloakogene Karzinome, ein me-
sonephrogener Tumor in einem Urethraldivertikel
(Medeiros u. Young 1989; Diaz-Cano et al. 1992)
bzw. ein Adenokarzinom auf dem Boden eines
nephrogenen Adenoms (Kusuyama et al. 1988)
(Abb. 2.58). Differentialdiagnostisch sind beim
Mann eingebrochene Prostatakarzinome, bei der
Frau Portio-/Zervixkarzinome sowie auch Rektumkarzinome zu berücksichtigen (Tabelle 2.10).

Literatur

Abel PD (1988) Prognostic indices in transitional cell carcinoma of the bladder Br J Urol 62 103–109

Abenoza P. Manivel C. Sibley RK (1986) Adenocarcinoma with neuroendocrine differentiation of the urinary bladder – clinicopathologic, immunohistochemical, and ultrastructural study Arch Pathol Lab Med 110 1062–1066

Ackermann R (1986) Biologische Grundlagen des Urothelkarzinoms Verh Dtsch Ges Urol 37 2–10

Albores-Saavedra J. Manivel JC. Essenfeld H. Dehner LP. Drut R. Gould E. Rosai J (1990) Pseudosarcomatous myofibroblastic proliferations in the urinary bladder of children Cancer 66 1234–1241

Al-Izzi MS. Horton LWL. Kelleher J. Fawcett D (1889) Malignant transformation in endometriosis of the urinary bladder Histopathology 14 191–198

Amir G. Rosenmann E (1990) Osteoclast-like giant cell tumour of the urinary bladder Histopathology 17 413–418

Anichkov N (1991) Neuroendocrine cells (NEC) in normal and neoplastic epithelial structures of urethra Pathol Res Pract 187 650

Anichkov NM. Nikonov AA (1982) Primary malignant melanomas of the bladder J Urol 128 813–815

Arndt R. Steffens M. Loening Th. Huland H (1986) Nachweis virusassoziierter Transitionalzellkarzinome mit Hilfe eines eigenen monoklonalen Antikorpers Verh Dtsch Ges Urol 37 572–573

Auerbach O. Garfinkel L (1989) Histologic changes in the urinary bladder in relation to cigarette und use of artificial sweeteners Cancer 64 983–987

Babiker A. Shearer RJ. Chilvers CED (1989) Prognostic factors in a T3 bladder cancer trial Br J Cancer 59 441–444

Badalement RA. O'Toole RV. Keyhani-Rofagha S et al (1990a) Flow cytometric analysis of primary and metastatic bladder cancer J Urol 143 912–916

Badalament RA. O'Toole RV. Kennworthy P et al (1990b) Prognostic factors in patients with transitional cell carcinoma of the upper urinary tract J Urol 144 859–863

Barresi G. Marafioti T (1990) Mucin histochemistry and lectin binding sites in intestinal metaplasia of the urinary bladder Histopathology 17 219–223

Basar I. Ayhan A. Bircan K. Ergen A. Tasar C (1991) Transferrin receptor activity as a marker in transitional cell carcinoma of the bladder Br J Urol 67 165–168

Bennett JK. Wheatley JK. Walton KN. Watts NB. McNair O. O'Brien DP (1986) Nonmetastatic bladder cancer associated with hypercalcemia, thrombocytosis and leukemoid reaction J Urol 135 47–48

Berndt R. Weißbrod M (1991) Siegelringzellmetaplasie der Harnblasenschleimhaut Pathologe 12 341–342

Birth KU. Kamali I. Schubert GE (1991) Maligne Tumoren der Harnblase im Biopsiegut der Jahre 1977–1980 und 1988 Aktuel Urol 22 213–219

Blomjous CEM. Schipper NW. Vos W. Baak JPA. de Voogt HJ. Meijer CJLM (1989a) Comparison of quantitative and classic prognosticators in urinary bladder carcinoma Virchows Arch [A] 415 421–428

Blomjous CEM. Smeulders AWM. Baak JPA. Vos W. van Galen CM. Meijer CJLM (1989b) A comparative study in morphometric grading of transitional cell carcinoma of the urinary bladder Analyt Quantitative Cytol Histol 11 427–432

Blomjous CEM. Vos W. Schipper NW. de Voogt HJ. Baak JPA. Meijer CJLM (1989c) Morphometric and low cytometric analysis of small cell undifferentiated carcinoma of the bladder J Clin Pathol 42 1032–1039

Blomjous CEM. Vos W. Schipper NW Uyterlinde AM. Baak JPA. de Voogt HJ. Meijer CJLM (1990) The prognostic significance of selective nuclear morphometry in urinary bladder cancer Hum Pathol 21 409–413

Bloxham CA. Bennet MK. Robinson MC (1990) Bladder carcinosarcomas three cases with diverse histogenesis Histopathology 16 63–67

Blume B. Theuring F (1984a) Histologische und autoradiographische Untersuchungen zur Bedeutung und Terminologie der v Brunnschen Nester in Blasenschleimhautbiopsien Zentralbl Allg Pathol 129 119–125

Blume B. Theuring F (1984b) Histomorphologische Varianten des Carcinoma in situ der Harnblase Zentralbl Allg Pathol 129 195–199

Bocian JJ. Flam MS. Mendoza CA (1982) Hodgkin disease involving the urinary bladder diagnosed by urinary cytology A case report Cancer 50 2482–2485

Bocking A (1990) DNA-Zytometrie und Automation in der klinischen Diagnostik Beitr Onkol 38 298–347

Bohle A. Krech RH. Knipper A. Knipper W (1990) Kavernoses Hamangiom des Ureters endoskopische Behandlung mittels Nd-YAG-Laser Urologia 30 185–187

Borgmann V. Al-Abadi H. Nagel R (1991) Prognostic relevance of DNA ploidy and proliferative activity in urothelial carcinoma of the renal pelvis and ureter Urol Int 47 7–11

Burnett AL. Epstein JI. Marshall FF (1991) Adenocarcinoma of urinary bladder Classification and management Urol 4 315–321

Bryan RL. Crocker J. Farr A (1990) Nucleolar organiser regions in kidney tumours and xanthogranulomatous pyelonephritis J Clin Pathol 43 147–148

Bryant P. Skelly J. Wilson D (1987) Demonstration of papillomavirus structural antigen in human urinary bladder neoplasia Br J Urol 60 405–409

Bryant P. Davies P. Wilson D (1991) Detection of human papillomavirus DNA in cancer of the urinary bladder by in situ hybridisation Br J Urol 68 49–52

Butterworth DM. Habubi NY. Lupton EW (1990) Mixed mesonephric adenocarcinoma and transitional cell carcinoma of the bladder Histopathology 16 601–604

Cairns P. Sarez V. Newmann J. Crokker (1989) Nucleolar organizer regions in transitional cell tumors of the bladder Arch Pathol Lab Med 113 1250–1252

Carter RL. McCarthy KP. Al-Sam SZ. Monaghan P. Agrawal M. McElwain TJ (1989) Malignant rhabdoid tumour of the bladder with immunohistochemical and ultrastructural evidence suggesting histiocytic origin Histophatology 14 179–190

Chetsanga C. Malmstrom PU. Gyllensten U. Moreno-Lopez J. Dinter Z. Pettersson U (1992) Low incidence of human papillomavirus type 16 DNA in bladder tumor detected by the polymerase chain reaction Cancer 69 1208–1211

Clayton M. Siami P. Guinan P (1992) Urethral diverticular carcinoma Cancer 70 665–670

Clement PB. Young RH (1992) Endocervicosis of the urinary bladder A report of six cases of a benign Mullerian lesion that may mimic adenocarcinoma Am J Surg Pathol 16 533–542

Coombs LM. Pigott DA. Sweeney E. Proctor AJ. Eydmann ME. Parkinson C. Knowels MA (1991) Amplification and over-expression of c-erbB-2 in transitional cell carcinoma of the urinary bladder Br J Cancer 63 601–608

Coyne JD. Wilson G. Sandhu D. Young RH (1991) Inflammatory pseudotumour of the urinary bladder Histopathology 18 261–264

Cremer H, Adolphs H-D (1978) The natural history of nephrogenic adenoma of the urinary bladder Z Krebsforsch 91 49–53

Cross PA, Eyden BP, Joglekar VM (1989) Carcinosarcoma of the urinary bladder A light, immunohistochemical and electron microscopical case report Virchows Arch [A] 415 91–95

Czerniak B, Deitch D, Simmons H, Etkind P, Herz F, Koss LG (1990) Ha-ras gene codon 12 mutation and DNA ploidy in urinary bladder carcinoma Br J Cancer 62 762–763

Das AK, Carson CC, Bolick D, Paulson DF (1990) Primary carcinoma of the upper urinary tract Effect of primary and secondary therapy on survival Cancer 66 1919–1923

Davaris P, Petraki K, Arvanitis D, Papacharalammpous N, Morakis A, Zorzos S (1986) Urinary bladder paraganglioma Pathol Res Pract 181 101–105

Dean PA, Murphy WM (1987) Carcinoma in situ and dysplasia of the bladder urothelium World J Urol 5 103–107

Del Mistro A, Koss LG, Braunstein J, Bennett B, Saccomano G, Simons KM (1988) Condylomatata acuminata of the urinary bladder Natural history, viral typing, and DNA content Am J Surg Pathol 12 205–215

Derschum W, Erpenbach K, Goller T, Lulsdorf P (1990) Asymptomatisches Paragangliom der Harnblasenwand mit ungewohnlich ausgepragter submukoser Gefäßproliferation Urologe A 29 294–296

Dhom G, Goebbels R (1986) Zur deskriptiven Epidemiologie des Harnblasenkarzinoms Ergebnisse des Saarlandischen Krebsregisters und des Pathologischen Institutes Homburg/Saar Verh Dtsch Ges Urol 37 11–12

Diaz-Gonzales R, Barrientos A, Larrodera L, Ruilope LM, Leiva O, Borobia V (1985) Squamous cell carcinoma of the renal pelvis associated with hypercalcemia and the presence of parathyroid hormone-like substances in the tumor J Urol 133 1029–1030

Diaz-Cano SJ, Rios JJ, Rivera-Hueto F, Galera-Davidson H (1992) Mixed cloacogenic carcinoma of male urethra Histopathology 20 82–84

Donhuijsen K, Schmidt U, Richter HJ, Leder LD (1992) Mucoid cytoplasmic inclusions in urothelial carcinomas Hum Pathol 23 860–864

Dow JA, di Sant'Agnese A, Cockett ATK (1989) Expression of blood group precursor T antigen as a prognostic marker for human bladder cancer treated by bacillus Calmette-Guerin and interleukin-2 J Urol 142 978–982

Dworak O, Ahlen van H (1987) Diffuses Hamangiom des peripelvinen Fettgewebes der Niere Pathologe 8 298–299

Ekfors TO, Nurmi M (1988) Primary signet-ring cell carcinoma of the ureter APMIS 96 471–474

Essenfeld H, Manivel JC, Benedetto P, Albores-Saavedra J (1990) Small cell carcinoma of the renal pelvis a clinicopathological morphological and immunhistochemical study of 2 cases J Urol 144 344–347

Ewing R, Harnden-Mayor P, Mason MK, Anderson CK (1987) Extra-urethral ectopic prostate Br J Urol 60 433–435

Fradet Y, Tardif M, Bourget L, Robert J (1990) Clinical cancer progression in urinary bladder tumors evaluated by multiparameter flow cytometry with monoclonal antibodies Cancer Res 50 432–437

Fujimoto N, Odo M, Shimoe S (1991) Primary malignant melanoma of the male urethra Urol Int 47 176–177

Gauthier J, Fradet Y (1990) Growth-related surface glycoproteins of human bladder cancer Cancer Res 50 293–298

Gericke D, Harzmann R (1986) Bladder cancer – a consequence of industrialisation Fortschr Med 104 33–37

Goepel M, Rubben M (1991) TNM-orientierte Therapieplanung beim Harnblasenkarzinom Urologe [A] 30 151–157

Goertchen R, Kasper M, Stosiek P (1990) Das mukourotheliale Karzinom der Harnblase und des Ureters Pathologe 11 166–170

Grignon DJ, Ro JY, Ayala AG, Johnson DE (1991a) Primary signet-ring cell carcinoma of the urinary bladder Am J Clin Pathol 95 13–20

Grignon DJ, Ro JY, Ayala AG, Johnson DE, Ordonez NG (1991b) Primary adenocarcinoma of the urinary bladder Cancer 67 2165–2172

Grignon DJ, Ro JY, Mackay B, Ordonez NG, El-Naggar A, Molina TJ, Shum DT, Ayala AG (1991c) Paraganglioma of the urinary bladder Immunohistochemical, ultrastructural and DNA flow cytometric studies Hum Pathol 22 1162–1169

Grignon DJ, Ro JY, Ayala AG et al (1992) Small cell carcinoma of the urinary bladder Cancer 69 527–536

Grups JW, Frohmuller HGW, Ackermann R (1985) Immunological findings in patients with superficial bladder cancer during human alpha-2-interferon Urol Int 40 301–306

Guarnaccia S, Pais V, Grous J, Spirito N (1991) Adenocarcinoma of the urachus associated with elevated levels of CA 125 J Urol 145 140–141

Guinan P, Vogelzang J, Randazzo R, Fremgen A, Chmiel J, Sylvester J, Sener S (1992) Renal pelvic transitional cell carcinoma The role of the kidney in tumor-node-metastasis staging Cancer 69 1773–1775

Habuchi T, Okagaki T, Miyakawa M (1991) Endometriosis of bladder after menopause J Urol 145 361–363

Hansen AG, Bjerregaard B, Ovesen H, Horn T (1992) AgNOR counts and histological grade in stage pTa bladder tumours reproducibility and relation to recurrence pattern Histopathology 20 257–262

Hansen BJ, Winter Christensen S, Eldrup J (1989) Prostatictype polyp in the bladder a case report APMIS 97 664–666

Hausdorfer GS, Chandrasoma P, Pettross BR, Carnere CA (1985) Cytologic diagnosis of mesonephric adenocarcinoma of the urinary bladder Acta Cytol 29 823–826

Hausmann H, Linde J v d (1989) Malakoplakie der Urethra Z Urol Nephrol 82 155–158

Helander K, Kirhus B, Iversen OH, Johansson SL, Nilsson S, Vaage S, Fjordvang H (1985) Studies of malignancy grading with special reference to grade II tumours Virchows Arch [A] 408 117–126

Helander KG, Tibukait B (1988) Modal DNA values of normal and malignant urothelial cells of the bladder in relation to nuclear size Analyt Quantitative Cytol Histol 10 127–133

Helpap B (1986) Urothelcarcinome der ableitenden Harnwege Extracta Urologica 9(4) 193–220

Helpap B (1989) Pathologie der ableitenden Harnwege und der Prostata Springer, Berlin Heidelberg New York Tokyo

Helpap B (1991) Niedrig- und hochmaligne Urothelcarcinome Histologische, zytologische, zellkinetische und immunhistochemische Charakteristika TW Urologie Nephrologie 5 269–281

Helpap B (1992) Grading and prognostic significance of urologic carcinomas Urol Int 48 245–257

Helpap B, Giesbert A (1982) Grading und Staging von urothelialen Harnblasenkarzinomen Dtsch Med Wochenschr 107 1274–1279

Helpap B, Schwabe HW, Adolphs HD (1985a) Proliferative pattern of urothelial bladder cancer and urothelial atypias J Cancer Res Clin Oncol 109 46–54

Helpap B, Vogel J, Oehr P, Adolphs HD (1985b) Proliferationskinetische und immunhistochemische Untersuchungen an urothelialen Atypien/Dysplasien und Karzinomen Helv Chir Acta 52· 451–454

Hermanek P, Sobin LH (1987/1992) TNM classification of malignant tumours. Springer, Berlin Heidelberg New York Tokyo (4th rev edn 1987 / 4th edn, 2nd rev 1992)

Hijazi A, Devonec M, Bouvier R, Revillard J-P (1989) Flow cytometry study of cytokeratin 18 expression according to tumor grade and deoxyribonucleic acid content in human bladder tumors J Urol 141 522–526

Hobarth K, Hofbauer J, Wrba F (1991) Malignant hemangiopericytoma of the pelvis-report of a case with urological implications and immunohistochemical analysis Urol Int 47 94–97

Hofstadter E, Degrano R, Jaske G, Judmaier W (1986) Urothelial dysplasia and carcinoma in situ of the bladder Cancer 57 356–361

Hofstadter F (1986) Diagnostische Schwerpunkte der Tumormarker Tumoren des mannlichen Urogenitalsystems Verh Dtsch Ges Pathol 70 172–183

Hopman AHN, Poddighe PU, Smeets AWGB, Moesker O, Beck JLM, Vooijs GP, Ramaekers FCS (1989) Detection of numerical chromosome aberrations in bladder cancer by in situ hybridization Am J Pathol 135 1105–1117

Huben RP, Mounzer AM, Murphy GP (1988) Tumor grade and stage as prognostic variables in upper tract urothelial tumors Cancer 62 2016–2020

Huland E, Huland H, Arndt R, Baisch H, Kloppel G (1988) Urindiagnostik oberflachlicher Harnblasentumoren durch Zytologie, Immunzytologie und Flowzytometrie Ergebnisse einer prospektiven vergleichenden Studie an 104 Patienten Akt Urol 19 13–17

Huland H, Arndt R, Huland E, Loening Th, Steffens M (1987) Monoclonal antibody 486 P 2/12 The valuable bladder-carcinoma marker for immunocytology J Urol 137 654–659

Huland E, Huland H, Schneider AV (1990) Quantitative immunocytology in the management of patient with superficial bladder carcinoma I A marker to identify patients, who do not require prophylaxis J Urol 144 637–640

Huland E, Huland H, Meier Th, Baricordi O, Fradet Y, Grossmann HB, Hodges GM, Messing EM, Schmitz-Draeger BJ (1991a) Comparison of 15 monoclonal antibodies against tumor-associated antigens J Urol 146 1631–1636

Huland E, Huland H, Meier T, Baricordi O, Fradet Y, Grossmann HB, Hodges GM, Messing EM, Schmitz-Draeger BJ (1991b) The significance of immune cytological diagnostics for bladder carcinoma Onkologie 14 385–390

Hulse CA (1990) Neurofibromatosis Bladder involvement with malignant degeneration J Urol 144 742–743

Ingram EA, De Pauw Ph (1985) Adenocarcinoma of the male urethra with associated nephrogenic metaplasia Case report and review of the literature Cancer 55 160–164

Jewett HJ (1970) Tumors of the bladder In Campell and Harrison Urology. vol 2 Saunders, Philadelphia, p 1003

Johannes A, Prantl F, Peschke P, Wenzl H (1988) Sogenanntes nephrogenes Adenom (adenomatose Metaplasie) Seltene tumorartige adenopapillare Lasion des Urothels in der Harnblase bei einem 6-jahrigen Knaben nach Trauma Urologe 27 204–206

Johnston PW, Ewen SWB (1990) Localized amyloidosis and transitional cell carcinoma of the same ureter Histopathol 17 579–582

Jordan AM, Weingarten J, Murphy WM (1987) Transitional cell neoplasms of the urinary bladder Can biologic potential be predicted from histologic grading Cancer 60 2766–2774

Kabbani MW, Wind K (1987) Metastasierende Tumoren am Harnleiter Fallbericht und Literaturubersicht Urologe [A] 27 18–20

Kamat MR, Kulkarn JN, Tongaonkar HB (1991) Adenocarcinoma of the bladder study of 14 cases and review of the literature Br J Urol 68 254–257

Kanokogi M, Becht E, Benz P, Ziegler M, Ikoma F, Oberhausen E (1990) Carcinoembryonales Antigen (CEA) beim Harnblasencarcinom Eine immunhistochemische und immunszintigaphische Untersuchung Aktuel Urol 21 251–258

Kaubisch S, Lum BL, Reese J, Freiha F, Torti FM (1991) Stage T1 bladder cancer Grade is the primary determinant for risk of muscle invasion J Urol 146 28–31

Keating MA, Young RH, Carr CP, Nikrui N, Heney NM (1985) Condyloma acuminatum of the bladder and ureter Case report and review of the literature J Urol 133 465–467

Kiernan M, Gaffney EF (1990) The endocrine-paracrine cells of the Brunn's nests and glandular metaplasia in the supramontanal prostatic urethra Histopathology 16 365–369

Kim YI, Yoon DH, Lee SW, Lee C (1988) Multicentric papillary adenocarcinoma of the renal pelvis and ureter report of a case with ultrastructural study Cancer 62 2402–2407

Kirkali Z, Cowan S, Leake RE (1990) Androgen receptors in transitional cell carcinoma Int Urol Nephrol 22 231–234

Kirkhus B, Clausen OPF, Fjordvang H, Helander K, Iversen OH, Reitan JB, Vaage S (1988) Characterization of bladder tumours by multiparameter flow cytometry with special reference to grade II tumours APMIS 96 783–792

Klein EA (1991) Die Genetik urologischer Tumoren Teil 2 Klassische und zytogenetische Konzepte der Karzinogenese und chromosomale Aberrationen bei speziellen urologischen Tumoren Aktuel Urol 22 1–9

Koss LG (1979) Fruhe neoplastische Veranderungen in der Harnblase Verh Dtsch Ges Pathol 63 241–245

Koss LG (1991) Image cytophotometry and flow cytometry In Coon JS, Weinstein RS (eds) Diagnostic flow cytometry Williams & Wilkins, Baltimore, pp 147–163

Koss LG, Wersto RP, Simmons DA, Deitch D, Herz F, Freed SZ (1989) Predictive value of DNA measurements in bladder washings Comparison of flow cytometry, image cytophotometry, and cytology in patients with a past history of urothelial tumors Cancer 64 916–924

Kubota Y, Numasawa K, Suzuki H et al (1991) Histological analysis of high-grade superficial bladder tumour Int Urol Nephrol 23 237–243

Kunze E (1984) Die multifaktorielle Mehrstufenkarzinogenese am Harnblasenurothel In Bichler KH, Harzmann R (Hrsg) Das Harnblasenkarzinom Springer, Berlin Heidelberg New York Tokyo, S 37–62

Kunze E, Claude J, Frentzel-Beyme R (1986) Die Bedeutung von Lebensstilfaktoren fur die Entwicklung von Harnwegstumoren Verh Dtsch Ges Urol 37 120–133

Kunze E, Chang-Claude J, Frenzel-Beyme R (1992) Life style and occupational risk factors of bladder cancer in Germany Cancer 69 1776–1790

Kusaba Y, Yushita Y, Suzu H et al (1984) Carcinosarcoma of the bladder J Urol 131 118–119.

Kusuyama Y, Yoshida M, Uekado Y, Ogawa T, Fujinaga T, Kuribayashi K, Saito K (1988) Clear cell adenocarcinoma of the female urethra a case report Acta Pathol Jpn 38 217–223

Kvist E, Sjolin K-E (1990) Urothelial metaplasia of the bladder mucosa nephroid-clonic and signet-ring cell metaplasia APMIS 98 287–293

Kvist E, Falensteen Lauritzen A, Bredesen J, Luke M, Sjolin K-E (1988) A comparative study of transitional cell tumors of the bladder and upper urinary tract Cancer 61 2109–2112

Kyriakos M, Royce RK (1989) Multiple simultaneous inverted papillomas of the upper urinary tract A case report with a review of ureteral and renal pelvic inverted papillomas Cancer 63 368–380

Langkilde NC, Wolf H, Ørntoft TE (1989) Binding of wheat and peanut lectins to human transitional cell carcinomas Correlation with histopathologic grade, invasion, and DNA ploidy Cancer 64 849–853

Langkilde NC, Wolf H, Clausen H, Kjeldsen T, Ørntoft TF (1991a) Nuclear volume and expression of T-antigen, Sialosyl-Tn-antigen, and Tn-antigen in carcinoma of the human bladder Cancer 69 219–227

Langkilde NC, Wolf H, Meldgard P, Ørntoft TF (1991b) Frequency and mechanism of Lewis antigen expression in human urinary bladder and colon carcinoma patients Br J Cancer 63 583–586

Leistenschneider W, Nagel R, Steffens J (1983) Nierenbeckentumoren und Phenacetinabusus Aktuel Urol 14 15–20

Limas C (1990) A, B blood group antigens in tissues of AB heterozygotes emphasis on normal and neoplastic urothelium Am J Pathol 137 1157–1162

Limas C (1991) Quantitative interrelations of Lewis antigens in normal mucosa and transitional cell bladder carcionomas J Clin Pathol 44 983–989

Limas C, Cutler B, Lange P (1991) Ultrastructural localization of blood group antigen A in normal and neoplastic urothelium Histopathology 18 1–10

Lipponen PK, Eskelinen MJ, Collan Y, Pesonen E, Ventila T, Sotarauta M, Nordling S (1990) DNA ploidy and s-phase fraction in human bladder cancer Relation to survival and histological grade (WHO) Urol Int 45 4–9

Loßer R, Kunz J (1990) Einfluß methodischer Faktoren auf die in vitro Markierung von Gewebsproben mit 3-H-Thymidin Acta Histochem [Suppl] 39 93–98

Loughlin KR, Retik AB, Weinstein HJ et al (1989) Genitourinary rhabdomyosarkoma in children Cancer 63 1600–1606

Loy V, Kramer W, Gerdes J, Krech R, Jonas D (1987) Malignitatsgrad und Proliferationsfraktion des Urothelkarzinoms Verh Dtsch Ges Urol 38 395–397

Mahadevia PS, Alexander JE, Rojas-Corona R. Koss LG (1989) Pseudosarcomatous stromal reaction in primary and metastatic urothelial carcinoma a source of diagnostic difficulty Am J Surg Pathol 13 782–790

Malmstrom PU, Busch C, Norlen BJ, Andersson B (1988) Expression of ABH blood group isoantigen as a prognostic factor in transitional cell bladder carcinoma Scand J Urol Nephrol 22 265–270

Malmstrom PU, Vasko J, Wester K, Norlen BJ, Busch Ch (1989) Flow cytometric analysis of DNA content of deparaffinized nuclei in urinary bladder carcinomas Comparison of different isolation methods and relation to histological grade and stage APMIS 97 811–819

Malone WF, Kelloff GJ, Pierson H, Greenwald P (1987) Chemoprevention of bladder cancer Cancer 60 650–657

Mark JA, Pais VM, Chong FK (1990) Plasmacytoma of the urethra treated with transurethral resection and radiotherapy J Urol 143 1010–1011

Martin JE, Jenkins BJ, Zuk RL, Blandy JP, Baithun SI (1989) Clinical importance of squamous metaplasia in invasive transitional cell carcinoma of the bladder J Clin Pathol 42 250–253

Mauriello A, Schiaroli S, Orlandi A, Santeusanio G, Bonanno E, Spagnoli LG (1991) Flow cytometry and morphometry in prognosis of urinary bladder carcinoma Pathol Res Pract 187 724

Mayer R, Fowler JE, Clayton M (1987) Localized urothral cancer in women Cancer 60 1548–1551

Medeiros LJ, Young RH (1989) Nephrogenic adenoma arising in urethral diverticula Arch Pathol Lab Med 113 125–128

Meis JM, Ayala AG. Johnson DE (1987) Adenocarcinoma of the urethra in women A clinicpathologic study Cancer 60 1038–1052

Meister P, Heidl G (1991) Postoperativer Spindelzellknoten der Harnblase und Prostata Pathologe 12 214–219

Mellicow MM (1974) Tumors of the bladder, a multifacted problem J Urol 112 467

Mevorach RA, Cos LR, di Sant'Agnese PA, Stoler M (1990) Human papillomavirus type 6 in grade I transitional cell carcinoma of the urethra J Urol 143 126–128

Meyers FJ, Gumerlock PH, Kawasaki ES, Wang AM, De Vere White RW, Erlich HA (1991) Bladder cancer human leukocyte antigen II, interleukin-6, und interleukin-6 receptor expression determined by the polymerase chain reaction Cancer 67 2087–2095

Mills SE, Bova GS, Wick MR, Young RH (1989) Leiomyosarcoma of the urinary bladder a clinicopathologic and immunohistochemical study of 15 cases Am J Surg Pathol 13 480–489

Moinuddin M, Klein FA, Harza TA (1988) Primary female urethral carcinoma A retrospective comparison of different treatment techniques Cancer 62 54–57

Moll R, Achstatter T, Becht E, Balcarova-Stander J, Ittensohn M, Frake WW (1988) Cytokeratins in normal and malignant transitional epithelium Maintenance of expression of urothelial differentiation features in transitional cell carcinoma and bladder carcinoma cell culture lines Am J Pathol 132 123–144

Montironi R, Scarpelli M, De Nictolis M, Mariuzzi G, Ansuini G, Pisani E (1988) Comparison of computerized analysis of nuclear DNA changes in uterine cervix dysplasia and in urothelial non-invasive papillary carcinoma Pathol Res Pract 183 489–496

Morrison AS (1987) Epidemiology and environmental factors in urologic cancer Cancer 60 632–634

Mostofi FK, Sobin LH, Forlini H (1973) Histological typing of urinary bladder tumors International histological classification of tumours World Health Organization, vol 10, Geneva

Moyana T, Kontozoglou TH (1988) Urinary bladder paragangliomas An immunohistochemical study Arch Pathol Lab Med 112 70–72

Nativ O, Winkler HZ, Reiman HM, Lieber MM (1990) Squamous cell carcinoma of the renal pelvis nuclear deoxyribonucleic acid ploidy studied by flow cytometry J Urol 144 23–26

Neal DE, Charlton RG, Bennett MK (1987) Histochemical study of lectin binding in neoplastic and non-neoplastic urothelium Br J Urol 60 399–404

Neal DE, Smith K, Fennelly JA, Bennett MK, Hall RR, Harris AL (1989) Epidermal growth factor receptor in human bladder cancer a comparison of immunohistochemistry and ligand binding J Urol 141 517–521

Neal DE, Sharples L, Smith K, Fennelly R, Hall R, Harris AL (1990) The epidermal growth factor receptor and the prognosis of bladder cancer Cancer 65 1619–1625

New NE, Roberts PF (1990) Mucinous metaplasia in endometriosis of the bladder Histopathology 17 307–308

Newbould M, McWilliam LJ (1990) A study of vesical adenocarcinoma, intestinal metaplasia and related lesions using mucine histochemistry Histopathology 17 225–230

Newman J, Antonakopoulos GN (1985) Widespread mucous metaplasia of the urinary bladder with nephrogenic adenoma Arch Pathol Labor Med 109 560–563

Nielsen K, Colstrup H, Nilsson T, Gundersen HGG (1986) Stereological estimates of nuclear volume correlated with histopathological grading and prognosis of bladder tumour Virchows Arch [B] 52 41–54

Nielsen K, Orntoft T, Wolf H (1989) Stereologic estimates of nuclear volume in noninvasive bladder tumors (Ta) correlated with the recurrence pattern Cancer 64 2269–2274

Noldus J, Otto U, Conrad S, Klosterhalfen H (1991) Das Phaochromozytom der Harnblase Diagnostik und Therapie anhand eines Fallberichts Urologe [A] 30 272–274

Norpoth K (1984) Grundlagen der Prävention bosartiger Urotheltumoren In Bichler KH, Harzmann R (Hrsg) Das Harnblasenkarzinom Springer, Berlin Heidelberg New York Tokyo, S 1–13

Obe JA, Rosen N, Koss LG (1983) Primary choriocarcinoma of the urinary bladder Report of a case with probable epithelial origin Cancer 52 1405–1409

Ofner D, Totsch M, Sandbichler P, Hallbrucker C, Margreiter R, Mikuz G, Schmid KW (1990) Silver stained nucleolar organizer region proteins (Ag-NORs) as a predictor of prognosis in colonic cancer J Pathol 162 43–49

Oesterling JE, Brendler CB, Burgers JK, Marshall FF, Epstein JI (1990a) Advanced small cell carcinoma of the bladder Successful treatment with combined radical cystoprostatectomy and adjuvant methotrexate, vinblastine, doxorubicin, and cisplatin chemotherapy Cancer 65 1928–1936

Oesterling JE, Epstein JI, Brendler CB (1990b) Myxoid malignant fibrous histiocytoma of the bladder Cancer 66 1836–1842

Okamura K, Miyake K, Koshikawa T, Asai J (1990) Growth fractions of transitional cell carcinomas of the bladder defined by the monoclonal antibody Ki-67 J Urol 144 875–878

Oldbring J, Hellsten S, Lindholm K, Mikulowski P, Tribukait B (1989) Flow DNA analysis in the characterization of carcinoma of the renal pelvis and ureter Cancer 64 2141–2145

Olsen PR, Wolf H, Schroeder T, Fischer A, Hojgaard K (1988) Urothelial atypia and survival rate of 500 unselected patients with primary transitional cell tumour of the urinary bladder Scand J Urol Nephrol 22 257–263

Ørntoft TF, Wolf H (1988) Blood group AB0 and Lewis antigens in bladder tumors Correlation between glycosyltransferase activity and antigen expession APMIS 4 126–133

Ørntoft TF, Peterson SE, Wolf H (1988) Dual-parameter flow cytometry of transitional cell carcinomas Quantitation of DNA content and binding of carbohydrate ligands in cellular subpopulations Cancer 61 963–970

Osther PJ, Starklint H (1989) Nephrogenic adenoma Reports of two cases Scand J Urol Nephrol 23 75–77

Otte S, Bressel M, Thiedemann C, Arps H, Kastendieck H (1991) Das Siegelringzellkarzinom im Harntrakt Primartumor oder Metastase eines occulten Neoplasmas? Urologe [A] 30 89–91

Otto T, Rubben H (1991) Das Carcinoma in situ der Harnblase – Definition und Stand der Behandlung Urologe [A] 30 163–166

Papadopoulos I, Wirth B, Weichert-Jacobsen K, Wacker H-H (1990) Primares Adenocarcinom des Ureters Fallbericht und Literaturubersicht Urologe [B] 30 182–184

Pauwels RPE, Smeets AWGB, Schapers RFM, Geraedts JPM, Debruyne EMJ (1988) Grading in superficial bladder cancer (2) Cytogenetic classification Br J Urol 61 135–139

Pearson JM, Banerjee SS, Haboubi NY (1989) Two cases of pseudosarcomatous invasive transitional cell carcinoma of the urinary bladder mimicking malignant fibrous histiocytoma Histopathology 15 93–99

Podesta AH, True LD (1989) Small cell carcinoma of the bladder Report of five cases with immunohistochemistry and review of the literature with evaluation of prognosis according to stage Cancer 64 710–714

Pritchett TR, Wang JKM, Jones PA (1989) Mesenchymal-epithelial interactions between normal and transformed human bladder cells Cancer Res 49 2750–2754

Proppe K, Scully R, Rosai J (1984) Postoperative spindle cell nodules of genitourinary tract resembling sarcomas A report of eight cases Am J Surg Pathol 8 101–108

Ro JY, Ayala A, Ordonez NG, Swanson DA, Babaian RJ (1986) Pseudosarcomatous fibromyxoid tumor of the urinary bladder Am J Clin Pathol 86 583–590

Ro J, Ayala A, Wishnow K, Ordonez N (1988) Sarcomatoid bladder carcinoma clinicopathologic and immunhistochemical study on 44 cases Surg Pathol 1 359–365

Rockelein G, Sebeikat D, Hecken-Emmel M (1990) Primares Chondrosarkom des Ureters Dtsch Med Wochenschr 115 1868–1871

Ross RK, Paganini-Hill A, Landolph J, Gerkins V, Henderson BE (1989) Analgesics, cigarette smoking, and other risk factors for cancer of the renal pelvis and ureter Cancer Res 49 1045–1048

Rubben H, Lutzeyer W, Wallace DMA (1985) The epidemiology and aetiology of bladder cancer In Zingg EJ, Wallace DMA (eds) Bladder cancer Springer, Berlin Heidelberg New York Tokyo, pp 1–22

Ruschoff J, Bath P (1992) Theorie und Praxis der Silberfarbung Nukleolus organisierender Regionen (AgNOR) Pathologe 13 13–19

Ruschoff J, Zimmermann R, Ulshofer B (1991) Quantitation of AgNORs in urothelial cancer Pathol Res Pract 187 759

Ruschoff J, Zimmermann R, Ulshofer B, Thomas C (1992) Silver-stained nucleolar organizer proteins in urothelial bladder lesions Path Res Pract 188 593–598

Rutishauser G, Mihatsch MJ, Rist M (1984) Tumoren der Harnwege bei Analgetika-Abusus In Bichler KH, Harzmann R (Hrsg) Das Harnblasenkarzinom Springer, Berlin Heidelberg New York Tokyo, S 14–24

Sakamoto N, Tsuneyoshi M, Enjoji M (1992) Urinary bladder carcinoma with a neoplastic squamous component a mapping study of 31 cases Histopathology 21 135–141

Salzler N, Kraft K, Metzler HJ (1987) Sarkome der Harnblase Lit ubersicht u Kasuistik eines Falles Urologe [A] 27 21–25

Sanders H, McCue P, Graham SD (1991) AB0 (H) Antigens and Beta-2-Microglobulin in transitional cell carcionoma Predictors of response to intravesical bacillus Calmette-Guerin Cancer 67 3024–3028

Sarma KP (1969) Tumors of the urinary bladder Butterworth, London, pp 204–258

Satake T, Matsuyama M (1986) Argyrophil cells in the urachal epithelium and urachal adenocarcinoma Acta Pathol Japan 34 1193–1197

Satake T, Takeda S, Matsuyama M (1984) Neoplastic nature of argyrophil cells in urachal adenocarcinoma Acta Pathol Jpn 36 1587–1592

Schmid H-P, Hering F, Torhorst J (1991) Primar extragonadales Chorionkarzinom der Harnblase Urologe [A] 30 72–74

Schneider AW, Huland H (1990) Tumormarker und prognostische Parameter beim Harnblasenkarzinom Urologe [A] 29 71–76

Schnoy N, Leistenschneider W (1982) Tumor of mesonephric orgin in a diverticulum of the urethra An ultrastructural study Virchows Arch [A] 397 335–345

Schopp F, Bohm E, Walz PH (1989) Malignes fibroses Histiozytom der Harnblasenwand nach Strahlentherapie eines Urothelkarzinoms Aktuel Urol 20 215–217

Schubert GE (1988) Die Pathologie des fortgeschrittenen Harnblasencarcinoms Aktuel Urol 19 78–82

Schutze U (1986) Osteosarkom der Harnblase mit einem

Prostatakarzinom als Zweittumor Zentralbl Allg Pathol Anat 131 423–427

Scott AA, Stanley W, Worsham GF, Kirlandt A, Gansler T, Garvin AJ (1989) Aggressive bladder carcinoma in an adolescent Report of a case with immunohistochemical, cytogenetic and flow cytometric characterization Am J Surg Pathol 13 1057–1063

Shimazui T, Nemoto R, Koiso K, Uchiyama (1989) Evaluation of human bladder tumors by ultrastructural morphometric techniques Virchows Arch [B] 57 195–202

Shimazui T, Koiso K, Uchiyama Y (1990) Morphometry of nucleoli as an indicator for grade of malignancy of bladder tumors Virchows Arch [B] 59 179–183

Slattery ML, Schumacher MC, West DW, Robison ML (1988) Smoking and bladder cancer The modifying effect of cigarettes on other factors Cancer 61 402–408

Song J, Farrow GM, Lieber MM (1990) Primary adenocarcinoma of the bladder favorable prognostic significance of deoxyribonucleic acid diploidy measured by flow cytometry J Urol 144 1115–1118

Spencer JR, Brodin AG, Ignatoff JM (1990) Clear cell adenocarcinoma of the urethra evidence for origin within paraurethral ducts J Urol 143 122–125

Stark GL, Feddersen R, Lowe BA, Benson CT, Black W, Borden TA (1989) Inflammatory pseudotumor (pseudosarcoma) of the bladder J Urol 141 610–612

Steffens J, Nagel R (1988) Tumours of the renal pelvis and ureter Observations in 170 patients Br J Urol 61 277–283

Stilmant M, Murphy JL, Merriam JC (1986) Cytology of nephrogenic adenoma of the urinary bladder A report of four cases Acta Cytol 30 35–40

Stroup RM, Chang YC (1987) Angiosarcoma of the bladder A case report J Urol 137 984–985

Summers DE, Rushin JM, Frazier HA, Cotelingam JD (1991) Inverted papilloma of the urinary bladder with granular eosinophilic cells An unusual neuroendocrine variant Arch Pathol Lab Med 115 802–806

Summers J, Falor W, Ward R (1981) A 10-year analysis of chromosomes in non-invasive papillary carcinoma of the bladder J Urol 125 177–178

Sweetser PM, Ohl DA, Thompson NW (1991) Pheochromocytoma of the urinary bladder Surgery 109 677–681

Talbert ML, Young RH (1989) Carcinomas of the urinary bladder with deceptively benign-appearing foci Am J Surg Pathol 13 374–381

Theuring E (1992) Cystitis glandularis vom intestinalen Typ (=intestinale Metaplasie) in der Harnblasenschleimhaut mit funktionell bedeutsamer Pseudotumorbildung Pathologe 13 235–240

Theuring F, Theuring U (1990) Systematisches histologisches Harnblasenmapping bei primaren Harnblasenkarzinomen Pathologe 11 148–153

Theuring F, Ecke M (1991) Polypos-tubulare Metaplasie der Harnblase (sog nephrogenes Adenom) Pathologe 12 282–287

Thrasher JB, Miller GJ, Wettlaufer JN (1990) Bladder leiomyosarcoma following cyclophosphamide therapy for lupus nephritis J Urol 143 119–121

Thum G, Wechsel HW, Merkel KHH (1990) Das primare maligne Melanom des distalen Urogenitaltraktes Urologe [A] 29 158–160

Tribukait B (1987) Flow cytometry in assessing the clinical agressiveness of the genitourinary neoplasms World J Urol 5 108–122

Troster M, Wyatt JK, Alen-Halagah J (1986) Nephrogenic adenoma of the urinary bladder Acta Cytol 30 41–44

Tsujihashi H, Matsuda, Uejima S, Akiyama T, Kurita T (1989) Cell proliferation of human bladder tumors J Urol 142 1113–1116

Tsujihashi H, Nakanishi A, Matsuda H, Uejima S, Kurita T (1991) Growth fraction of human bladder tumors Urol Res 19 215–218

Vara AR, Ruzics EP, Moussabeck O, Martin DC (1990) Endometrioid adenosarcoma of the bladder arising from endometriosis J Urol 143 813–815

Vieillefond A, Sinico M, Tighilt M, Martin E, Benoit G, Jardin A (1988) Carcinosarcomas of the bladder Immunohistochemical study in 3 cases Ann Pathol 8 223–227

Vineis P, Esteve J, Hartge P, Hoover R, Silverman DT, Terracini B (1988) Effects of timing and type of tobacco in cigarette-induced bladder cancer Cancer Res 48 3849–3852

Vogel J, Helpap B, Oehr P, Adolphs DH, Vahlensieck W (1985) Vergleich und klinische Bedeutung der histologischen und immunhistochemischen Untersuchungen von praneoplastischen und fruh invasiven, urothelialen Veranderungen sowie von okkulten Metastasierungen urothelialer Karzinome Verh Dtsch Ges Pathol 69 498

Wan J, Grossman HB (1989) Bladder carcinoma in patients age 40 years or younger Cancer 64 178–181

Wechsel HW, Kollwitz AA (1990) Eine primare Amyloidose der Blase Urologe [B] 30 193–194

Wechsel HW, Kollwitz AA (1991) Ein primares malignes Melanom der Harnblase Aktuel Urol 22 178–180

Weide R, Pfluger K-H, Gorg C, Rohrmoser L, Neumann K, Havemann K (1990) Multiple myeloma of the bladder and vagina Cancer 66 989–991

Wick MR, Perrone TL, Burke BA (1985) Sarcomatoid transitional cell carcinoma of the renal pelvis Arch Pathol Lab Med 109 55–58

Wick MR, Brown BA, Young RH, Mills SE (1988) Spindle-cell proliferations of the urinary tract An immunohistochemical study Am J Surg Pathol 12 379–389

Wijkstrom H, Tribukait B (1990) Deoxyribonucleic acid flow cytometry in predicting response to radical radiotherapy of bladder cancer J Urol 144 646–651

Winkler HZ, Nativ O, Hosaka Y, Farrow GM, Lieber MM (1989) Nuclear deoxyribonucleic acid ploidy in squamous cell bladder cancer J Urol 141 297–302

Winter P, Porst H, Meybehm M, Hermanns M, Koster O (1989) Das kavernose Hamangiom der Harnblase Aktuel Urol 20 48–50

Wynder EL, Augustine A, Kabat GC, Hebert JR (1988) Effect of the type of cigarette smoked on bladder cancer risk Cancer 61 622–627

Yamada T, Fukui I, Kobayashi T, Sekine H, Yokogawa M, Yamada T, Oshima H (1991) The relationship of ABH(0) blood group antigen expression in intraepithelial dysplastic lesions of clinicopathologic properties of associated transitional cell carcinoma of the bladder Cancer 67 1661–1666

Young RH (1987) Carcinosarcoma of the urinary bladder Cancer 59 1333–1339

Young RH (1988) Papillary and polypoid cystitis A report of eight cases Am J Surg Pathol 12 542–546

Young RH, Eble JN (1991) Unusual forms of carcinoma of the urinary bladder Hum Pathol 22 948–965

Young RH, Johnston WH (1990) Serous adenocarcinoma of the uterus metastatic to the urinary bladder mimicking primary bladder neoplasia Am J Surg Pathol 14 877–880

Young RH, Scully RE (1986) Nephrogenic adenoma A report of 15 cases Review of the literature, and comparison with clear cell adenocarcinoma of the urinary tract Am J Surg Pathol 10 268–275

Young RH, Scully RE (1987) Pseudosarcomatous lesions of the urinary bladder, prostate gland, and urethra Arch Pathol Lab Med 111 254–358

Young RH, Scully RE (1988) Urothelial and ovarian carcinomas of identical cell types problems in interpretation A report of three cases and review of the literature Int J Gynecol Pathol 7 197–211

Young RH, Proppe KH, Dickersin GR, Scully RE (1987) Myxoid leiomyosarcoma of the urinary bladder Arch Pathol Lab Med 111 259–362

Zukerberg LR, Harris NL, Young RH (1991) Carcinomas of the urinary bladder simulating malignant lymphoma A report of five cases Am J Surg Pathol 15 569–576

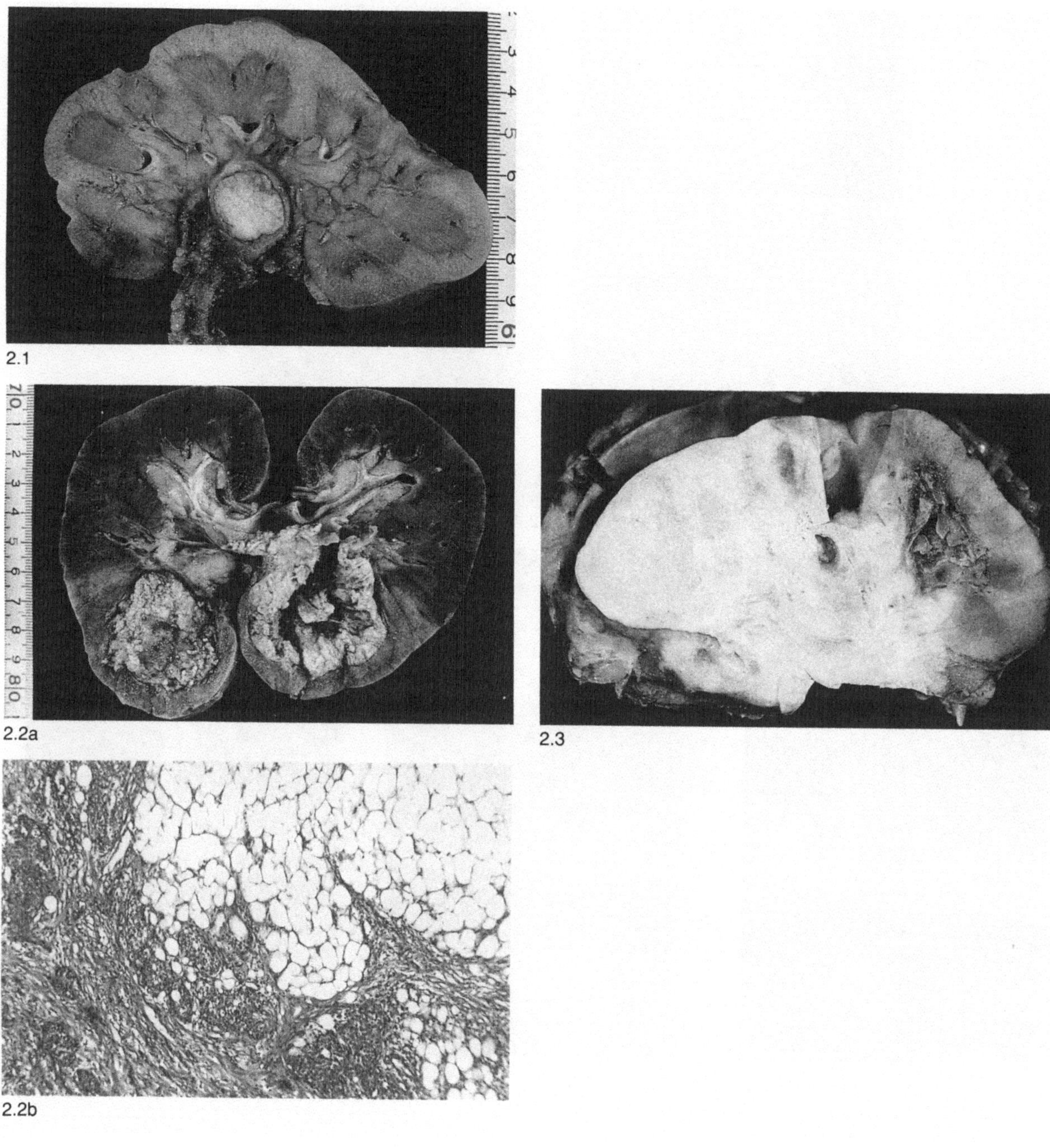

2.1

2.2a

2.3

2.2b

2.1. Papilläres urotheliales, sog. zentrales Nierenbeckenkarzinom (pT 2)

2.2a,b. Papilläres urotheliales Nierenbeckenkarzinom mit Nierenparenchymdestruktion und Invasion (pT 3)
a Makroskopie
b Perihilare Fettgewebsinfiltration. Hämatoxylin-Eosin

2.3. Ausgedehntes, die Niere fast komplett durchsetzendes, polymorphes urotheliales Karzinom des Nierenbeckens (pT 4)

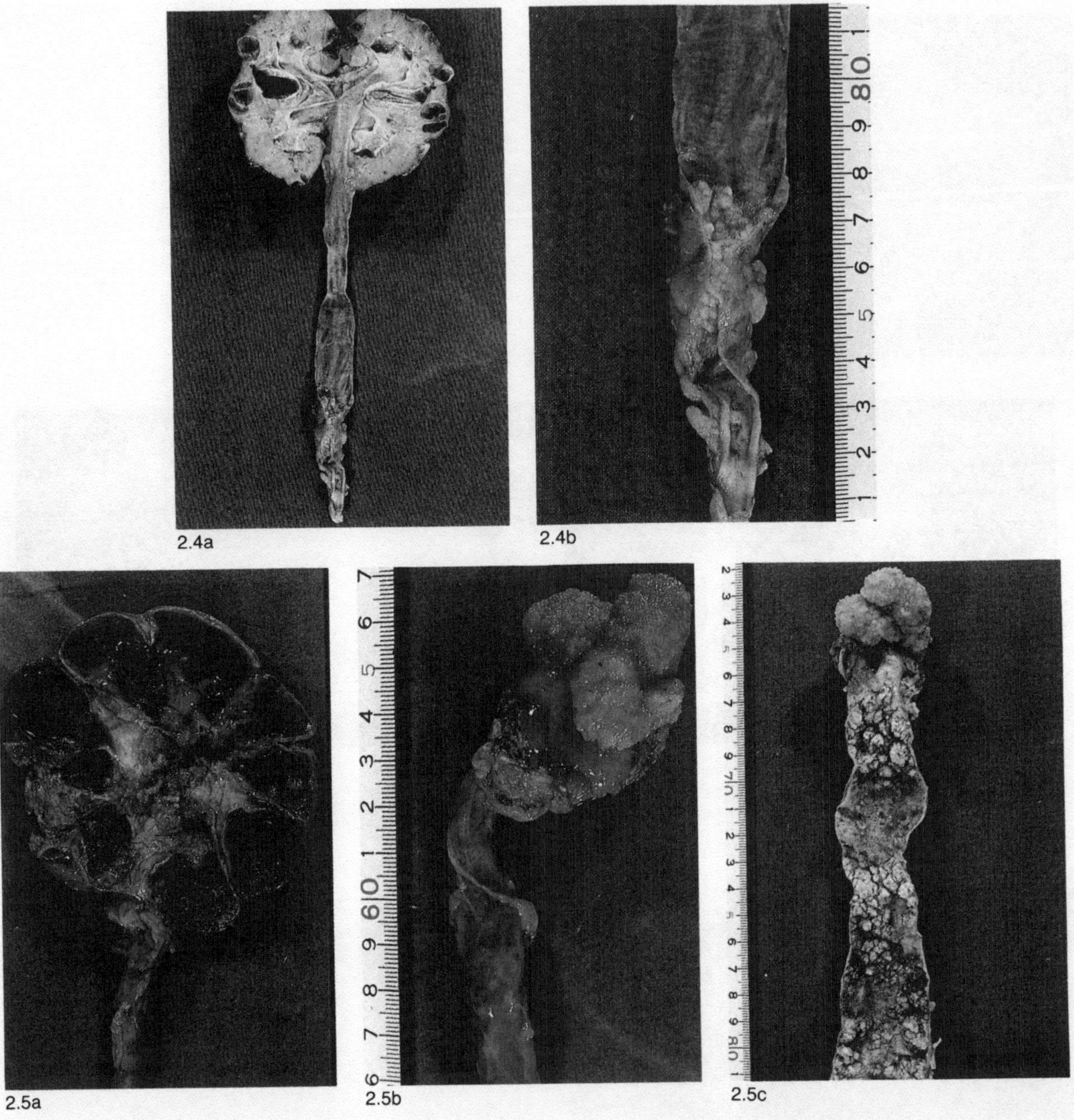

2.4a,b. Urotheliales Karzinom des Ureters mit Hydronephrose
a Übersicht
b Ausschnitt

2.5a–c. Multiple papillare urotheliale Karzinome in Nierenbecken und Ureter
a Nierenbecken
b Nierenbecken-Ureter-Übergang
c Ureter

2.6. Komplette Wandinfiltration des Ureters mit ▷ Lumenstenose durch urotheliales Karzinom

2.7. Papillares urotheliales Karzinom im Fundus der Harnblase

2.8. Flach invasives papillares urotheliales Harnblasenkarzinom (pT 1)

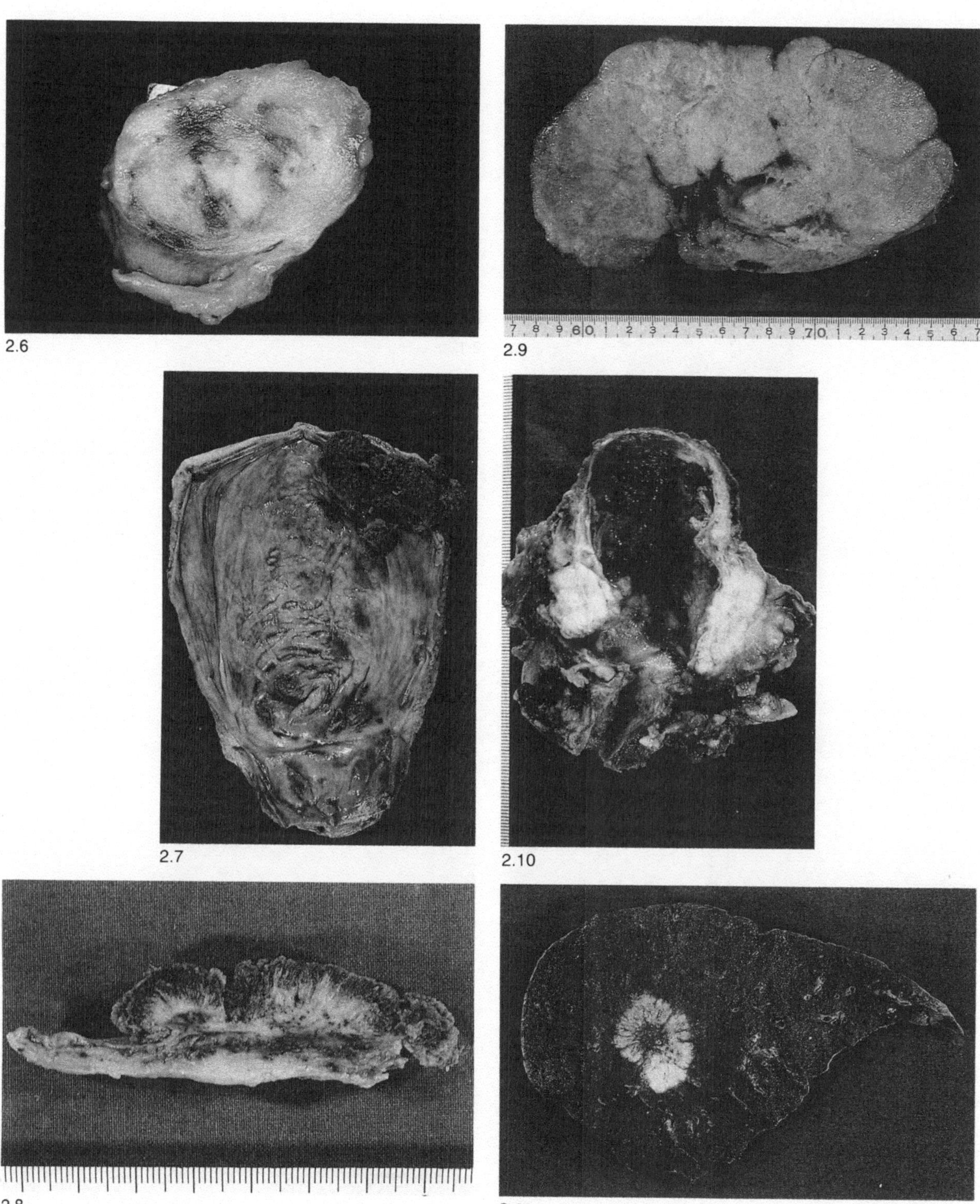

2.6

2.9

2.7

2.10

2.8

2.11

2.6–2.8. Legenden s. S. 78

2.9. Tief invasives urotheliales Harnblasenkarzinom (pT 3b)

2.10. Eine komplette Harnblasenwandinfiltration durch undifferenziertes urotheliales Karzinom mit Infiltration der Prostata (pT 4)

2.11. Lungenmetastase eines urothelialen Karzinoms aus dem Nierenbecken

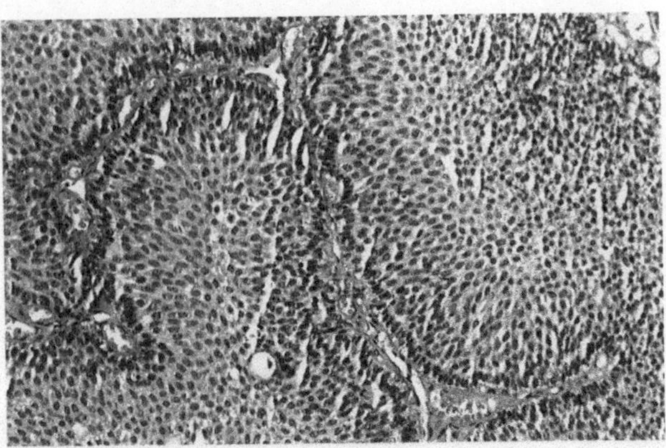

2.12c

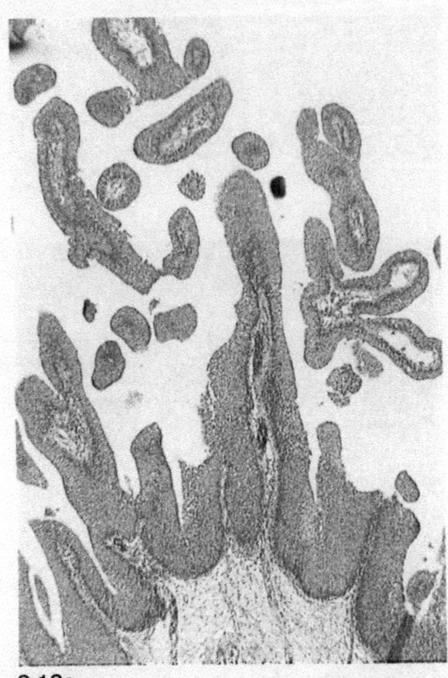

2.12a

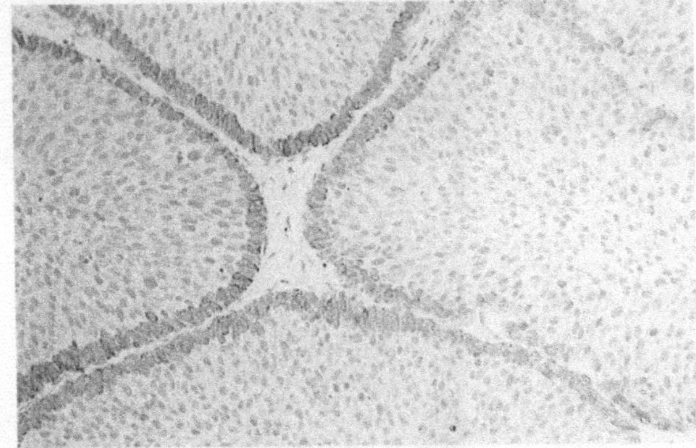

2.12d

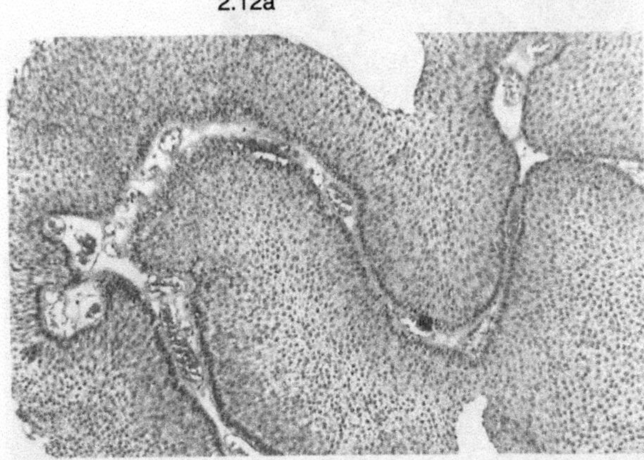

2.12b

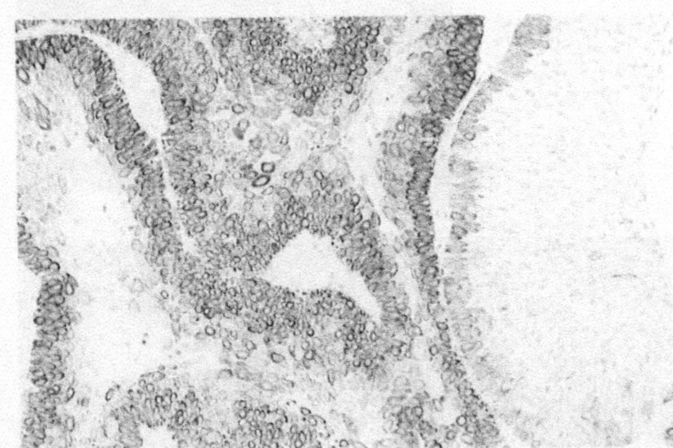

2.12e

2.12 a–e. Urotheliales Papillom mit basalzellen-
ähnlicher Zellage an der Stromagrenze. Hamatoxylin-Eosin
a Ubersicht
b Ausschnitt

c Weiterer Ausschnitt mit starkerer Vergroßerung
d Zytokeratinexpression in basalzellenahnlichen
Zellen (Zytokeratın M 903, ABC-Methode)
e Anderer Ausschnitt mit beginnendem Aufstei-
gen markierter Zellen zur Oberflache analog
einer beginnenden Schichtungsstörung (Zytokeratin M 903, ABC-Methode)

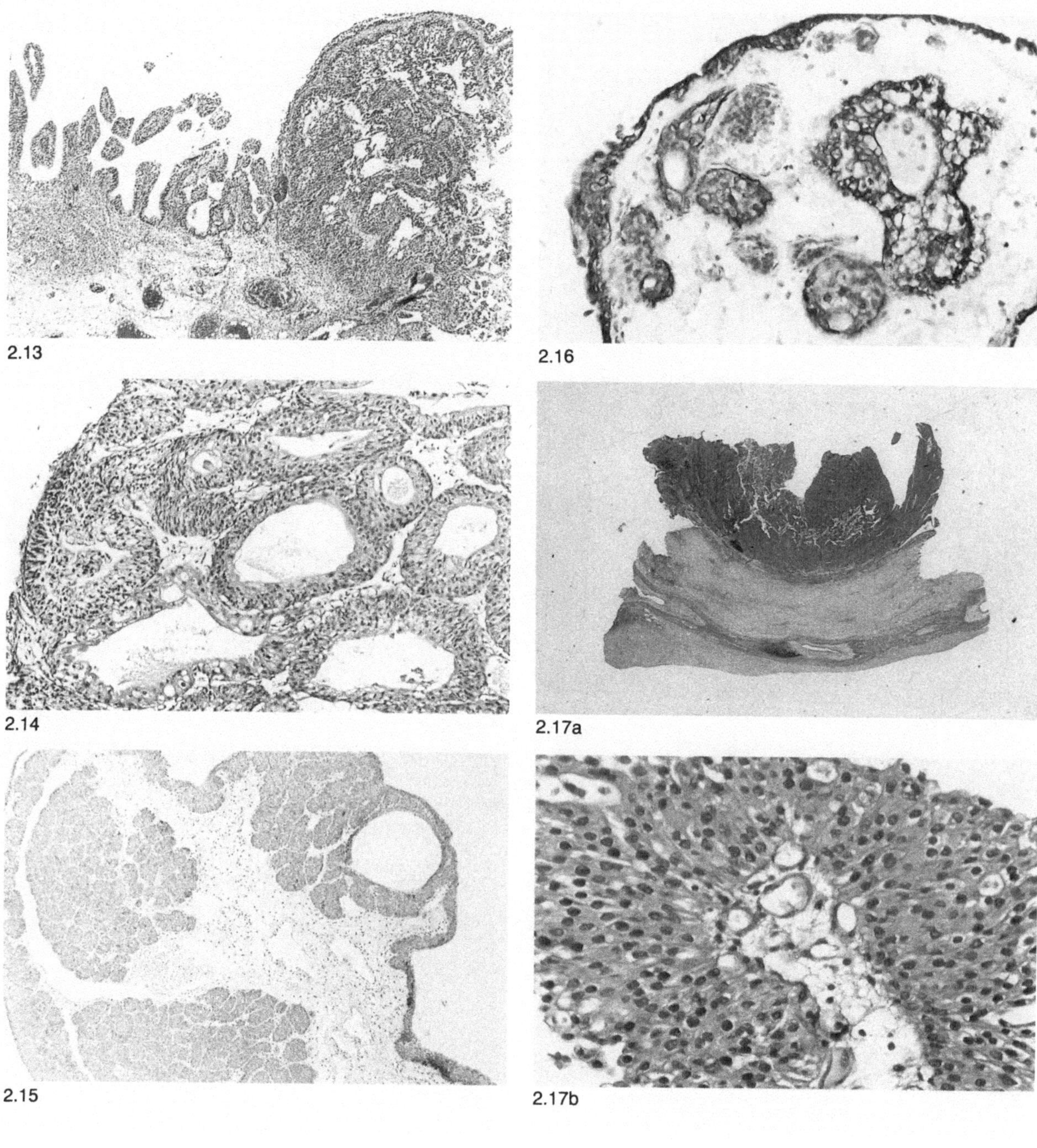

2.13

2.16

2.14

2.17a

2.15

2.17b

2.13. Mäßiggradige urotheliale, Atypie und invertes Papillom der Harnblase. Hämatoxylin-Eosin

2.14. Invertes urotheliales Papillom der Harnblase. Hämatoxylin-Eosin

2.15. Expression von hochmolekularem Zytokeratin M 903 in einem inverten Blasenpapillom. ABC-Methode

2.16. CEA-Expression in einem inverten Harnblasenpapillom. ABC-Methode. Ähnliches Bild bei TPA-Expression

2.17a,b. Überwiegend papilläres urotheliales Nierenbeckenkarzinom ohne Stromainvasion (G Ib, pT A). Hämatoxylin-Eosin
a Übersicht
b Ausschnitt

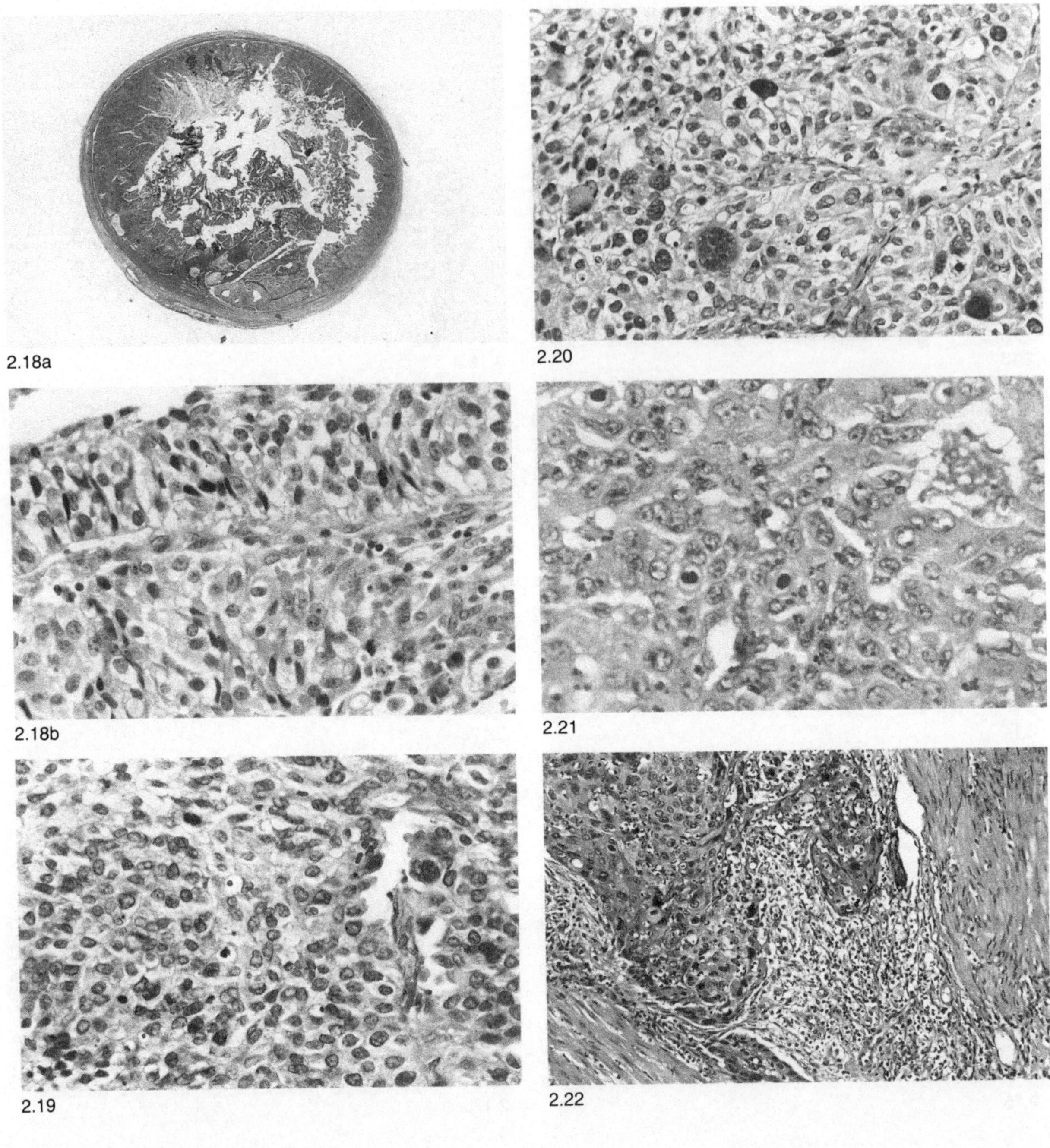

2.18 a, b. Papilläres urotheliales Karzinom im Ureter mit oberflächlicher muskulärer Invasion (G IIa, pT2)
a Übersicht
b Ausschnitt

2.19. Solides invasives urotheliales Karzinom mit einzelnen mononuklearen Riesenzellen und deutlichen Atypien. Malignitätsgrad IIb. Hämatoxylin-Eosin

2.20. Invasives riesenzellhaltiges urotheliales Karzinom. Malignitätsgrad III. Hämatoxylin-Eosin

2.21. Wenig differenziertes urotheliales Karzinom G III mit zahlreichen Mitose- und Apoptosefiguren. Hämatoxylin-Eosin

2.22. Muskelinvasives, wenig differenziertes urotheliales Karzinom, Malignitätsgrad III, pT3. Hämatoxylin-Eosin

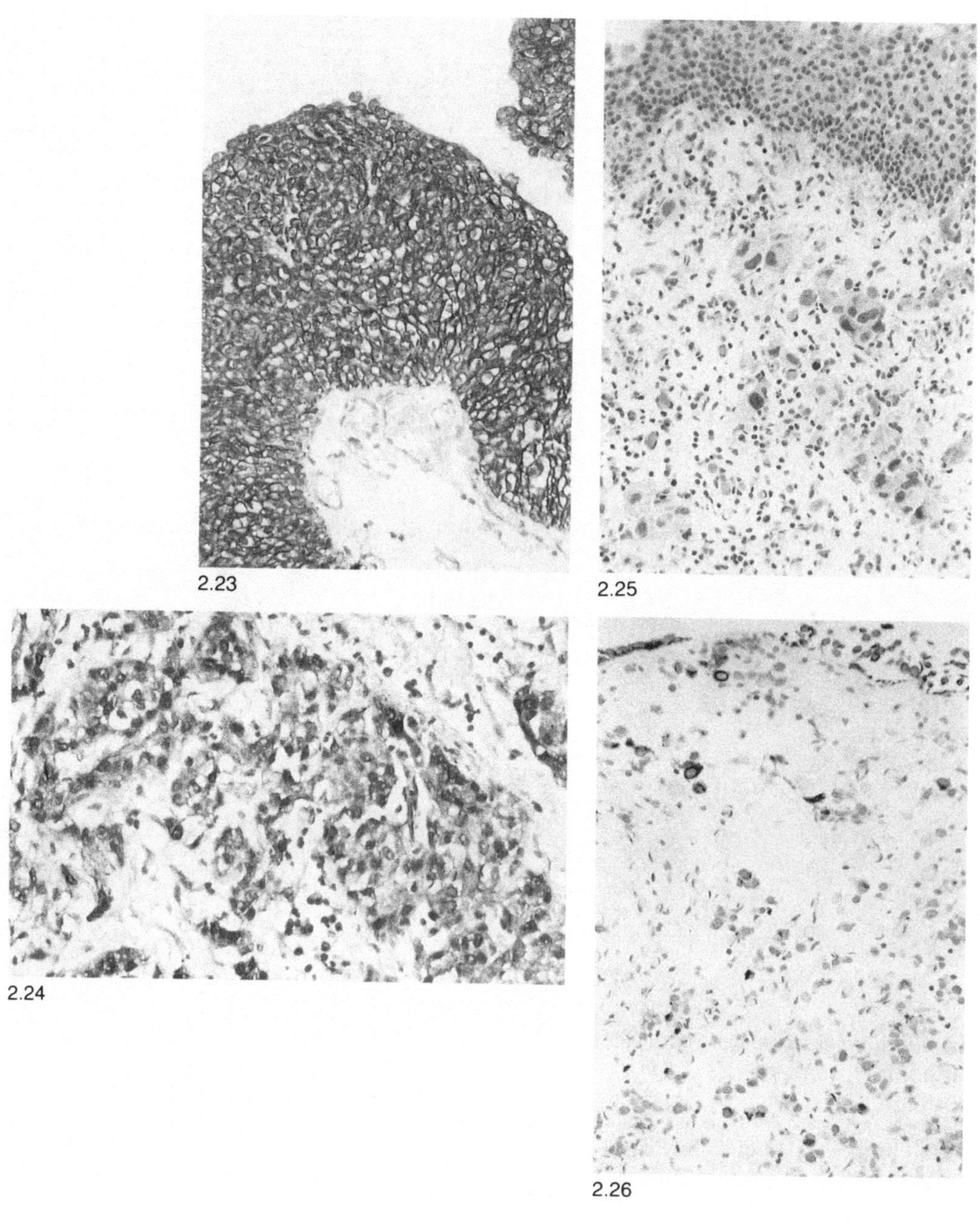

2.23

2.25

2.24

2.26

2.23. Homogene Expression von *tissue polypeptide antigen* (TPA) in einem hochdifferenzierten papillären urothelialen Karzinom. ABC-Methode

2.24. Heterogene TPA-Expression in einem wenig differenzierten, tief invasiven urothelialen Karzinom (pT 3). ABC-Methode

2.25. Undifferenziertes, stroma- und muskelinvasives Urothelkarzinom. Hämatoxylin-Eosin

2.26. Fleckförmige Markierung eines undifferenzierten Urothelkarzinoms durch hochmolekulares Zytokeratin M 903. ABC-Methode

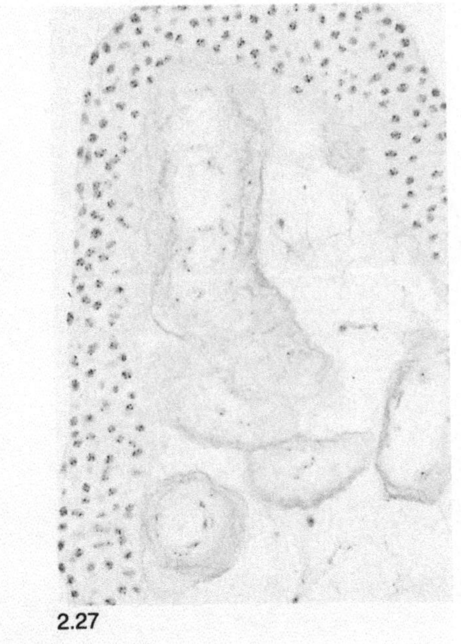

2.27

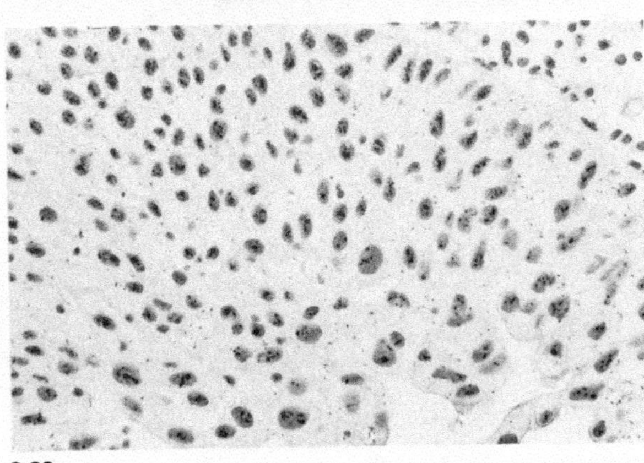

2.28

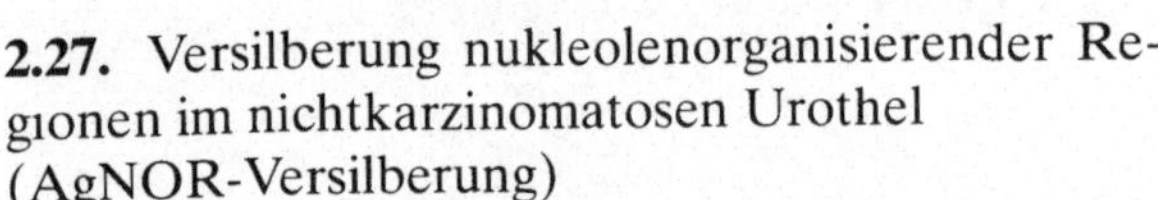

2.29

2.30

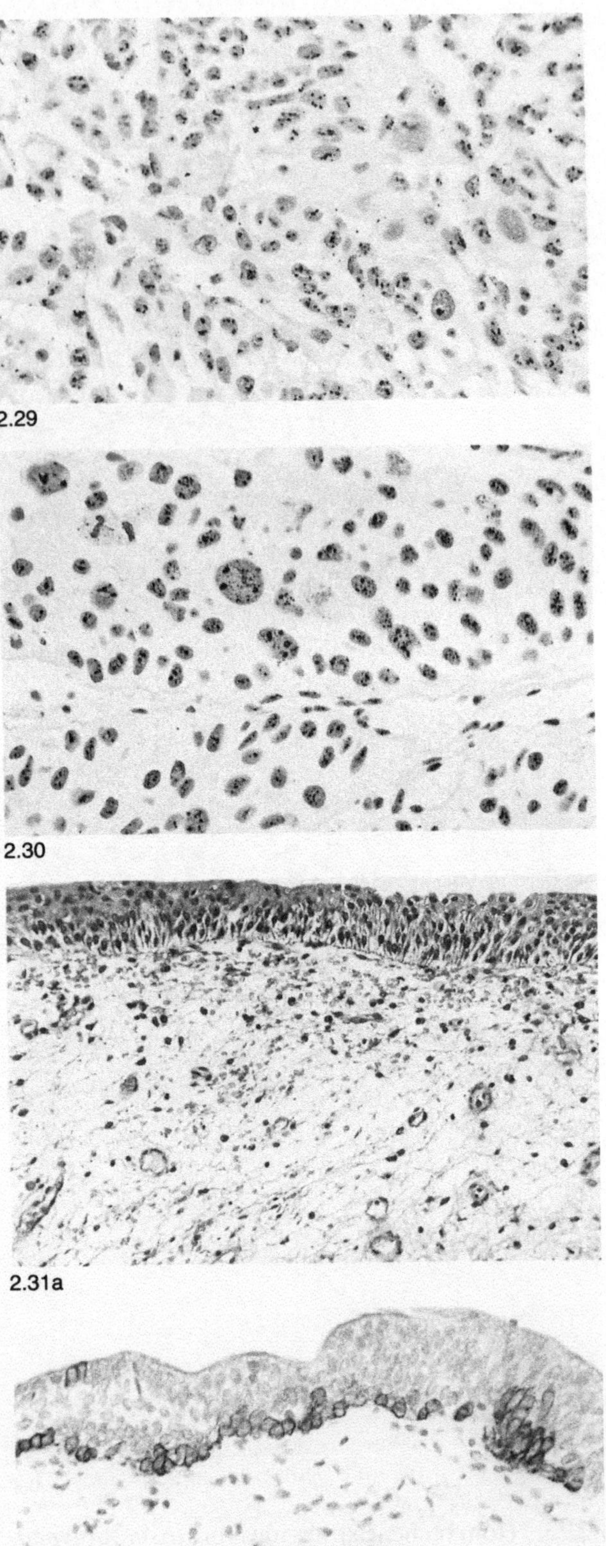

2.31a

2.31b

2.27. Versilberung nukleolenorganisierender Regionen im nichtkarzinomatosen Urothel (AgNOR-Versilberung)

2.28. AgNOR-Darstellung bei hochdifferenziertem papillaren urothelialen Karzinom (GIb) mit nur einzelnen Silberkornern in den Kernen

2.29. Invasives, maßig differenziertes urotheliales Karzinom (GIIb). Zunahme der AgNORs pro Kern

2.30. AgNOR-Darstellung eines wenig differenzierten urothelialen Karzinoms (GIII) mit hoher AgNOR Zahl pro Kernflache

2.31 a,b. Geringfugig entzundlich aktiviertes Urothel der Harnblase mit Akzentuierung einer sog. basalzellahnlichen Zellage
a Hamatoxylin-Eosin
b Expression von hochmolekularem Zytokeratin M 903. ABC-Methode

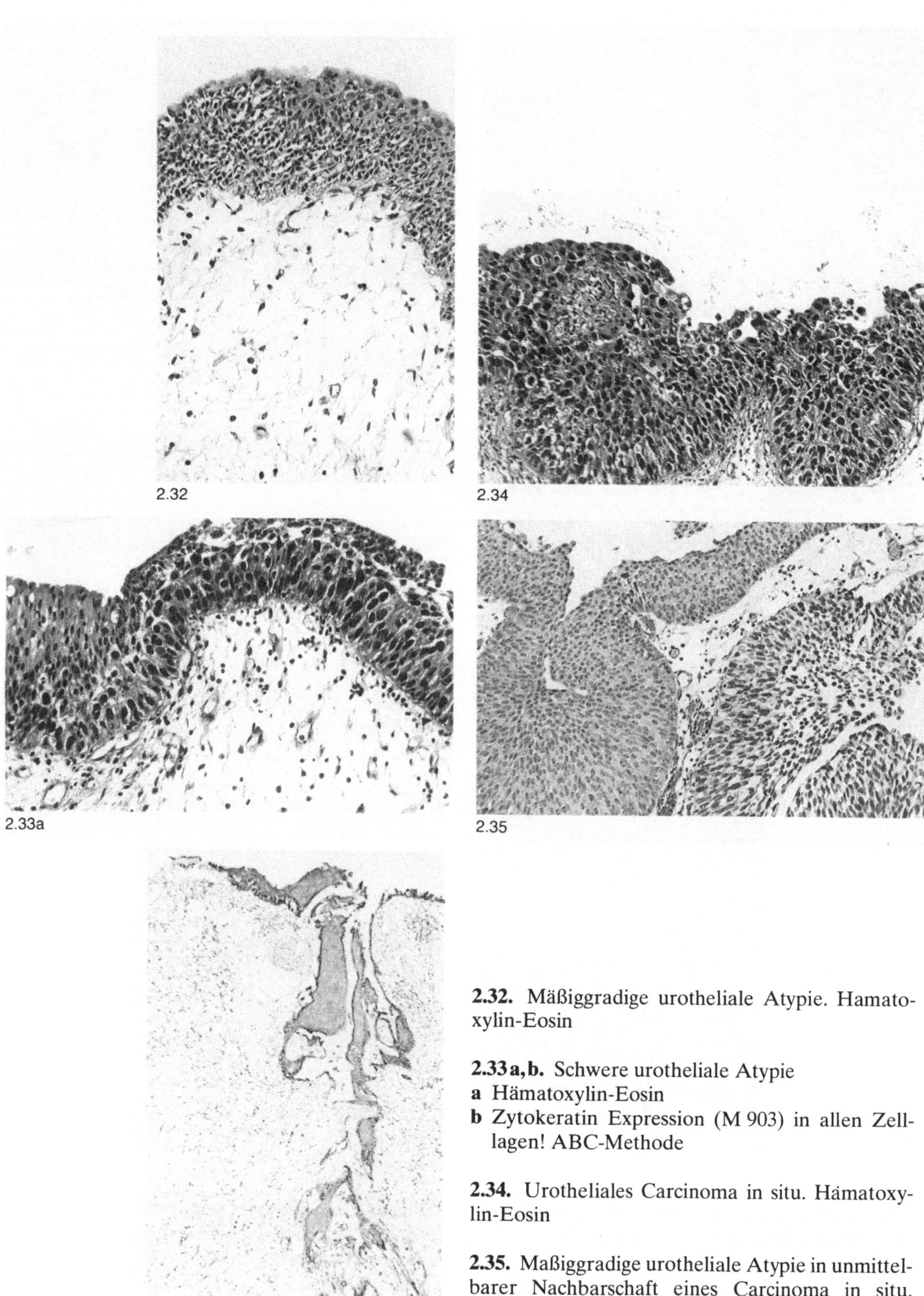

2.32. Mäßiggradige urotheliale Atypie. Hamatoxylin-Eosin

2.33 a,b. Schwere urotheliale Atypie
a Hämatoxylin-Eosin
b Zytokeratin Expression (M 903) in allen Zelllagen! ABC-Methode

2.34. Urotheliales Carcinoma in situ. Hämatoxylin-Eosin

2.35. Mäßiggradige urotheliale Atypie in unmittelbarer Nachbarschaft eines Carcinoma in situ. Hämatoxylin-Eosin

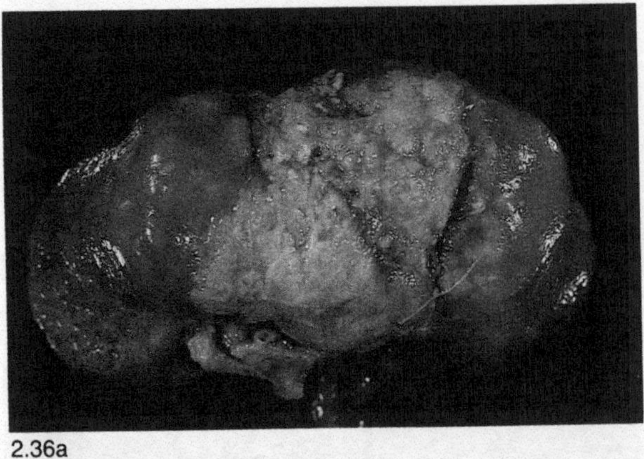
2.36a

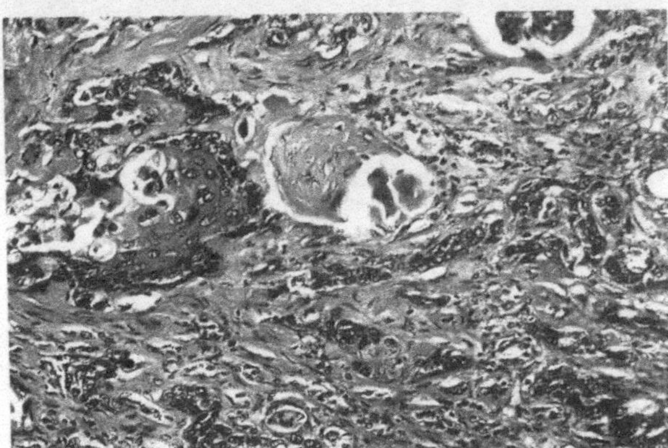
2.36b

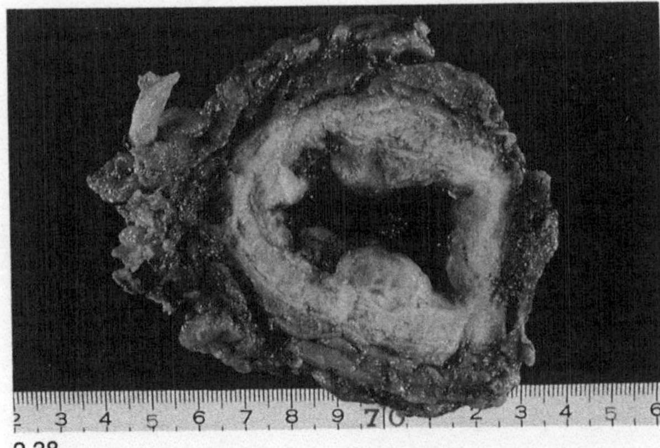
2.38

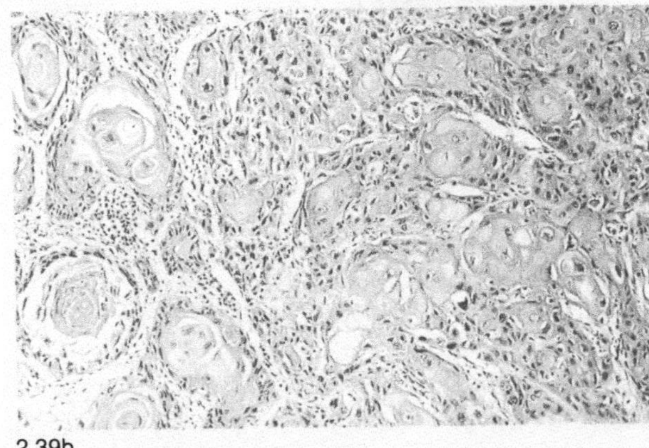
2.39a

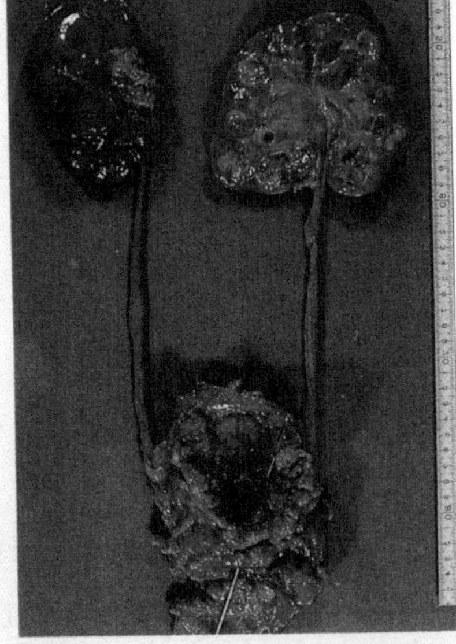

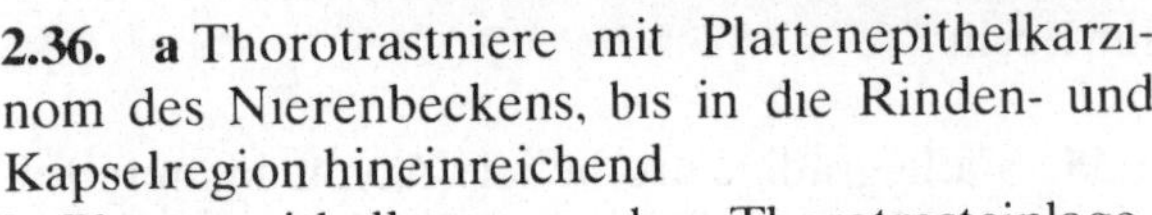
2.37

2.39b

2.37. Plattenepithelkarzinom der Harnblase mit destruierender Nephritis links

2.38. Invasives verhornendes primäres Plattenepithelkarzinom der Harnblasenschleimhaut und -wandung

2.36. **a** Thorotrastniere mit Plattenepithelkarzinom des Nierenbeckens, bis in die Rinden- und Kapselregion hineinreichend
b Plattenepithelkarzinom bei Thorotrasteinlagerung. Hämatoxylin-Eosin

2.39 a,b. Exophytisches papilläres primäres Plattenepithelkarzinom der Harnblasenschleimhaut. Hämatoxylin-Eosin
a Übersicht
b Ausschnitt

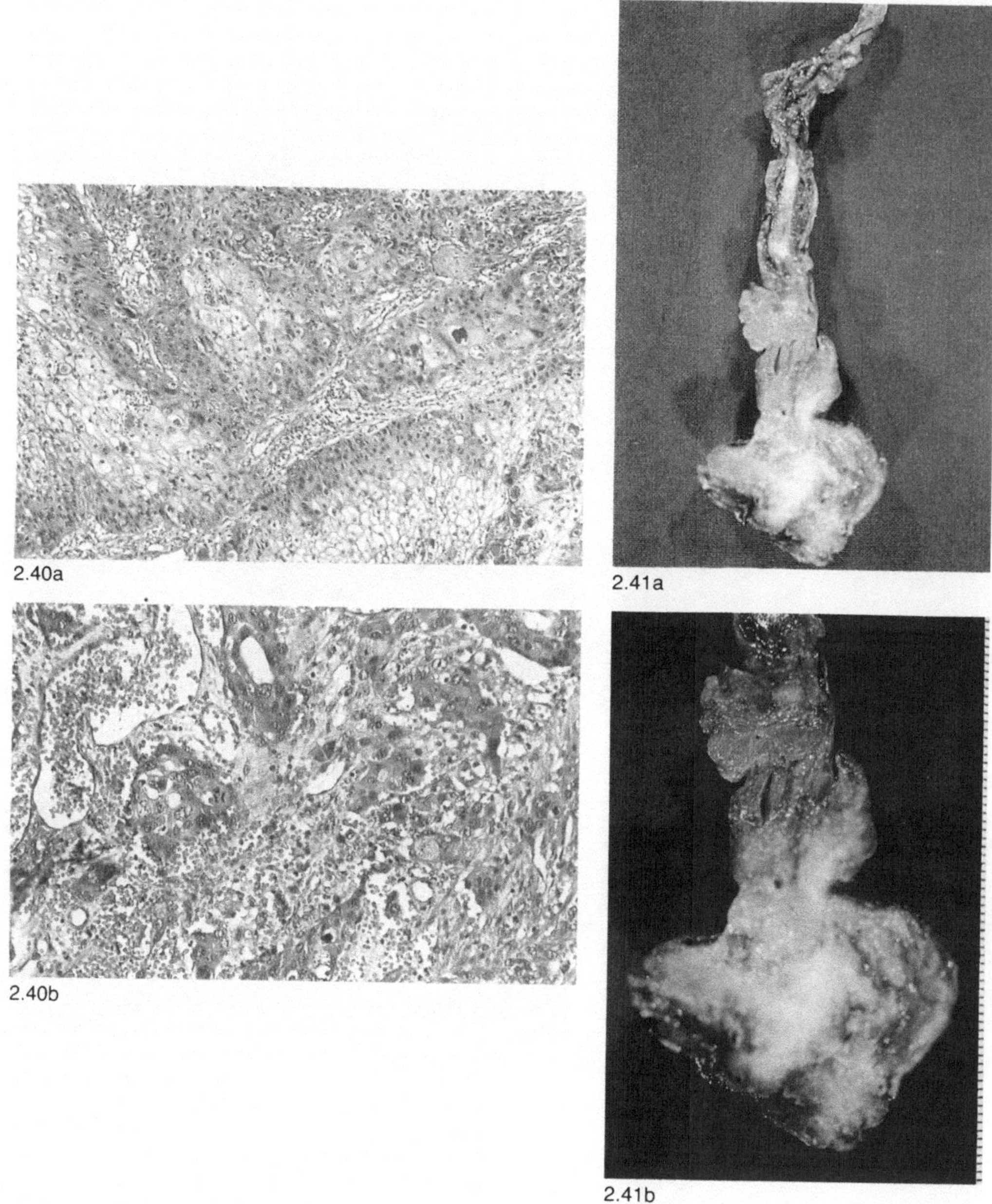

2.40a

2.40b

2.41a

2.41b

2.40 a, b. Ausschnitte eines wenig differenzierten urothelialen Harnblasenkarzinoms (G III) mit plattenepithelialer Differenzierung, sog. sekundäres Plattenepithelkarzinom der Harnblase. Hämatoxylin-Eosin

2.41 a, b. Praparierter, teilweise noch durchgängiger Urachus mit Karzinomentwicklung im Blasendach
a Übersicht
b Ausschnitt am Harnblasendach

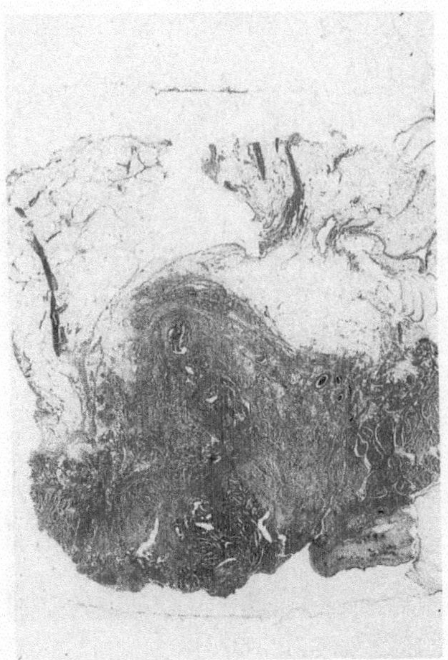
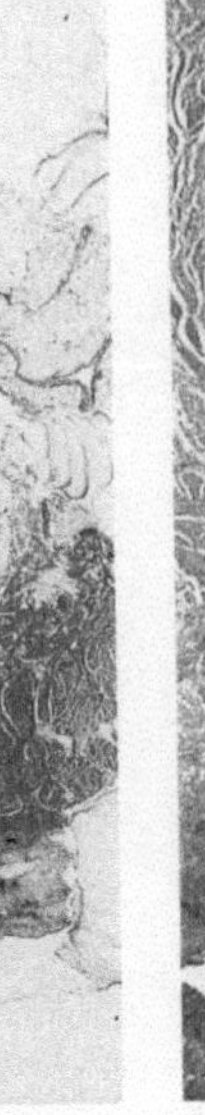
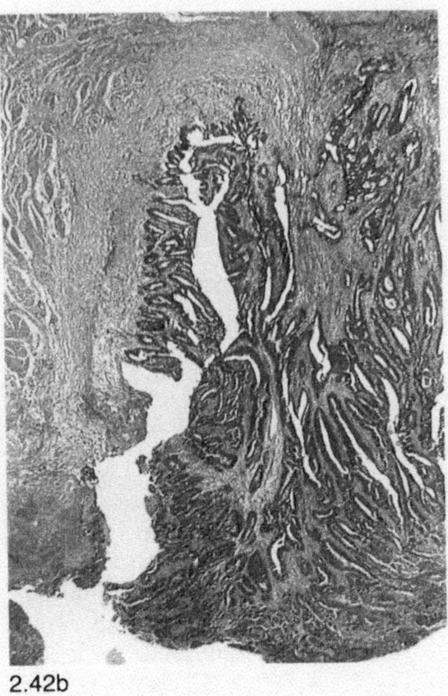

2.42a

2.42b

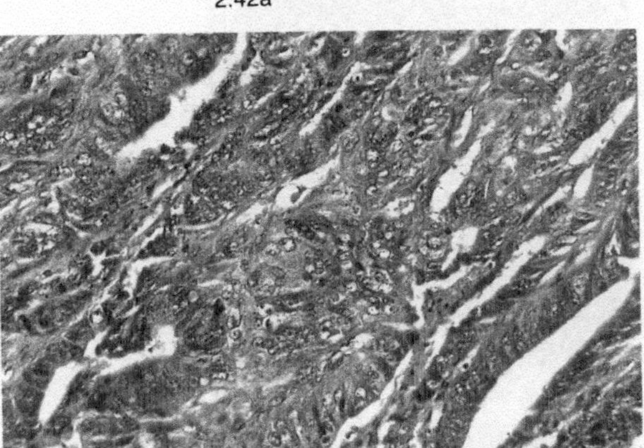
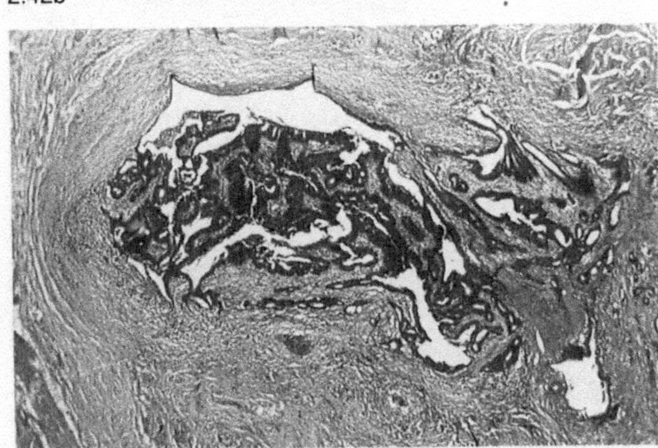

2.42c

2.42d

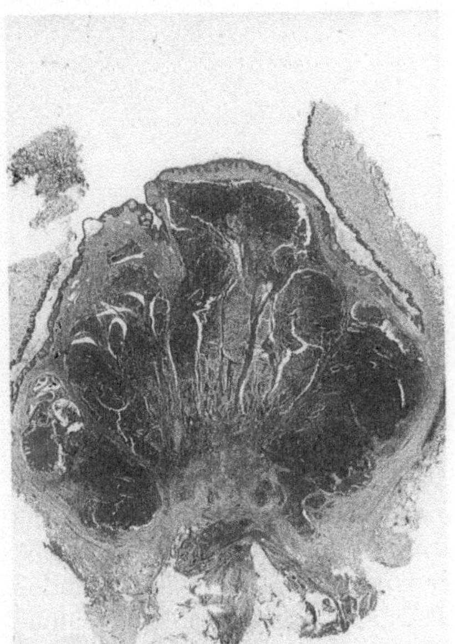

2.42 a–e. Urachuskarzinome. Hämatoxylin-Eosin

a Urachuskarzinom der Harnblase, Großflachenschnitt

b Teilweise papillares, maßig differenzıertes Adenokarzinom im Harnblasendach

c Ausschnitt

d Reste des Urachus mit Karzinom

e Urachuskarzinom ım Nabelbereich

2.42e

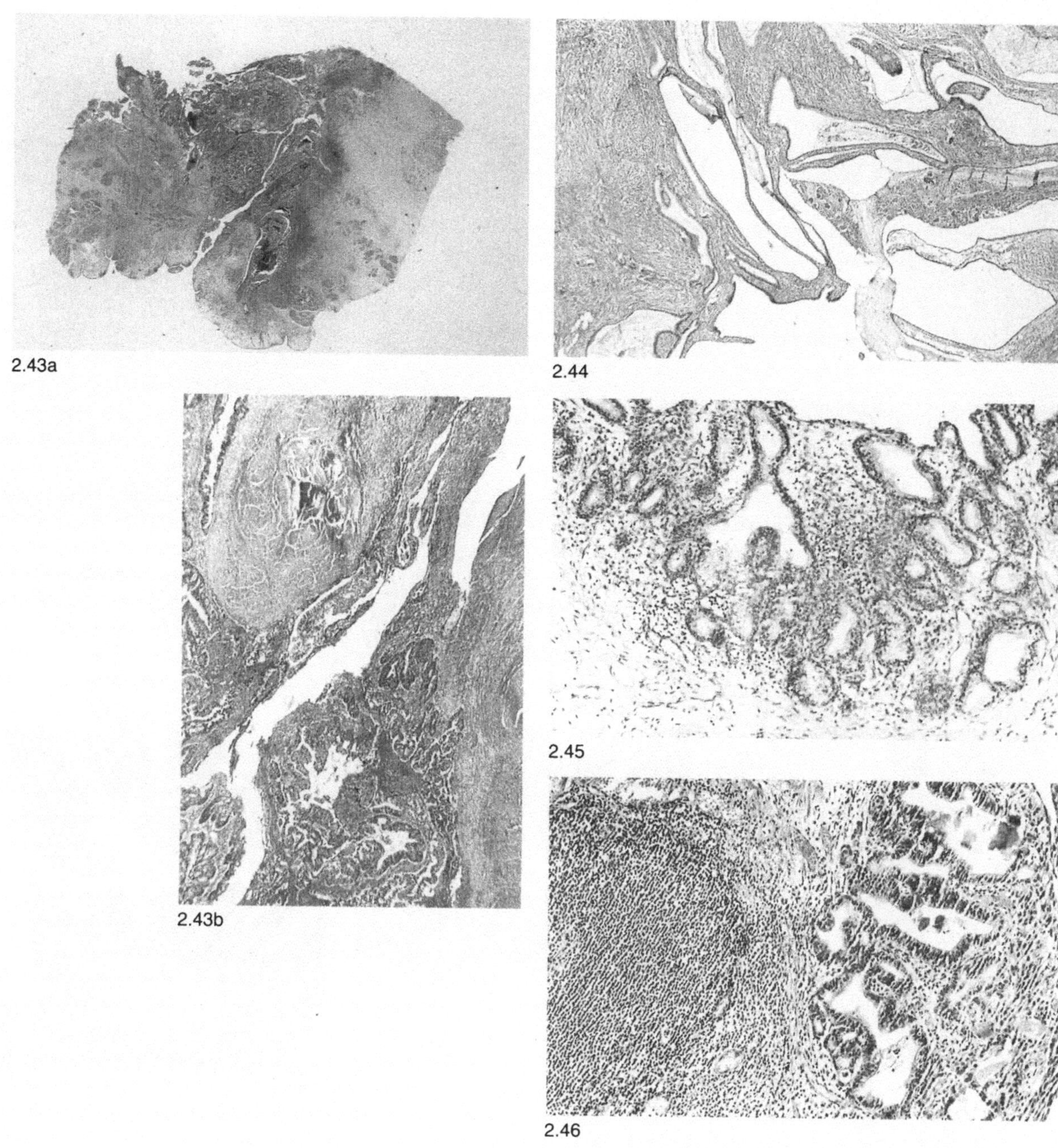

2.43 a, b. Differentialdiagnose: In das Harnblasendach eingebrochenes Rektumkarzinom
a Übersicht
b Ausschnitt. Hämatoxylin-Eosin

2.44. Urachuszyste. Hämatoxylin-Eosin

2.45. Glanduläre Metaplasie Typ I mit Zylinderepithel. Hamatoxylin-Eosin

2.46. Glandulare Metaplasie Typ I mit Zylinderepithel bei lymphofollikulärer Urozystitis. Hamatoxylin-Eosin

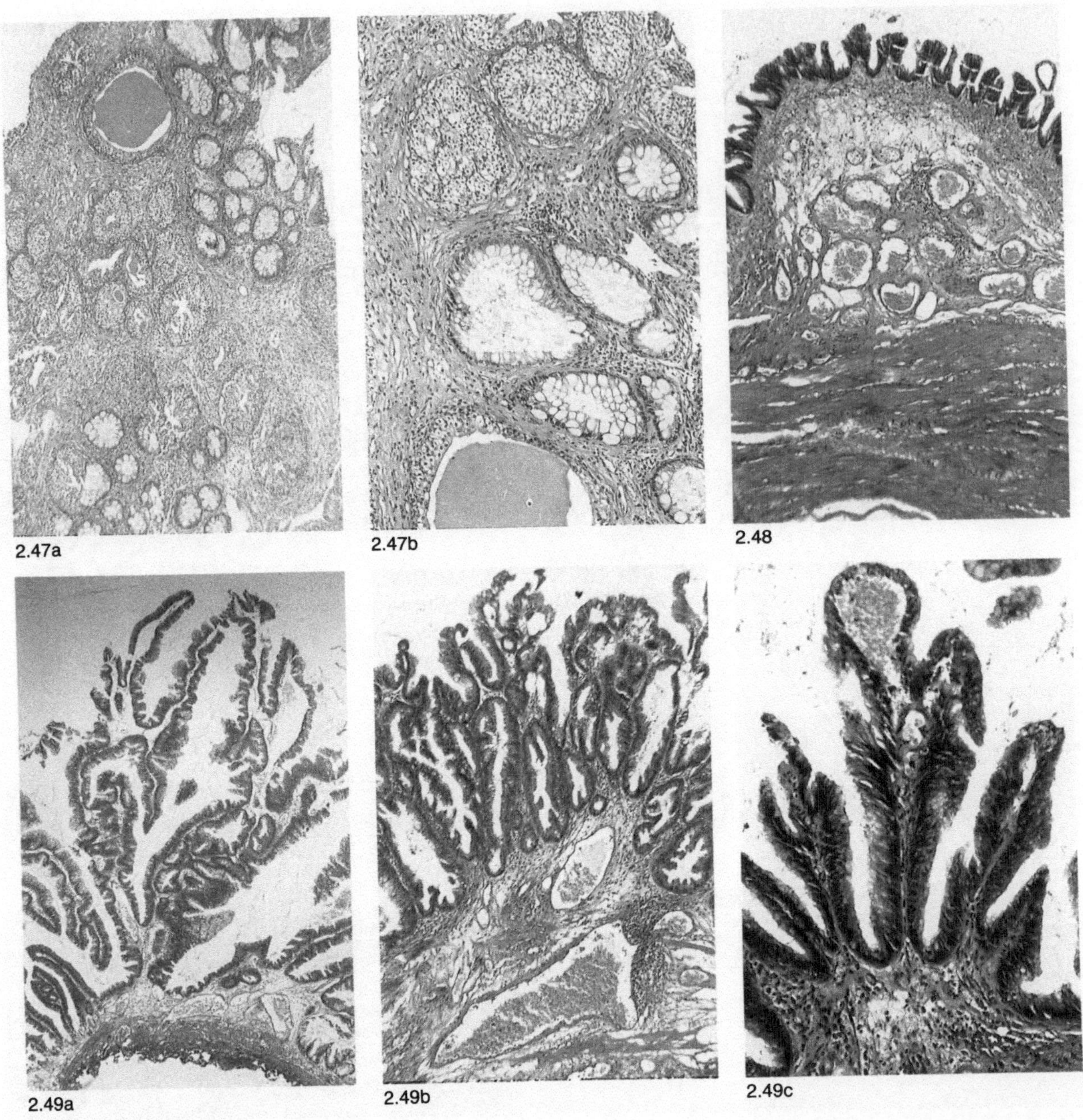

2.47 a,b. Glandulare Metaplasie mit hochzylindrischem, becherzelltragendem Epithel Typ II. Hamatoxylin-Eosin
a Ubersicht
b Ausschnitt

2.48. Harnblasenmetaplasie vom glandular-papillaren Typ. Flache Lasion. Hamatoxylin-Eosin

2.49 a–c. Verschiedene Abschnitte eines villosen Adenoms der Harnblasenschleimhaut. Prakanzerose! Hamatoxylin-Eosin

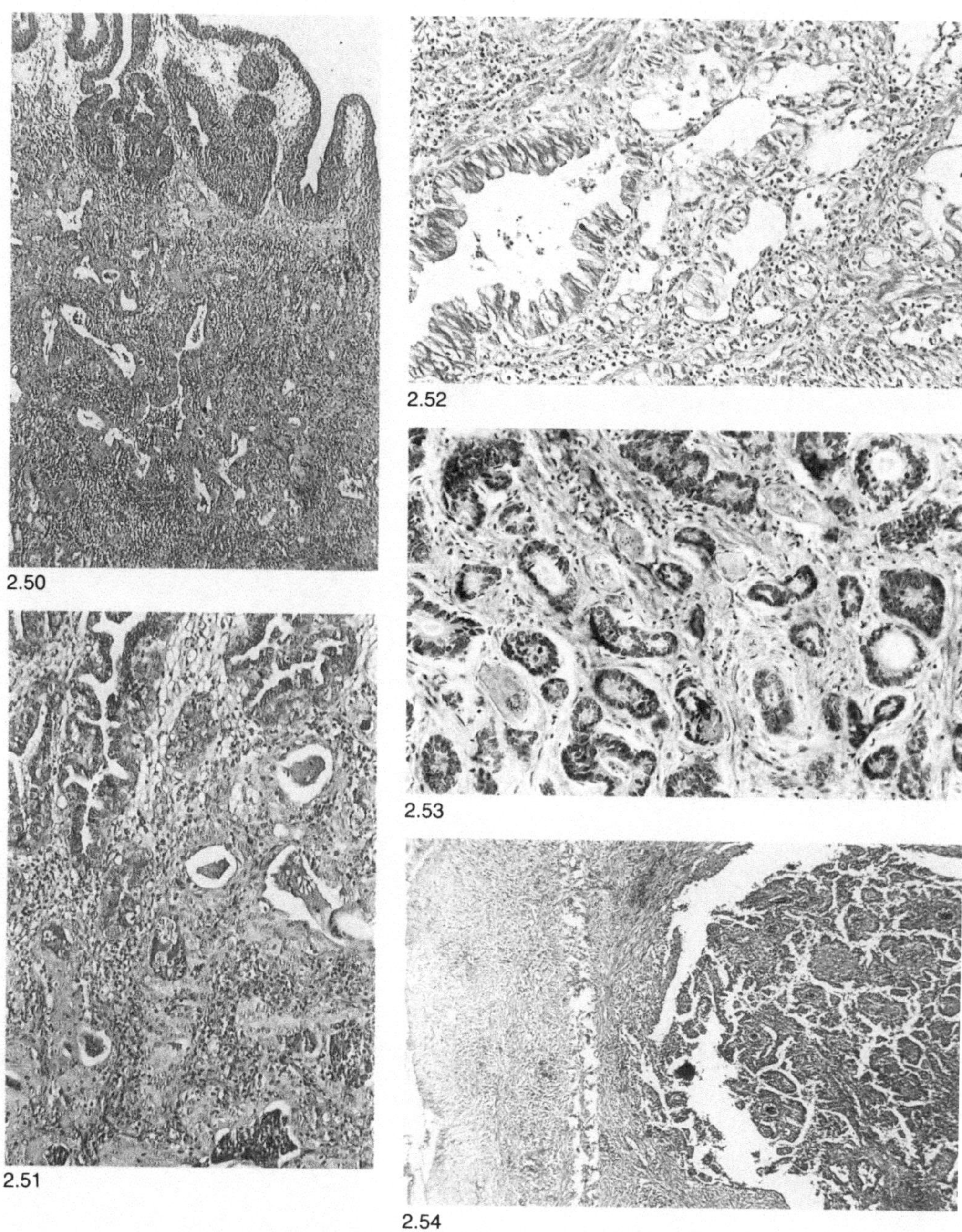

2.50. Invertes glandulares Papillom (auf dem Boden einer glandulären Metaplasie entstanden) ın der Tıefe mit Übergang in glanduláres Karzinom. Hamatoxylin-Eosin

2.51. Ubergang eıner glandularen Metaplasie in eın invasives Adenokarzinom der Harnblase, tiefer Abschnitt. PAS-Farbung

2.52. Adenokarzinom der Harnblase auf dem Boden einer glandularen Metaplasie vom kolonisierten Typ. Hamatoxylin-Eosin

2.53. Adenokarzinom der Harnblase beı Bılharziose. Hämatoxylin-Eosin

2.54. Tumorinfiltration und Einbruch eines papillaren Ovarialkarzinoms in Ureter und Harnblasenwand. Hamatoxylin-Eosin

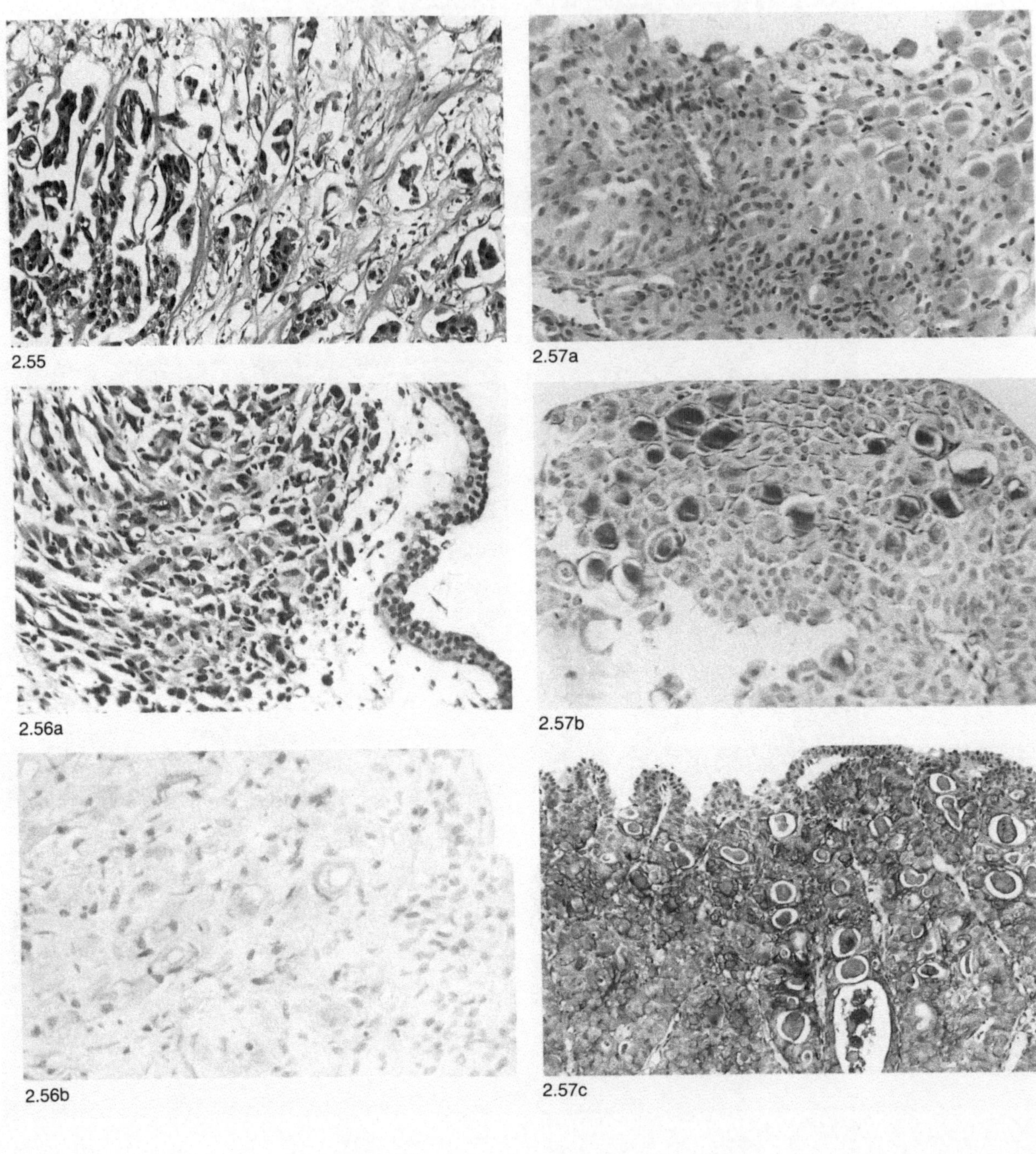

2.55

2.57a

2.56a

2.57b

2.56b

2.57c

2.55. Verschleimendes pseudoglandulares Urothelkarzinom. Hamatoxylın-Eosin

2.56 a,b. Sıegelringzellkarzinom der Harnblasenwand
a PAS-Farbung
b Alcianblaufarbung

2.57 a–c. Siegelringzellartige mukoıde Urotheleınschlusse. Differentıaldiagnose: Siegelringzellkarzinom
a Hamatoxylın-Eosin
b PAS-Positivitat
c Urothelkarzinom mit mukoiden Zytoplasmaeinschlussen. PAS-Farbung

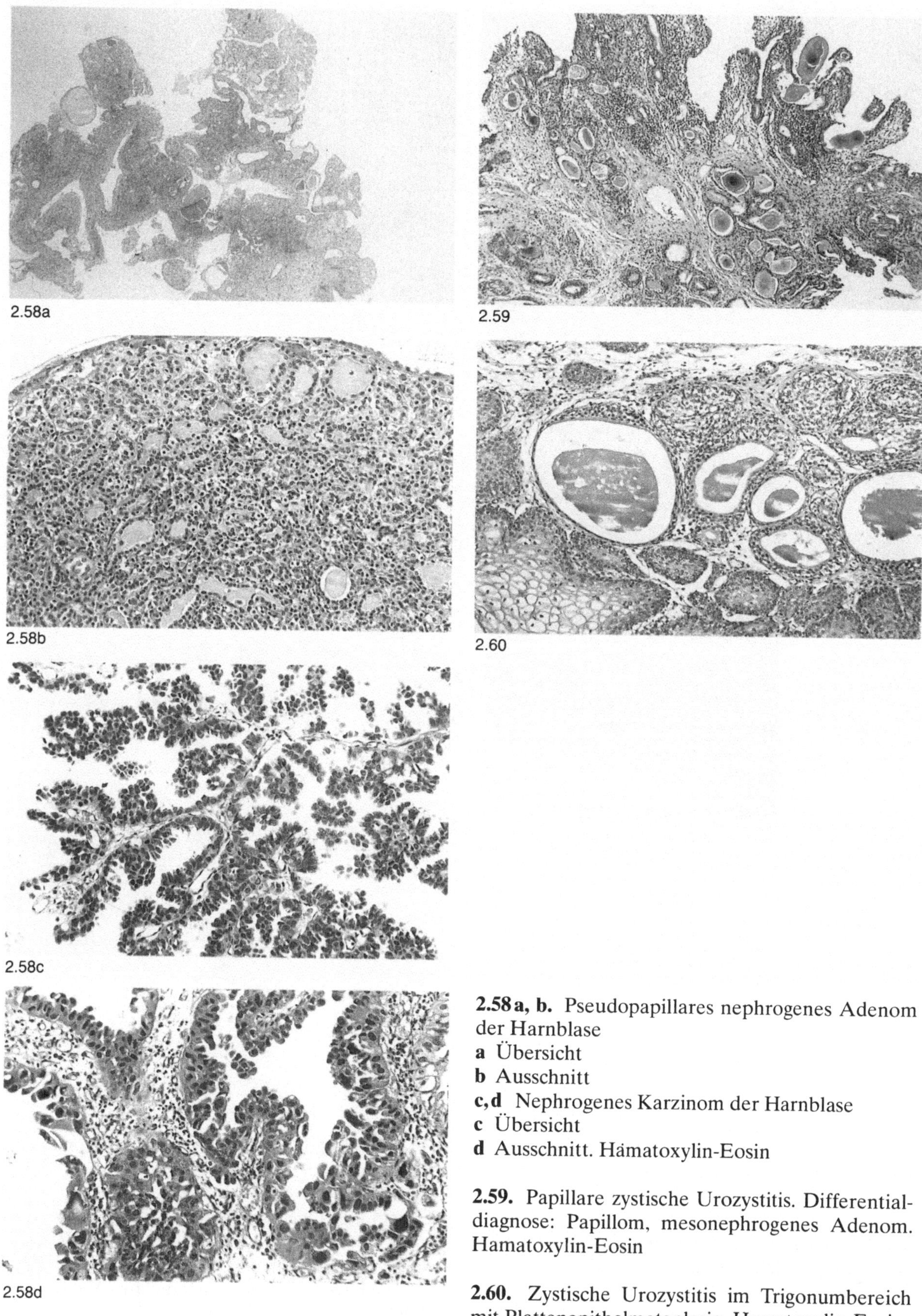

2.58a

2.58b

2.58c

2.58d

2.59

2.60

2.58a, b. Pseudopapillares nephrogenes Adenom
der Harnblase
a Übersicht
b Ausschnitt
c,d Nephrogenes Karzinom der Harnblase
c Übersicht
d Ausschnitt. Hämatoxylin-Eosin

2.59. Papillare zystische Urozystitis. Differentialdiagnose: Papillom, mesonephrogenes Adenom.
Hamatoxylin-Eosin

2.60. Zystische Urozystitis im Trigonumbereich
mit Plattenepithelmetaplasie. Hamatoxylin-Eosin

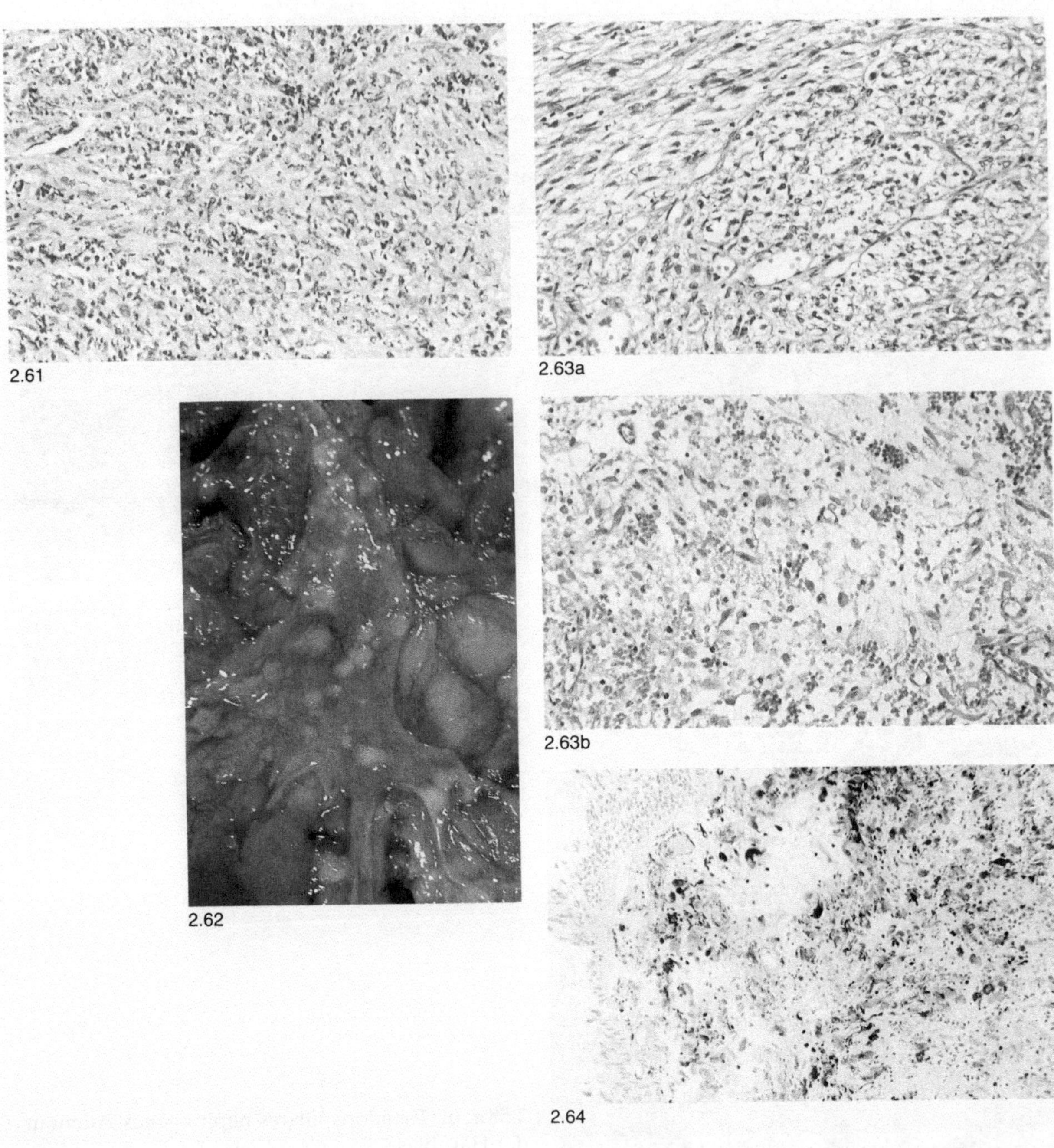

2.61

2.62

2.63a

2.63b

2.64

2.61. Interstitielle Zystitis (Hunner-Ulkus). Hamatoxylin-Eosin. Differentialdiagnose zu invasivem Karzinom

2.62. Siegelringzellkarzinom des Magens mit Metastasierung in Nierenbecken und Ureter

2.63a,b. Epitheloidzelliges Leiomyosarkom der Harnblasenwand. Hamatoxylin-Eosin
a Spindelzellige Komponente
b Epitheloidzellige Komponente

2.64. Epitheloidzelliges Leiomyosarkom der Harnblasenwand mit Expression für Vimentin, ahnlich auch fur Desmin. ABC-Methode

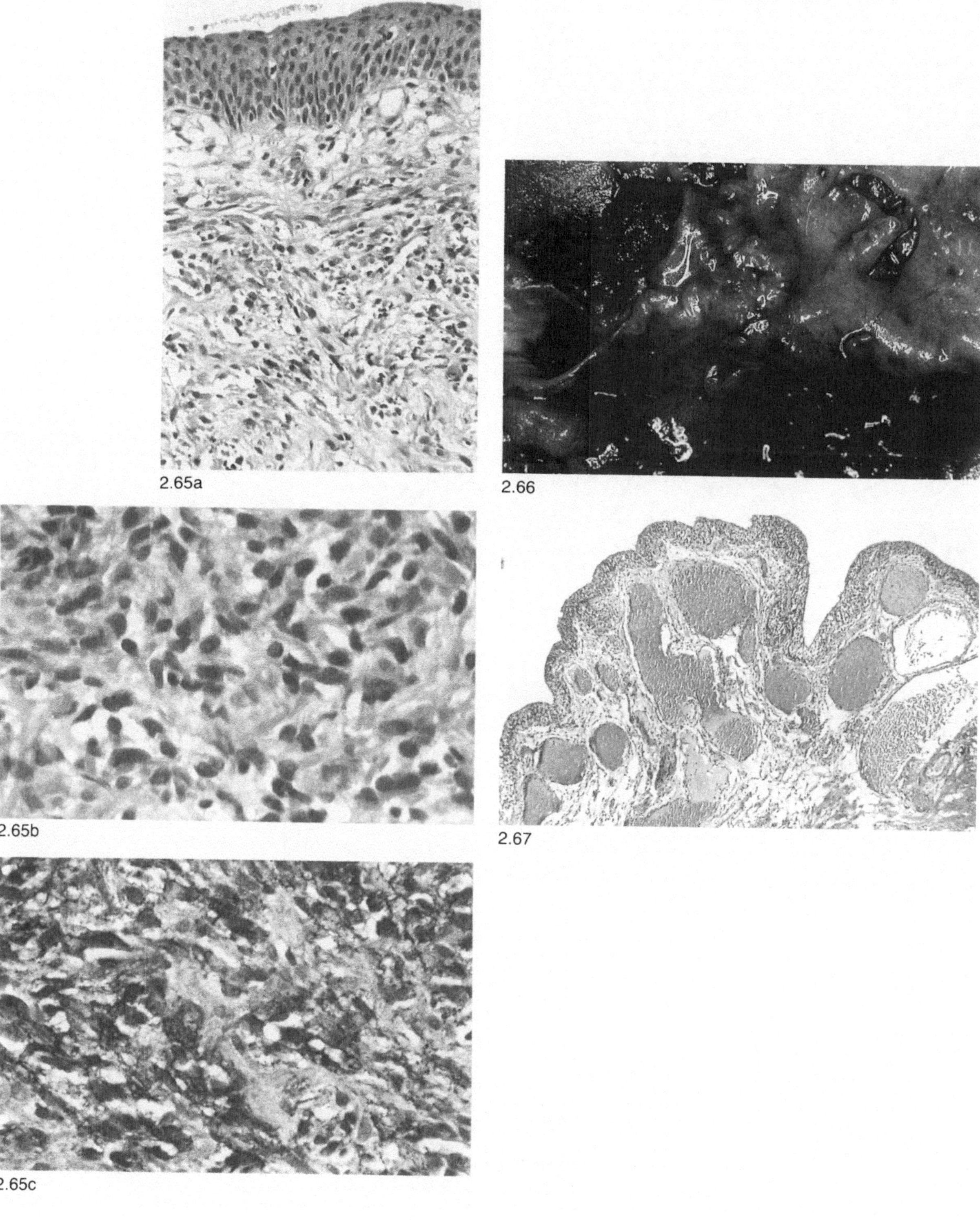

2.65a

2.65b

2.65c

2.66

2.67

2.65 a–c. Embryonales Rhabdomyosarkom der Harnblase. Hamatoxylin-Eosin
a Ubersicht
b Ausschnitt
c PAS-Farbung

2.66. Nierenbeckenangiom mit Ruptur und ausgedehnten Blutungen

2.67. Angiom der Harnblasenschleimhaut. Hamatoxylin-Eosin

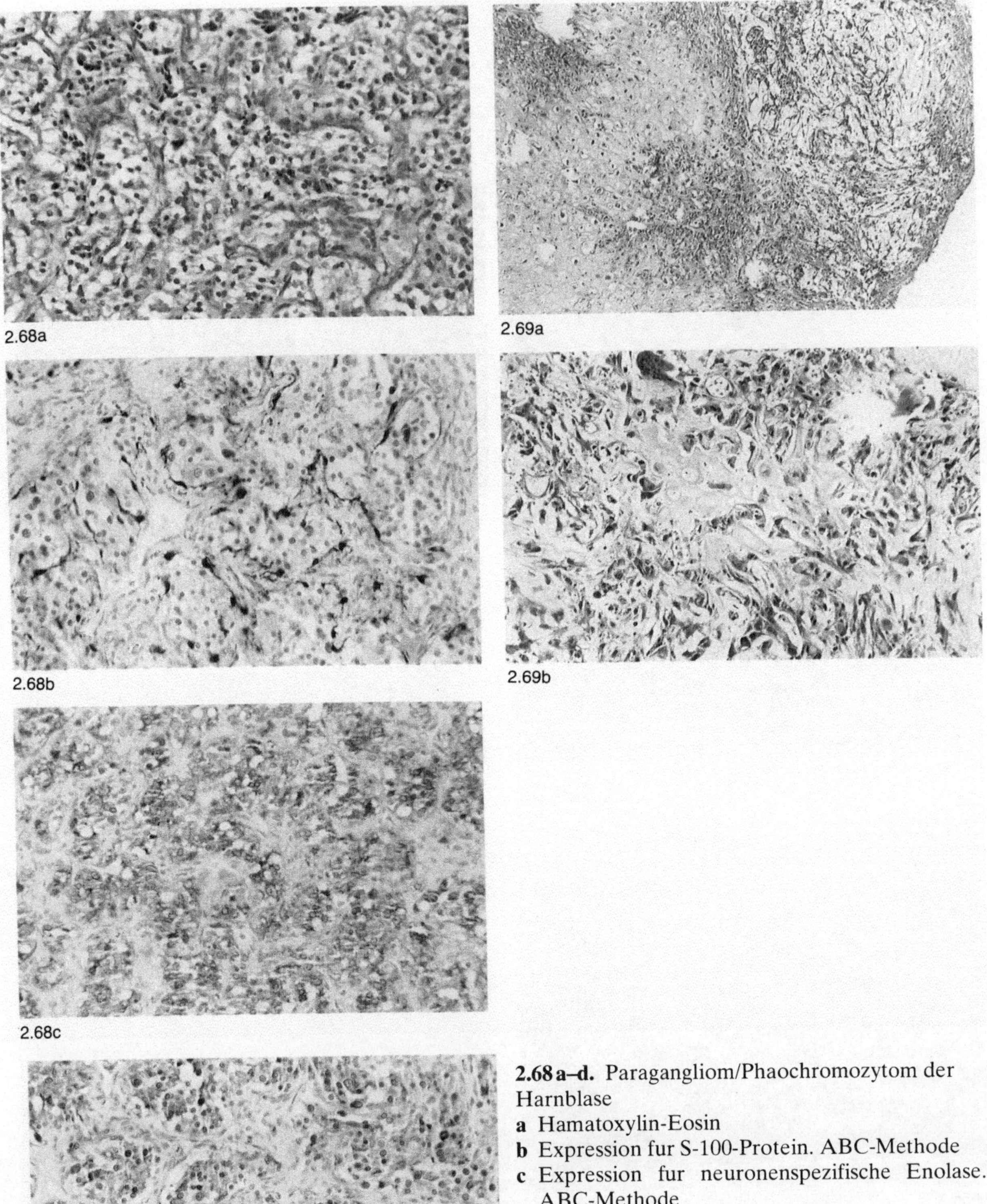

2.68 a–d. Paragangliom/Phaochromozytom der Harnblase
a Hamatoxylin-Eosin
b Expression fur S-100-Protein. ABC-Methode
c Expression fur neuronenspezifische Enolase. ABC-Methode
d Expression fur Chromogranin A. ABC-Methode

2.69 a, b. Chondrosarkom der Harnblase. Hamatoxylin-Eosin
a Ubersicht
b Ausschnitt

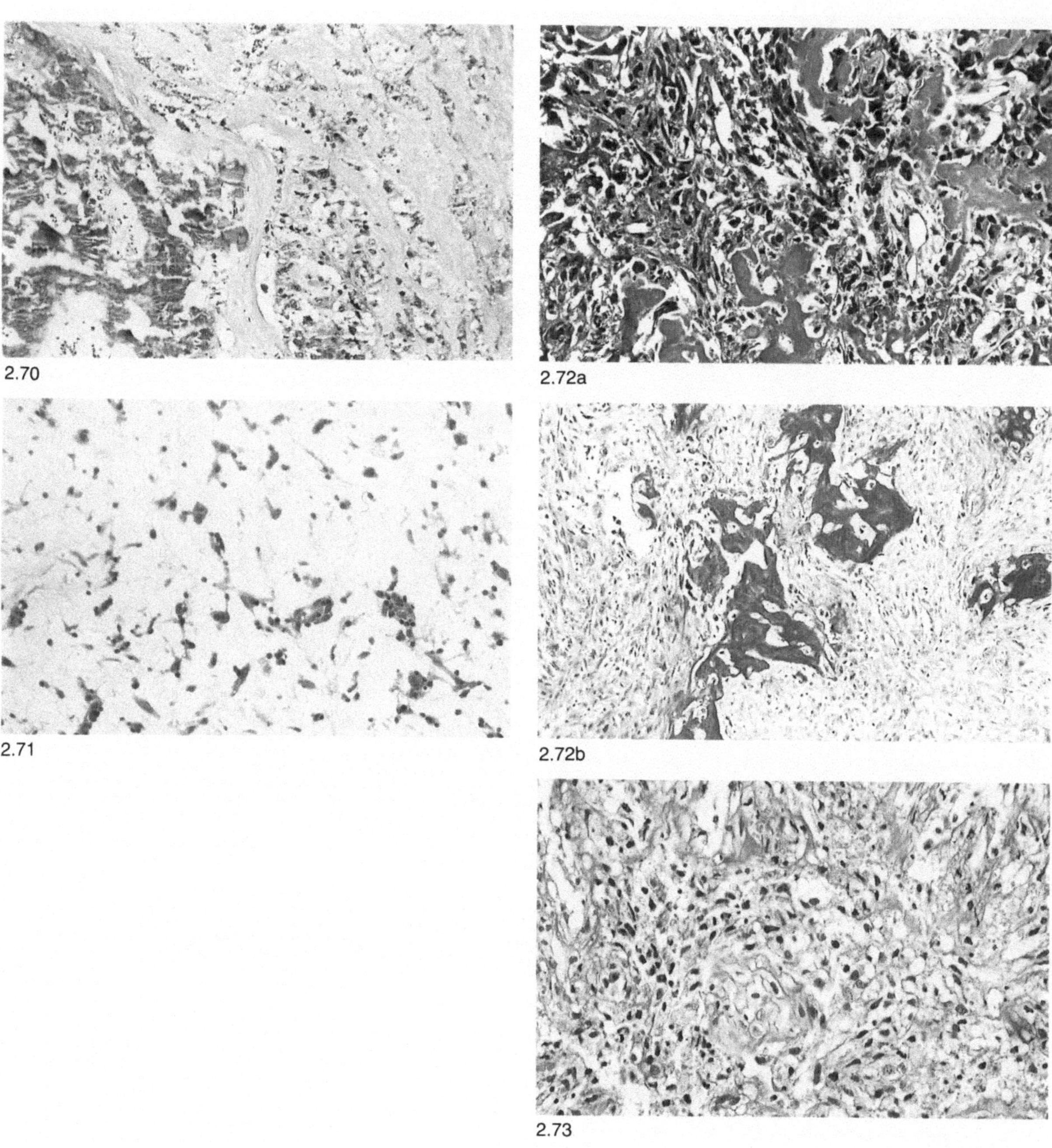

2.70. Chondroide Metaplasie mit Verkalkung und Verknocherung bei Urothelkarzinom. Hamatoxylin-Eosin

2.71. Myxoide Stromareaktion der Harnblasenwand. Differentialdiagnose: Sarkom. Hämatoxylin-Eosin

2.72a,b. Osteosarkom der Harnblase
a Hämatoxylin-Eosin
b Van Gieson

2.73. Urothelkarzinom mit sarkomatoider Stromareaktion. Hamatoxylin-Eosin

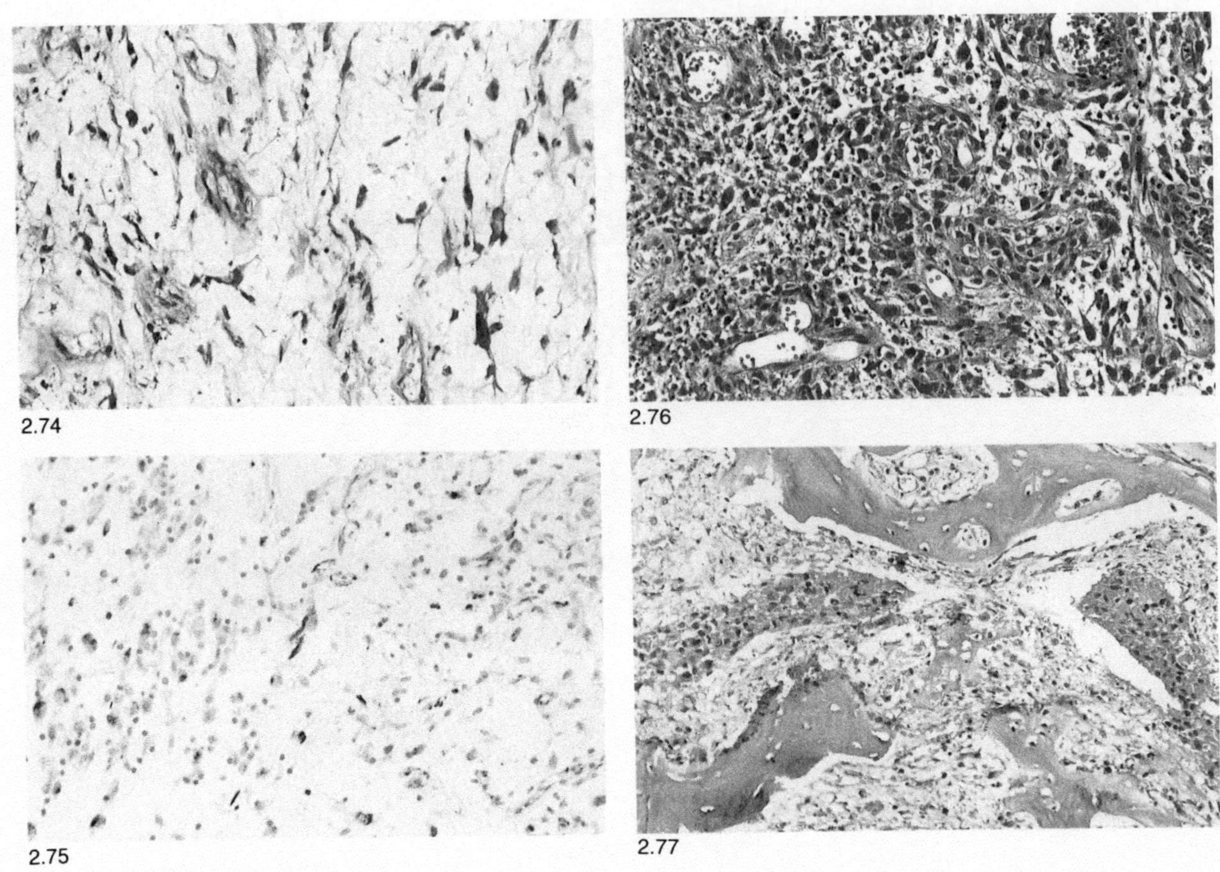

2.74. Myxoides Karzinosarkom. Hämatoxylin-Eosin

2.75. Myxoides Karzinosarkom. Vimentinexpression. ABC-Methode

2.76. Urothelkarzinom mit osteogener Stromatransformation. Hämatoxylin-Eosin

2.77. Reife knöcherne Metaplasie in einem Urothelkarzinom. Hämatoxylin-Eosin

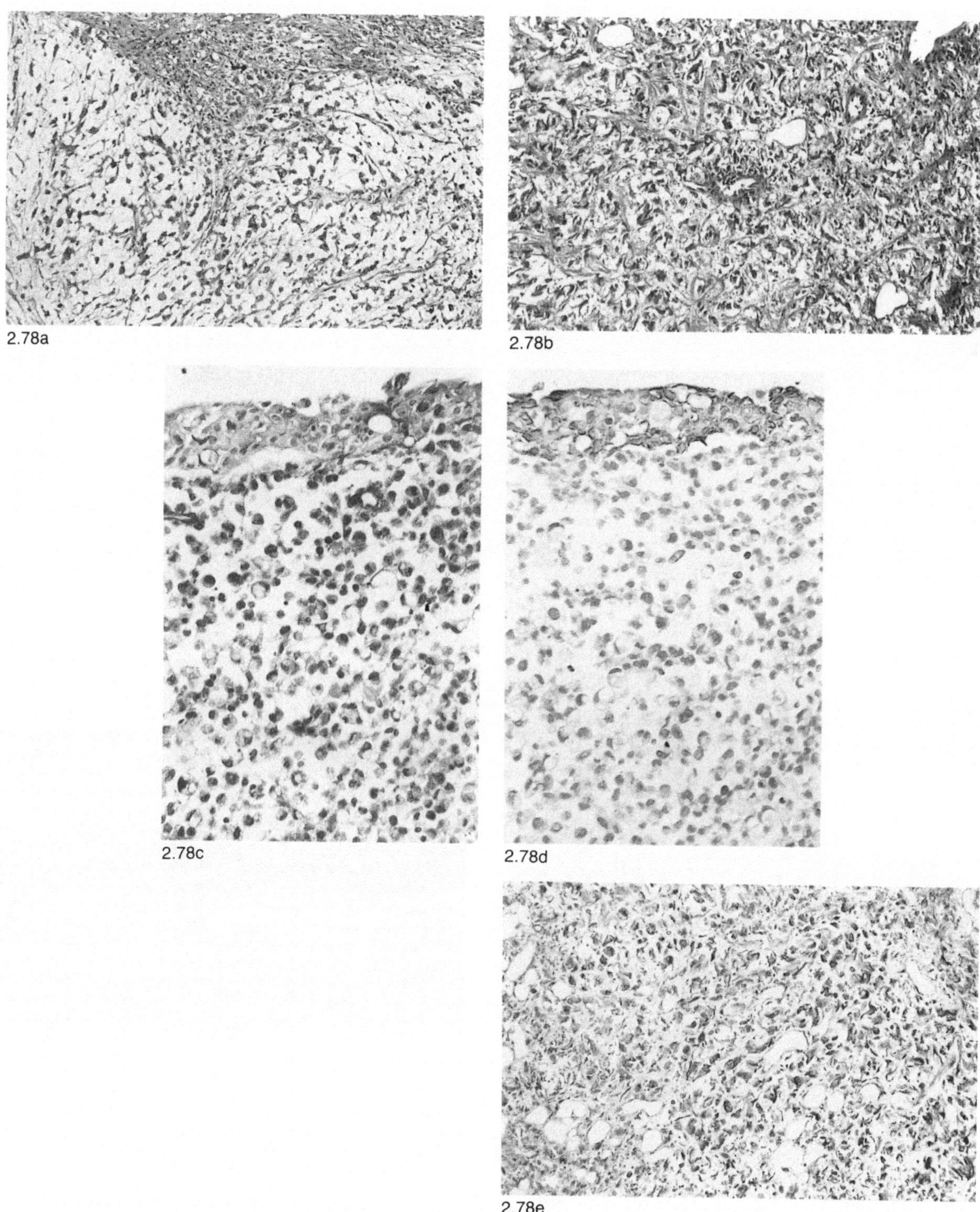

2.78 a–e. Harnblasenwandmetastase eines spindelzelligen Nierenzellkarzinoms
a Myxoidartige Abschnitte. Hämatoxylin-Eosin
b Bizarre zellreiche Anteile. Hamatoxylin-Eosin. Differentialdiagnose: primares Sarkom
c Schwache PAS-Anfärbbarkeit
d Negativer Ausfall für hochmolekulares Zytokeratin M 903, positive Reaktion des bedeckenden Urothels. ABC-Methode
e Kräftige Expression des Tumorgewebes für Vimentin, negativer Ausfall für Urothel. ABC-Methode

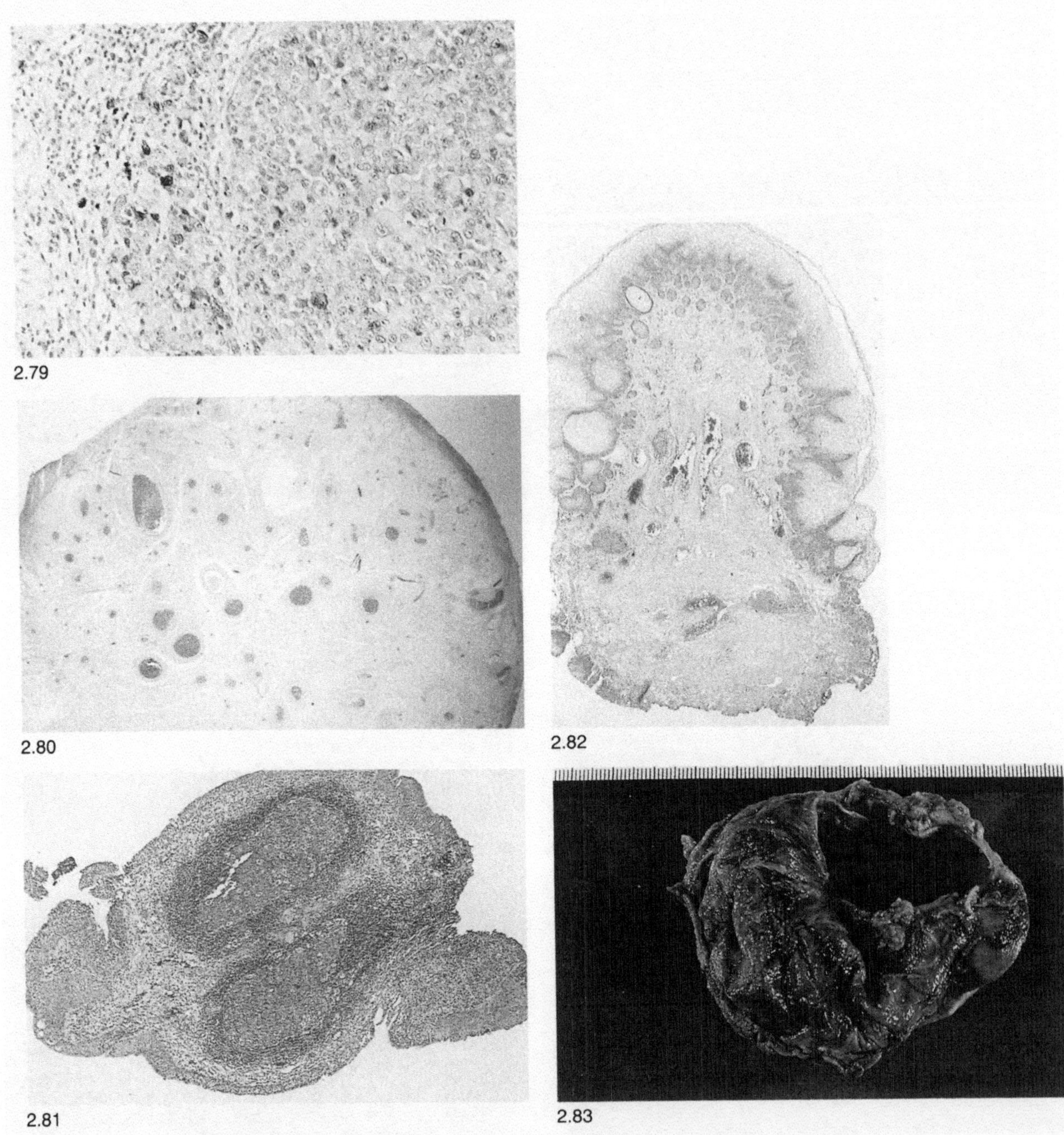

2.79. Malignes Melanom der Harnblasenwand. S-100-Protein, ABC-Methode

2.80. Fibroepithelialer Polyp der Harnblase. Hamatoxylin-Eosin

2.81. Lymphofollikulare Urozystitis der Harnblase. Hamatoxylin-Eosin

2.82. Plattenepitheliale Trigonummetaplasie bei sog. Reizblase. Hamatoxylin-Eosin

2.83. Großes Harnblasenwanddivertikel

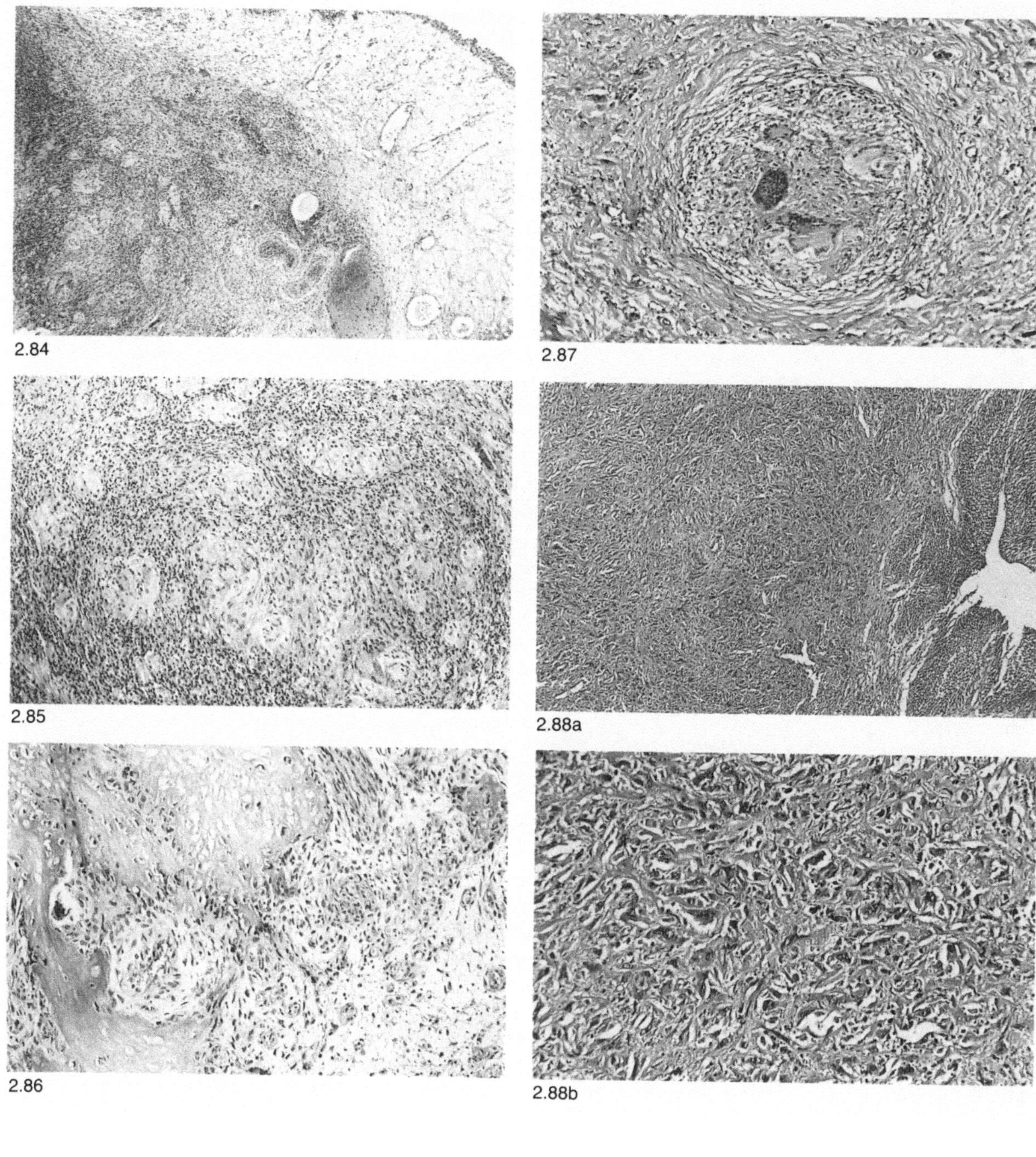

2.84

2.87

2.85

2.88a

2.86

2.88b

2.84. Granulomatose TUR-Urozystitis mit oberflächlichem Ödem, in der Tiefe Granulome. Hämatoxylin-Eosin

2.85. TUR-Thermogranulome mit Riesenzellen. Hämatoxylin-Eosin. Differentialdiagnose: Tuberkulose, BCG-Granulome

2.86. Knocherne Wandmetaplasie der Harnblase bei Z.n. transurethraler Resektion eines Harnblasenkarzinoms. Hämatoxylin-Eosin

2.87. BCG-Granulom bei Z.n. Behandlung eines Urothelkarzinoms

2.88a,b. Spindelzelltumor des Ureters. Hämatoxylin-Eosin
a Übersicht
b Ausschnitt

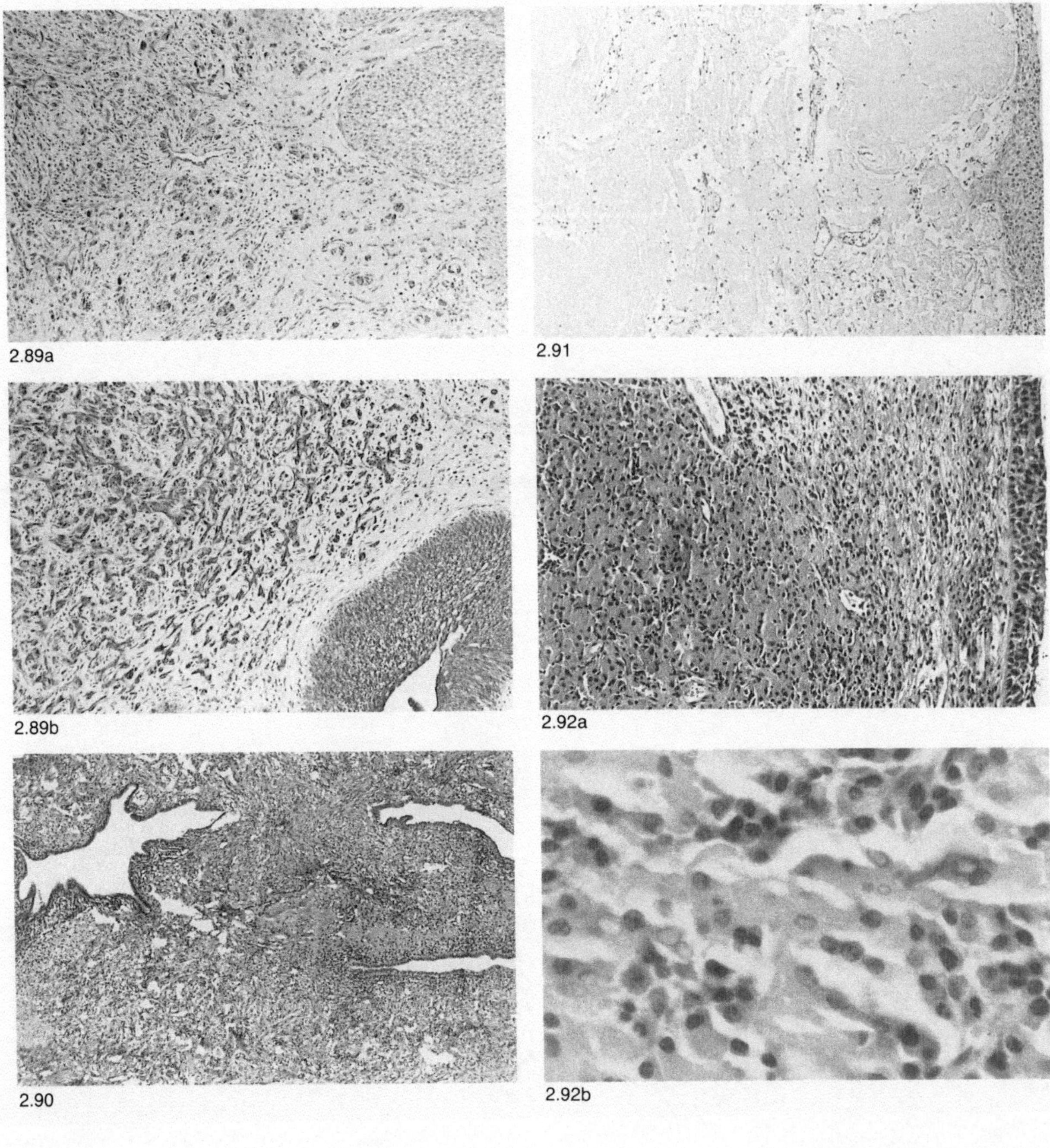

2.89a,b. Spindelzelltumor des Ureters
a Mit Vimentinexpression. ABC-Methode
b Mit kraftiger Zytokeratinexpression. ABC-Methode

2.90. Blasenwandendometriose.
Hamatoxylin-Eosin

2.91. Amyloidose der Harnblasenwand. Kongorot

2.92a,b. Malakoplakie der Harnblasenwand
a Hamatoxylin-Eosin
b Eisenfarbung mit Nachweis von Michaelis-Gut-
mann-Korperchen

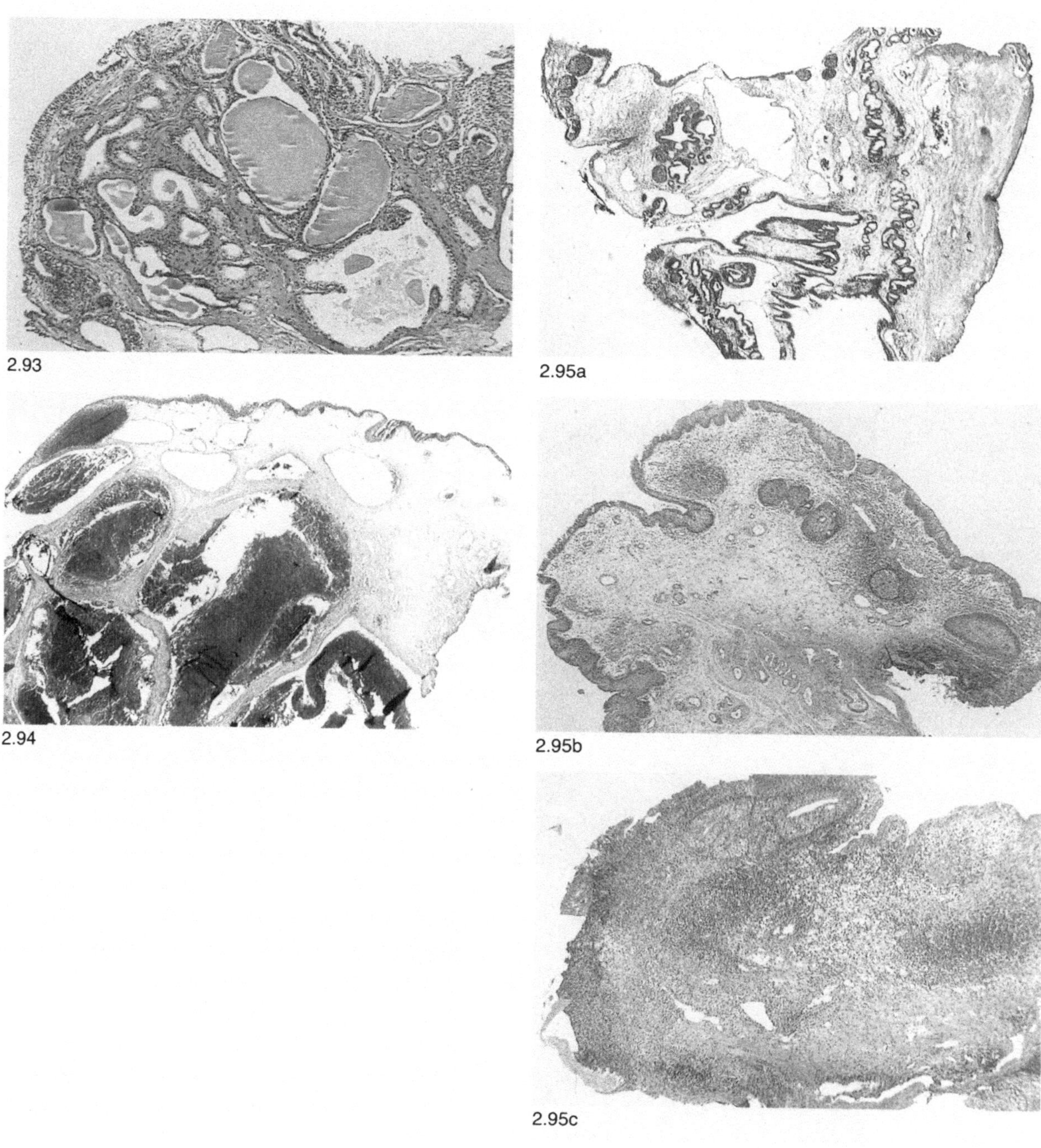

2.93. Urethritis cystica. Hamatoxylin-Eosin

2.94. Gefäßreiche polypöse Urethralkarunkel.
Hämatoxylin-Eosin

2.95 a–c. Urethralpolypen. Hamatoxylin-Eosin
a Sog. glandularer Urethralpolyp
b Fibrosierter und epidermisierter Urethralpolyp
(fibrosierte Karunkel)
c Entzundlich-follikularer Urethralpolyp

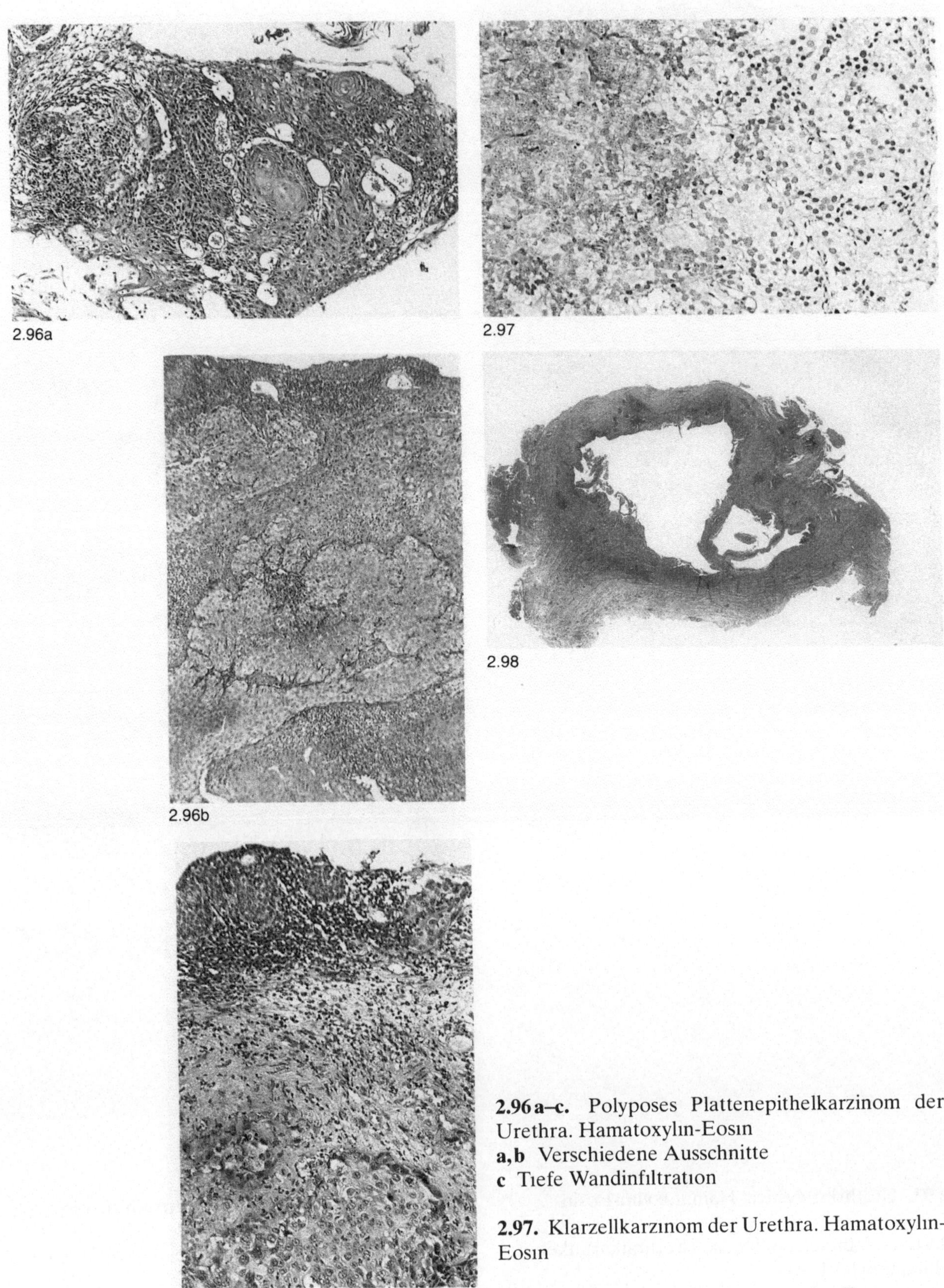

2.96a

2.96b

2.96c

2.97

2.98

2.96 a–c. Polyposes Plattenepithelkarzinom der Urethra. Hamatoxylın-Eosın
a,b Verschiedene Ausschnitte
c Tıefe Wandinfıltratıon

2.97. Klarzellkarzınom der Urethra. Hamatoxylın-Eosın

2.98. Urethradivertikel. Hamatoxylın-Eosın

3 Tumoren der Prostata

3.1 Anatomische Vorbemerkungen

Bei ausgewachsenen jungen Mannern wiegt die Prostata ca. 30 g und weist einen sagittalen Durchmesser bis 2,5 cm auf. Nach abgeschlossener spezifischer Differenzierung unter Androgeneinfluß finden sich 30–50 Drusenlappchen mit etwa 15–30 Ausführungsgangen. Diese munden in die Furchen seitlich des Colliculus seminalis ein. Die uberwiegende Organmasse wird durch die Außendruse gebildet. Diese umschließt die sogenannte Innendruse, die durch eine fibromuskulare Zone abgegrenzt ist. Das Gesamtorgan ist von einer kapsel- oder bandartigen Muskel- und Bindegewebsschicht umgeben mit Gefäßen und Nerveneinschlussen, die als sog. Prostatakapsel in der TNM-Klassifikation gefuhrt wird (Ayala et al. 1989).

An der posterioren Seite der Prostata und der Samenblasen liegt die Denonvilliers-Faszie, die aus mehreren Schichten von kollagenen und elastischen sowie muskularen Fasern besteht und diese Organe zum Rektum abgrenzt. Die Samenblasen werden bis zur Harnblase ebenfalls von der Denonvilliers-Faszie umgeben. In Hohe der Samenblasen und der Prostata sind neurovaskulare Bundel mit Fasern zu Samenblasen und Prostata in diese Faszie eingelassen. Die Denonvillier-Faszie, die dem prostatischen Stroma fest anliegt und nur scharf unter Läsion der peripheren Drusenregion präpariert werden kann, sollte bei der radikalen Prostatektomie im Apexbereich durchtrennt werden. Denn im Apexbereich findet sich mehr als die Hälfte der tumorpositiven Abtragungsränder. Die Bedeutung der neurovaskulären Bundel ist in der Tatsache begründet, daß die Karzinominvasion durch die Kapsel entlang bzw. innerhalb dieser Bundel stattfindet. Vor allem am Apex und an der Basis der Prostata penetrieren Nerven die Kapsel. Hier finden sich am häufigsten Tumorinfiltrationen, so daß ein Nervenerhalt im Rahmen der radikalen Prostatektomie nicht indiziert ist. Im Zentrum liegt die bogenformige Urethra oder Pars prostatica posterior der Harnröhre.

Die Prostata weiter anatomisch unterteilt (McNeal 1988a, Aumuller 1989; Graphik 3.1) in eine

1. zentrale Zone, dorsokranial gelegen, mit weitlumigen Drusen und aufgelockertem Stroma;
2. Transitionszone oder praprostatisches Segment bzw. periurethrale Mantelzone, mediolateral der Urethra gelegen, mit englumigen Drusen und straffem Stroma;
3. periphere Zone mit lockerem Stroma und Drusen wie in der Transitionszone (sie umgibt die zentrale Zone);
4. nichtglandulare Stromazone.

In den ersten 3 Zonen finden sich Drusen mit einem Hauptgang und zahlreichen Verzweigungen, die von einem mehrreihigen Zylinderpithel sowie uberwiegend in geschlossener Formation liegenden Basalzellen ausgekleidet werden. Die

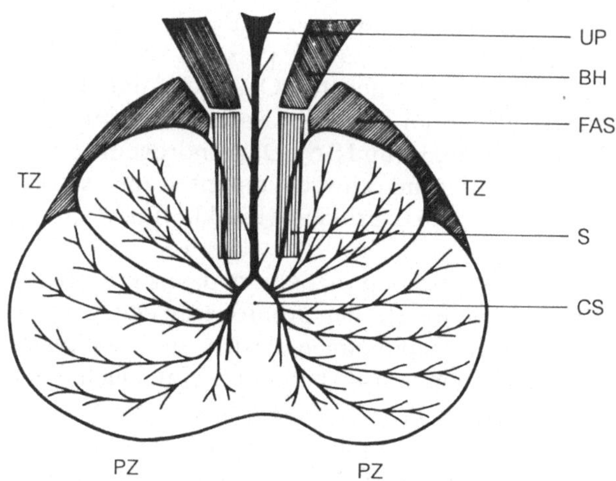

Graphik 3.1. Zonale Aufgliederung der Prostata nach McNeal (1988a) und Aumuller (1989) Periphere Zone mit lockerer Stroma- und Drusenordnung Transitionszone, mediolateral der Urethra gelegen, mit straffem bindegewebigem Stroma und englumigen Drusen Zentralzone dorsokranial mit weitlumigen Drusen und hochzylindrischem Epithel Aglandulare Zone (*PZ* periphere Zone, *TZ* Transitionszone, *UP* urethrales prostatisches Segment, *BH* Blasenhals, *FAS* fibromuskulares aglandulares anteriores Stroma, *S* praprostatischer Sphinkter, *CS* Colliculus seminalis)

Epithelien, schmalen gefäßführenden bindegewebigen Leisten aufliegend, springen fast papillenförmig in die Drüsenlichtungen vor. Das Epithel wechselt in der Höhe beträchtlich. Große Drüsen werden von einem flachen, kleine Drüsen von einem breiten, aufgefalteten Epithel ausgekleidet. Hier handelt es sich um unterschiedliche Sekretionszustände der Drüsen (Graphik 3.2, Abb. 3.1).

Das sekretorische Epithel besteht aus hochzylindrischen Zellen mit schaumig-wabigem Zytoplasma und kleinen Mitochondrien. Die apikale Zone zeigt reife Sekretgranula. Immunhistochemisch exprimieren die sekretorischen Zellen prostataspezifische saure Phosphatase (PAP) und prostataspezifisches Antigen (PSA). Ferner sind die Zytokeratine 7, 8, 18 und 19 sowie α-1-Antichymotrypsin (ACT), karzinoembryonales Antigen (CEA) und ABO-Blutgruppenantigene nachweisbar. Der Androgenrezeptor ist im Drüsenepithel vorhanden. Dagegen sind Östrogen- und Progesteronrezeptoren nicht nachweisbar (Ruizeveld de Winter et al. 1990) (Tabelle 3.1; Abb. 3.2 und 3.3).

Die zweite wichtige Zellart im drüsigen Aufbau der Prostata ist die Basalzelle. Die Basalzellen liegen im geschlossenen Verband oder in unterbrochener Reihenfolge vor. Sie sind untereinander und z.T. auch mit den sekretorischen Epithelien kompliziert verzahnt. Die Zytokeratine 5, 10, 11, 13, 14 und 16 sind in den Basalzellen positiv (Okada et al. 1992). Die Expression von PAP und PSA ist dagegen negativ. Östrogen- und Progesteronrezeptoren sind in Basalzellen positiv (Tabelle 3.1; Abb. 3.4 und 3.5). Der Androgenrezeptor wird überwiegend schwach, mitunter auch stärker von Basalzellen exprimiert (Bonkhoff u. Remberger 1993).

Auf Östrogengaben atrophiert das sekretorische Epithel. Die Basalzellen proliferieren dagegen und bilden Plattenepithelmetaplasien aus. Zellkinetische und immunhistochemische Untersuchungen haben gezeigt, daß die Basalzellen eine eigenständige Zellgruppe sind. Überwiegend wird angenommen, daß die Basalzellen nicht als Reservezellen oder undifferenzierte Stammzellen des sekretorischen Epithels dienen. Sie entsprechen auch nicht den typischen Myoepithelien (Srigley et al. 1990), wenngleich z.T. auch S-100-Protein und für muskelspezifisches Aktin positive Zellen beobachtet worden sind (Jones et al. 1991; Sakamoto et al. 1991). Wahrscheinlich spielen die Basalzellen eine wichtige Rolle im Stoffaustausch zwischen den Kapillaren und dem sekretorischen Epithel.

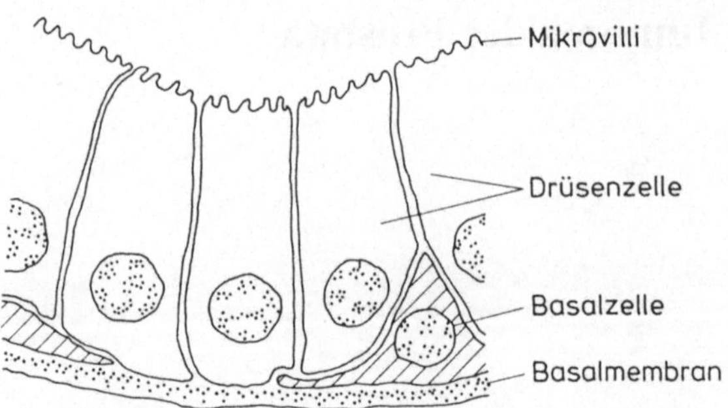

Graphik 3.2. Schematische Darstellung des Prostatadrüsenaufbaus (Aus Helpap 1989)

Tabelle 3.1. Immunhistochemie der normalen Prostata (Nach Helpap 1989)

Antigene	Zytologie (Zellart)			
	Sekretorische Z	Basale Z	Endokrine Z	Stroma Z
PSA	+	–	(+)	–
PAP	+	–	(+)	–
Zytokeratine				
5, 10, 11	–	+	–	–
13, 14, 16	–	+	–	–
19	+	+	–	–
7, 8, 18	+	–	–	–
CEA	+	–		–
AB0-Blutgruppen	(+)	(+)		–
Rezeptoren				
Androgen	+	(+)	(+)	–
Östrogen	–	+		(+)
Progesteron	–	+		(+)
Lektine (PNA)	+	+		–
Antichymotrypsin	+	–		(+)
Vimentin	(+)	–		+
SMA (Aktin)	–	– (+)		+
Desmin	–	–	–	+
Serotonin	–	–	+	–
S 100 Protein	–	– (+)		–
NSE	–	–	+	–
Chromogranin A	–	–	+	–
Calcitonin	–	–	+	–
Somatostatin	–	–	(+)	–
TSH	–	–	(+)	–

Die jüngst nachgewiesene – wenn auch schwache – Expression des Androgenrezeptors in den Basalzellen wird wahrscheinlich die Diskussion um eine evtl. doch vorliegende Stammzellfunktion der Basalzellen erneut beleben (Bonkhoff u. Remberger 1993).

Zwischen den Drüsenepithelien liegen vereinzelt eingestreut für Chromogranin A und neuronenspezifische Enolase (NSE) positive neuroendokrine Zellen (Weaver et al. 1992) (Abb. 3.6 und 3.7). Im Bereich der großen Gänge sind sie häufiger und vor allem im periurethralen Bereich (Utrikulus) in dichter Lage nachweisbar. Auch in der Urethra sind sie erkennbar. Die endokrinen Zellen enthalten Serotonin, selten auch Kalzitonin und ein TSH-artiges Antigen (Anıchkov 1991). Daneben finden sich Zellen mit PAS-positivem, diastaseresistentem, eosinophil granuliertem Zytoplasma. Diese Zellen sind negativ fur Lysozym, NSE, Chromogranın A und Serotonin. Sie sind als Paneth-ahnliche Zellen der Prostata klassifiziert worden. Da diese Paneth-ahnlichen, fur neuroendokrine Marker negativen Zellen in atypischen dysplastischen und malignen Prostatadrusen nicht vorkommen, bietet sıch hıer ein differentialdiagnostisches Hilfsmıttel bei krıtischen Fällen an (Weaver et al. 1992) (Tabelle 3.1).

Das Prostatastroma besteht aus glatter Muskulatur und Bindegewebe mit kollagenen, retikularen und elastischen Fasern. Die Drusenazinı werden von einer schmalen Bindegewebsschicht mit wenigen elastischen Fasern, vor allem von dunnen Scheiden glatter Muskelzellen umgeben. Um größere Drusenabschnitte und um größere Gange sind die glatten Muskelfaserzuge zirkular und in Langsrichtung angeordnet. Der Apex der Prostata wird von Skelettmuskelfasern des Dıaphragma urogenıtale umgeben. In den Kernen des fibromuskularen Stromas ist der Ostrogenrezeptor nachweisbar (Abb. 3.11 c). Für den Androgenrezeptor besteht nur eine schwache Reaktion (Sar et al. 1990).

Die kapillare Vaskularisation nimmt nach dem 45. Lebensjahr ab. Venös wird die Prostata von einem periurethralen sowie einem Kapselplexus, der ein Teil des Plexus venosus vesicoprostaticus ist, versorgt. Die Drainage durch Lymphgefaße endet in den externen und internen iliakalen Lymphknoten.

Das papillar aufgefaltete Epithel des Utriculus prostaticus unterscheidet sich immunhistochemisch bzw. histologisch nicht von dem der Prostadrusen. Es besteht ebenfalls aus Basalzellen und sekretorischem Zylinderepithel.

Die beschriebenen histologischen, histochemischen und immunhistochemischen Strukturen und Reaktionen des Epithels und Mesenchyms der Prostata sind in allen Zonen des Organs gleich.

Nach sonographischen und morphologischen Analysen entwickelt sich die Prostatahyperplasie in der Transitionszone (Abb. 3.8–3.11). In der peripheren Zone finden sich 70 % der Prostatakarzinome. 20 % der Karzinome finden sich in der Transitionszone, insbesondere hochdifferenzierte inzidente Formen (Transitionszonenkarzinom). Zu 10 % liegen Karzinome in der zentralen Zone vor (McNeal

et al. 1988; Shinohara et al. 1989, Babaian et al. 1991; Lee et al. 1991) (Abb. 3.12–3.16).

3.2 Gewöhnliches Prostatakarzinom

3.2.1 Epidemiologie

Nach dem Bronchialkarzınom steht bei den Krebserkrankungen des Mannes das Prostatakarzınom an 2. Stelle der Haufigkeit. Die Inzidenz der Prostatakarzinome ist weltweit sehr unterschiedlich. Die schwarze Bevolkerung der Vereinigten Staaten liegt mit 21 % Prostatakarzinomen an der Spitze. Die asiatischen Volker haben eine sehr nıedrige Inzidenzrate von 1–7 %. Dıe westeuropaischen Lander liegen im oberen bis mittleren Bereich. In den osteuropaischen Ländern ist die Inzıdenz der Prostatakarzinome dagegen deutlich geringer. Die alten Lander der Bundesrepublik schwanken zwischen 26 und 29 %. In den neuen Bundeslandern (ehemalıge DDR) liegt die Inzidenzrate bei 19,9 %. Weltweit besteht eine steigende Tendenz. Das gilt vor allem auch fur die asiatischen Länder und hıer insbesondere für Japan. – Vor dem 50. Lebensjahr werden relativ selten Prostatakarzinome diagnostiziert, nach dem 60. Lebensjahr steigt dıe altersspezifische Inzidenz steil an.

Die Mortalitat des Prostatakarzinoms ist deutlich niedriger als die Inzidenz. Hier spielt das inzidente Karzinom eine wichtige Rolle, denn die Heilungsquote von Prostatakarzinomen ist verbessert worden. Die Zahl der histologisch entdeckten inzidenten Karzinome hat jedoch zugenommen. Die Mortalität des Prostatakarzinoms nach dem Krebsatlas der Bundesrepublik Deutschland schwankt zwischen 12,9 und 19,4 %. Das latente Prostatakarzinom ıst mit der Mortalitätsrate gekoppelt, das gilt vor allem auch für die neuesten Studien aus Japan, bei denen das latente Karzinom parallel zur Steigerung der Mortalität zunimmt.

Die kausale Pathogenese des Prostatakarzinoms ist weiterhin unbekannt. Die K-ras-Onkogen-Aktivierung, wie sie bei Trägern latenter Prostatakarzinome in Japan nachgewiesen worden ist, scheint aber ein wichtiger Vorgang in der Pathogenese zu sein (Konishi et al. 1992). Wie bei anderen Tumoren, steigt die Inzidenz des Prostatakarzinoms bei Einwanderern aus Regionen mit niedrigem Krebsrisiko in Landern mit hohem Risiko an. Hier spielen offenbar exogene Einflüsse eine Rolle. Die Ursache der unterschiedlichen Inzidenz und Mortalitätsraten der weißen und schwarzen Bevölkerung ın den USA sind bislang nicht aufgeklärt worden. Die hohen Mortalitatsraten der schwarzen Bevolkerung beruhen darauf, daß die Erkennung von Prostatakarzinomen zumeist erst in weit fortgeschrittenen Stadien erfolgt. Die 5-Jahres-Uberlebensrate fur Weiße liegt bei 57,5 %, fur Schwarze aber nur bei 46,2 %. Entsprechend liegt auch die Rate inzidenter Karzinome bei den Schwarzen niedriger als bei den Weißen.

Das Wachstum des Prostatakarzinoms ist hormonell gesteuert. Bei kastrierten Mannern ist das Prostatakarzinom unbekannt. Die Inzidenz bei Zirrhotikern mit erhohtem Ostrogenspiegel ist erniedrigt. Studien uber die Testosteronwerte im Plasma bei Patienten mit Prostatakarzinomen haben bislang keine schlussigen Befunde zur Pathogenese erbracht.

Inwieweit eine virale Atiologie, vor allem durch Herpesviren Typ II, moglich ist, ist bislang nicht schlussig bewiesen. Dies gilt auch fur Alkohol- und Nikotinabusus. Strahleneinflusse, z. B. nach Atombombenabwurfen in Japan, haben keinen Einfluß auf die Haufigkeit latenter oder biologische Aktivitaten manifester Prostatakarzinome gezeigt. Bei Kadmiumexposition ist jedoch ein erhohtes Prostatakarzinomrisiko nachgewiesen worden. Offenbar kommt auch Zink, das ein normaler Bestandteil der Samenflussigkeit ist, eine besondere Bedeutung zu (Ubersichten bei Helpap 1989; Dhom 1991). Immer haufiger werden chromosomale Aberrationen beobachtet (Pienkos u. Meisner 1991).

Die Altersverteilung histologisch gesicherter Prostatakarzinome entspricht der altersspezifischen Inzidenz. Vor dem 40. Lebensjahr werden unter 1 %, vor dem 60. Lebensjahr knapp 8 % bioptisch entdeckt (Davis u. Weigel 1990). Der Altersgipfel von 20–30 % liegt zwischen dem 70. und 75. Lebensjahr. Die wenigen im jugendlichen Alter festgestellten Prostatakarzinome entsprechen nicht den gewohnlichen Karzinomtypen. Es handelt sich vielmehr um hochmaligne, kleinzellige, weitgehend undifferenzierte Tumoren mit exorbitanter Metastasierungsneigung.

3.2.2 Lokalisation, Ausbreitung und Stadien

Das gewohnliche Prostatakarzinom findet sich fast ausschließlich im außeren Drusenfeld der Prostata und dringt sekundar in das Zentrum vor. Gleichzeitig kommt es zur Infiltration der sog. Prostatakapsel. Die Karzinomverbande breiten sich hier fast regelmaßig in perivasalen Lymphspalten und in perineuralen Zonen aus. Das Prostatakarzinom penetriert die Kapsel an den Stellen, an denen sich perineurale Durchbruchstellen finden. Entlang des Gefaßnervenstranges penetriert das Karzinom am Apex und im Bereich der Kapsel an der Basis.

Das Ausmaß der Tumorinfiltration des neurovaskularen Bundels im Kapselbereich ist bei der radikalen Prostatektomie im Rahmen der nervenerhaltenden Operationstechnik von besonderer Bedeutung (Epstein 1990). So ist bei T1-Tumoren in 27 %, bei T2- und T3-Tumoren in 80 % der Falle die ipsilaterale Kapsel im Bereich des Gefaßnervenstranges infiltriert (McNeal et al. 1990). Wird im praoperativen Staging eine perineurale Invasion stanzbioptisch im Kapselbereich der einen Seite gefunden, ist der Nervenerhalt nicht mehr opportun (Huland 1991; Stamey 1990, 1991).

Zumeist liegen multifokale Krebsherde vor. Der PSA-Wert ist hier besonders hoch (Haapiainen et al. 1990). Etwa 10 % der Karzinome entstehen ausschließlich zentral und werden im Rahmen einer TURP-Behandlung einer nodularen Hyperplasie diagnostiziert. Der drusenfreie ventrale Abschnitt der Prostata ist nur bei fortgeschrittenem Karzinomwachstum infiltriert (Abb. 3.17–3.22).

Im Vergleich zwischen der alten TNM-Klassifikation (1979) und den neueren Klassifikationen (Hermanek u. Sobin 1987, 1992) liegt eine fur das logische Verstandnis schwierige Situation vor (Tabelle 3.2). Wahrend in der alten TNM-Klassifikation das von Pathologen zufallig in einem TUR-Material entdeckte, jedoch klinisch unbekannte Prostatakarzinom als TO-Stadium bezeichnet worden ist, wird dieses in der neuen Nomenklatur als T1-Stadium klassifiziert. Werden nicht mehr als 3 mikroskopische Karzinomherde gefunden bzw. betragt das Tumorvolumen bis 5 %, liegt das Substadium T1a vor. Bei mehr als 3 mikroskopischen Karzinomherden bzw. cincm Tumorvolumen uber 5 % besteht das Stadium T1b. In der neuen TNM-Klassifikation (Hermanek u. Sobin 1992) wird zudem ein Stadium T1c abgetrennt mit Karzinomindentifikation durch Stanzbiopsie und hohe PSA-Werte (weitere Stadien s. Tabelle 3.2). Die Dokumentation perineuraler Invasionen, einseitig oder beidseitig und der Befall der Samenblasen wird in den Stadien T3a, b, c festgehalten. Auch die Differenzierung des Metastasenstatus ist wichtig (Hermanek u. Sobin 1992) (Tabelle 3.2). Die Dokumentation dieser zusatzlichen Befunde, vor allem auch die Bestimmung des Tumorvolumens (Schmid u. McNeal 1992; McNeal 1992) sollten beim fortgeschrittenen lokoregionalen Prostatakarzinom diagnostischer Standard sein, da diese Angaben fur Therapiekonzepte und prognostische Aussagen von großer Bedeutung sind (McNeal et

Tabelle 3.2. TNM-Klassifikation von Tumoren der Prostata (1992) (*T-Kategorien* klinische Untersuchung, bildgebende Verfahren, Endoskopie, Biopsie und biochemische Tests *N-Kategorien* klinische Untersuchung und bildgebende Verfahren *M-Kategorien* klinische Untersuchung, bildgebende Verfahren, Skelettuntersuchung und biochemische Tests)

T Primärtumor [a]

TX	Primärtumor kann nicht beurteilt werden
T0	Kein Anhalt für Primärtumor

T1 Klinisch nicht zu erfassender Tumor, da nicht palpabel oder feststellbar durch bildgebende Verfahren
    T1a Tumor zufälliger histologischer Befund (inzidentes Karzinom) in 5 % oder weniger reseziertem Gewebe
    T1b Tumor zufälliger histologischer Befund (inzidentes Karzinom) in mehr als 5 % des resezierten Gewebes
    T1c Tumor durch Stanzbiopsie und durch hohe PSA-Werte identifiziert

T2 Tumor auf die Prostata begrenzt
    T2a Tumor in einer Hälfte eines Lappens oder weniger
    T2b Tumor in mehr als der Hälfte eines Lappens, aber nicht in beiden Lappen
    T2c Tumor in beiden Lappen

T3 Tumor infiltriert durch die Prostatakapsel
    T3a Einseitige extrakapsulare Ausbreitung
    T3b Beidseitige extrakapsulare Ausbreitung
    T3c Tumorinfiltration der Samenblasen

T4 Tumor fixiert oder infiltriert andere Nachbarstrukturen als Samenblasen
    T4a Tumor infiltriert Blasenhals und/oder externen Sphinkter und/oder Rektum
    T4b Tumor infiltriert Musculus levator und/oder ist fixiert am Beckenrand

N Regionäre Lymphknoten

NX	Regionäre Lymphknoten können nicht beurteilt werden
N0	Keine regionaren Lymphknotenmetastasen
N1	Metastase in solitärem Lymphknoten, 2 cm oder weniger in größter Ausdehnung
N2	Metastase(n) in solitären Lymphknoten, mehr als 2 cm, aber nicht mehr als 5 cm in größter Ausdehnung, oder in multiplen Lymphknoten, keine mehr als 5 cm in größter Ausdehnung
N3	Metastasen in Lymphknoten, mehr als 5 cm in größter Ausdehnung

M Fernmetastasen

MX	Das Vorliegen von Fernmetastasen kann nicht beurteilt werden
M0	Keine Fernmetastasen
M1	Fernmetastasen

    M1a Nichtregionäre Lymphknoten
    M1b Skelettmetastasen
    M1c Andere Organe

Stadiengruppierung

Stadium 0	T1a	N0	M0	G Ia
Stadium I	T1a	N0	M0	G Ib–G IIa
	T1b	N0	M0	G I–G III
	T1c	N0	M0	Jedes G
Stadium II	T2	N0	M0	Jedes G
Stadium III	T3	N0	M0	Jedes G
Stadium IV	T4	N0	M0	Jedes G
	Jedes T	N1, N2, N3	M0	Jedes G
	Jedes T	Jedes N	M1	Jedes G

[a] Zu T1/T2 Wird das Karzinom in einem oder beiden Lappen durch Stanzbiopsie diagnostiziert, ist aber nicht palpabel oder sichtbar durch bildgebende Verfahren, wird es als T1c-Tumor klassifiziert
Zu T2/T3 Die Invasion in den Apex oder in die Prostatakapsel, jedoch nicht durch sie hindurch, wird als T2-Tumor klassifiziert, nicht als T3-Tumor

al. 1990; Whitmore 1990; Humphrey et al. 1991;
Stamey 1991; Lerner et al. 1991; Harrison et al.
1992).

3.3 Formen des Prostatakarzinoms

Das *manifeste (klinische) periphere oder „Kapsel"-
Karzinom* ist ein durch rektale Palpation diagno-
stiziertes Karzinom, das entweder durch Aspiration Stanzbiopsie, transurethrale Resektion
(TUR), Prostatektomie oder durch die Obduktion
bestätigt wird (Abb. 3.14).

Das *inzidente Karzinom* ist klinisch unbekannt
und wird zufällig durch den Pathologen histologisch im transurethralen Resektions- oder Ekto-
miepräparat, zumeist bei operativer Therapie
einer Prostatahyperplasie, festgestellt und ist zumeist ein zentral gelegenes Karzinom (sog. Transitionszonenkarzinom nach McNeal et al. 1988;
Voges et al. 1991) (Abb. 3.15).

Das *okkulte Karzinom* äußert sich durch Metastasen. Der Primärtumor ist klinisch unentdeckt ge-
blieben (Abb. 3.22).

Das *latente Karzinom* ist zu Lebzeiten des Patienten mit klinischen Methoden nicht nachweisbar
gewesen. Es wird erst durch die Obduktion veri-
fiziert. Latente Prostatakarzinome nehmen vom
40. Lebensjahr an stetig zu, mit einer Gesamthäu-
figkeit bei über 70jährigen von mehr als 50 %. Sie
sind bei 50- bis 60jährigen überwiegend histologisch hochdifferenziert und weisen einen niedrigen
Malignitätsgrad auf. Mit zunehmendem Lebensalter werden jedoch auch höhere Malignitätsgrade
beobachtet. Manifeste, latente und inzidente Prostatakarzinome lassen keine Unterschiede bei der
histologischen Klassifikation erkennen.

3.4 Typing der Prostatakarzinome

Das Prostatakarzinom weist eine breite morphologische Palette auf. Dabei können ein uniformes
und ein pluriformes Muster entstehen. Mit der
WHO-Klassifikation (Mostofi et al. 1980, 1992a,
b) im Einklang steht die Einteilung nach Dhom
und dem pathologisch-urologischen Arbeitskreis
„Prostatakarzinom" (Helpap et al. 1985). Danach
werden unterschieden (Tabelle 3.3):

1. Gewöhnliche Prostatakarzinome mit glandulärem, kribriformem und solide-trabekulärem
Muster. Diese Karzinome können einen uniformen oder pluriformen Aufbau zeigen, wobei
vornehmlich glanduläre, kribriforme und kribri-

Tabelle 3.3. Histologische Klassifikation der Prostatatumoren

I *Maligne epitheliale Tumoren*

  A Gewöhnliche Prostatakarzinome
     1 Karzinome mit uniformem Muster
       a) Hochdifferenziertes Adenokarzinom
       b) Wenig differenziertes Adenokarzinom
       c) Kribriformes Karzinom
       d) Undifferenziertes solides Karzinom

     2 Karzinome mit pluriformem Muster
       Beispiele
       Hoch- und wenig differenziertes Adenokarzinom
       Kribriformes und solides Karzinom
       Kribriformes Muster in anderen Typen
       Karzinome mit mehr als 2 Grundmustern

  B Ungewöhnliche und seltene Karzinome
     1 Transitionalzellkarzinom (Urothelkarzinom)
     2 Plattenepithelkarzinom
     3 Muzinöses Adenokarzinom
     4 Papillär-duktales Karzinom
     5 Adenoid zystisches (Basalzell-) Karzinom
     6 Karzinoide und kleinzellige (neuroendokrine)
       Karzinome

II *Nichtepitheliale Tumoren*

  A Benigne
     1 Echte Leiomyome der Prostata
     2 Blauer Nävus der Prostata

  B Maligne Prostatasarkome
     1 Leiomyosarkom
     2 Rhabdomyosarkom
     3 Non-Hodgkin-Lymphome
     4 Andere Sarkome
     5 Cystosarcoma phylloides (sog. atypische Stroma-
       hyperplasie)
     6 Karzinosarkom

III *Sekundäre Tumoren in der Prostata*

  Metastasen

form-solide und undifferenzierte Strukturen unterschieden werden (Tabelle 3.3).

2. Ungewöhnliche und seltene Prostatakarzinome.
Hierzu werden urotheliale, plattenepitheliale,
muzinöse, papillär-duktale Karzinome und adenoidzystische Basalzellkarzinome gerechnet.
Ferner gehören in diese Gruppe Karzinoide
bzw. kleinzellige Karzinome und Karzinome mit
gemischter glandulärer und endokriner Differenzierung (Tabelle 3.3).

Etwa 95 % der Prostatakarzinome entsprechen
dem gewöhnlichen Typ. Von ihnen zeigen einen
uniformen Aufbau 47–49 %, einen pluriformen
Aufbau 51–53 %. Bei den pluriformen Karzinomen bestimmt der strukturell niedrigste Differenzierungsgrad die Prognose und damit auch die
Therapie. Die Bedeutung der histologischen Klas-

sifikation ist wichtig für das Grading und das Regressionsgrading unter oder nach Therapie, da davon ausgegangen werden kann, daß nur die Gruppe der PSA-positiven Prostatakarzinome auf eine Hormontherapie anspricht. Ferner gehen die histologischen Muster in das histologische Malignitätsgrading mit ein.

3.4.1 Gewöhnliche Karzinomformen

Das *hochdifferenzierte,* hellzellige, drüsenbildende Karzinom ist histologisch und zytologisch durch gleichmäßige runde Zellkerne ohne oder mit nur wenigen Nukleolen, fehlende Mitosefiguren sowie eine Zytoplasma/Kern-Relation von 1:4 innerhalb von gleichmäßigen mikro- und makroglandulären Formationen charakterisiert (Abb. 3.23 und 3.24).

Das *mäßig und wenig differenzierte* drüsenbildende Karzinom weist unregelmäßig gestaltete, zumeist mikroglanduläre Formationen mit deutlich erkennbarer Kernpolymorphie, Kernnukleolen in zentraler und exzentrischer Lage und gesteigerter Mitoseaktivität auf (Abb. 3.25–3.29).

Typisch für das *kribriforme* Karzinom ist das klassische siebartige Muster mit zahlreichen prominenten, überwiegend exzentrisch gelagerten Kernnukleolen und gesteigerter Mitoseaktivität (Abb. 3.30).

Beim *soliden trabekulären* (hellzelligen und eosinophilen) sowie undifferenzierten Prostatakarzinom bestehen die deutlichsten Zell- und Kernpolymorphien mit gesteigerter Mitoseaktivität und hoher Nukleolenfrequenz bei vornehmlich exzentrischer Lagerung (Abb. 3.31 und 3.32).

3.4.2 Ungewöhnliche Karzinomformen

Urothelkarzinome (Abb. 3.33–3.35)

Diese Karzinome werden zu etwa 3–5 % unter allen Prostatakarzinomen gefunden. Sie sind zu unterscheiden in:

1. Primäre Urothelkarzinome der Prostata. Hier muß zunächst immer ein Harnblasenkarzinom, insbesondere ein Carcinoma in situ ausgeschlossen werden. Diese Karzinome entwickeln sich in den großen periurethralen Gängen und wachsen intraduktal bis die Peripherie vor. Der Ausgangspunkt dieser Karzinome ist das Urothel der periurethralen Gänge.

2. Sekundäre Urothelkarzinome der Prostata. Sie sind mit einem Urothelkarzinom der Harnblase kombiniert. Sie werden zufällig nach Zystoprostatektomie gefunden. Präoperativ ist klinisch zumeist kein pathologischer Befund an der Prostata feststellbar. Diese Karzinome breiten sich von der Harnblase auf die Prostata flächig invasiv aus.

Zumeist wachsen die Urothelkarzinome in der Prostata kontinuierlich oder diskontinuierlich als In-situ-Karzinom von der Pars prostatica der Urethra in die tubuloalveolaren Drüsen der Prostata vor (Hardeman u. Soloway 1988; Wood et al. 1989 a, b).

Nicht selten finden sich in der Prostata neben den urothelialen Karzinomen auch unterschiedlich differenzierte glanduläre Formationen eines typischen Prostatakarzinoms. Papilläre Formationen wie bei intraduktal-papillären Adenokarzinomen finden sich nicht. Von den Urothelkarzinomen schlechter Differenzierung sind die undifferenzierten, soliden trabekularen Prostatakarzinome zu unterscheiden.

Die Prognose der Urothelkarzinome ist ungünstig. Da die invasiven Formationen häufig nicht mehr operativ kurabel sind, muß eine Radiatio oder Zytostase angeschlossen werden. Die Tumoren sind im Gegensatz zu dem typischen Prostatakarzinom hormoninsensibel (Dhom 1991).

Plattenepithelkarzinome (Abb. 3.36 und 3.37)

Auch diese zur Gruppe der ungewöhnlichen Karzinome zu rechnenden Prostatakarzinome sind selten. Die Tumoren entwickeln sich intraduktal aus einer Basalzellhyperplasie mit Atypie und plattenepithelialer Differenzierung. Plattenepithelkarzinome können nach vorausgegangener Hormontherapie (Östrogene) aus Tumormetaplasien oder aus Basalzellen normaler Prostatadrüsen entstehen. Die metaplastischen Plattenepithelien in normalen Prostatadrüsen sind trotz hoher Proliferationsaktivität nicht oder äußerst selten Ausgangspunkt für Karzinome und entsprechen dann den adenosquamösen Karzinomen der Prostata (Devany et al. 1991; Wernert et al. 1990).

Muzinöse Karzinome (Abb. 3.38–3.40)

Hier handelt es sich um großdrüsige, z. T. zystische oder auch siegelringzellartig differenzierte Karzinome. Sie enthalten Alcianblau- und PAS-positive

Schleimmassen in den Lumina. Eine saure Muzin-produktion kann bei bis zu 35 % der glandularen Prostatakarzinome beobachtet werden. Im Gegensatz dazu werden neutrale Muzine nur in hyperplastischen Drusen gebildet (Pinder u. McMahon 1990). Differentialdiagnostisch sind Metastasen aus dem Intestinaltrakt oder eingebrochene Rektumkarzinome bzw. verschleimende Adenokarzinome der Harnblase abzugrenzen.

Papillar-duktale Karzinome der Prostata
(Abb. 3.41)

Diese Karzinome werden in den großen periurethralen Gangen und den peripheren Azini gefunden. Sie sind ebenfalls PSA-positiv und treten nicht selten in Kombination mit gewohnlichen glandularen Karzinomen auf.
Die Tumoren wurden fruher als endometrioide Utrikuluskarzinome bezeichnet. Eine Verbindung zum Utrikulus besteht jedoch nicht (Wernert et al. 1987; Wernert 1991). Das Rezidiv- und Metastasierungsverhalten sowie die therapeutische Ansprechbarkeit entsprechen denjenigen gewohnlicher Prostatakarzinome (Perrapato et al. 1991).

Adenoid zystische Karzinome der Prostata
(Basalzellkarzinome) (Abb. 3.42)

Sie bestehen aus zylindrischen, tubularen und kribriformen Zellverbanden, die nicht selten auch solide Formationen ausgebildet haben. Die Zellen ahneln Basalzellen. In den zentralen Lichtungen sind oft Reste sekretorischer Zellen nachweisbar.
Die Tumoren werden von den Basalzellen abgeleitet und auch als Basalzellkarzinome der Prostata bezeichnet (Grignon et al. 1988; Young et al. 1988). Sie sprechen nicht auf Hormongaben an. Hin und wieder werden auch plattenepitheliale Differenzierungen beobachtet, die die Herkunft von Basalzellen unterstreichen. Die Prognose der adenoidzystischen Basalzellkarzinome ist insgesamt gunstig (Dhom 1991; Helpap 1991 b).
Sehr selten sind Basalzellpapillome im urethralen Bereich zu beobachten (Abb. 3.43). Sie mussen von den sog. Prostatapolypen differenziert werden (Abb. 3.44).

Neuroendokrin differenzierte glandulare
und kleinzellige Karzinome, Karzinoide
(Abb. 3.45–3.47)

In einem hohen Prozentsatz finden sich vereinzelt eosinophile Zellen zwischen den Tumorzellen von gewohnlichen Prostatakarzinomen. Das Verteilungsmuster entspricht etwa demjenigen der normalen und hyperplastischen Prostata. Diese eosinophilen Zellen exprimieren neuroendokrine Marker und sind Grimeliuspositiv. Mitunter finden sich auch glandulare Prostatakarzinome mit einem sehr hohen Anteil neuroendokriner Zellen. Diese sog. neuroendokrinen Karzinome reagieren schlecht oder gar nicht auf eine hormonale Therapie. Damit gehoren sie in die Gruppe der Non-Responder der glandularen Prostatakarzinome (Helpap et al. 1990; Cohen et al. 1990, 1991).
Neben den neuroendokrin-glandularen Formen gibt es kleinzellige Karzinome, die in Bezug auf Wachstum und Prognose den bronchialen Kleinzellern ahneln. Auch sie exprimieren neuroendokrine Marker. Von den echten Kleinzellern zu unterscheiden sind Karzinoide mit histologischem und immunhistochemischem Muster wie bei Karzinoiden des Gastrointestinaltrakts. Alle diese Tumorvarianten konnen kombiniert mit gewohnlichen glandularen Prostatakarzinomen vorkommen (Sant'Agnese 1992 a, b).

3.5 Immunhistochemie

Die Beurteilung von Basalmembranverlust und Stromainvasion – wie sie allgemein als Malignitatskriterien bedeutsam sind – sind beim Prostatakarzinom nicht in diesem Maße zutreffend, da sowohl die drusig differenzierten wie die undifferenzierten gewohnlichen und z. T. auch ungewohnlichen Karzinomzellkomplexe basalmembranartige Strukturen v. a. an der Invasionsfront neu ausbilden konnen (Bonkhoff et al. 1991, 1992).

3.5.1 Gewöhnliche Prostatakarzinome

Die Tumorzellen des gewohnlichen Prostatakarzinoms exprimieren die Antigene prostataspezifisches Antigen (PSA) und prostataspezifische saure Phosphatase (PAP). Die Tumorzelle ist negativ fur den monoklonalen Antikorper Stratum-corneum-Keratin (M 903), d. h., sie entspricht einer entarteten sekretorischen Zelle und nicht einer atypischen Basalzelle. Lediglich bei intraduktaler Karzinomexpansion sind Basalzellen nachweisbar. Dieses Expressionsmuster ist von großer Bedeutung für die Abgrenzung nicht- oder praneoplastischer Prozesse von Karzinomen der Prostata (Hedrick u. Epstein 1989; Helpap 1989; Okada et al. 1992).

Mit Zunahme der Malignität bzw. Abnahme der Differenzierung nimmt die Expression der Antigene PSA und PAP ab und die gleichmäßige (homogene) Zytoplasmaanfarbung geht in eine fleckförmige (heterogene) über. Die Expression von Blutgruppenantigenen ist reduziert (Perlman u. Epstein 1990), ebenso die für Leuzinaminopeptidase-Aktivität, die im Rahmen der Bildung von Suppressorgenen von Bedeutung ist (Rackley et al. 1991). Dagegen ist die Expression des Protoonkogenproteins c-erbB-2 und v-erbB und die ras-Gen-Mutationsrate erhoht (Carter et al. 1990; Klein 1990, 1991; Nusko et al. 1992), ahnlich wie beim epidermalen Wachstumsfaktorrezeptor (Funa et al. 1991; Idikio u. Manickavel 1991; Ware et al. 1991) (Abb. 3.48–3.50).

3.5.2 Ungewöhnliche Prostatakarzinome

Urothelkarzinom

Bei der differentialdiagnostischen Abgrenzung von undifferenzierten Prostatakarzinomen und Urothelkarzinomen der Harnblase, insbesondere jedoch von primaren und sekundären Urothelkarzinomen der Prostata mit Einbruch des jeweiligen Karzinoms in das andere Organ, spielt der Nachweis von PSA und Stratum-corneum-Keratin (M 903) eine entscheidende Rolle (Hesse et al. 1990). Prostatakarzinome sind PSA-positiv, Stratum-corneum-Zytokeratin-negativ, während Urothelkarzinome PSA-negativ und Stratum-corneum-Keratin-positiv sind (Abb. 3.51).

Muzinöse und papillär-duktale Karzinome

Diese Karzinomformen exprimieren ebenfalls PSA und PAP und sind somit von den sekretorischen Zellen abzuleiten (Ro et al. 1988, 1990; McNeal et al. 1991a) (Abb. 3.52 und 3.53).

Adenoid-zystisches Karzinom (Basalzellkarzinome)

Daneben gibt es auch Karzinome, die von den Basalzellen ausgehen. Sie sind solide und adenoid-zystisch strukturiert mit basalmembranahnlichen Abgrenzungen (Denholm et al. 1992). Die soliden Anteile mit z. T. prominenten Nukleolen sind Stratum-corneum-Keratin-positiv. In den adenoid-zystischen Anteilen sind luminal auch PSA-positive Zellen nachzuweisen (Grignon et al. 1988; Young et al. 1988; Helpap 1991b) (Abb. 3.54).

Neuroendokrin differenzierte glandulare Karzinome

Eine Besonderheit stellen die neuroendokrin differenzierten Prostatakarzinome dar. Kleinzellige Karzinome, Karzinoide und Kombinationen von glandular und kribriform differenzierten Karzinomen mit Anteilen eosinophil-granulärer Zellen sind immunhistochemisch mit Chromogranin A und mit neuronenspezifischer Enolase deutlich positiv. Histochemisch sind sie durch die Grimelius-Versilberung gekennzeichnet. Die Tumorzellen zeigen nicht selten eine Koexpression von PSA und Chromogranin A. Da die endokrinen Anteile offenbar auf eine ubliche Hormontherapie nicht ansprechen und zudem den proliferationsaktiven Tumoranteil stimulieren, ist die Kenntnis derartig endokrin differenzierter Prostatakarzinome für die Prognose und Therapie besonders wichtig (Bonkhoff et al. 1989; Cohen et al. 1990, 1991). Dabei wird aufgrund der schlechten Prognose eine primare zytostatische Behandlung diskutiert (Fetissof et al. 1986; Abrahamsson et al. 1987; Rojas-Corona et al. 1987; Sant'Agnese 1992a, b; Bologna et al. 1989; Dhom 1990; Falkmer et al. 1990; Helpap et al. 1990; Hagood et al. 1991; Wernert 1991) (Abb. 3.47 und 3.55).

3.6 Zellkinetik

Zellkinetisch nimmt der Proliferationsindex und die Zahl von Zellen mit immunhistochemisch positiven Ki-67- oder PCNA (proliferating cell nuclear antigen)-markierten Kernen mit zunehmendem Grading und Stadium zu (Gallee et al. 1989; Wernert et al. 1989; Sadi et al. 1991). Extrem hohe Werte der Wachstumsfraktion von 10–18 % sind kürzlich bei soliden undifferenzierten Prostatakarzinomen beschrieben worden (Gaffney et al. 1992) (Abb. 3.56–3.58).

Nach der DNA-Zytometrie sind GI-Karzinom-Zellen zu 68 % diploid. Die Aneuploidierate liegt bei 20,8 %, GII-Karzinome sind in 23,8 % diploid, in 25,2 % polyploid und in 51,0 % aneuploid. Bei

GIII-Karzinomen liegt die Rate diploider Zellkerne bei 4.2%, die polyploide Rate betragt 24,8% und die aneuploide Rate bei 71,0% (Al Abadi u. Nagel 1988, 1990; Willumsen et al. 1988; Winkler et al. 1988; Bocking 1990; Jones et al. 1990). Uberwiegend diploide DNA-Werte sind bei den lokoregionalen Prostatakarzinomen T2 meßbar (Tribukait 1987; Montgomery et al. 1990; Al Abadi u. Nagel 1990; Badalament et al. 1991). Die Progression mit Großenzunahme und Auftreten von Lymphknotenmetastasen der Prostatakarzinome wird ebenfalls durch Zunahme der Aneuploidierate charakterisiert (Badalament et al. 1991) und korreliert mit der 5-Alpha-Reduktase-Aktivitat (Tribukait 1987; Habib et al. 1989; Montgomery et al. 1990). In einer Studie von Jones et al. (1990) waren alle Karzinomfalle aneuploid, die ein hoheres Tumorvolumen als 4 cm^3 aufwiesen. Papillar-duktale Karzinome sind zu 54% diploid, zu 15% tetraploid und zu 31% tetraploid/aneuploid (Christensen et al. 1991). Die Ergebnisse der Durchfluß- und Einzelzellzytophotometrie sollten moglichst kombiniert analysiert werden, da sonst sehr kontroverse Befunde fur die Klinik auftreten konnen (Falkmer 1992).

Die DNA-Zytophotometrie korreliert mit den zellkinetisch-autoradiographischen Analysen. Die geringsten Ki-67-, ^{3}H-Thymidin- oder Bromodeoxyuridin-Markierungsindizes finden sich bei den GI-Karzinomen, die hochsten bei den wenig differenzierten GIII-Karzinomen (Wernert et al. 1989; Scrivner et al. 1991). In pluriform aufgebauten Prostatakarzinomen finden sich die geringsten Markierungsindizes bei den uberwiegend glandularen Karzinomen und die hochsten Markierungs-indizes in den Kombinationen von kribriformen und solide-trabekularen Karzinomen (Helpap 1989; Nemoto et al. 1990). Auch die Zellverlustrate, durch den Apoptoseindex gemessen, steigt mit Zunahme des Malignitatsgrades an (Stiens et al. 1981). Das nukleolare Grading, das auf der Nukleolenfrequenz, der Zahl der Nukleolen pro Kern sowie der Lokalisation zentral und peripher basiert, untermauert die Aussagekraft des zytologischen Gradings, histometrischer Gradinganalysen, der DNA-zytophotometrischen und zellkinetisch autoradiographischen Untersuchung (Helpap 1988; Bibbo et al. 1990a, b, c).

Mit Zunahme der Aneuploidie und Zunahme des Markierungsindex nehmen Nukleolenfrequenz, die Anzahl der Nukleolen pro Kern und die Verlagerung der Nukleolen von zentraler zu peripherer Lokalisation zu (Helpap 1981, 1988, 1989; Kelemen et al. 1990). Auch versilberbare nukleolenorganisierende Regionen (AgNORs) unterstreichen die bisherigen Befunde (Contractor et al. 1991). Mit Zunahme der Malignitat und Progression steigt der AgNOR-Index pro Nukleus an (Cohen et al. 1990, 1991; Hansen u. Ostergard 1990; Deschenes u. Weidner 1990; Sesterhenn et al. 1991; Botticelli et al. 1991; Helpap 1991a, b, 1992) (Tabellen 3.4 und 3.5; Abb. 3.59).

3.7 Histologisches Grading der Prostatakarzinome

Die Bestimmung des Malignitatsgrades von Prostatakarzinomen hat zum Ziel, Korrelationen zu klinischen Verlaufen aufzuzeigen. Verschiedene

Tabelle 3.4. Nukleolen und nukleolenorganisierende Regionen in der Prostata

Histologie	Nukleolen				AgNOR	
	n	Frequenz/ Kerne mit Nukleolen	Zahl/ Kern	Lokalisation	n	Zahl/Kern (Flacheneinheit)
Benigne Prostata-hyperplasie (BPH)	10	0,5 ± 1,2	Solitar	Zentral	10	1,7 ± 0,5
Atypische Hyperplasie						
Leichte Form	55	1,6 ± 0,4	Solitar	Zentral		
Maßige bis schwere Form	24	5,3 ± 1,3	Solitar	Zentral	10	2,4 ± 0,8
Prostatische intra-epitheliale Neoplasie (PIN)						
Maßige bis schwere Form	27	20,0 ± 6,4	Multipel	Peripher	10	4,3 ± 1,8
Karzinome						
G Ib–IIa	113	41,4 ± 12,5	Solitar/ multipel	Zentral/ peripher	34	3,5 ± 0,5
G IIb–III	72	80,1 ± 15,6	Multipel	Peripher	37	5,1 ± 0,7

Tabelle 3.5. Nukleolengröße (mittlerer Durchmesser), Häufigkeit von Kernen mit Nukleolen, Zahl von Nukleolen pro Kern sowie Lokalisation der Nukleolen im Kern von Prostatagewebe (Modifiziert nach Deschenes u. Weidner 1990 und Montironi et al. 1991)

Histologie	Mittlerer Durchmesser [µm] von Nukleolen	Frequenz [%] von nukleolenhaltigen Kernen	Zahl der Nukleolen pro Kern [%]		
			n1	n2	n3
Benigne Prostata-hyperplasie (BPH)	0,6 – 1,9	16,1 ± 5,1	96,0 ± 4,6	3,9 ± 4,6	–
Atypische Hyper-plasie (PAH)	0,8 – 2,7	57,7 ± 8,9	85,5 ± 7,5	13,7 ± 7,4	0,8 ± 1,1
Prostatische intra-epitheliale Neoplasie (PIN) (Grad III)	1,1 – 2,9	58,7 ± 7,6	83,4 ± 4,6	15,1 ± 4,0	1,6 ± 1,4
Karzinome G Ib/IIa G IIb/III	1,2 – 2,1 3,3	78,6 ± 7,5	80,4 ± 7,9	16,4 ± 5,9	3,2 ± 2,6

Gradingschemata sind benutzt worden. Sie alle sind schwer reproduzierbar (Gallee et al. 1990; Svanholm et al. 1989, 1990a, b). In das Grading gehen histologische Muster und zytologische Parameter mit unterschiedlicher Bewertung ein. 3 Grading-Systeme werden in Europa und in der Bundesrepublik Deutschland angewandt:

1. das Gradingsystem nach Gleason (Graphik 3.3),
2. das Gradingsystem nach Mostofi und WHO (Tabelle 3.6),
3. das Gradingsystem nach Dhom und des pathologisch-urologischen Arbeitskreises „Prostatakarzinom" (Tabellen 3.7 und 3.8).

3.7.1 Histologisches Grading nach Gleason

Das „Gleason-Grading" hat zur Grundlage verschiedene Wachstumsmuster des Prostatakarzinoms, die durch den Verlust der histologischen Architektur die zunehmende Entdifferenzierung des Karzinoms unterstreichen. Da in Prostatakarzinomen häufig mehrere unterschiedliche Wachstumsmuster vorliegen, ist das Gradingsystem in ein primäres (vorherrschendes) und sekundäres (weiteres) Muster unterteilt worden. Aus den 5 primären und 5 sekundären Grundmustern sind über ein Punktesystem 1+1 bzw. 5+5 der niedrigste und der höchste Malignitatsgrad abgeleitet worden. Diese Subdifferenzierung histologischer Merkmale ist mit dem unten aufgeführten Subgrading auf histologisch-zytologischer Basis vereinbar (Tabelle 3.9).

Tabelle 3.6. Grading von Prostatakarzinomen nach Mostofi et al. (1980)

Grad I	Tumor bildet Drüsen. Krebszellen mit geringem Kernanaplasiegrad
Grad II	Tumor bildet Drüsen. Krebszellen mit mäßigem Kernanaplasiegrad
Grad III	Tumor bildet Drüsen. Krebszellen mit deutlichem Kernanaplasiegrad Eingeschlossen undifferenzierte Tumoren ohne jegliche Drüsenbildung

Tabelle 3.7. Grading nach Dhom (Aus Helpap 1989)

Grad I	Hochdifferenziertes glanduläres Karzinom mit geringer Kernatypie
Grad II	Wenig differenziertes glanduläres Karzinom ohne oder mit einzelnen kribriformen Herden und mäßiger Kernatypie
Grad III	Kribriformes und solides Karzinom mit starker Kernatypie

Tabelle 3.8. Histologisches Grading von gewöhnlichen Prostatakarzinomen (Muller et al. 1980, mod. nach Helpap et al. 1985)

Histologisches Muster	Bewertungsziffern	Kernatypien	
Hochdifferenziertes glanduläres Karzinom	0	0	Geringe Kernatypien
Wenig differenziertes glanduläres Karzinom	1	1	Mäßige Kernatypien
Kribriformes Karzinom	2	2	Starke Kernatypien
Solide-trabekuläres Karzinom	3		

Summe der Bewertungsziffern	Malignitatsgrad der Karzinome
0–1	I a, b
2–3	II a, b
4–5	III a, b

	Muster	Drüsenform	Drüsengröße	Drüsenabstand	Herdgrenze	Stromainvasion
	1	Einzeln, rund	Mittel	Dicht gepackt	Scharf	Minimal
	2	Einzeln, gerundet, variabler als in Muster 1	Mittel	Bis zu 1 Drüsendurchmesser voneinander entfernt	Weniger scharf	Mild
	3	Einzeln, unregelmäßig oder	Klein, mittel, groß	Mehr als 1 Drüsendurchmesser voneinander entfernt	Schwer erkennbar	Mäßig
		papilläres oder kribriformes Epithel	Mittel oder groß	Rundliche Massen mit glattem scharfem Rand	Schwer erkennbar	Ausgedehnt
	4	Verschmolzene glanduläre Massen oder "hypernephroid"	Klein	Verschmolzen	Unscharf infiltrierend	Stark
	5	Einige winzige Drüsen oder Siegelringzellen oder	Klein	Anaplastische Epithelmassen	Unscharf infiltrierend	Sehr stark
		wenige kleine Lumina in solidem Epithel, zentrale Nekrose	Klein	Rundliche Massen und Stränge mit glatten scharfen Rändern	Schwer erkennbar	Ausgedehnt

Graphik 3.3. Histologische Kriterien des Gradings nach Gleason (1966, 1992) und ihre Definition

Tabelle 3.9. Aquivalenzen zwischen den Gradingsystemen von Gleason, pathologisch-urologischem Arbeitskreis „Prostatakarzinom" und Mostofi/WHO

Gleason	Pathol.-urol AK	Mostofi/WHO	Prognose
Muster 1	G Ia	Grad 1	
Muster 2	G Ib		Gunstig
Muster 3 (glandular)	G IIa	Grad 2	
Muster 3 (kribriform)	G IIb	Grad 3	
Muster 4	G IIIa		Ungunstig
Muster 5	G IIIb		

3.7.2 Histologisch-zytologisches Grading der WHO und des pathologisch-urologischen Arbeitskreises „Prostatakarzinom"

Ahnlich wie bei Mostofi et al. 1980 wurde vom Arbeitskreis „Prostatakarzinom" in das Gradingsystem die histologische Differenzierung und der Grad der Kernatypie der Prostatakarzinome eingebracht (Muller et al. 1980; Helpap et al. 1985). Danach entspricht

– Grad I einem „hochdifferenzierten Adenokarzinom mit geringer Kernatypie",

– Grad II einem „wenig differenzierten Adenokarzinom ohne oder mit einzelnen kribriformen Herden und maßiger Kernatypie",

– Grad III einem „kribriformen und/oder soliden Karzinom mit starker Atypie".

Der Arbeitskreis „Prostatakarzinom" hat die histologische Differenzierung der Prostatakarzinome in hoch und wenig differenzierte Adenokarzinome, kribriforme und solide Karzinome vorgenommen und mit den Bewertungsziffern 0 bis 3 sowie den Grad der Kernatypie mit den Bewertungsziffern 0 bis 2 versehen. Aus der Summe der Bewertungsziffern wurde der Malignitatsgrad I, II und III errechnet. Die zytologischen Parameter neben dem histologischen Grundmuster umfassen Kernformen, Kern-Plasma-Relationen, Kerngroßenklassen und Zahl der Nukleolen sowie Hyperchromasiegrade. Aufgrund zellkinetischer, zytologischer und histologischer Studien sind noch zusatzliche Untergruppierungen I bis III bestimmbar.

Diese Unterteilung hat sich für therapeutische Maßnahmen und prognostische Aussagen bewahrt (Tabelle 3.8). Grad Ia entspricht dem hochdifferenzierten glandularen Karzinom mit sehr geringem Kernatypiegrad ohne prominente Nukleolen, wahrend das glandulare Karzinom Grad Ib zytologisch bereits einen mäßiggradigen Kernatypiegrad mit gering gesteigerter Nukleolenfrequenz aufweist, jedoch bei histologisch hoher Differenzierung. Bei entsprechendem Ausbreitungsstadium und einem klinischen Befund, der ein operatives Vorgehen nicht zuläßt (z.B. hohes Alter) ist in Übereinstimmung mit den Urologen, vor allem in den Fallen von Prostatakarzinomen des Malignitatsgrads Ia, eine abwartende Haltung zu diskutieren. Das Karzinom IIa ist in seinem glandulären Muster wenig differenziert, weist jedoch nur mäßiggradige Kernatypiegrade auf. Das Karzinom des Malignitätsgrads IIb kann ein glandulares oder kribriformes Muster mit teils mäßigen und teils schweren Kernatypiegraden sowie hoher Nukleolenhaufigkeit und exzentrischer Lagerung aufweisen. Das Prostatakarzinom GIIIa ist überwiegend kribriform und solide trabekular gestaltet, das GIIIb-Karzinom ist uberwiegend undifferenziert. Beide besitzen schwere Kernatypiegrade.

Prognostisch hat sich dieses Subgrading bewahrt. Patienten mit einem Karzinom des Malignitatsgrads Ia leben noch alle nach 10 Jahren. Die Todesraten durch Karzinom innerhalb von 10 Jahren liegen bei Malignitatsgrad GIa, b und IIa bei 6 %, bei GIIb und GIIIa, b bei fast 70 %.

3.7.3 Verteilungsmuster von Prostatakarzinomen nach histologisch-zytologischem Grading

Unter Berucksichtigung des histologisch-zytologischen Gradings ist der prozentuale Anteil hochdifferenzierter glandulärer Karzinome Grad Ia mit 3,7 % vertreten, wobei nur ein uniformer Aufbau vorliegt. Prostatakarzinome der Malignitätsgrade Ib und IIa sowohl in uniformem wie pluriformem Aufbau sind fast gleich häufig wie die prognostisch ungunstige Karzinomgruppe GIIb und GIII (48,8 zu 46,2 %). Ungewöhnliche Karzinome sind mit 1,8 % vertreten (Tabelle 3.10).

3.8 Inzidentes Karzinom

Dieser Tumortyp wird hinsichtlich seines Tumorvolumens unterteilt in eine Gruppe T1a und T1b bzw. A1 und A2 (Hermanek u. Sobin 1987, 1992; s. Tabelle 3.2). Diese Unterteilung ist für die einzuschlagende Therapie von großer Bedeutung (Faul u. Partecke 1989, Zincke et al. 1991). Der Typ T1a (A1) entspricht einem Karzinom mit 1–3 mikroskopisch nachweisbaren Herden oder Tumoren bis

Tabelle 3.10. Klassifikation und Grading von Prostatakarzinomen (n = 4957)

Gewohnliche Karzinome	Grading	[%]
Uniformer Aufbau		50,2
– glandular hochdifferenziert	Ia	3,7
– glandular hoch bis maßig differenziert	Ib	16,4
– glandular maßig differenziert	IIa	18,7
– glandular wenig differenziert oder kribriform	IIb	7,7
– solide-trabekular	IIIa	3,7
Pluriformer Aufbau		49,8
– uberwiegend glandular, z T kribriform	IIa	13,7
– uberwiegend kribriform, z T wenig differenziert glandular	IIb	21,2
– kribriform-solide-trabekular	IIIa	12,9
– solide-trabekular-undifferenziert	IIIb	0,7
Ungewohnliche, seltene Karzinome		n
Urothelkarzinome		37
Plattenepithelkarzinome		8
Papillar-duktale Karzinome		12
Muzinose Karzinome		14
Endokrin differenzierte, glandulare kleinzellige Karzinome		14
Adenoidzystische (solide) Karzinome		2

zu einem Volumen von 5 %. Hier liegt zumeist ein uniformes hochdifferenziertes glandulares Karzinom, Malignitätsgrad Ia bis Ib, mit gleichmäßiger PSA- und PAP-Expression und fast ausschließlichem diploiden DNA-Ploidiemuster vor. Der Anteil der T1a-Karzinome an der inzidenten Karzinomgruppe schwankt zwischen 50 und 70 %.

Beim Typ T1b (A2) liegen mehr als 3 mikroskopische Herde vor, bzw. das Tumorvolumen ist großer als 5 %. In 50 % der Fälle wird das Tumorvolumen auf mehr als 10 % geschatzt. In 15 % der Falle ist das gesamte Material von Krebsgewebe durchsetzt. Hier überwiegen die Malignitatsgrade Ib und IIa, es werden jedoch auch Karzinome bis Grad III gefunden. Eine zytologische Differenzierung von T1a- und T1b-Karzinomen durch Feinnadelaspiration ist nicht möglich (Honig et al. 1992). Der Proliferationsindex ist erhöht, ebenso steigt die Nukleolenfrequenz an mit noch überwiegend zentraler Lage der Nukleolen. Immunhistochemisch sind heterogene PSA- und PAP-Expressionen zu beobachten. Charakteristisch fur dieses subgraduierte Karzinom ist die Möglichkeit der Kombination mit Karzinomanteilen im Rahmen eines pluriformen Aufbaus (Epstein und Steinberg 1990; Christensen et al. 1990; Helpap 1991 a; Mohler et al. 1992). Diese T1b-Tumoren sind zu mehr

Tabelle 3.11. Klassifikation und Grading von inzidenten Prostatakarzinomen (pT1) Rate von inzidenten Karzinomen 277 3131 (8,8%) (Nach Helpap 1989)

Grading	pT 1a (A1)		pT 1b (A2)	
	n	[%]	n	[%]
Ia	37	(13.4)	–	–
Ib	102	(36.7)	35	(12 7)
IIa	–	–	79	(28.5)
IIb	–	–	15	(5.5)
IIIa, b	–	–	9	(3.2)

als 75% aneuploid und haben eine hohe Progressionsrate (Winkler et al. 1988).

Die Haufigkeit der inzidenten Karzinome hangt von der histologischen Aufarbeitung ab (Svanholm et al. 1990a, b). In großeren Statistiken wird eine Frequenz von etwa 8–15% (10%) angegeben (Tabelle 3.11). Bei Aufarbeitung des gesamten Resektionsmaterials ist in Vergleichsstudien eine Steigerung der „morphologischen Ausbeute" um 65% erfolgt.

Das inzidente Prostatakarzinom ist oft multifokal entwickelt bzw. mit multifokalen anderen Karzinomherden kombiniert (bis 75%), daruber hinaus mit einer typischen oder atypischen Prostatahyperplasie vergesellschaftet (Voges et al. 1991; Bostwick et al. 1992). Es entwickelt sich und breitet sich aus, vorzugsweise (in fast 90% der Falle) in ventralen paraurethralen Organzonen, der sog. Transitionszone (McNeal 1988b; Voges et al. 1991). Um die Ausdehnung abzuschatzen und eine exakte Klassifikation des inzidenten Karzinoms vorzunehmen, sollte die Nachresektion fraktioniert durchgefuhrt werden. Zentrale und periphere Anteile der Prostata, eventuell auch nach Seitenlappen getrennt, sollten dem Pathologen gezielt zur Untersuchung übersandt werden (Helpap 1989, 1991a). Die Therapie bei inzidenten Prostatakarzinomen, die zwischen abwartender Haltung (T1a) und radikaler Prostatektomie schwankt (T1b), richtet sich somit nicht nur nach der lokalen Tumorausbreitung, sondern hier vor allem nach dem Grad der Differenzierung bzw. dem Malignitatsgrad (Faul u. Partecke 1989; Larson et al. 1991; Voges et al. 1991, 1992; Zincke et al. 1991).

3.9 Präneoplasien

3.9.1 Atypische Hyperplasie und intraepitheliale Neoplasie

In der Nachbarschaft klinisch und morphologisch manifester Prostatakarzinome werden in uber 50% der Falle atypische duktale/intraduktale und glandulare (azinare) Proliferationen ohne Zeichen einer Stromainvasion beobachtet (McNeal u. Bostwick 1986; McNeal 1988b; Quinn et al. 1990). Histologisch-zytologisch sind diese adenomatosen, papillaren und kribriformen Strukturen durch unterschiedlich starke zytologische Atypien mit Auftreten zumeist solitarer prominenter Nukleolen und Kerngroßenvariationen gekennzeichnet (Montironi et al. 1991) (s. Tabelle 3.5). Immunhistochemisch ist mit Zunahme der duktal-glandularen Atypien ein Verlust von Basalzellen zu beobachten. Bei hochgradig atypischen Strukturen ist in Einzelfallen auch die beginnende Invasion in das Stroma erkennbar (Helpap 1991a). Es handelt sich um Praneoplasien der Prostata (Brawer 1992; Brawer et al. 1989a). Nicht selten sind diese Veranderungen mit Ubergangen in winzige sog. Mikrokarzinome kombiniert, wobei ein fließender histologisch-zytologischer und immunhistochemischer Ubergang von der glandular-duktalen Atypie zum Karzinom nachweisbar ist (McNeal et al. 1991b) (Graphik 3.4; Abb. 3.60–3.72).

Liegen in zentralen Abschnitten der Prostata (Transitionszone) adenomatose makro- oder mikroazinare bzw. -glandulare Proliferationen vor, werden diese Veranderungen *prostatische atypische (adenomatose) Hyperplasie (PAH)* genannt (Graphik 3.4a; Abb. 3.60–3.64).

Herrschen in den peripheren Abschnitten der Prostata papillare und kribriforme Proliferationen vor, wird die prostatische Prakanzerose als *prostatische intraepitheliale Neoplasie (PIN)* bezeichnet (Graphik 3.4b; Abb. 3.65–3.67).

Wahrend die leichten Formen dieser Veranderungen DNA-zytometrisch durch Euploidie bzw. immunhistochemisch durch geringe Ki-67- oder PCNA-Expressionen gekennzeichnet sind, finden sich bei den schwer atypischen Formen den mäßig bis wenig differenzierten Prostatakarzinomen vergleichbare Proliferationsindizes (Montironi et al. 1990a, b, 1991) (Tabelle 3.5 und 3.12). Dieses praneoplastische Verhalten wird auch durch den Verlust von Blutgruppenantigenen [A, B, Lea, Leb, O(X)] unterstrichen (Perlman u. Epstein 1990). Auch das Expressionsmuster von Lektinen (UEA1), Zytokeratinen (5, 10, 11, 13, 14, 16) und

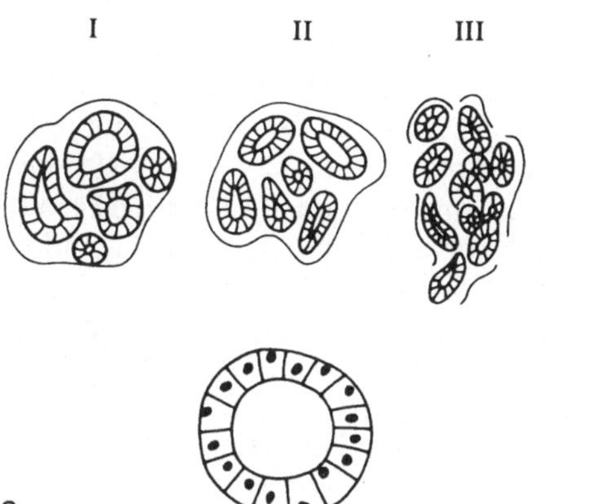

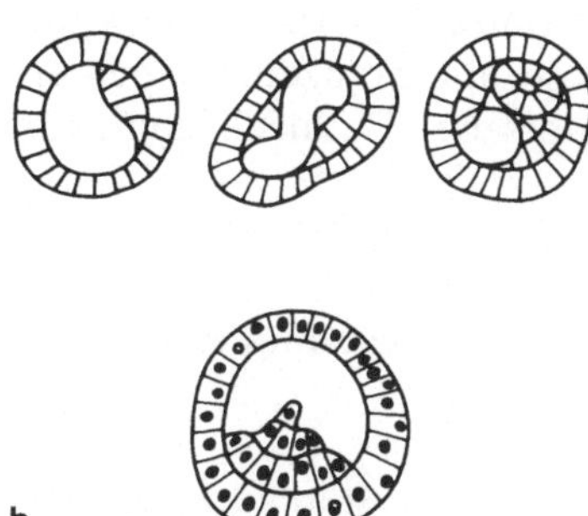

Graphik 3.4. **a** Prostatische atypische (mikroglandulare) Hyperplasie (PAH) mit adenomatosen Formationen Atypiegrade leicht bis maßig (I, II), selten schwer (III) Abnahme der Zahl von Basalzellen **b** Prostatische intraepitheliale Neoplasie (PIN) mit mehrreihigem, z T kribriform strukturiertem Epithel sowie intraduktalen Atypien Atypiegrade maßig bis schwer Abnahme der Zahl von Basalzellen bis hin zum Verlust (Aus Helpap 1991 a, nach Kastendieck H und Helpap B, Urology 34 28–42, 1989)

Tabelle 3.12. Prostatische intraepitheliale Neoplasie (PIN)/atypische Hyperplasie/Prostatakarzinom DNA-Zytophotometrie

Diagnose	Ploidierate		
	diploid	tetraploid	triploid/aneuploid
BPH	+	–	–	–
PIN I	+	–	–	–
II	8/10	–	2/10	–
III	–	–	+	2/2
Karzinom		4/20	+	16/20

PIN II/III (triploid/aneuploid) Praneoplasien des Prostatakarzinoms nach Montironi et al 1990 b

Tabelle 3.13. Morphologische Analyse von atypischer Hyperplasie (PAH) und intraepithelialer Neoplasie (PIN) der Prostata (n = 474)

Histologie	PAH[a] [%]	PIN[b] [%]
Atypiegrad		
I (leicht)	54,6	20,0
II (maßig)	31,8	36,0
III (schwer)	13,6	44,0

[a] n = 282 (59,5 %)
[b] n = 192 (40,5 %)

Vimentin der prostatischen intraepithelialen Neoplasien betont die Verwandtschaft zum invasiven Karzinom (Nagle et al. 1991; Okada et al. 1992). Die Häufigkeit im üblichen Resektions- bzw. stanzbioptischen Untersuchungsmaterial ohne zusätzliche Karzinomanteile liegt bei 8–10 %. Bei der atypischen Hyperplasie überwiegen die leichten Formen, während bei der intraepithelialen Neoplasie die Formen mit hochgradigen Atypien mit 44 % im Vordergrund stehen. Sobald die atypischen duktalen und glandulären Proliferate mit Karzinomen kombiniert sind, überwiegen bei beiden Formen diejenigen mit schweren Atypien. Während bei den zentralen atypischer Hyperplasien überwiegend gut bis mäßig differenzierte glanduläre Prostatakarzinome dominieren, finden sich hohe Koinzidenzen von wenig differenzierten, überwiegend kribriformen Prostatakarzinomen und peripheren intraepithelialen Neoplasien schweren Grades (Tabellen 3.13 und 3.14).

Tabelle 3.14. Grading von prostatischer atypischer Hyperplasie (PAH/n = 282) und intraepithelialer Neoplasie (PIN/n = 192) mit und ohne begleitendes Karzinom (PC/n = 1791)

Histologie	PAH		PIN	
	mit PC [%]	ohne PC [%]	mit PC [%]	ohne PC [%]
Atypiegrad				
I (leicht)	22,2	54,6	–	20,0
II (maßig)	32,7	31,8	40,0	36,0
III (schwer)	45,1	13,6	60,0	44,0

Die atypische mikroglandulare Hyperplasie entspricht somit dem Vorläuferstadium zumeist des zentralen inzidenten Prostatakarzinoms (transition zone cancer) (Epstein et al. 1990; McNeal et al. 1991 b; Lee et al. 1991), *während die intraepitheliale prostatische Neoplasie als Vorläufer des peripheren Karzinoms anzusehen ist.* Beide Läsionen können dem Karzinom 1–2 Altersdekaden vorausgehen (Brawn et al. 1989; Brawer 1992).

Differentialdiagnostisch sind vor allem gegenuber der „zentralen" atypischen Hyperplasie in der sog. Transitionszone die Basalzellhyperplasie und die sklerosierende Adenose abzugrenzen. In beiden Fallen liegen geschlossene Basalzellagen vor (Abb. 3.72 und 3.73).

3.10 Ausbreitung des Prostatakarzinoms (Metastasierung)

Per continuitatem kann das Prostatakarzinom auf periprostatisches Gewebe, Weichteile des kleinen Beckens, Samenblase, Urethra, Harnblase, Ureter und Rektum (Hulse u. O'Neill 1989) ubergreifen. Die Infiltration der Samenblasen (pT3c) spielt bei der weiteren Behandlung des operierten lokoregionalen fortgeschrittenen Prostatakarzinoms eine wichtige Rolle (s. Hermanek u. Sobin 1992) (Tabelle 3.2). Papillar-duktale Karzinome haben in 93% der Falle die Kapsel penetriert. In 47% liegen tumorbefallene Abtragungsrander vor. In 40% sind Samenblasen und in 27% Beckenlymphknoten befallen (Christensen et al. 1991) (Abb. 3.17–3.21).

Die lymphogene Metastasierung, die vor allem die obturatorischen und iliakalen, d.h. pelvinen Lymphknoten zu ca. 30–35% betrifft, steht in deutlicher Abhangigkeit von Tumorstadium, Volumen und Tumorgrading (McNeal et al. 1990; Badalament et al. 1991) (Abb. 3.22). Offenbar scheinen auch die linksseitigen zervikalen Lymphknoten ein bevorzugter Metastasierungsort zu sein (Jonas u. Anthony 1992).

Prostatakarzinome T1 weisen bis zu 20%, T2 bis zu 30% und T3 bis zu 45% Lymphknotenmetastasen auf. Histologische Analysen haben gezeigt, daß mit zunehmendem Malignitatsgrad sowie pluriformem Aufbau der Prostatakarzinome die Haufigkeit von Metastasen deutlich ansteigt (Brawn u. Speights 1989). Danach zeigen GI-Karzinome in bis zu 5%, GII-Karzinome in 20–30% und GIII-Karzinome in 50–60% der Falle Lymphknotenmetastasen. Inzidente Karzinome vom Typ T1b konnen bereits in 27% der Falle Lymphknotenmetastasen aufweisen. Diese Tatsache unterstreicht nochmals die Bedeutung einer Differenzierung von inzidenten T1a- und T1b-Karzinomen. Das histologische Bild der Metastasen ist in der Regel vergleichbar mit dem des Primartumors (Brawn 1992; Brawn et al. 1990; Faul u. Partecke 1989).

Mit dem Ausbreitungsgrad des Prostatakarzinoms korrelieren auch die DNA-Ploidie und der Serumspiegel von prostataspezifischem Antigen bzw. prostataspezifischer saurer Phosphatase. In den Stadien pT1 und pT2 sind 87–100% der Tumoren diploid. Die Aneuploidierate kann bis 17% betragen. Sie steigt im Stadium pT3 und pT4 auf 30–40% an und korreliert mit dem ansteigenden Malignitatsgrad und dem PSA-Spiegel. Hohe PSA-Werte signalisieren eine extraprostatische Ausbreitung (Badalament et al. 1991; Humphrey et al. 1991).

Hamatogene Metastasen betreffen vornehmlich das Skelettsystem und hier vor allem Becken und Wirbelsaule, aber auch einzelne Organe, z.B. Mamma (Moldwin u. Orihuela 1989; Green u. Klima 1991), Parotis (Moul et al. 1989) oder Leber und Schilddruse (Deusel et al. 1991).

3.11 Therapie

Durch die sonographische Stagingtechnik und die technische Verfeinerung der *radikalen Prostatektomie* hat diese Therapiemaßnahme in den letzten Jahren wieder erheblich an Boden gewonnen (Lee et al. 1991). Auch lokoregional fortgeschrittene Prostatakarzinome werden radikal prostatektomiert, weil unter der Therapie selten Lymphknotenmetastasen per Schnellschnitt gefunden werden. In mehr als 80% der Falle findet sich jedoch eine karzinomatose Infiltration des Apex. In 16% liegen tumorpositive apikale Abtragungsrander vor. Diese Befunde korrelieren mit einer Zunahme des Tumorvolumens in der Prostata (Voges et al. 1992).

Kombiniert mit der radikalen Prostatektomie oder als palliative Maßnahme stehen zur Verfugung: Orchiektomie, Hormontherapie, externe und interstitielle Strahlentherapie sowie Chemotherapie (de Kernion et al. 1990; Lerner et al. 1991; Schellhammer 1991; Dawson et al. 1992), kombiniert mit posttherapeutischer PSA-Kontrolle (Kaplan et al. 1991). Alle therapeutischen Verfahren haben bislang nichts Entscheidendes an der gunstigen Prognose der niedrigmalignen (low risk) und schlechten Prognose der hochmalignen (high risk) Gruppe geandert (Altwein u. Faul 1990; Mulders et al. 1990; Whitmore 1990; Badalament et al. 1991; Helpap u. Koch 1991; Sadi u. Barrack 1991; Helpap 1992). Die Therapieentscheidungen, evtl. auch eine abwartende Haltung bei der Low-risk-Gruppe, hangt jedoch von einer sehr diffizilen Analyse klinischer und morphologischer Parameter ab (Voges u. Hohenfellner 1990).

3.11.1 Morphologische Veränderungen des Prostatakarzinoms während und nach hormonaler und Strahlentherapie (Tumorregression)

Folgende morphologische Befunde sind am Prostatakarzinom nach Hormon- und Strahlentherapie im Rahmen der Regression, selten auch im unbehandelten autoregressiven Tumor erkennbar (Dohm u. Degro 1982; Helpap u. Koch 1991) (Abb. 3.74–3.85):

- am Zytoplasma der Tumorzellen grobe Vakuolisierungen, hydropische Schwellungen, Ballonierungen und Rupturen der Zellmembranen;
- am Zellkern primär eine Vergrößerung und danach eine Verkleinerung (Pyknose) mit Chromatinverklumpung, bizarre Kernformen mit Nukleolenschwellungen bis Nukleolenschwund;
- im Stroma nach einer initialen ödematosen Auflockerung Fibroblastenproliferationen sowie Sklerosierung und Hyalinisierung.

Ferner besteht eine Muskelfaserdegeneration. In tumorfreien Prostatadrüsen kommt es zu einer Atrophie des sekretorisch aktiven Epithels sowie zur Entwicklung von Plattenepithelmetaplasien. Vor allem bei den strahlentherapeutisch bedingten, regressiven Veranderungen ist zu berücksichtigen, daß auch im nichtbefallenen Drusengewebe strahleninduzierte Zell- und Kernatypien auftreten, die bei Unkenntnis dieser Veranderungen zur Fehldiagnose führen (Brawer et al. 1989b).

Es werden 3 Regressionsgrade unterschieden: Regressionsgrad I entspricht einer nur geringen oder fehlenden Regression, Regressionsgrad II einer mäßiggradigen bis deutlichen Regression und Regressionsgrad III einer starken Regression. Der zusätzliche Regressionsgrad X weist darauf hin, daß Tumorgewebe nicht mehr nachweisbar ist. Diese Regressionsgrade sind aus einem Punktesystem unter Einschluß der aufgeführten morphologischen und zytologischen Charakteristika entwickelt worden (Tabelle 3.15).

Differenzierte glanduläre Prostatakarzinome weisen höhere Regressionsgrade auf als die wenig differenzierten, glandulären, kribriformen und solide-trabekulären (pluriformen) Karzinome. Bei mehr als einem Drittel pluriform aufgebauter Karzinome sind keine oder nur ungenugende Regressionen erkennbar.

Nach Radiotherapie kann davon ausgegangen werden, daß bei hochmalignen Prostatakarzinomen noch nach 3 und mehr Jahren in fast 60 % der Fälle deutliche Regressionen auftreten können (Kuban et al. 1989a, b).

Tabelle 3.15. Histologisches Grading der Tumorregression (Dhom 1981, Helpap et al 1985)

Punkte	Morphologische Charakteristika	Regressionsgrad
10	Keine Regression	I
8	Noch große Tumorausbreitung, nur fokale Regression mit Vakuolisierung geringe Kernpyknose noch Nukleoli	
6	Ansteigende Regression in allen Tumoranteilen bei noch breiter Ausdehnung	II
4	Wenige Tumornester mit deutlicher Regression, Kernpyknose ohne Nukleoli	
2	Wenige, winzige Verbande von Zellen, kaum mehr als Tumorzellen identifizierbar	III
0	Kein Tumor mehr nachweisbar	

Regressionsgrad I   keine oder nur geringe Regression
Regressionsgrad II   mäßiggradige Regression
Regressionsgrad III   starke Regression
Regressionsgrad X   kein Tumor nachweisbar

Die Kontrollbiopsie ist also zur Objektivierung des Therapieerfolges wertvoll, zumal nicht selten Tastbefund und Regressionsgrad nicht miteinander ubereinstimmen. Bei solchen Diskrepanzen erweist sich der Tastbefund als klinisch gebessert, obwohl histologisch nennenswerte Regressionen nicht vorhanden sind. In diesen Fallen muß dann die Therapie umgestellt werden. Unter Hormontherapie sollte die erste Therapiekontrolle 6 Monate nach Beginn und 12–18 Monate nach Ende der Bestrahlung erfolgen. Klinisch hat sich das PSA-Monitoring bewährt (Dundas et al. 1990; Kaplan et al. 1990; Dupont et al. 1991; Russell et al. 1991; Zagars et al. 1991).

3.12 Prognose

Histologische Differenzierung und Grading sowie Tumorvolumenbestimmung mit Stadienanalyse sind nach wie vor die wichtigsten prognostischen Faktoren. Sie werden durch eine Reihe von Spezialmethoden wie Immunhistochemie und DNA-Zytometrie gestützt (McNeal et al. 1990; Huland 1991; Humphrey et al. 1991; Stamey 1991; Allsbrook u. Simms 1992; Forrslund et al. 1992; Schmid u. McNeal 1992).

Die Prognose hochdifferenzierter Karzinome mit kleinem Volumen bis maximal T2a ist gut. Dies gilt vor allem auch für die inzidenten Karzinome des Stadiums T1a. Die Prognose der Gruppe der T2- bzw. T2b- und T3-Karzinome ist – ohne Samenblaseninfiltration und Lymphknotenmetastasen –

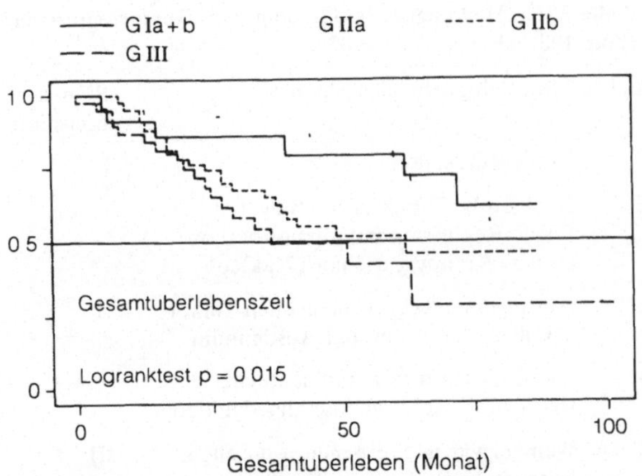

Graphik 3.5. Uberlebenskurven (nach Kaplan-Meier) bei Prostatakarzinomen unterschiedlicher Malignitatsgrade (Aus Helpap 1991 b)

mit gunstigem Grading im Rahmen einer 10 Jahres-Überlebensrate von 60–70 % gut (Low-risk-Gruppe), wahrend die High-risk-Gruppe mit hochmalignen Karzinomen, Samenblaseninfiltrationen, Kapseldurchbruch und Metastasen 10-Jahres-Überlebensraten von nur 20–30 % unabhangig von der eingeschlagenen Therapie aufweist (De Kernion et al. 1990).

Uberlebenswahrscheinlichkeitskurven nach Kaplan-Meier bzw. Sterberaten von Prostatakarzinomträgern zeigen, daß entsprechend den unterschiedlichen Ki-67-Wachstumsfraktionen (Gallee et al. 1989; Badalament et al. 1991; Schellhammer 1991) ein signifikanter Unterschied zwischen der Malignitätsgruppe GIa bis GIIa und der Gruppe GIIb bis GIIIa und GIIIb besteht (Graphik 3.5). Auch die versilberbaren nukleolenorganisierenden Regionen, zusammen mit dem histologischen und immunhistologischen Muster, sind prognostisch mit dem Malignitatsgrad verwertbar (Contractor et al. 1991; Helpap 1992 a).

In einer zellkinetischen Studie an fortgeschrittenen Prostatakarzinomen mit Ki-67-Proliferationsantigen schwankten die Prozentsätze Ki-67-positiver Tumorzellen zwischen 1,7 und 7,5. In bezug auf die Ansprechbarkeit einer Hormontherapie konnten 2 Hauptgruppen von Patienten gefunden werden: eine Gruppe mit niedriger Wachstumsfraktion und einem langen Zeitraum bis zur Progression sowie eine andere Gruppe mit hoher Wachstumsfraktion und kurzem Zeitintervall bis zur Progression. Auch hierdurch wird die Unterteilung in eine High- und eine Low-risk-Gruppe untermauert (Sadi u. Barrack 1991; Sadi et al. 1991; Gaffney et al. 1992; Partin et al. 1992). Die allgemeine Sterberate bei der Gruppe mit Malignitatsgrad Ia bis IIa ist nach 5 bzw. 10 Jahren mit 32 bzw. 50 %, bei der Gruppe IIb bis IIIb mit 55 bzw. 75 % anzusetzen. Die tumorspezifische Sterberate liegt bei 2,8 bzw. 38,1 % fur diese beiden Gruppen. – Die prognostische Wertigkeit wird durch konservative Therapie nicht entscheidend beeinflußt (Mulders et al. 1990). Patienten mit Prostatakarzinomen GIa bis GIIa nach externer oder interstitieller Strahlentherapie zeigen nach 5–10 Jahren keine Todesfälle. Bei Prostatakarzinomträgern der Gruppe GIIb und GIII finden sich Tumorabsterberaten bis 18,2 %. Prostatakarzinompatienten, die durch Orchiektomie und durch exogene Hormonzufuhr therapiert werden, haben gunstigere Uberlebenskurven in der GIa- bis GIIa-Gruppe und hohe Tumorabsterberaten in der High-risk-Gruppe GIIb bis GIIIb (Helpap u. Koch 1991). Die Ergebnisse der DNA-zytometrischen Analysen unterstreichen diese Befunde. Patienten mit diploiden lokoregionaren Prostatakarzinomen sterben nicht am Tumor (Nativ et al. 1990), wahrend bis zu 44 % der Patienten mit tetraploiden oder aneuploiden Prostatakarzinomen innerhalb von 10 Jahren nach radikaler Prostatektomie sterben (Winkler et al. 1988; s. a. Zincke et al. 1992).

Nach einer jungsten DNA-zytometrischen Studie sterben sogar bis 96 % der Patienten mit aneuploiden Tumoren innerhalb von 5–7 Jahren (Forsslund et al. 1992). Die Heterogenitat des Androgenrezeptors im Prostatakarzinom stutzt ebenfalls die Annahme einer Low- und High-risk-Gruppierung. Die Expressionsintensität des Androgenrezeptors in aggressiven Prostatakarzinomen mit Malignitätsgrad III ist deutlich niedriger als die bei hochdifferenzierten Prostatakarzinomen (Ruizeveld de Winter et al. 1990). Dagegen hat das Verhalten des Androgenrezeptors bei metastasierendem Prostatakarzinom innerhalb des Intervalls bis zur Progression bislang keine Unterschiede fur die Low- und High-risk-Karzinomgruppierung erbracht (Sadi et al. 1991). Der histologische Nachweis einer neuroendokrinen Differenzierung im Prostatakarzinom scheint offenbar die Prognose entscheidend zu beeinflussen. Eine deutlich schlechtere Prognose wurde fur Patienten mit neuroendokrinen Zelldifferenzierungen festgestellt. So starben alle Tumorträger mit neuroendokriner Differenzierung am Karzinom, im Gegensatz zu Karzinomträgern ohne neuroendokrine Zelldifferenzierung (Cohen et al. 1991).

3.13 Differentialdiagnose

Verschiedene benigne Veränderungen der Prostata, die mit einer Induration des Organs einhergehen, können bei der Tastuntersuchung ein Karzinom vortauschen, wie chronische unspezifische, teils granulomatöse Prostatitis, sklerosierende Atrophie, Tuberkulose, Infarkte und Konkremente (Abb. 3.86–3.88). Dabei ist zu beachten, daß in etwa 10 % der Fälle granulomatöse Prostatitiden und Karzinome gemeinsam vorkommen (s. Abb. 3.88). Zur Differenzierung sind neben den klassischen histologischen Ausschlußkriterien immunhistochemische Analysen wertvoll, wie Prostatazellmarker (PSA und PAP), Basalzellantikörper und Marker für Entzündungszellen (Helpap 1992 b). Auch primär nicht zuzuordnende Organ- bzw. Lymphknotenmetastasen sind derart differenzierbar. Dies gilt auch für den Ausschluß von malignen Lymphomen.

Differentialdiagnostische Schwierigkeiten können mitunter bei den seltenen sog. ungewöhnlichen Prostatakarzinomen auftreten. Therapierelevant ist die Abgrenzung zwischen Urothelkarzinom und typischem Prostatakarzinom, die unbehandelt oder behandelt unreife urothelähnliche und reife plattenepithele Differenzierungen aufweisen (Wernert et al. 1990). Zu berücksichtigen ist, daß in fast 30–40 % der Fälle Kombinationen von klinisch manifesten Harnblasenkarzinomen und klinisch unerkannten Prostatakarzinomen bestehen (Montie et al. 1989; Kabalin et al. 1989). Dies gilt auch für die äußerst seltenen Basalzellkarzinome (solide adenoidzystische Karzinome). Die papillaren duktalen und intraduktalen Karzinome, früher als endometrioide Karzinome bezeichnet, sowie die schleimbildenden muzinosen Karzinome leiten sich von den sekretorischen Prostatazellen ab. Diese sind PSA-positiv. Durch immunhistochemischen Einsatz sind auch endokrin differenzierte glanduläre und kleinzellige Prostatakarzinome erkennbar. Ihre Bedeutung liegt in der Therapieansprechbarkeit. Sie sind zumeist Non-Responder.

Die häufigsten differentialdiagnostischen Fragen treten in der Abgrenzung von hochdifferenzierten glandulären, zumeist zentralen Karzinomen in der Transitionszone zur atypischen Hyperplasie auf (Brawn 1982; Brawer et al. 1985; Bostwick u. Brawer 1987; O'Malley et al. 1990) (Abb. 3.60–3.63). Ähnliche Probleme werden durch die sklerosierende Adenose der Prostata aufgeworfen. Hierbei handelt es sich um eine mikroglanduläre Proliferation, umgeben von einem aktivierten, unterschiedlich zellreichen Stroma. Zytologisch sind Nukleo-

lenaktivierungen vorhanden. Die Grenze zwischen Stroma und Epithel ist hin und wieder unscharf (Abb. 3.73). Immunhistochemisch sind jedoch PSA-positive, sekretorisch differenzierte und Stratum-corneum-Keratin (M 903) positive Basalzellen nachweisbar. Ferner sind auch Zellen mit positivem S-100-Protein und muskelspezifischem Antigen vorhanden, die Myoepithelien ähnlich sind (Sakamoto et al. 1991). Damit liegt eine benigne Läsion vor, denn das glanduläre Karzinom zeigt lediglich PSA-positive Zellen ohne nachweisbare Basalzellen (Brawn 1982; Brawer et al. 1985; Hulman 1989; Young u. Clement 1987; Ronnett und Epstein 1989; Jones et al. 1991; Sakamoto et al. 1991; Collina et al. 1992).

3.14 Mesenchymale und Mischtumoren

Ausgesprochene Tumorraritäten in der Prostata sind Adenomatoidtumoren (Abb. 3.89). Differentialdiagnostisch muß hier die sklerosierende Adenose der Prostata abgegrenzt werden (Chen u. Schiff 1983; Hulman 1989; Sakamoto et al. 1991) (Abb. 3.73). Ferner sind fibromyxoide Tumoren und neurogene Tumoren wie maligne Schwannome oder blaue Nävi weitere extrem seltene Tumorformen in der Prostata (Löbelenz et al. 1989) (Abb. 3.90).

Im jugendlichen Alter stehen im Vordergrund Rhabdomyosarkome (Yao et al. 1988; Loughlin et al. 1989; Waring u. Newland 1992). Im fortgeschrittenen Lebensalter finden sich Leiomyosarkome (Yum et al. 1991). Ferner sind maligne fibröse Histiozytome, Angiosarkome und Fibrosarkome bekannt. Bei Karzinosarkomen werden nicht selten Myo-, Chondro- und Osteosarkomanteile gefunden (Zenklusen et al. 1990; Nazeer et al. 1991). Ihre Frequenz liegt jedoch im Promillebereich.

Die Prognose sämtlicher Prostatasarkome ist schlecht. Die Patienten sterben innerhalb weniger Monate. Naturgemäß besteht keine Ansprechbarkeit auf Hormontherapie. Differentialdiagnostisch ist gegenüber Spindelzellsarkomen oder Karzinomen mit sarkomatöser Stromareaktion vor allem nach TURP der sog. postoperative Spindelzellknoten zu berücksichtigen, dessen Zellen sowohl Zytokeratine, Aktin und Vimentin exprimieren (Meister u. Heidl 1991). Eine Rarität ist ein strahleninduziertes Prostatasarkom mit noch liegenden Seeds (Scully et al. 1990) (Abb. 3.91–3.101).

3.15 Metastasen in der Prostata

Von den umgebenden Organen, wie Rektum, Harnblase, selten auch Samenblase, konnen maligne Tumoren sekundar auf die Prostata ubergreifen. Hamatogene Metastasen bei malignem Melanom, Magen- und Bronchialkarzinom konnen vorkommen, sind aber extrem selten (Abb. 3.102 a–c). Die Beteiligung der Prostata bei malignen Lymphomen ist im leukamischen Stadium relativ haufig und in der Regel mit Befall der Hoden kombiniert (Suzuki et al. 1991). Bei einem metastasierendem Tumorleiden ist der seltene Fall eines primaren Wilms-Tumors der Prostata beschrieben worden (Casiraghi et al. 1991).

3.16 Samenblasen

3.16.1 Anatomie und Histologie

Die langlichen Samenblasen liegen zwischen Harnblase und Rektum seitlich der Ampullen der Ductus deferentes und munden unmittelbar distal der Ampullen in den Samenleiter. Sie werden von einem einschichtigen und lipofuszingranulareichem Zylinderepithel ausgekleidet. Das Epithel kann deutliche Kernpolyploidisierungen und mehrkernige Zellen aufweisen. Der Nachweis von Lipofuszin erleichtert jedoch die Differentialdiagnose gegenuber Tumorzellen (Dhom 1991) (Abb. 3.103).

3.16.2 Tumoren

Bei den gutartigen Geschwulsten sind Kystadenome beschrieben, ahnlich den Pseudomuzinkystomen im Ovar. Das Samenblasenkarzinom, ein außerst seltener Tumor, muß scharf abgegrenzt werden von Tumoren, die von außen in die Samenblasenwand infiltrieren, wie Prostatakarzinome, Rektum und Harnblasenkarzinome. Beim primaren Samenblasenkarzinom sind immunhistochemisch PSA und PAP negativ.

Die Samenblasenkarzinome konnen sehr große Durchmesser annehmen. Sie metastasieren rasch in die Beckenlymphknoten und in das Skelett. Die Prognose ist schlecht.

Primare Samenblasensarkome (Leiomyosarkome) sind noch seltener als Karzinome. Der sekundare Befall der Samenblasen durch primare Prostatakarzinome im Stadium T3c ist haufig und prognostisch ungunstig (Dhom 1991) (Abb. 3.104 und Tabelle 3.1).

Literatur

Abrahamsson PA, Wadstrom LB, Alumets J, Falkmer St, Grimelius L (1987) Peptidehormone- und serotonin-immuno reactive tumour cells in carcinomata of the prostate Pathol Res Pract 182 298–307

Al-Abadi H, Nagel R (1988) Prognostische Bedeutung von Ploidie und proliferativer Aktivitat beim lokal fortgeschrittenen Prostatakarzinom Aktuel Urol 19 182–186

Al-Abadi H, Nagel R (1990) Nuclear DNA analysis The relevance of ploidy, DNA heterogeneity and phases of the cell cycle in 329 patients with prostatic carcinoma A study on a follow-up of eight years Urol Int 45 350–355

Allsbrook WC, Simms WW (1992) Histochemistry of the prostate Hum Pathol 23 297–305

Altwein JE, Faul P (1990) Probleme und Prinzipien der Hormontherapie des fortgeschrittenen Prostatakarzinoms Klin Wochenschr 68 347–358

Anichkov N (1991) Neuroendocrine cells (NEC) in normal and neoplastic epithelial structures of urethra Pathol Res Pract 187 650

Aumuller G (1989) Morphologic and regulatory aspects of prostatic function Anat Embryol 179 519–531

Ayala AG, Ro JY, Babaian R, Troncoso P, Grignon DJ (1989) The prostatic capsule Does it exist? Its importance in the staging and treatment of prostatic carcinoma Am J Surg Pathol 13 21–27

Babaian RJ, Troncoso P, Ayala A (1991) Transurethral-resection zone prostate cancer detected at cystoprostatectomy A detailed histologic analysis and clinical implications Cancer 67 1418–1422

Badalament RA, O'Toole RV, Young DC, Drago JR (1991) DNA ploidy and prostate-specific antigen as prognostic factors in clinically resectable prostate cancer Cancer 67 3014–3023

Bibbo M, Kim DH, Galera-Davidson H, Di Loreto C, Dytch HE (1990a) Architectural morphometric and photometric features and their relationship to the main subjective diagnostic clues in the grading of prostatic cancer Anal Quant Cytol Histol 12 85–90

Bibbo M, Kim DH, Pfeifer T, Dytch HE, Galera-Davidson H, Bartels PH (1990b) Histometric features for the grading of prostatic carcinoma Anal Quant Cytol Histol 13 61–68

Bibbo M, Kim DH, Di Loreto C et al (1990c) Tissue architectural features for the grading of prostatic carcinoma Anal Quant Cytol Histol 12 229–236

Bocking A (1990) DNA-Zytometrie und Automation in der klinischen Diagnostik Beitr Onkol 38 298–347

Bologna M, Festuccia C, Muzi P, Biordi L, Ciomei M (1989) Bombesin stimulates growth of human prostatic cancer cells in vitro Cancer 63. 1714–1720

Bonkhoff H, Wernert N, Remberger K, Dhom G (1989) Topographische Lagebeziehung zwischen endokrin differenzierten Zellen und der Proliferationsfraktion in Prostatakarzinomen Verh Dtsch Ges Pathol 73 638

Bonkhoff H, Wernert N, Dhom G, Remberger K (1991) Basement membranes in fetal, adult normal, hyperplastic and neoplastic human prostate Virchows Archiv [A] 418 375–381

Bonkhoff H, Remberger K (1993) Widespread distribution of nuclear androgen receptors in the basal cell layer of the normal and hyperplastic human prostate Virchows Arch [A] 422 35–38

Bonkhoff H, Wernert N, Dhom G, Remberger K (1992) Distribution of basement membranes in primary and metastatic carcinomas of the prostate. Hum Pathol 23 934–939

Bostwick DG, Brawer MK (1987) Prostatic intraepithelial neoplasia and early invasion in prostatic cancer Cancer 59 788–794

Bostwick DG, Cooner WH, Denis L, Jones GW, Scardino PT, Murphy GP (1992) The association of benign prostatic hyperplasia and cancer of prostate Cancer 70 291–301

Botticelli AR, Criscuolo M, Martinelli AM (1991) Prostatic value of AgNOR in prostatic carcinomas Pathol Res Pract 187 661

Brawer MK (1992) Prostatic intraepithelial neoplasia a premalignant lesion Hum Pathol 23 242–248

Brawer MK, Pechl DM, Stamey TA, Bostwick DG (1985) Keratin immunoreactivity in the benign and neoplastic human prostate Cancer Res 45 3663–3667

Brawer MK, Rennels MA, Nagle RB, Soiderer MH, Lee F (1989a) Prostatic intraepithelial neoplasia a lesion that may be confused with cancer on prostatic ultrasound J Urol 142 1510–1512

Brawer MK, Nagle RB, Pitts W, Freiha F, Gamble SL (1989b) Keratin immunoreactivity as an aid to the diagnosis of persistent adenocarcinoma in irradiated human prostates Cancer 63 454–460

Brawn PN (1982) Adenosis of the prostate a dysplastic lesion that can be confused with prostate adenocarcinoma Cancer 49 826–833

Brawn PN (1992) Histologic features of metastatic prostate cancer Hum Pathol 23 267–272

Brawn PN, Speights VO (1989) The dedifferentiation of metastatic prostate carcinoma Br J Cancer 59 85–88

Brawn PN, Speights VO, Contin JU, Bayardo RJ, Kuhl DL (1989) Atypical hyperplasia in prostates of 20–40-year-old men J Clin Pathol 42 383–386

Brawn PN, Kuhl D, Johnson C, Pandya P, Mc Cord R (1990) Stage D1 prostate carcinoma The histologic appearance of nodal metastases and its relationship to survival Cancer 65 538–543

Carter BS, Epstein JI, Isaacs, WB (1990) Ras gene mutations in human prostate cancer Cancer Res 50 6830–6832

Casiraghi O, Martinez-Madrigal F, Mostofi FK, Micheau C, Caillou B, Tursz T (1991) Primary prostatic Wilms' tumor Am J Surg Pathol 15 885–890

Chen KTK, Schiff JJ (1983) Adenomatoid prostatic tumor Urology 21 88–89

Christensen WN, Partin AW, Walsh PC, Epstein JI (1990) Pathologic findings in clinical stage A2 prostate cancer Cancer 65 1021–1027

Christensen WN, Steinberg G, Walsh PC, Epstein JI (1991) Prostatic duct adenocarcinoma Findings at radical prostatectomy Cancer 67 2118–2124

Cohen RJ, Glezerson G, Haffejee Z, Afrika D (1990) Prostatic carcinoma Histological and immunohistological factors affecting prognosis Br J Urol 66 405–410

Cohen RJ, Glezerson G, Hattejee Z (1991) Neuroendocrine cells – a new prognostic parameter in prostatic cancer Br J Urol 68 258–262

Collina G, Botticelli AR, Martinelli AM, Fano RA, Trentini GP (1992) Sclerosing adenosis of the prostate Report of three cases with electronmicroscopy and immunohistochemical study Histopathology 20 505–510

Contractor H, Ruschoff J, Hanisch T, Ulshofer B, Neumann K, Schultze-Seemann W, Thomas C (1991) Silver-stained structures in prostatic carcinoma evaluation of diagnostic and prognostic relevance by automated image analysis Urol Int 46 9–14

Davis BE, Weigel JW (1990) Adenocarcinoma of the prostate discovered in 2 young patients following total prostato vesiculectomy for refractory prostatitis J Urol 144 744–745

Dawson NA, Wilding G, Weiss RB et al (1992) A pilot trial of chemohormonal therapy for metastatic prostate carcinoma Cancer 69 213–218

Denholm SW, Webb JN, Howard CCW, Chisholm GD (1992) Basaloid carcinoma of the prostate gland histogenesis and review of the literature Histopathol 20 151–155

Deschenes J, Weidner N (1990) Nucleolar organizer regions (NOR) in hyperplastic and neoplastic prostate disease Am J Surg Pathol 14 1148–1155

Deusel A, Kaduk B, May P (1991) Fall einer äußerst seltenen Organmetastasierung eines Prostatakarzinoms Urologe B 31 224–225

Devaney DM, Dorman A, Leader M (1991) Adenoquamous carcinoma of the prostate A case report Hum Pathol 22 1046–1050

Dhom G (1990) Unusual prostatic carcinomas Pathol Res Pract 186 28–36

Dhom G (1991) Prostata In Doerr W, Seifert G (Hrsg) Pathologie des männlichen Genitale Spezielle pathologische Anatomie, Bd 21 Springer, Berlin Heidelberg New York London Paris Tokyo Hong Kong Barcelona, S 455–642

Dhom G, Degro S (1982) Therapy of prostatic cancer and histopathologic follow-up The Prostate 3 531–542

Dundas GS, Porter AT, Venner PM (1990) Prostate specific antigen Monitoring the response of carcinoma of the prostate to radiotherapy with a new tumor marker Cancer 66 45–48

Dupont A, Cusan L, Gomez JL, Thibeault MM, Tremblay M, Labrie F (1991) Prostate specific antigen and prostatic acid phosphatase for monitoring therapy of carcinoma of the prostate J Urol 146 1064–1068

Epstein JI (1990) Evaluation of radical prostatectomy capsular margins of resection – the significance of margins designated as negative, closely approaching, and positive Am J Surg Pathol 14 626–632

Epstein JI, Steinberg GD (1990) The significance of low-grade prostate cancer on needle biopsy A radical prostatectomy study of tumor grade, volume and stage of the biopsied and multifocal tumor Cancer 66 1927–1932

Epstein JI, Cho KR, Quinn BD (1990) Relationship of severe dysplasia to stage A (incidental) adenocarcinoma of the prostate Cancer 65 2321–2327

Falkmer UG (1992) Methodologic sources of errors in image and flow cytometric DNA assessments of the malignancy potential of prostatic carcinoma Hum Pathol 23 360–367

Falkmer S, Askensten U, Grimelius L, Abrahamsson PA (1990) Cytochemical markers and DNA content of neuroendocrine cells in carcinoma of the prostate gland during tumour progression Acta Histochem (Jena) [Suppl] 38 127–132

Faul P, Partecke G (1989) Klinische Bedeutung und Problemstellung des inzidentellen Prostatakarzinoms Aktuel Urol 20 1–8

Fetissof F, Bruandet P, Arbeille B et al (1986) Calcitoninsecreting carcinomas of the prostate An immunohistochemical and ultrastructural analysis Am J Surg Pathol 10 702–710

Forsslund G, Esposti PL, Nilsson B, Zetterberg A (1992) The prognostic significance of nuclear DNA content in prostatic carcinoma Cancer 69 1432–1439

Funa K, Nordgren H, Nilsson S (1991) In situ expression of mRNA for protooncogenes in benign prostatic hyperplasia and in prostatic carcinoma Scand J Urol Nephrol 25 95–100

Gaffney EF, O'Sullivan SN, O'Brien A (1992) A major solid undifferentiated carcinoma pattern correlates with tumour progression in locally advanced prostatic carcinoma Histopathology 21 249–255

Gallee MPW, Visser-De Jong E, Ten Kate FJW, Schroeder FH, Kwast TH van der (1989) Monoclonal antibody Ki-67 defined growth fraction in benign prostatic hyperplasia and prostatic cancer J Urol 142 1342–1346

Gallee MPW, Ten Kate FJW, Mulder PGH, Blom JHM, Heul RO van der (1990) Histological grading of prostatic carcinoma in prostatectomy specimens Comparison of prognostic accuracy of five grading systems Br J Urol 65 368–375

Gleason DF (1966) Classification of prostatic carcinomas Cancer Chemother 50 125–130

Gleason DF (1992) Histologic grading of prostate cancer a perspective Hum Pathol 23 273–279

Green LK, Klima M (1991) The use of immunohistochemistry in metastatic prostatic adenocarcinoma to the breast Hum Pathol 22 242–246

Grignon DJ, Ro JY, Ordonez NG, Ayala AG, Cleary KR (1988) Basal cell hyperplasia, adenoid basal cell tumor, and adenoid cystic carcinoma of the prostate gland An immunohistochemical study Hum Pathol 19 1425–1433

Haapiainen RK, Permi EJ, Rannikko SAS, Voutilainen PEJ, Liewendahl K, Stenman UH, Alfthan OS (1990) Prostate tumour markers as an aid in the staging of prostatic cancer Br J Urol 65 264–267

Habib FK, Bissas A, Neill WA, Busuttil A, Chisholm GD (1989) Flow cyometric analysis of cellular DNA in human prostate cancer relationship to 5-Alpha-reductase activity of the tissue Urol Res 17 239–243

Hagood PG, Johnson FE, Bedrossian CWM, Silverberg AB (1991) Small cell carcinoma of the prostate Cancer 67 1046–1050

Hansen AB, Ostergard B (1990) Nucleolar organizer regions in hyperplastic and neoplastic prostatic tissue Virchows Archiv [A] 417 9–13

Hardeman SW, Soloway MS (1988) Transitional cell carcinoma of the prostate diagnosis, staging and management World J Urol 6 170–174

Harrison SH, Seale-Hawkins C, Schum CW, Dunn JK, Scardino PT (1992) Correlation between side of palpable tumor and side of pelvic lymph node metastasis in clinically localized prostate cancer Cancer 69 750–754

Hedrick L, Epstein JI (1989) Use of keratin 903 as an adjunct in the diagnosis of prostate carcinoma Am J Surg Pathol 13 389–396

Helpap B (1981) Cell kinetic and cytological grading of prostatic carcinoma Virchows Arch [A] 393 205–214

Helpap B (1988) Frequency and localization of nucleoli in nuclei from prostatic carcinoma and atypical hyperplasia Histopathology 12 203–211

Helpap B (1989) Pathologie der ableitenden Harnwege und der Prostata Springer, Berlin Heidelberg New York Tokyo

Helpap B (1991 a) Atypical hyperplasia, intraepithelial neoplasia and incidental carcinoma of the prostate In Altwein JE, Faul P, Schneider W (eds) Incidental carcinoma of the prostate Springer, Berlin Heidelberg New York Tokyo, S 74–91

Helpap B (1991 b) Morphologie des Prostatakarzinoms, Histopathologie In Ackermann R, Altwein JE, Faul P (Hrsg) Aktuelle Therapie des Prostatakarzinoms Springer, Berlin Heidelberg New York Tokyo, S 11–42

Helpap B (1992 a) Grading and prognostic significance of urologic carcinomas Urol Int 48 245–257

Helpap B (1992 b) Pathologie der chronischen unspezifischen Prostatitis In Vahlensieck W, Rutishauser G (Hrsg) Benigne Prostatopathien Thieme, Stuttgart New York, 35–50

Helpap B, Koch V (1991) Histological and immunohistochemical findings of prostatic carcinoma after external or interstitial radiotherapy J Cancer Res Clin Oncol 117 608–614

Helpap B, Bockıng A, Dhom G, Kastendıeck H, Leıstenschneıder W, Muller HA (1985) Klassıfıkatıon, hıstologısches und zytologısches Gradıng sowıe Regressıonsgradıng des Prostatakarzınoms Eıne Empfehlung des pathologısch-urologıschen Arbeıtskreıses „Prostatakarzınom" Pathologe 6 3–7

Helpap B, Oehler U, Bollmann R (1990) Das endokrın dıfferenzıerte Prostatakarzınom Hıstologıe und Immunhıstochemıe Pathologe 11. 18–24

Hermanek P, Sobın LH (1987/1992) TNM classıfıcatıon of malıgnant tumours Sprınger, Berlın Heıdelberg New York Tokyo (4th rev edn 1987/4th edn , 2nd rev 1992)

Hesse A, Neumann K, Thomas C (1990) Immunreaktıvıtat von Prostata- und Harnblasenkarzınomen Tumor Dıagnostık & Therapıe 11 29–32

Honıg SC, Stılmant MM, Klavans MS, Freedlund MC, Sıroky MB (1992) The role of fıne-needle aspıratıon bıopsy of the prostate ın stagıng adenocarcınoma Cancer 69 2978–2982

Huland H (1991) Morphologısche Grundlagen zur radıkalen Prostatektomıe Urologe [A] 30 361–369

Hulman G (1989) „Pseudoadenomatoıd" tumour of prostate Hıstopathology 14 317–323

Hulse CA, O'Neıll T (1989) Adenocarcınoma of the prostate metastatıc to the ureter wıth an assocıated ureteral stone J Urol 142 1312–1313

Humphrey PA, Walther PJ, Currın SM, Vollmer RT (1991) Hıstologıc grade, DNA ploıdy and ıntraglandular tumor extent as ındıcators of tumor progressıon of clınıcal stage B prostatıc carcınoma A dırect comparıson Am J Surg Pathol 15 1165-1170

Idıkıo HA, Manıckavel V (1991) Correlatıon of blood group antıgen expressıon and oncogene-related proteıns ın malıgnant prostatıc tussues Pathol Res Pract 187 189–197

Jones EC, McNeal J, Bruchovsky N, Jong G de (1990) DNA content ın prostatıc adenocarcınoma Cancer 66 752–757

Jones EC, Clement PB, Young RH (1991) Sclerosıng adenosıs of the prostate gland Am J Surg Pathol 15 1171–1180

Jones H, Anthony PP (1992) Metastatıc prostatıc carcınoma presentıng as left-sıded cervıcal lymphadenopathy a serıes of 11 cases Hıstopathology 21 149–154

Kabalın JN, McNeal ME, Prıce HM, Freıha FS, Stamey TA (1989) Unsuspected adenocarcınoma of the prostate ın patıents undergoıng cytoprostatectomy for other causes Incıdence, hıstology and morphometrıc observatıons J Urol 141 1091–1094

Kaplan ID, Prestıdge BR, Cox RS, Bagshaw MA (1990) Prostate specıfıc antıgen after ırradıatıon for prostatıc carcınoma J Urol 144 1172–1176

Kaplan ID, Cox RS, Bagshaw MA (1991) A model of prostatıc carcınoma tumor kınetıcs based on prostate specıfıc antıgen levels after radıatıon therapy Cancer 68 400–405

Kelemen PR, Buschmann RJ, Weısz-Carrıngton P (1990) Nucleolar promınence as a dıagnostıc varıable ın prostatıc carcınoma Cancer 65. 1017–1020

Kernıon de JB, Neuwırth H, Steın A, Dorey F, Stenzl A, Hannah J, Blyth B (1990) Prognosıs of patıents wıth stage D1 prostate carcınoma followıng radıcal prostatectomy wıth and wıthout early endocrıne therapy J Urol 144 700–703

Kleın EA (1990) Dıe Genetık urologıscher Tumoren Teıl 1 Zytogenetısche und molekularbıologısche Grundlagen Aktuel Urol 21 303–311

Kleın EA (1991) Dıe Genetık urologıscher Tumoren Teıl 2 Klassısche und zytogenetısche Konzepte der Karzınomgenese und chromosomale Aberratıonen beı spezıellen urologıschen Tumoren Aktuel Urol 22 1–9

Konıshı N, Enomoto T, Buzard G, Ohshıma M, Ward JM, Rıce JM (1992) K-ras actıvatıon and ras p21 expressıon ın latent prostatıc carcınoma ın japanese men Cancer 69 2293–2299

Kuban DA, El-Mahdı AM, Schellhammer PF (1989a) Prognosıs ın patıents wıth local recurrence after defınıtıve ırradıatıon for prostatıc carcınoma Cancer 63 2421–2425

Kuban DA, El-Mahdı AM, Schellhammer PF (1989b) I-125 ınterstıtıal ımplantatıon for prostate cancer What have we learned 10 years later? Cancer 63 2415–2420

Larsen MP, Carter HB, Epsteın JI (1991) Can stage A1 tumor extent be predıcted by transurethral resetıon tumor volume, per cent or grade? A study of 64 stage A1 radıcal prostatectomıes wıth comparıson to prostates removed for stages A2 and B dısease J Urol 146 1059–1063

Lee F, Sıders DB, Torp-Pedersen ST, Kırscht JL, Mc Hugh TA, Mıtchell AE (1991) Prostate cancer Transrectal ultrasound and pathology comparıson A prelımınary study of outer gland (perıpheral and central zones) and ınner gland (transıtıon zone) cancer Cancer 67 1132-1142

Lerner SP, Seale-Hawkıns C, Carlton CE, Scardıno PT (1991) The rısk of dyıng of prostate cancer ın patıents wıth clınıcally localızed dısease J Urol 146 1040–1045

Lobelenz M, Pfıester P, Potempa D, Rassw.eıler J, Alken P (1989) Malıgnes Schwannom der Prostata Aktuel Urol 20 345–347

Loughlın KR, Retık AB, Weınsteın HJ, Colodny AH, Shamberger RC, Delorey M, Tarbell N (1989) Genıtourınary rhabdomyosarcoma ın chıldren Cancer 63 1600–1606

McNeal JE (1988a) Normal hıstology of the prostate Am J Surg Pathol 12 619–633

McNeal JE (1988b) Sıgnıfıcance of duct-acınar dysplasıa ın prostatıc carcınogenesıs The Prostate 13 91–102

McNeal JE (1992) Cancer volume and sıte of orıgın of adenocarcınoma ın the prostate Relatıonshıp to local and dıstant spread Hum Pathol 23 258–266

McNeal JE, Bostwıck DG (1986) Intraductal dysplasıa A premalıgnant lesıon of the prostate Hum Pathol 17 64–71

McNeal JE, Redwıne EA, Freıha FS, Stamey TA (1988) Zonal dıstrıbutıon of prostatıc adenocarcınoma Correlatıon wıth hıstologıc pattern and dırectıon of spread Am J Surg Pathol 12/12 897–906

McNeal JE, Vıllers A, Redwıne EA, Freıha FS, Stamey TA (1990) Hıstologıc dıfferentıatıon, cancer volume, and pelvıc lymph node metastasıs ın adenocarcınoma of the prostate Cancer 66 1225–1233

McNeal JE, Alroy J, Vıllers A, Redwıne EA, Freıha FS, Stamey TA (1991a) Mucınous dıfferentıatıon ın prostatıc adenocarcınoma Hum Pathol 22 979–988

McNeal JE, Vıllers A, Redwıne EA, Freıha FS, Stamey TA (1991b) Mıcrocarcınoma ın the prostate Its assocıatıon wıth duct-acınar dysplasıa Hum Pathol 22 644–652

Meıster P, Heıdl G (1991) Postoperatıver Spındelzellknoten der Harnblase und Prostata Pathologe 12 214–219

Mohler JL, Partın AW, Epsteın JI et al (1992) Predıctıon of prognosıs ın untreated stage A2 prostatıc carcınoma Cancer 69 511–519

Moldwın RM, Orıhuela E (1989) Breast masses assocıated wıth adenocarcınoma of the prostate Cancer 63 2229–2233

Montgomery BT, Natıv O, Blute ML, Farrow GM, Myers RP, Zıncke H, Therneau TM (1990) Stage B prostate adenocarcınoma – flow cytometrıc nuclear DNA ploıdy analyses Arch Surg 125 327–331

Montıe JE, Wood DP, Pontes JE, Boyett JM, Levın HS (1989) Adenocarcınoma of the prostate ın cystoprostatectomy specımens removed for bladder cancer Cancer 63 381–385

Montironi R, Scarpelli M, Sisti S, Braccischi A, Mariuzzi GM (1990a) Morphological and quantitative analyses of intraductal dysplasia of the prostate Anal Cell Pathol 2 277–285

Montironi R, Scarpelli M, Sisti S, Braccischi A, Gusella P, Alberti R, Mariuzzi GM (1990b) Cytometric evaluation of the intraepithelial neoplasia of the prostate gland Ann NY Acad Sci 595 403–405

Montironi R, Braccischi A, Matera G, Scarpelli M, Pisani E (1991) Quantitation of the prostatic intraepithelial neoplasia Analysis of the nucleolar size, number and location Pathol Res Pract 187 307–314

Mostofi FK, Sesterhenn IA, Sobin LH (1980) Histological typing of prostate tumours International histological classification of tumours No 22 World Health Organisation, Geneva

Mostofi FK, Sesterhenn IA, Davies CJ (1992a) Prostatic carcinoma Problems in the interpretation of prostatic biopsies Hum Pathol 23 223–241

Mostofi FK, Davies CJ, Sesterhenn IA (1992b) Pathology of carcinoma of the prostate Cancer [suppl] 70 235–253

Moul JW, Paulson DF, Fuller G, Gottfried MR, Floyd WL (1989) Prostate cancer with solitary parotid metastasis correctly diagnosed with immunohistochemical stains J Urol 142 1328–1329

Muller HA, Altenahr E, Bocking A et al (1980) Uber Klassifikation und Grading des Prostatakarzinoms Verh Dtsch Ges Pathol 64 609–611

Mulders PFA, Dijkman GA, del Moral PF, Theeuwes AGM, Debruyne FMJ et al (1990) Analysis of prognostic factors in disseminated prostatic cancer An update Cancer 65 2758–2761

Nagle RB, Brawer MK, Kittelson J, Clark V (1991) Phenotypic relationships of prostatic intraepithelial neoplasia to invasive prostatic carcinoma Am J Pathol 138 119–128

Nativ O, Myers RP, Farrow GM, Therneau TM, Zincke H, Lieber MM (1990) Nuclear deoxyribonucleic acid ploidy and serum prostate specific antigen in operable prostatic adenocarcinoma J Urol 144 303–306

Nazeer T, Barada JH, Fischer HAG, Ross JS (1991) Prostatic carcinosarcoma case report and review of literature J Urol 146 1370–1373

Nemoto R, Hattori K, Uchida K, Shimazui T, Nishijima Y, Koiso K, Harada M (1990) S-phase fraction of human prostate adenocarcinoma studied with in vivo bromodeoxyuridine labeling Cancer 66 509–514

Nusko G, Lohr M, Hahn EG (1992) Genetische Veranderungen in der Pathogenese maligner Erkrankungen Klinikarzt 21 76–81

Okada H, Tsubura A, Okamura A, Senzaki H, Naka J, Komatz J, Moru S (1992) Keratin profiles in normal/hyperplastic prostates and prostate carcinoma Virchows Arch [A] 421 157–161

O'Malley FP, Grignon DJ, Shum DT (1990) Usefullness of immunoperoxidase staining with high-molecular-weight cytokeratin in the differential diagnosis of small-acinar lesions of the prostate gland Virchows Archiv [A] 417 191–196

Partin AW, Steinberg GD, Pitcock RV, Wu L, Piantadosi S, Coffey DS, Epstein JI (1992) Use of nuclear morphometry, Gleason histologic scoring, clinical stage, and age to predict disease-free survival among patients with prostate cancer Cancer 70 161–168

Perlman EJ, Epstein JI (1990) Blood group antigen expression in dysplasia and adenocarcinoma of the prostate Am J Surg Pathol 14 810–818

Perrapato SD, Shah PC, Huben RP, Gaeta JF (1991) Locally recurrent endometrioid adenocarcinoma of the prostate after radical prostatectomy J Urol 145 373–375

Pinder SE, McMahon RFT (1990) Mucins in prostatic carcinoma Histopathology 16 43–46

Pienkos EJ, Meisner LF (1991) Adenocarcinoma of the prostate in A 41-year-old man with xxy karyotype and chronic lymphocytic leukemia Report of a case J Urol 145 148–150

Quinn BD, Cho KR, Epstein JI (1990) Relationship of servere dysplasia to stage B adenocarcinoma of the prostate Cancer 65 2328–2337

Rackley RR, Yang B, Pretlow TG et al (1991) Differences in the leucine aminopeptidase activity in extracts from human prostatic carcinoma and benign prostatic hyperplasia Cancer 68 587–593

Ro JY, El-Naggar A, Ayala AG, Mody DR, Ordonez NG (1988) Signet-ring-cell carcinoma of the prostate Electron-microscopic and immunohistochemical studies of eight cases Am J Surg Pathol 12 453–460

Ro JY, Grignon DJ, Ayala AG, Fernandez PL, Ordonez NG, Wishnow KI (1990) Mucinous adenocarcinoma of the prostate Histochemical and immunohistochemical studies Hum Pathol 21 593–600

Rojas-Corona RR, Chen L, Mahadevia PS (1987) Prostatic carcinoma with endocrine features A report of a neoplasm containing multiple immunoreactive hormonal substances Am J Clin Pathol 88 759–762

Ronnett BM, Epstein JI (1989) A case showing sclerosing adenosis and an unusual form of basal cell hyperplasia of the prostate Am J Surg Pathol 13 866–872

Ruizeveld de Winter JA, Trapman J et al (1990) Androgen receptor heterogeneity in human prostatic carcinomas visualized by immunohistochemistry J Pathol 161 329–332

Russell KJ, Dunatov C, Hafermann MD et al (1991) Prostate specific antigen in the management of patients with localized adenocarcinoma of the protate treated with primary radiation therapy J Urol 146 1046–1052

Sadi MV, Barrack ER (1991) Determination of growth fraction in advanced prostate cancer by Ki-67 immunostaining and its relationship to the time to tumor progression after hormonal therapy Cancer 67 3065–3071

Sadi MV, Walsh PC, Barrack ER (1991) Immunohistochemical study of androgen receptors in metastatic prostate cancer Comparison of receptor content and response to hormonal therapy Cancer 67 3057–3064

Sant' Agnese PA (1988) Neuroendocrine differentiation and prostatic carcinoma The concept „comes of age" Arch Pathol Lab Med 112 1097–1099

Sant' Agnese PA (1992a) Neuroendocrine differentiation in human prostatic carcinoma Human Pathol 23 287–296

Sant' Agnese PA (1992b) Neuroendocrine differentiation in carcinoma of the prostate Diagnostic, prognostic, and therapeutic implications Cancer [suppl] 70 254–268

Sar M, Lubahn DB, French FS, Wilson EM (1990) Immunohistochemical localization of the androgen receptor in rat and human tissues Endocrinology 127 3180–3186

Sakamoto N, Tsuneyoshi M, Enjoji M (1991) Sklerosing adenosis of the prostate Histopathologic and immunohistochemical analysis Am J Surg Pathol 15 660–667

Schellhammer PF (1991) Local failure and related complications after definitive treatment of clinical stage C carcinoma of the prostate by irradiation or surgery Semin Urol 4 232–246

Schmid HP, McNeal JE (1992) An abbreviated standard procedure for accurate tumor volume estimation in prostate cancer Am J Surg Pathol 16 184–191

Scrivner DL, Meyer JS, Rujanavech MN, Fathman A, Scully T (1991) Cell kinetics by bromodeoxyuridine labeling and deoxyribonucleic acid ploidy in prostatic carcinoma needle biopsies J Urol 146 1034–1039

Scully MF, Uno JM, McIntyre M, Mosely S (1990) Radiation-induced prostatic sarcoma A case report J Urol 144 746–748

Sesterhenn IA, Becker RL, Avallone FA, Mostofi FK, Lin TH, Davis jr CJ (1991) Image analysis of nucleoli and nucleolar organizer regions in prostatic hyperplasia, intraepithelial neoplasia and prostatic carcinoma Urogenit Pathol 1 61–75

Shinohara K, Wheeler TM, Scardino PT (1989) The appearance of prostate cancer on transrectal ultrasonography correlation of imaging and pathological examinations J Urol 142 76–82

Srigley JR, Dardick I, Warren R, Hartwick J, Klotz L (1990) Basal epithelial cells of human prostate gland are not myoepithelial cells a comparative immunohistochemical and ultrastructural study with the human salivary gland Am J Pathol 136 957–966

Stamey TA (1990) Die Rolle des prostataspezifischen Antigens bei der Diagnose und Behandlung des Prostataadenokarzinoms Urologe A 29 52–64

Stamey TA (1991) Prostatakarzinom – Klinische und morphometrische Grundlagen Urologe A 30 348–360

Stiens R, Helpap B, Weißbach L (1981) Quantitative Untersuchungen zum Zellverlust in Prostatacarcinomen Klinisch-morphologische Aspekte Verh Dtsch Ges Urol 32 73–74

Suzuki H, Nakada T, Iijima Y, Kaneko H, Suzuki Y, Ishii N, Onmura Y (1991) Malignant lymphoma of the prostate report of a case Urol Int 47 172–175

Svanholm H, Starklint H, Barlebo H, Olsen S (1989) Histological evaluation of prostatic cancer (I) Reproducibility of tumour type APMIS 97 699–704

Svanholm H, Starklint H, Barlebo H, Olsen S (1990a) Histological evaluation of prostatic cancer (II) Reproducibility of a histological grading system APMIS 98 229–236

Svanholm H, Starklint H, Barlebo H, Olsen S (1990b) Histological evaluation of prostatic cancer (III) Reproducibility of assessment of tumor volume and its possible significance for prognosis APMIS 98 237–243

Tribukait B (1987) Flow cytometry in assessing the clinical agressiveness of genitourinary neoplasms World J Urol 5 108–122

Voges G, Hohenfellner R (1990) Prostatakarzinom Keine Behandlung – eine Option bei klinisch lokalisiertem Tumor? Aktuel Urol 21 232–233

Voges GE, McNeal JE, Stamey TA (1991) Das inzidentelle Prostatakarzinom Volumen, Lokalisation und Differenzierungsgrad des Tumors im radikalen Prostatektomiepraparat und Stellenwert der Subklassifikation in ein Stadium A1 und A2 Urologe [A] 30 401–409

Voges GE, McNeal JE, Redwine EA, Freiha FS, Stamey TA (1992) Morphologic analysis of surgical margins with positive findings in prostatectomy for adenocarcinoma of the prostate Cancer 69 520–526

Ware JL, Maygarden SJ, Koontz WW, Strom SC (1991) Immunohistochemical detection of c-erbB-2 protein in human benign and neoplastic prostate Hum Pathol 22 254–258

Waring PM, Newland RC (1992) Prostatic embryonal rhabdomyosarcoma in adults A clinicopathologic Review Cancer 69 755–762

Weaver MG, Abdul-Karim FW, Srigley J, Bostwick DG, Ro JY, Ayala AG (1992) Paneth cell-like change of the prostate gland A histological, immunohistochemical and electron microscopic study Am J Surg Pathol 16 62–68

Wernert N (1991) Immunhistochemie der Prostata und des Prostatakarzinoms Fischer, Stuttgart

Wernert N, Luchtrath H, Seeliger H, Schafer M, Goebbels R, Dohm G (1987) Papillary carcinoma of the prostate localisation and immunhistochemistry The histogenesis and entity of so-called endometrioid carcinoma Prostate 10 123–131

Wernert N, Bonkhoff H, Seitz G, Remberger K, Dhom G (1989) Untersuchungen zur Proliferationsaktivität (Ki 67) im normalen, hyperplastischen und karzinomatosen Prostatagewebe Verh Dtsch Ges Pathol 73 637

Wernert N, Goebbels R, Bonkhoff H, Dhom G (1990) Squamous cell carcinoma of the prostate Histopathology 17 339–344

Willumsen H, Thorup J, Norgaard T, Hart-Hansen O (1988) Nuclear DNA content in prostatic carcinoma measured by flow cytometry A retrospective study on paraffin embedded tissue APMIS [Suppl] 4 120–125

Winkler HZ, Rainwater LM, Myers RP, Farrow GM, Therneau TM, Zincke H, Lieber MM (1988) Stage D1 prostatic adenocarcinoma significance of nuclear DNA ploidy pattern studied by flow cytometry Mayo Clin Proc 63 103–112

Whitmore WF (1990) Locoregional prostatic cancer Advances in management Cancer 65 667–674

Wood DP, Montie JE, Pontes JE, Levin HS (1989a) Identification of transitional cell carcinoma of the prostate in bladder cancer patients A prospective study J Urol 142 83–85

Wood DP, Montie JE, Pontes JE, Medendorp SV, Levin HS (1989b) Transitional cell carcinoma of the prostate in cystoprostatectomy specimens removed for bladder cancer J Urol 141 346–349

Yao JCT, Wang WCC, Tseng HH, Hwang WS (1988) Primary rhabdomyosarcoma of the prostate Diagnosis by needle biopsy and immunocytochemistry Acta Cytol (Baltimore) 32 509–512

Young R, Clement PB (1987) Sclerosing adenosis of the prostate Arch Pathol Lab Med 111 363–366

Young RH, Frierson Jr HF, Mills SE, Kaiser JS, Talboth WH, Bhan AK (1988/1989) Adenoid cystic-like tumor of the prostate gland a report of two cases and review of the literature on „adenoid cystic carcinoma" of the prostate Am J Clin Pathol 88, 89 49–56

Yum M, Miller JC, Agrawal BL (1991) Leiomyosarcoma arising in atypical fibromuscular hyperplasia (phyllodes tumor) of the prostate with distant metastasis Cancer 68 910–915

Zagars GK, Sherman NE, Babaian RJ (1991) Prostate-specific antigen and external beam radiation therapy in prostate cancer Cancer 67 412–420

Zenklusen HR, Weymuth G, Rist M, Mihatsch MJ (1990) Carcinosarcoma of the prostate in combination with adenocarcinoma of the prostate and adenocarcinoma of the seminal vesicles A case report with immunocytochemical analysis and review of the literature Cancer 66 998–1001

Zincke H, Blute ML, Fallen MJ, Farrow GM (1991) Radical prostatectomy for stage A adenocarcinoma of the prostate staging errors and their implications for treatment recommendations and disease outcome J Urol 146 1053–1058

Zincke H, Bergstralh EJ, Larson-Keller JJ, Farrow GM, Myers RP, Lieber MM, Barrett DM, Rife CC, Gonchoroff NJ (1992) Stage D1 prostate cancer treated by radical prostatectomy and adjuvant hormonal treatment Evidence for favorable survival in patients with DNA diploid tumors Cancer 70 311–323

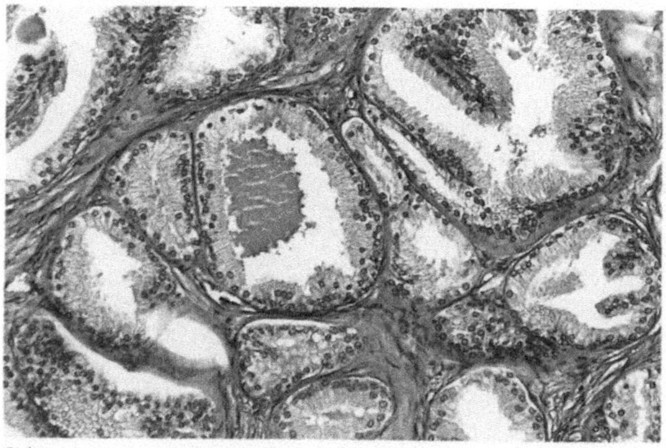

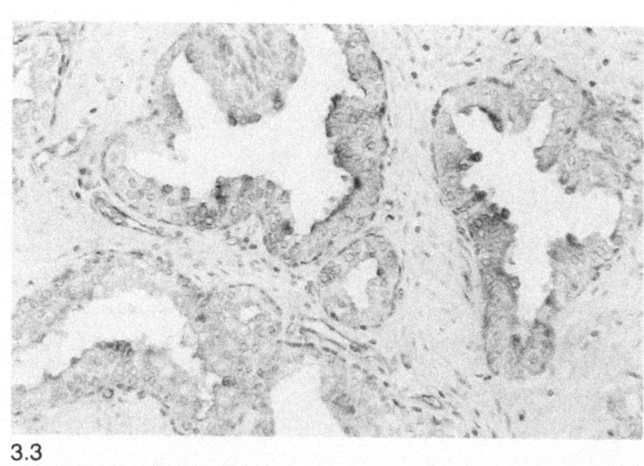

3.3

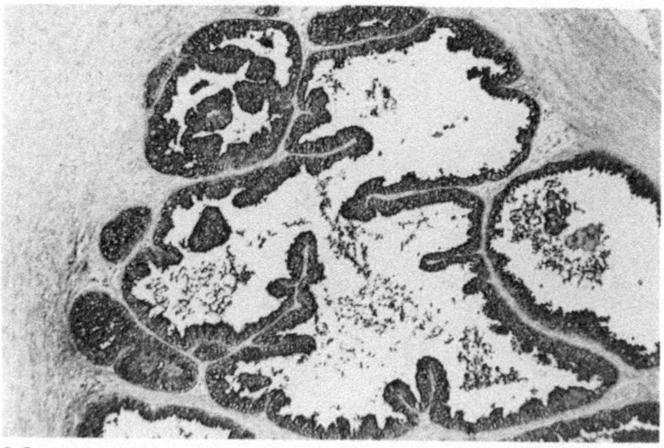

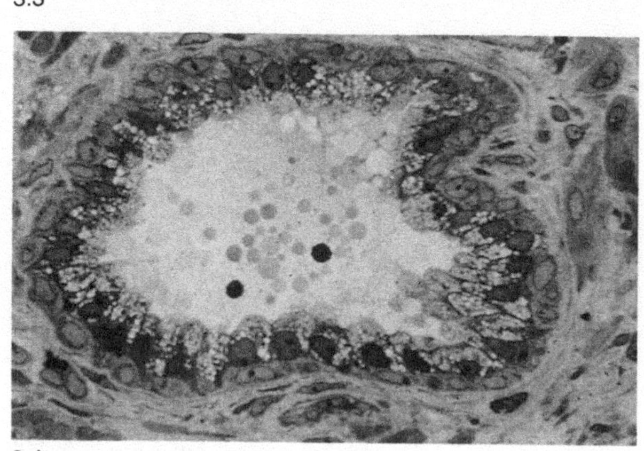

3.4

3.1

3.2a

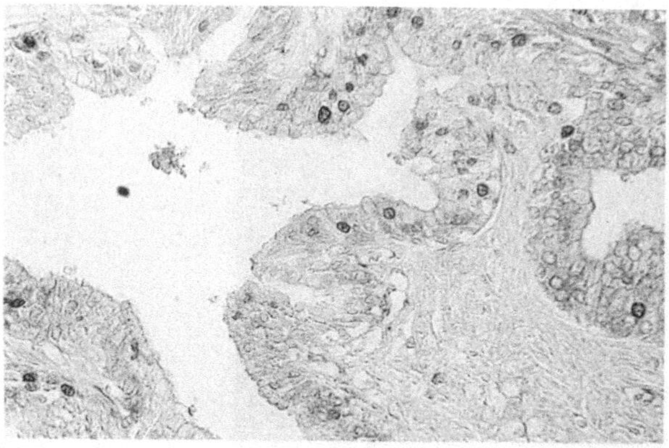

3.2b

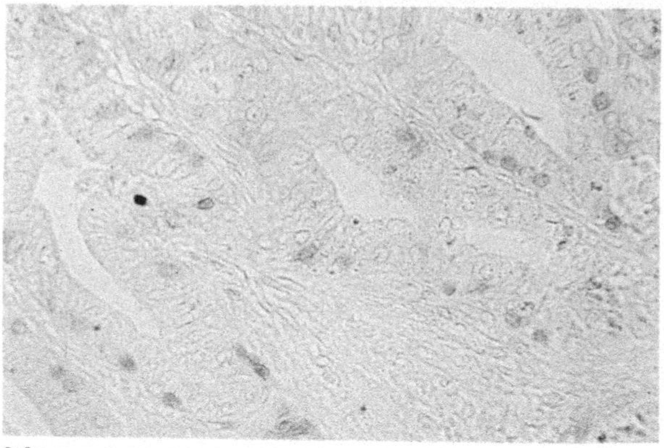

3.2c

3.1. Sekretorische Drüsen mit Sekret im Lumen. Hämatoxylin-Eosin

3.2a–c. Immunhistochemische Expressionen sekretorischer Drüsen
a Prostataspezifische Antigenexpression in sekretorischen Drüsen. ABC-Technik
b Androgenrezeptor-positive Zellkerne im sekretorischen Prostataepithel
c 5-Alphareduktase-positive Zellkerne im sekretorischen Prostataepithel. (**b,c** Technik und Aufnahmen von Prof. Dr. G. Aumuller, Marburg)

3.3. Histochemische Darstellung der sekretorischen Drüsen durch Ernußlektinhistochemie

3.4. Basalzellen in einem prostatischen Drüsenschlauch. Semidunnschnitt, Methylenblau

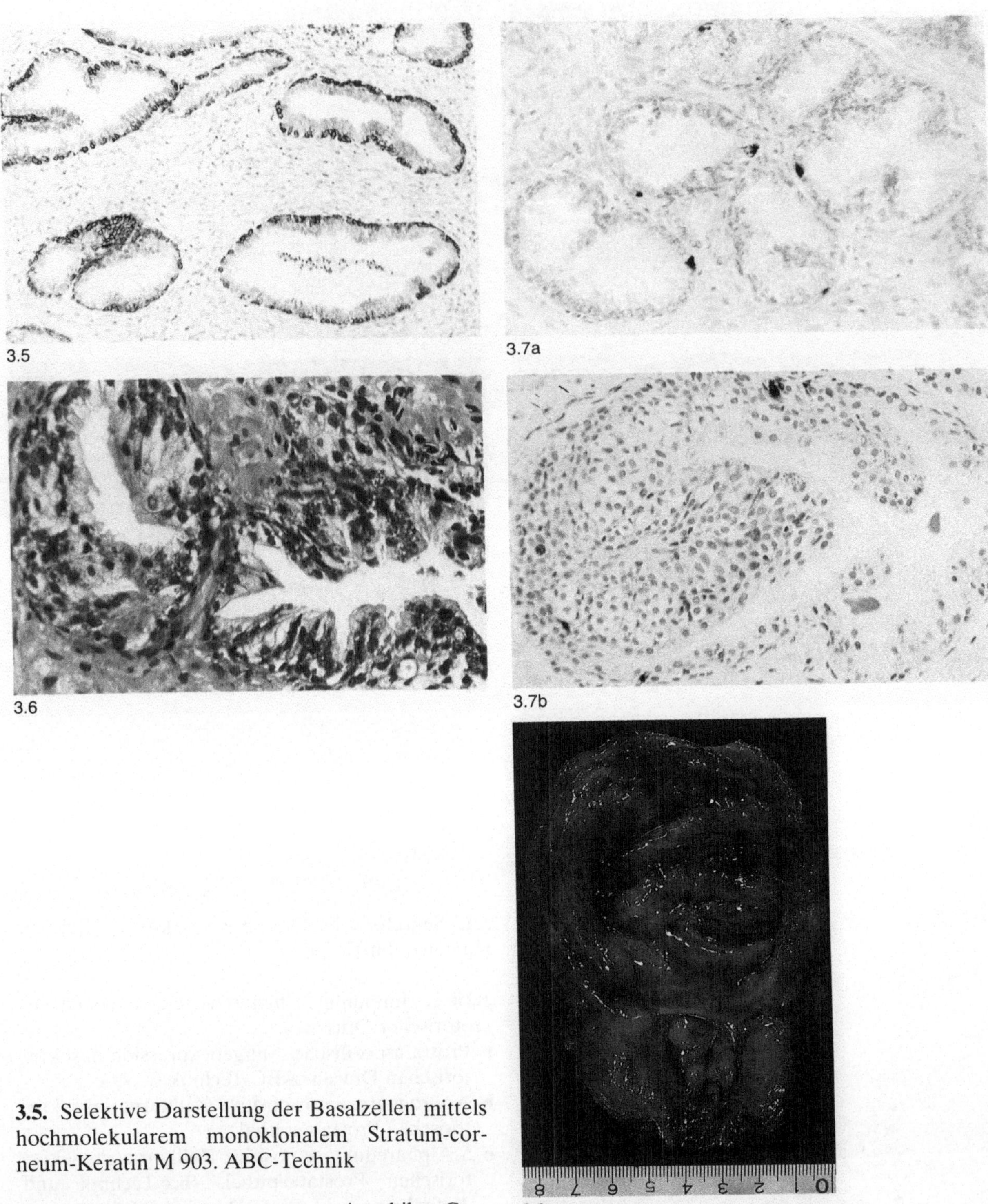

3.5. Selektive Darstellung der Basalzellen mittels hochmolekularem monoklonalem Stratum-corneum-Keratin M 903. ABC-Technik

3.6. Sekretorische Drüsen mit eosinophilen Granulationen im Zytoplasma (endokrine Zellen). Hämatoxylin-Eosin

3.7a,b. Einzelne Chromogranin A-positive endokrine Zellen. ABC-Technik
a Zwischen sekretorischen Drüsenzellen
b Zwischen Basalzellen

3.8. Seiten- und Mittellappenhyperplasie der Prostata mit Balkenharnblase

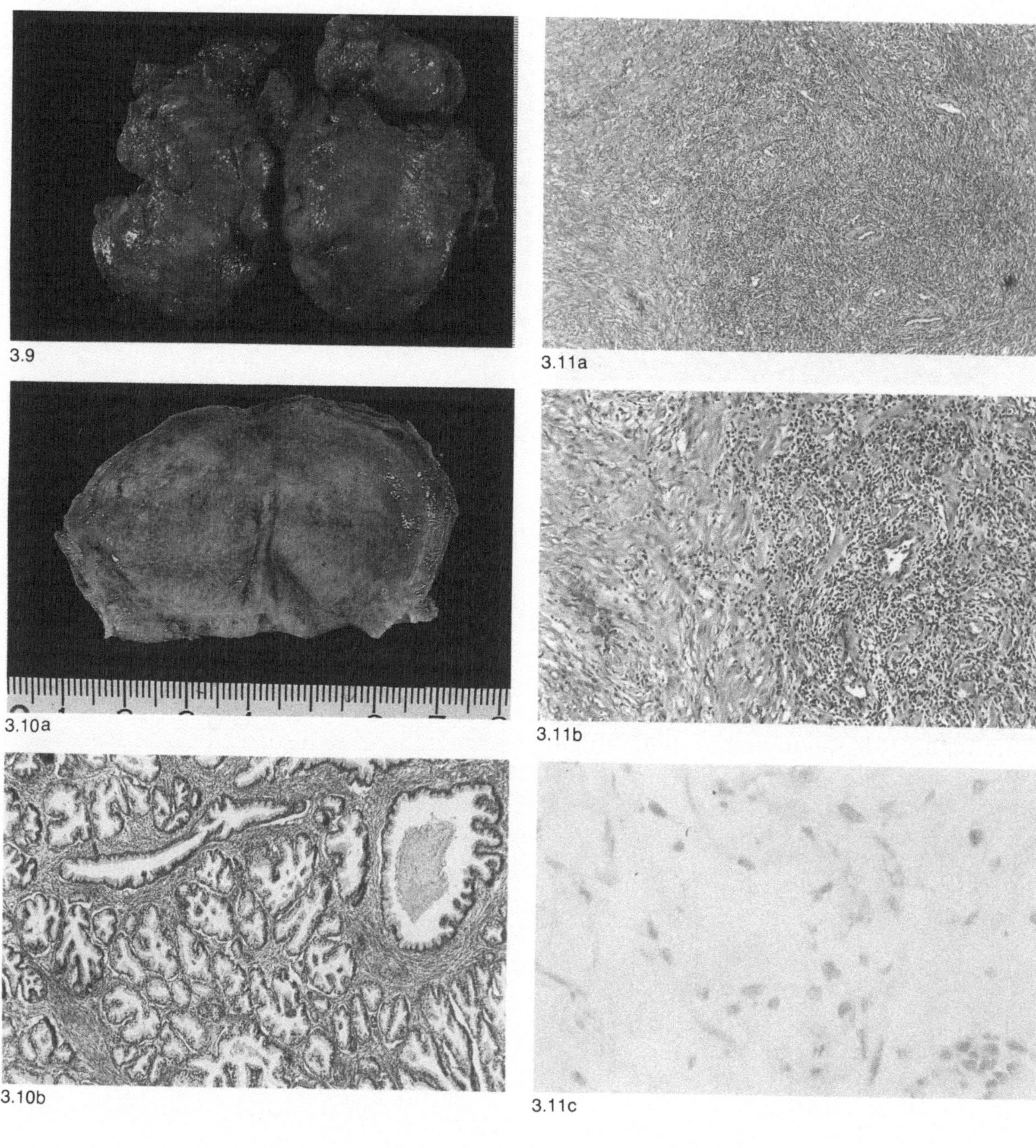

3.9. Knotige Seitenlappenhyperplasie (Gewicht 365 g)

3.10 a, b. Stromoglandulare Hyperplasie der Prostata. Hämatoxylin-Eosin
a Ubersicht, Großflachenschnitt
b Glandulärer Ausschnitt

3.11 a–c. Fibroleiomyomatose Hyperplasie der Prostata. (**a,b** Hämatoxylin-Eosin)
a Ubersicht
b Zelldichte Anteile
c Ostrogenrezeptor-positive Zellkerne im Stroma. ABC-Methode

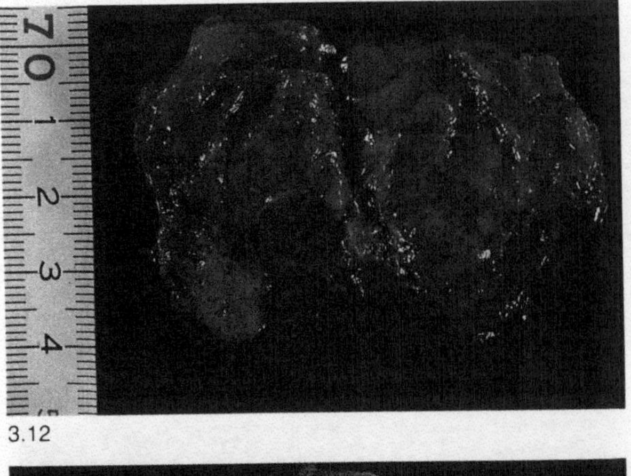

3.12

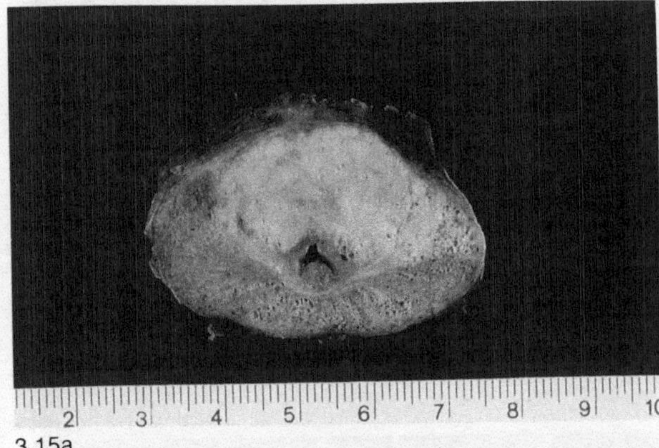

3.15a

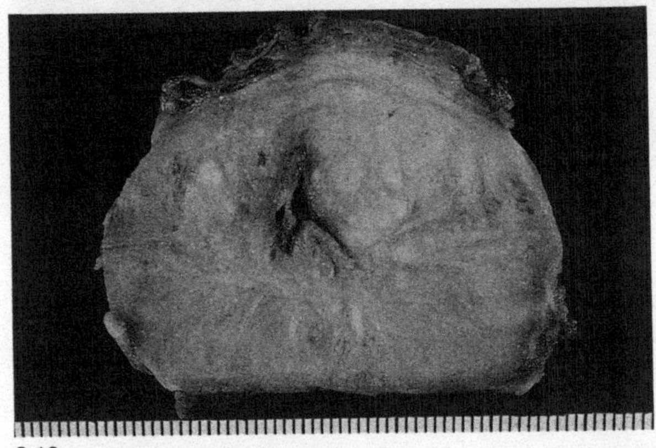

3.13

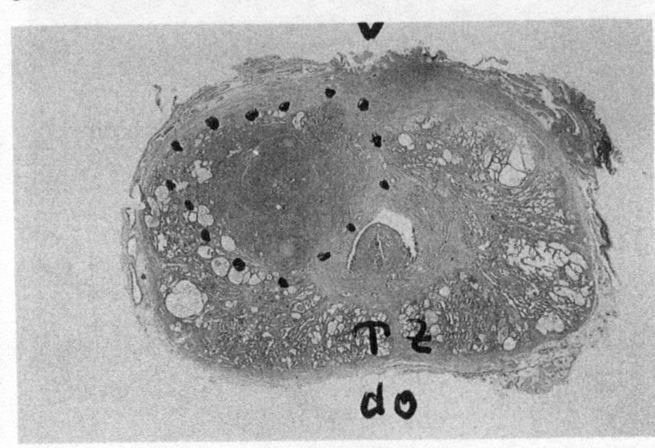

3.15b

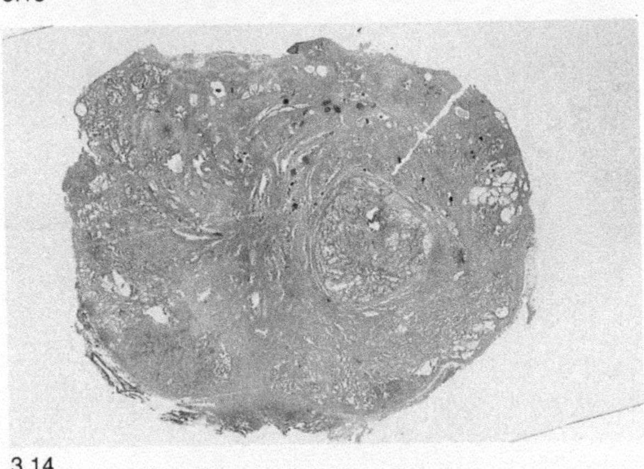

3.14

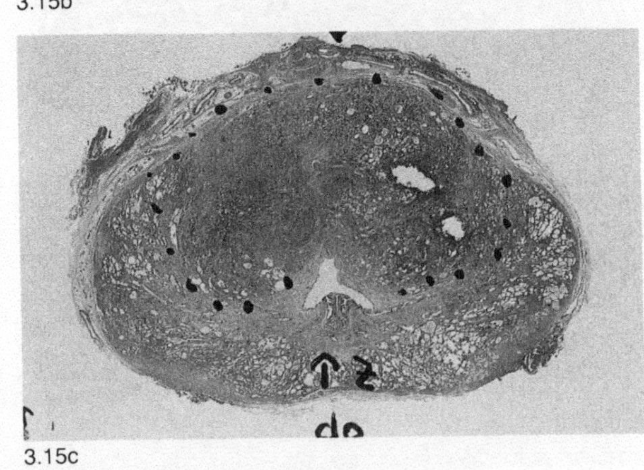

3.15c

3.12. Knotige Hyperplasie innerhalb der Transitionszone der Prostata mit peripherem Karzinomherd

3.13. Kleinknotige karzinomatose Durchsetzung der Prostata in peripheren und zentralen Abschnitten

3.14. Großflächenschnitt der Prostata mit peripherem Karzinom. Hamatoxylin-Eosin

3.15a–c. Zentrales Prostatakarzinom, sog. Transitionszonenkarzinom
a Makroskopischer Großflächenschnitt. Karzinomgewebe in der Transitionszone gelblich
b Holoptischer Schnitt. Zentrales Karzinom *(schwarz umpunktet)*, auf einen Seitenlappen beschrankt. Peripherie tumorfrei. Hamatoxylin-Eosin
c In beiden Seitenlappen großes zentrales Karzinom. Hamatoxylin-Eosin. *v* ventral, *do* dorsal, *PZ* periphere Zone. (Praparate von Prof. Dr. H. Kastendieck, Hamburg)

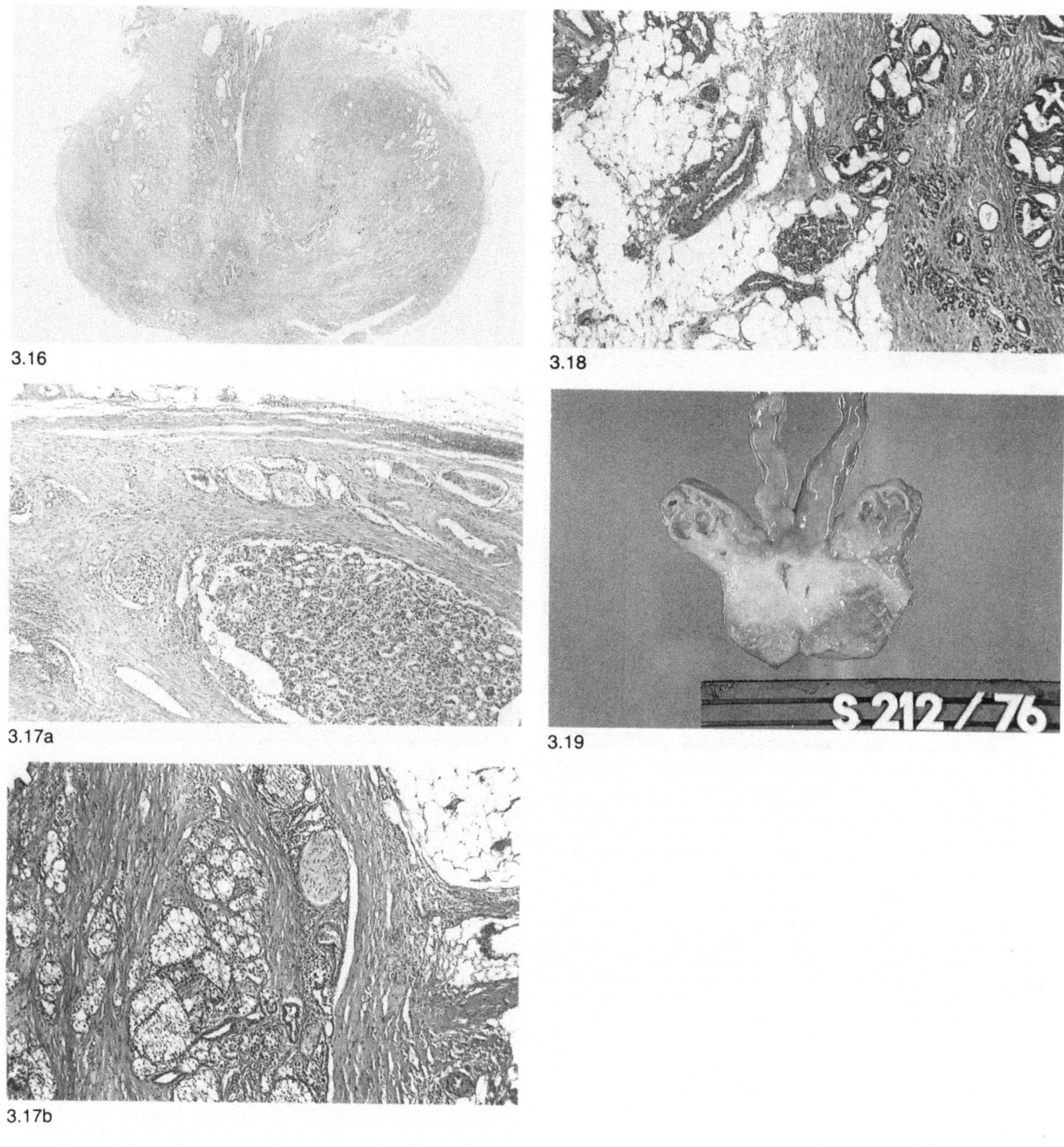

3.16. Großflächenschnitt der Prostata mit multifokalen Krebsherden zentral und peripher mit Kapselinfiltration

3.17a,b. Prostatakarzinom und Kapselbefall
a Subkapsuläre Karzinomausbreitung mit „noch" freien Nerven (pT2). Hämatoxylin-Eosin
b Karzinominfiltration der sog. Prostatakapsel (pT3). Hämatoxylin-Eosin

3.18. Karzinominfiltration des neurovaskulären Bündels (pT3). Hämatoxylin-Eosin

3.19. Samenblaseninfiltration

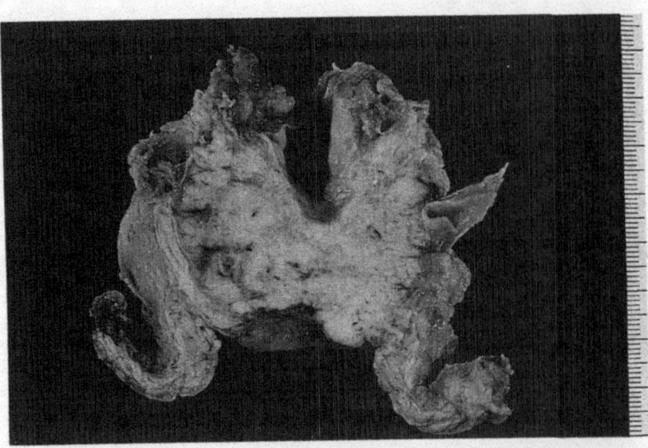

3.20

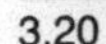
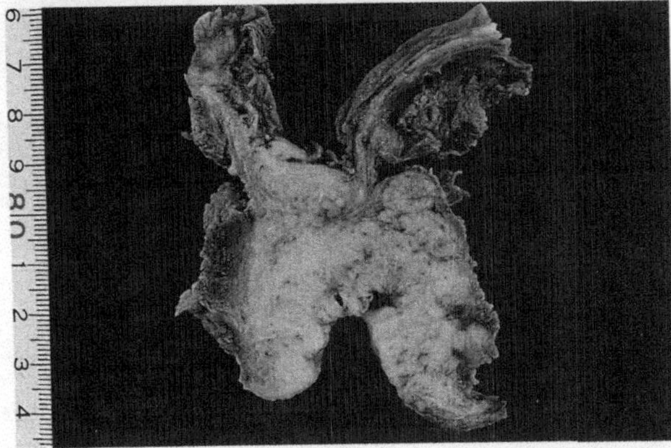

3.21a
3.22

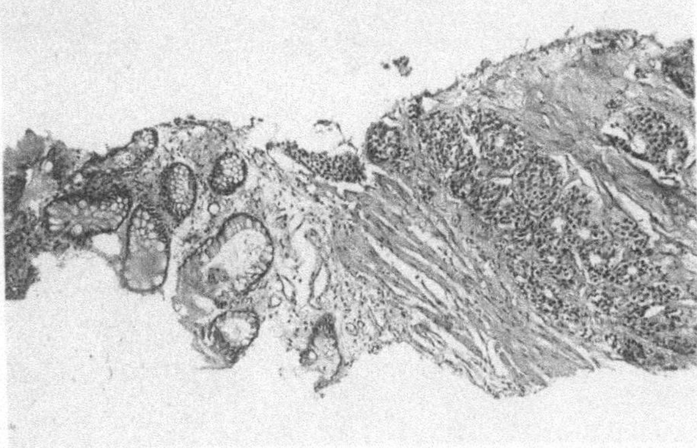

3.21b

3.20. Prostatakarzinom mit Blasenbodeninfiltration

3.21a,b. Prostatakarzinom mit Rektumwandinfiltration
a Makroskopie
b Stanzzylinder. Hamatoxylin-Eosin

3.22. Multinodulare Lymphknotenmetastasen bei kapseluberschreitendem pluriformen Prostatakarzinom

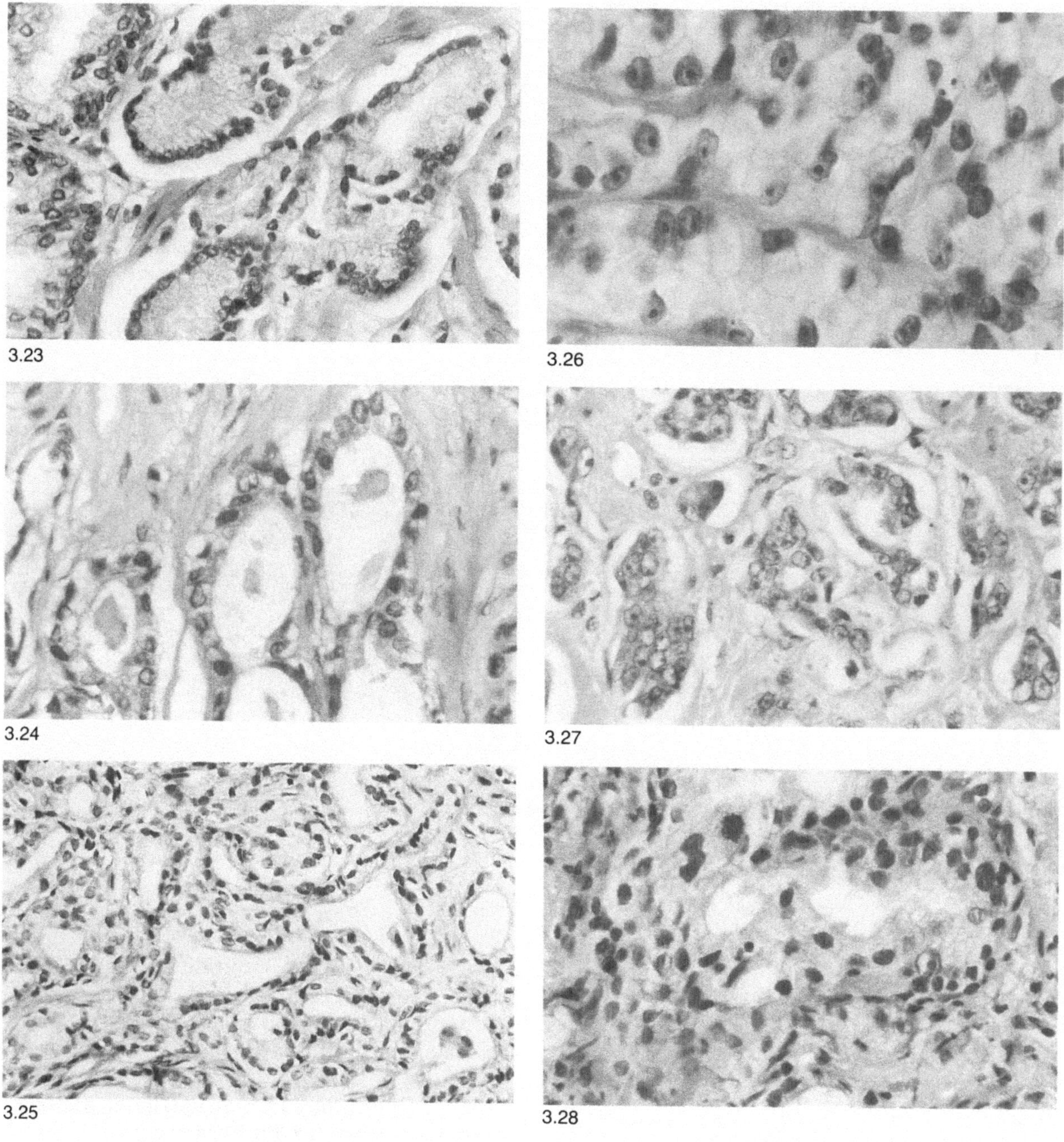

3.23. Hochdifferenziertes glanduläres Prostatakarzinom. Malignitätsgrad I a.
Hämatoxylin-Eosin

3.24. Hochdifferenziertes glandulares Prostatakarzinom mit leicht gesteigerter nukleärer Atypie
und einzelnen prominenten Nukleolen. Malignitatsgrad I b. Hämatoxylin-Eosin

3.25. Glanduläres Prostatakarzinom mit unregel-
mäßigem Drüsenmuster. Malignitätsgrad II a.
Hämatoxylin-Eosin

3.26. Glanduläres Prostatakarzinom mit prominenten zentralen Nukleolen. Malignitatsgrad II a.
Hämatoxylin-Eosin

3.27. Mikroglanduläres, wenig differenziertes Prostatakarzinom. Malignitatsgrad II b. Hämatoxylin-
Eosin

3.28. Mikroglanduläres, wenig differenziertes Prostatakarzinom mit atypischer Mitose und erheblichen Kernatypien. Malignitatsgrad II b. Hamatoxylin-Eosin

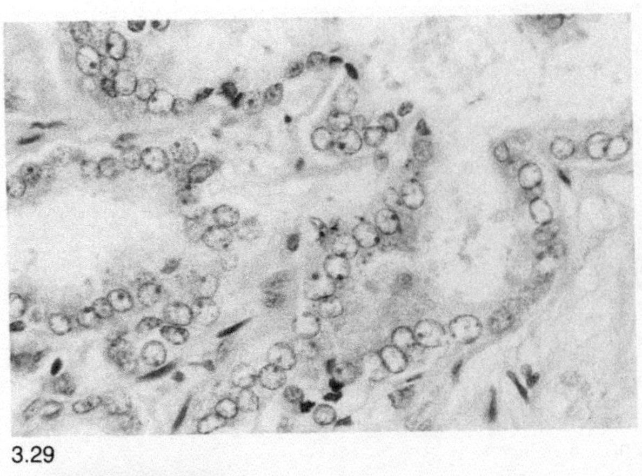

3.29

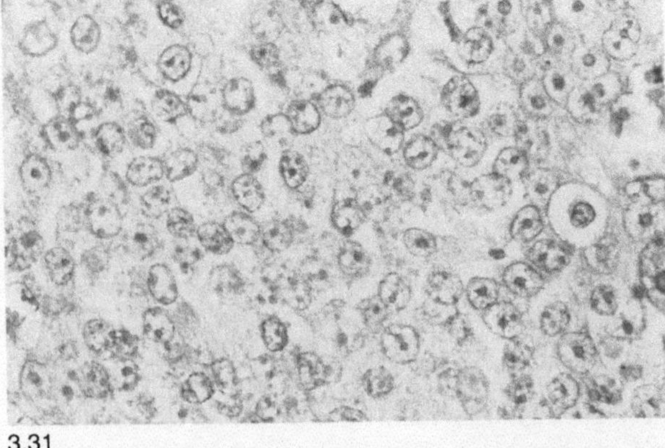

3.31

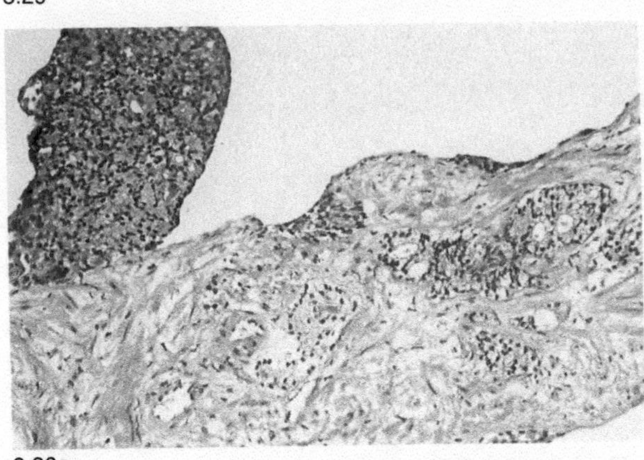

3.30a

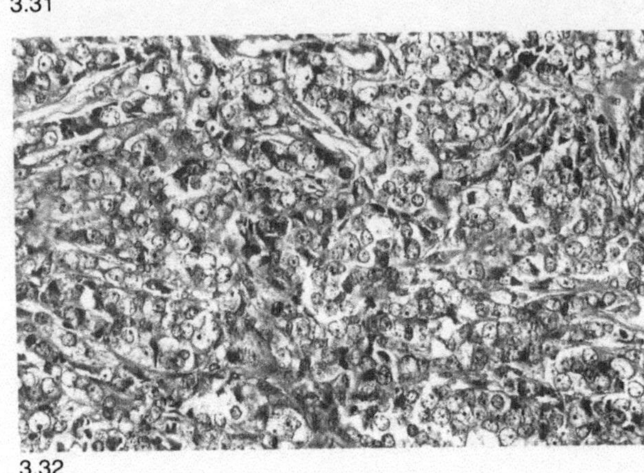

3.32

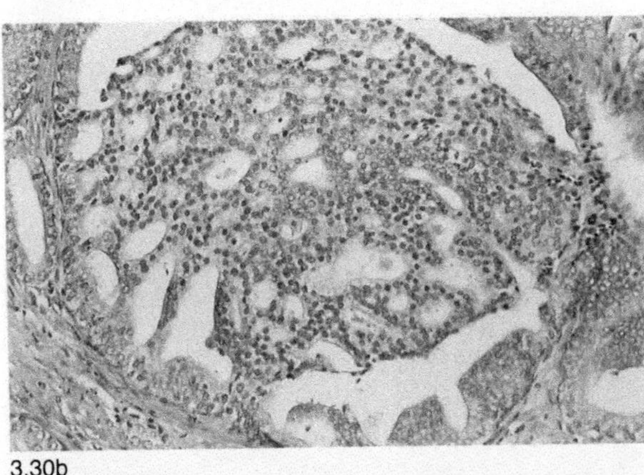

3.30b

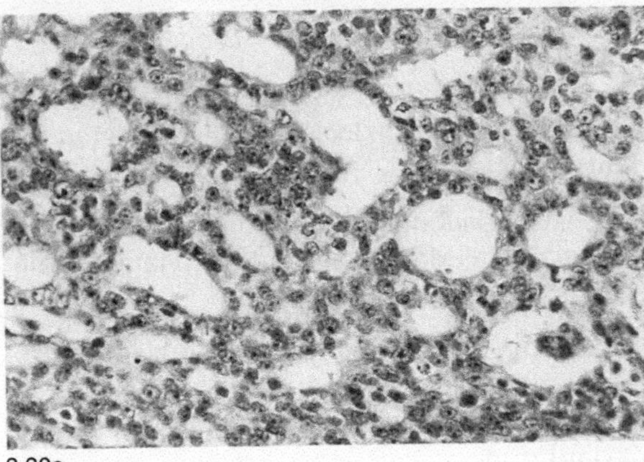

3.30c

3.29. Mikroglandulares, wenig differenziertes Prostatakarzinom mit zentralen und exzentrisch gelegenen prominenten Nukleolen. Malignitätsgrad II b. Hämatoxylin-Eosin

3.30 a, b. Kribriformes Prostatakarzinom, Malignitätsgrad II b. Hämatoxylin-Eosin
a Stanzmaterial
b Resektionsmaterial
c Kribriformes Prostatakarzinom mit erheblichen Kernatypien und vornehmlich exzentrischen prominenten Nukleolen. Hämatoxylin-Eosin

3.31. Solides trabekulares Prostatakarzinom. Malignitätsgrad III a. Hämatoxylin-Eosin

3.32. Undifferenziertes, z. T. noch solide trabekulares Prostatakarzinom mit hochgradigen Zell- und Kernatypien. Malignitätsgrad III b. Hämatoxylin-Eosin

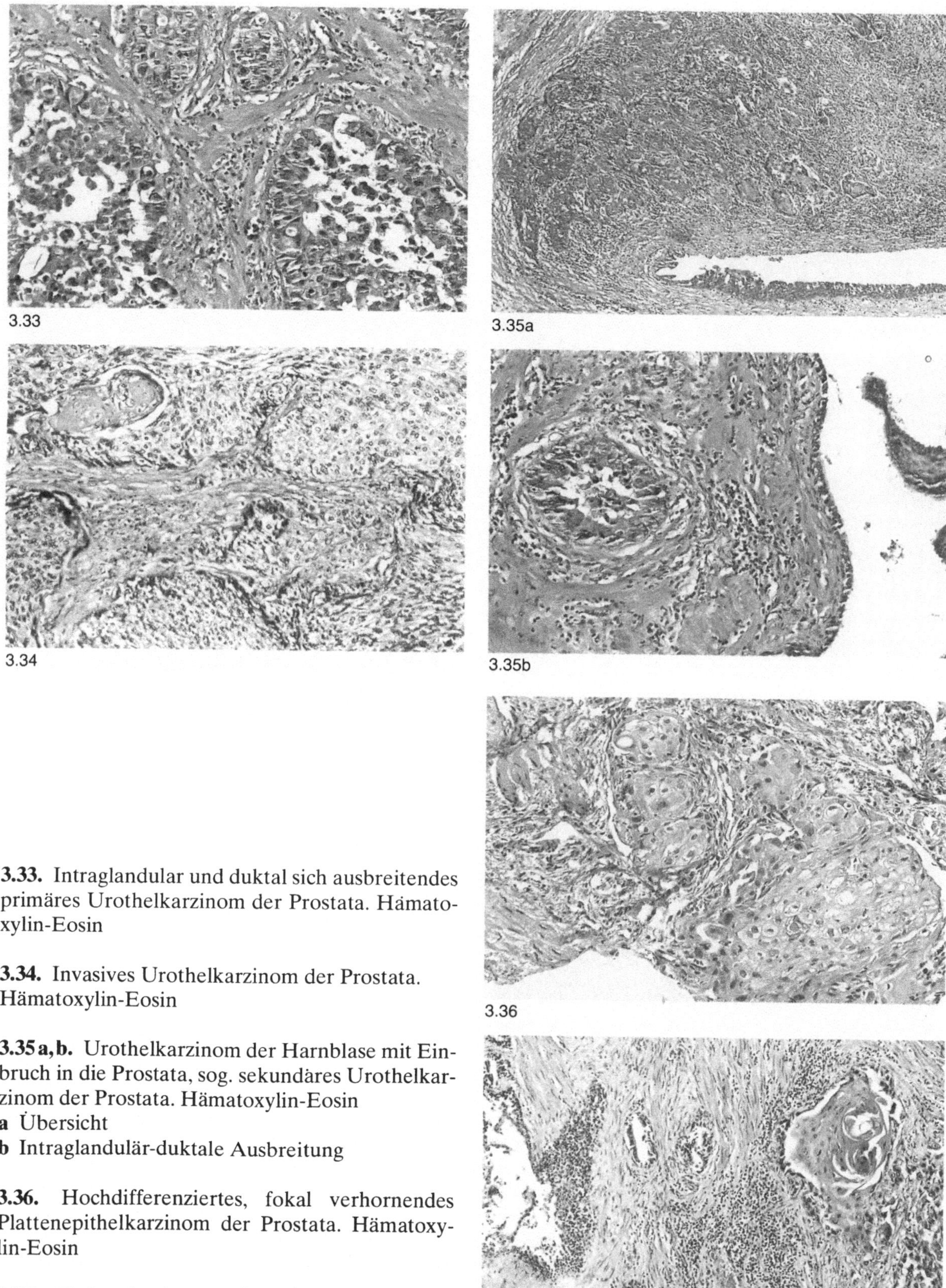

3.33. Intraglandular und duktal sich ausbreitendes primäres Urothelkarzinom der Prostata. Hämatoxylin-Eosin

3.34. Invasives Urothelkarzinom der Prostata. Hämatoxylin-Eosin

3.35a,b. Urothelkarzinom der Harnblase mit Einbruch in die Prostata, sog. sekundäres Urothelkarzinom der Prostata. Hämatoxylin-Eosin
a Übersicht
b Intraglandulär-duktale Ausbreitung

3.36. Hochdifferenziertes, fokal verhornendes Plattenepithelkarzinom der Prostata. Hämatoxylin-Eosin

3.37. Einbruch eines verhornenden Plattenepithelkarzinoms der Harnblase in die Prostata. Hämatoxylin-Eosin

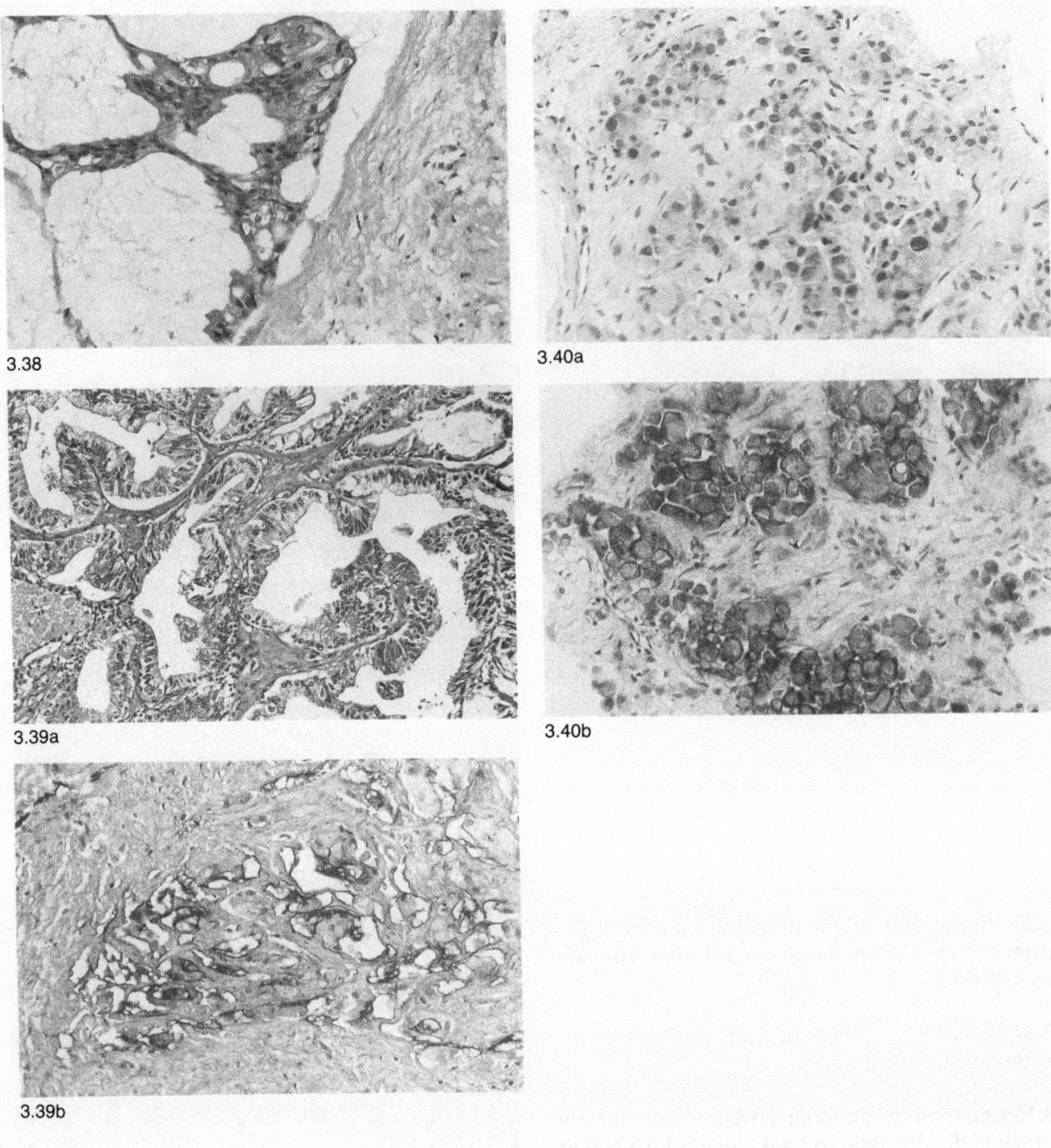

3.38. Muzinöses, sog. Kolloidkarzinom der Prostata. Hämatoxylin-Eosin

3.39 a, b. Schleimbildendes (muzinöses) Prostatakarzinom
a Hämatoxylin-Eosin
b PAS-Farbung

3.40 a, b. Siegelringzellkarzinom der Prostata
a Hämatoxylin-Eosin
b PAS-Farbung

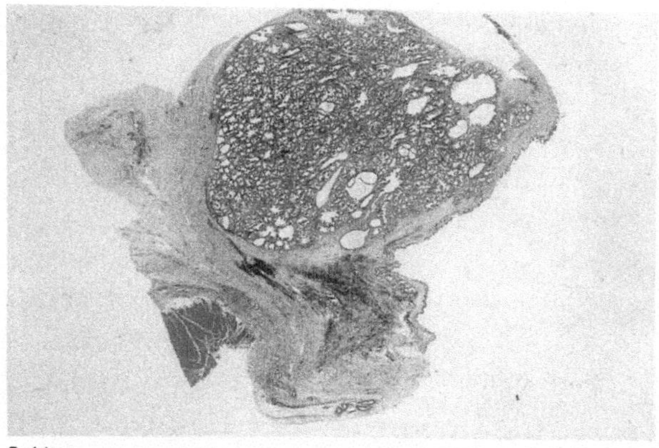

3.41a

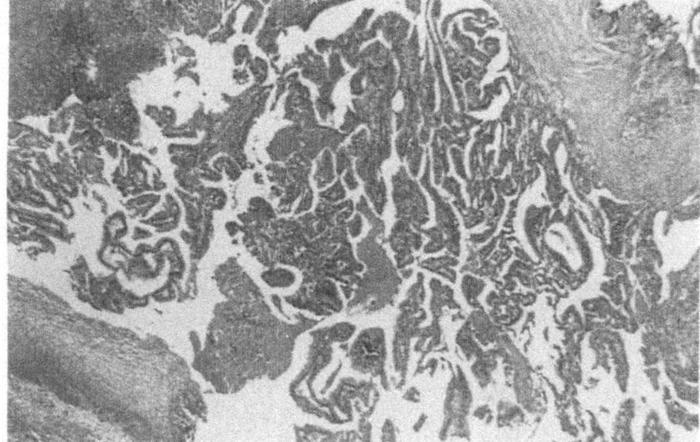

3.41b

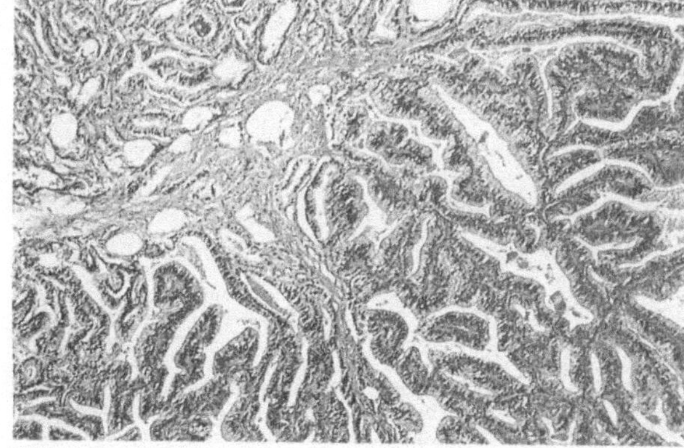

3.41c

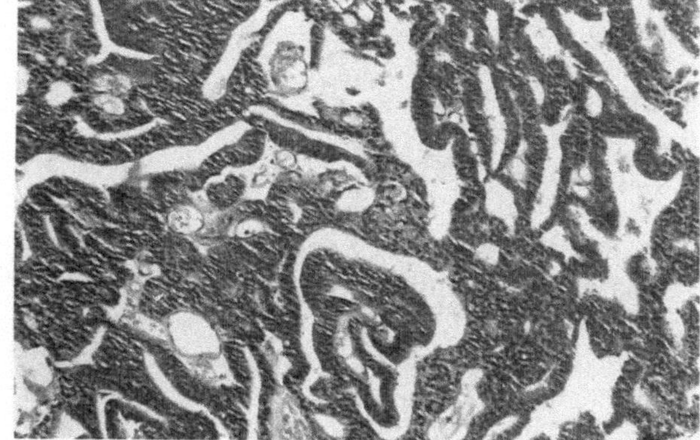

3.41d

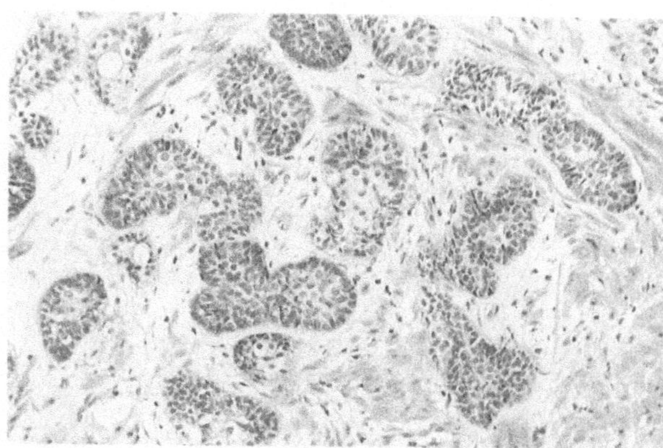

3.42a

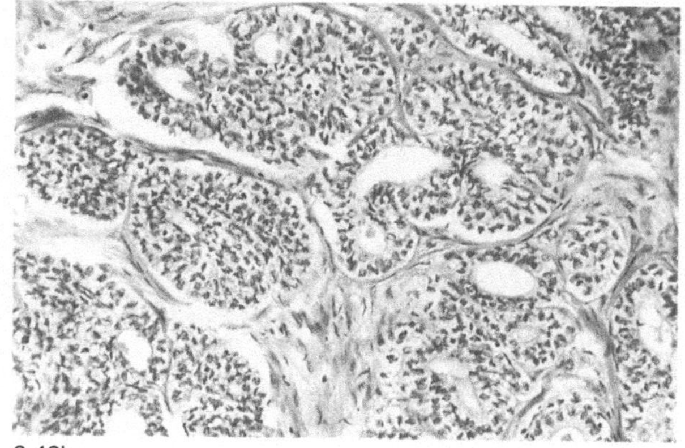

3.42b

3.41a–d. Papillär-duktales Prostatakarzinom.
Hämatoxylin-Eosin
a Übersicht
b Im Utrikulusbereich
c In Kombination mit glandulärem Prostatakarzinom
d Mit erheblichen strukturellen und zytologischen
Atypien

3.42a,b. Invasives Basalzellkarzinom, sog. Variante eines adenoidzystischen/soliden Prostatakarzinoms. Hämatoxylin-Eosin
a Übersicht
b Ausschnitt mit teilweise pseudoglandulärem
Muster

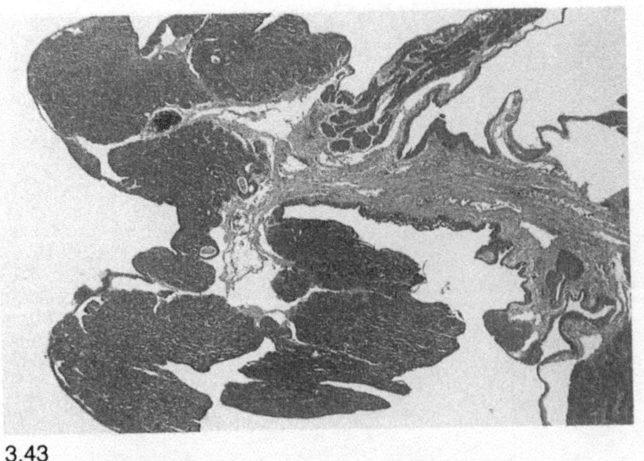

3.43

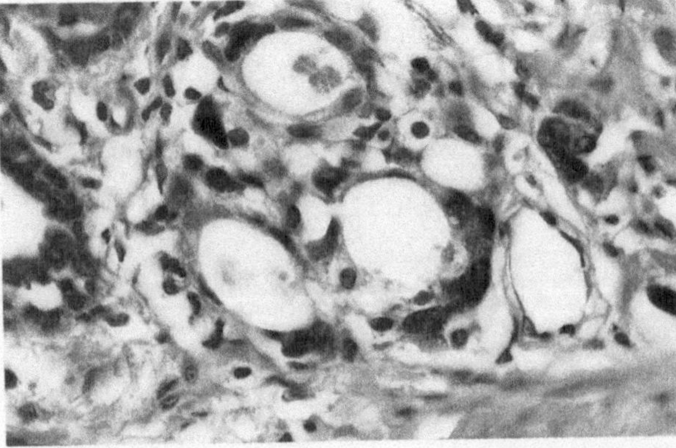

3.45a

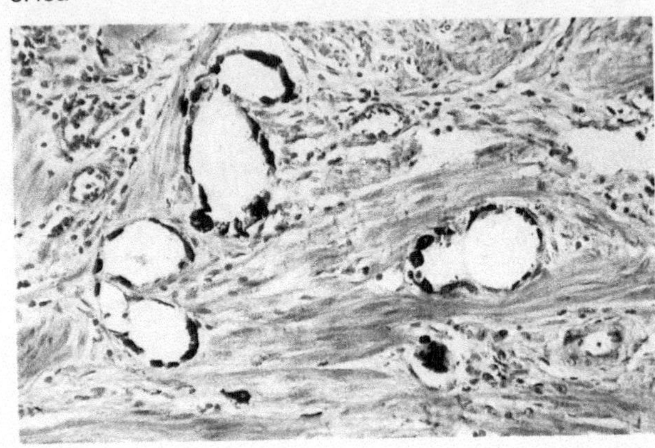

3.45b

3.44a

3.44b

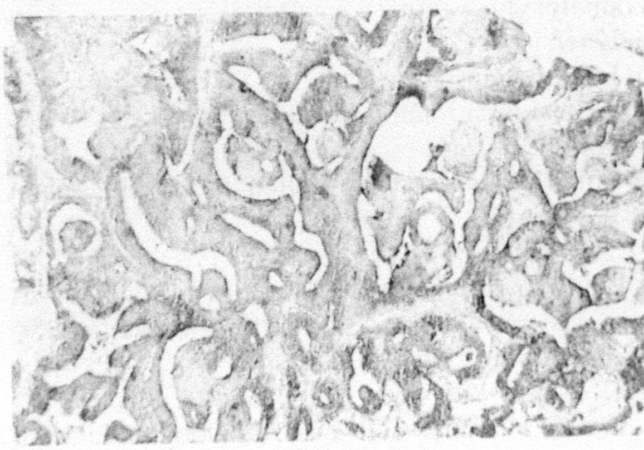

3.44c

3.43. Basalzellpapillom der Prostata im urethralen Bereich. Hamatoxylin-Eosin

3.44a–c. Papillar-glandularer Urethraltumor der Prostata im Utrikulusbereich, sog. Prostatapolyp. Hämatoxylin-Eosin
a Übersicht
b Ausschnitt
c Expression von PSA

3.45. a Mikroglandulares, endokrin differenziertes Prostatakarzinom mit eosinophilen Zellen. Hamatoxylin-Eosin
b Grimelius-positive endokrin differenzierte Zellen in einem glandularen Prostatakarzinom. Grimelius-Versilberung

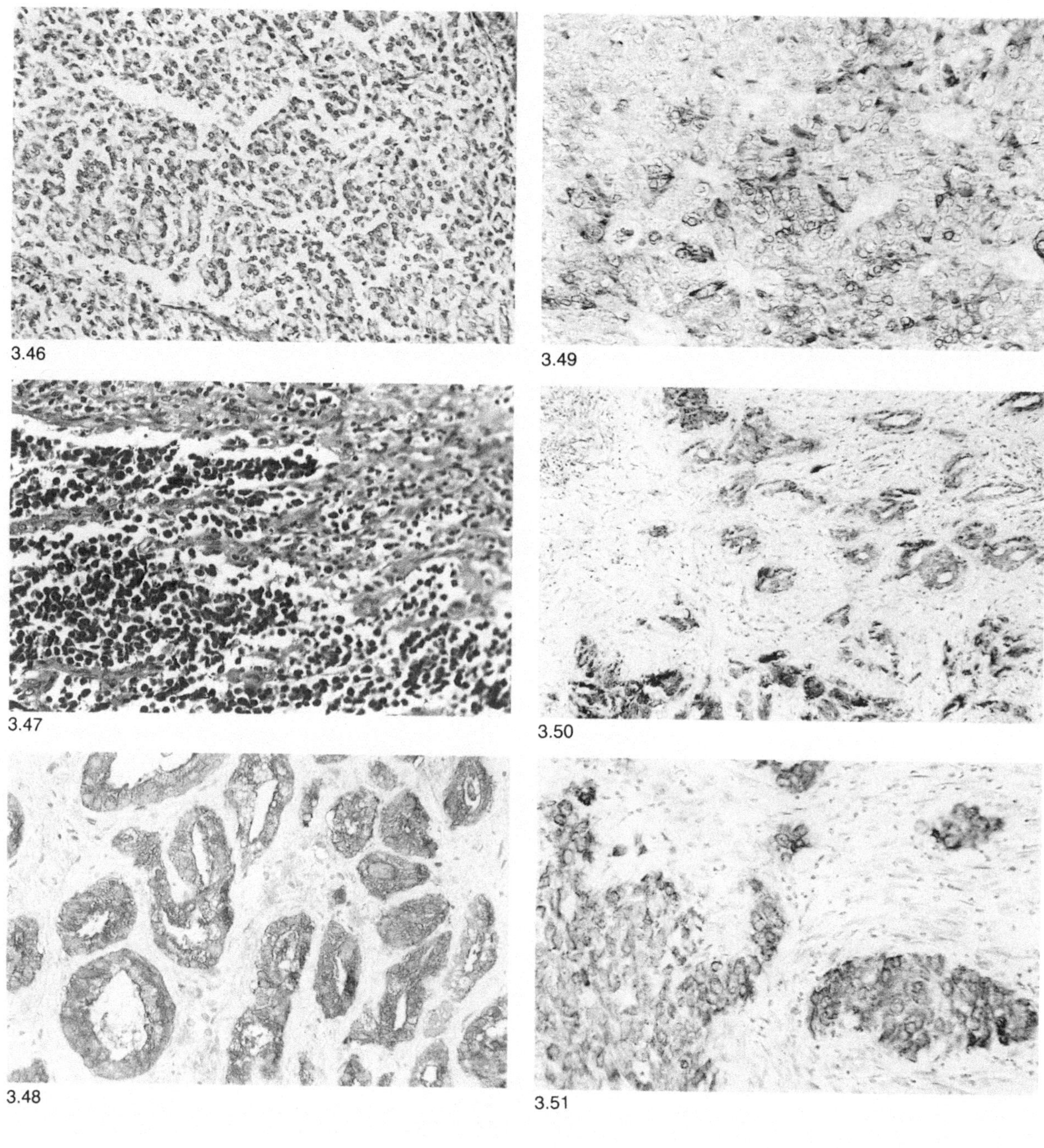

3.46

3.49

3.47

3.50

3.48

3.51

3.46. Karzinoid der Prostata. Hamatoxylin-Eosin

3.47. Kleinzelliges Karzinom, sog. neuroendokriner Tumor der Prostata und der Harnblase. Hämatoxylin-Eosin

3.48. Homogene, vornehmlich apikale PSA-Expression in einem hochdifferenzierten glandulären Prostatakarzinom. ABC-Methode

3.49. Heterogene Expression von PSA in einem mäßig differenzierten glandulären Prostatakarzinom. ABC-Methode

3.50. Chymotrypsin Expression in einem glandulären Prostatakarzinom. PAP-Methode

3.51. Urothelkarzinom in der Prostata mit kräftiger Expression für hochmolekulares Zytokeratin M 903. ABC-Methode

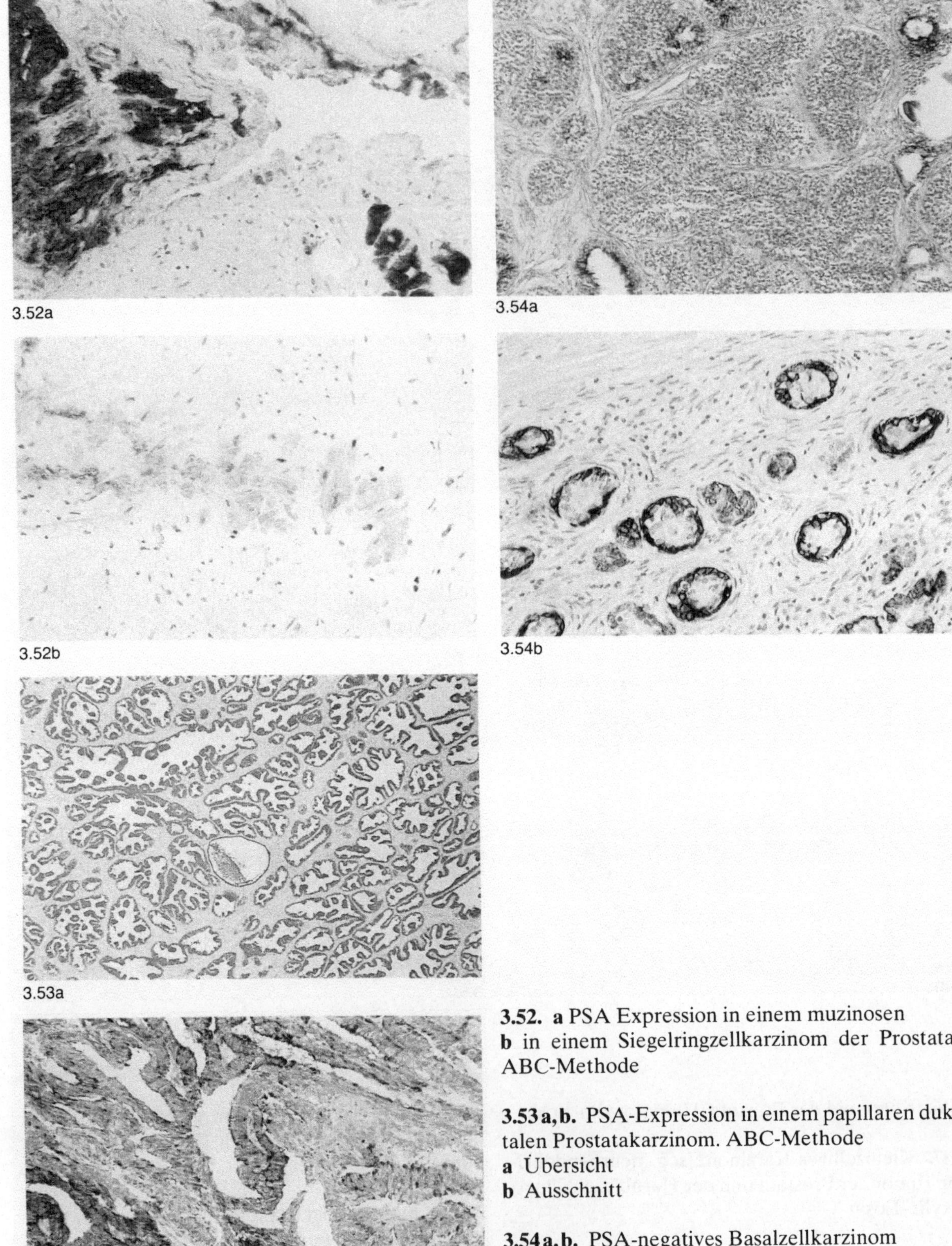

3.52. **a** PSA Expression in einem muzinosen
b in einem Siegelringzellkarzinom der Prostata.
ABC-Methode

3.53a,b. PSA-Expression in einem papillaren duktalen Prostatakarzinom. ABC-Methode
a Übersicht
b Ausschnitt

3.54a,b. PSA-negatives Basalzellkarzinom
a Noch fleckformige intraluminale Expression
von PSA in sekretorisch-glandularen Residuen
der Prostata. ABC-Methode
b Positiv für Zytokeratin M 903. ABC-Methode

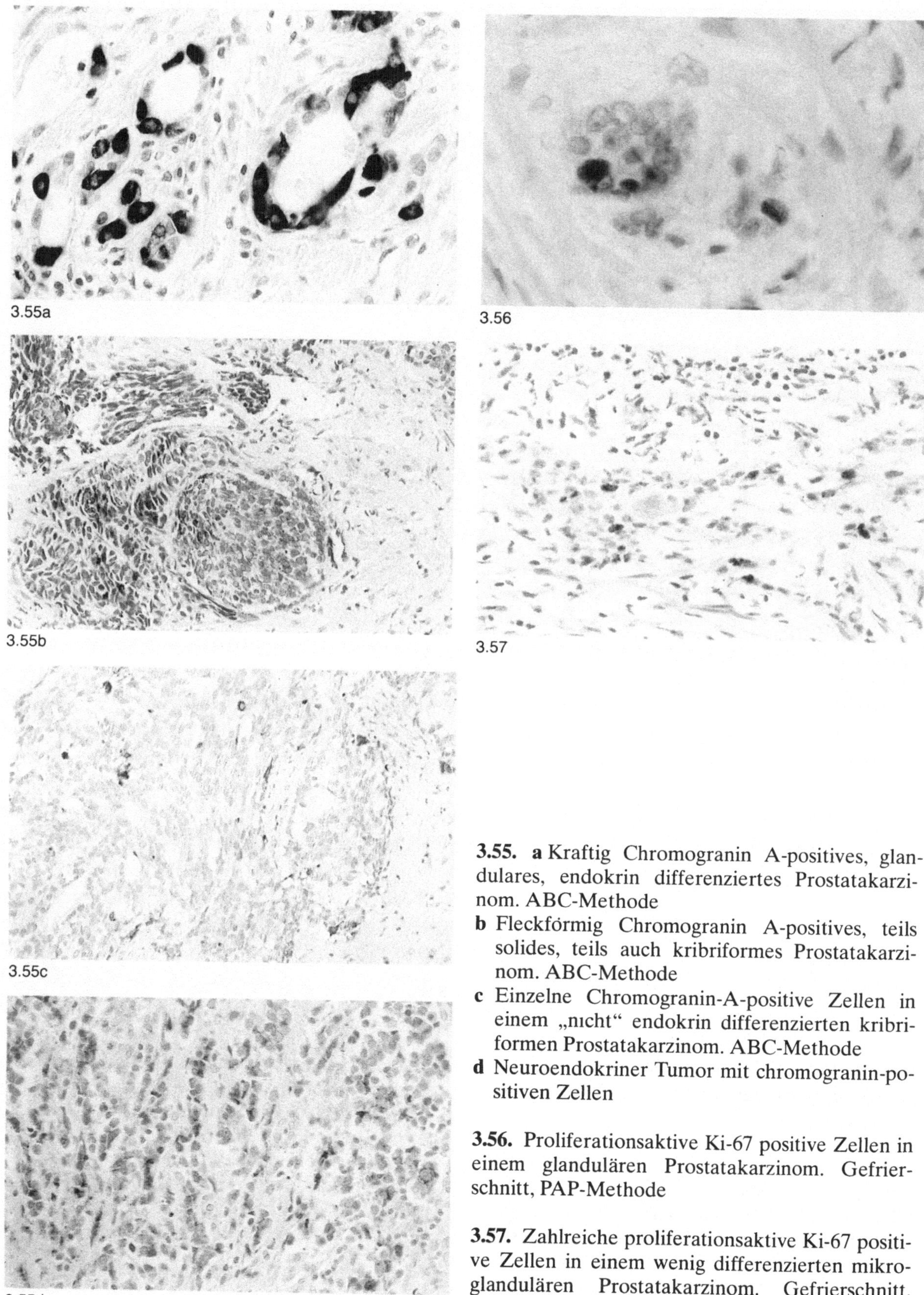

3.55. **a** Kräftig Chromogranin A-positives, glanduläres, endokrin differenziertes Prostatakarzinom. ABC-Methode

b Fleckförmig Chromogranin A-positives, teils solides, teils auch kribriformes Prostatakarzinom. ABC-Methode

c Einzelne Chromogranin-A-positive Zellen in einem „nicht" endokrin differenzierten kribriformen Prostatakarzinom. ABC-Methode

d Neuroendokriner Tumor mit chromogranin-positiven Zellen

3.56. Proliferationsaktive Ki-67 positive Zellen in einem glandulären Prostatakarzinom. Gefrierschnitt, PAP-Methode

3.57. Zahlreiche proliferationsaktive Ki-67 positive Zellen in einem wenig differenzierten mikroglandulären Prostatakarzinom. Gefrierschnitt, ABC-Methode

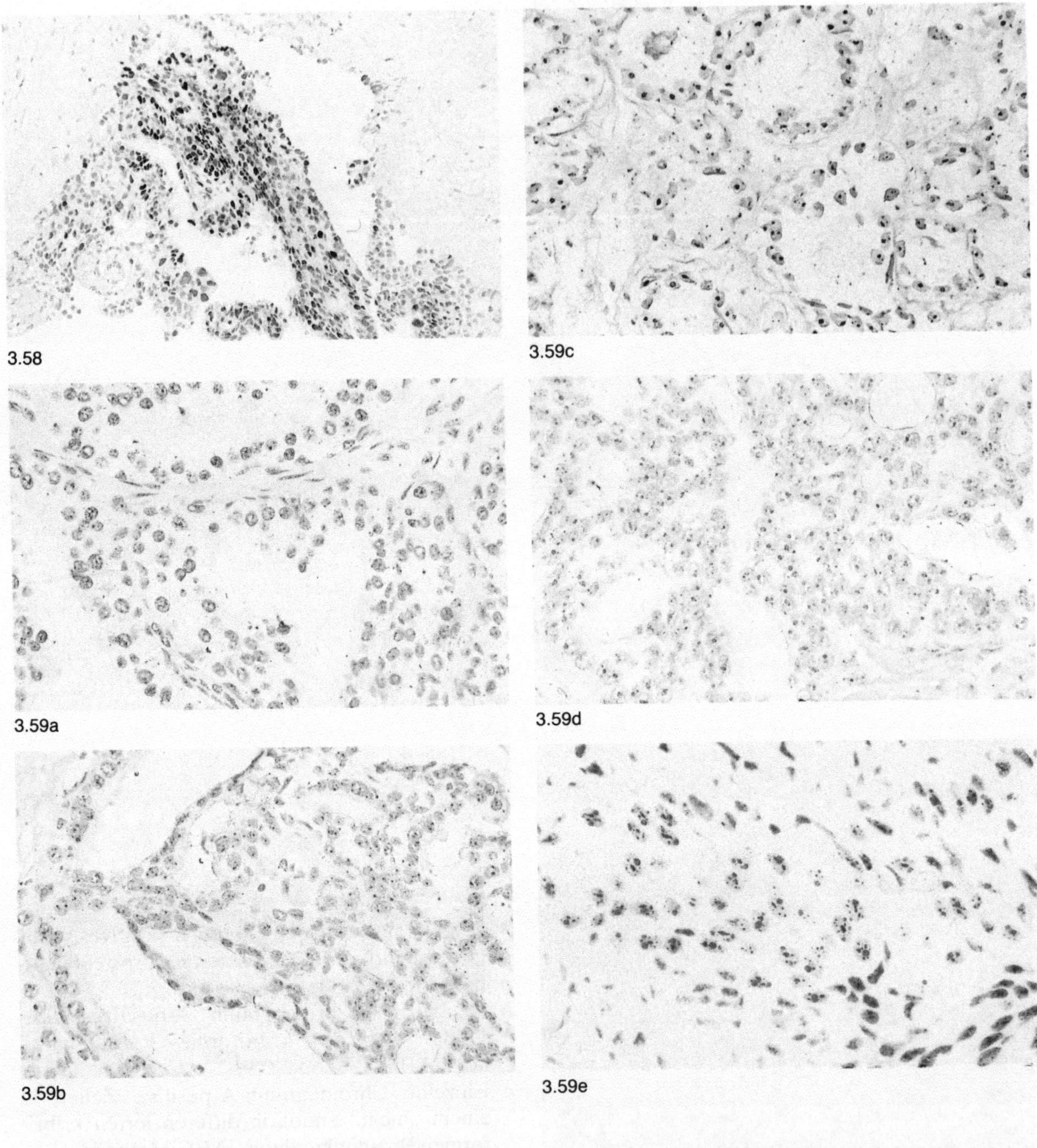

3.58

3.59c

3.59a

3.59d

3.59b

3.59e

3.58. Proliferationsaktive PCNA(proliferating cell nuclear antigen)-markierte Karzinomzellen. ABC-Methode

3.59 a–e. Versilberung von nukleolenorganisieren-den Regionen (AgNORs)

a Nur vereinzelte versilberbare nukleolenorgani-sierende Regionen in Kernen normaler bis ge-ring hyperplastischer Drüsenepithelien

b Prostatische intraepitheliale Neoplasie Grad II mit mehreren AgNORs pro Kern

c Mikroglanduläres Prostatakarzinom mit promi-nenten AgNORs

d Kribriformes Prostatakarzinom mit zahlreichen AgNORs in allen Zellkernen

e Wenig differenziertes Prostatakarzinom, Mali-gnitätsgrad IIb, mit multiplen, unterschiedlich großen AgNORs pro Kern

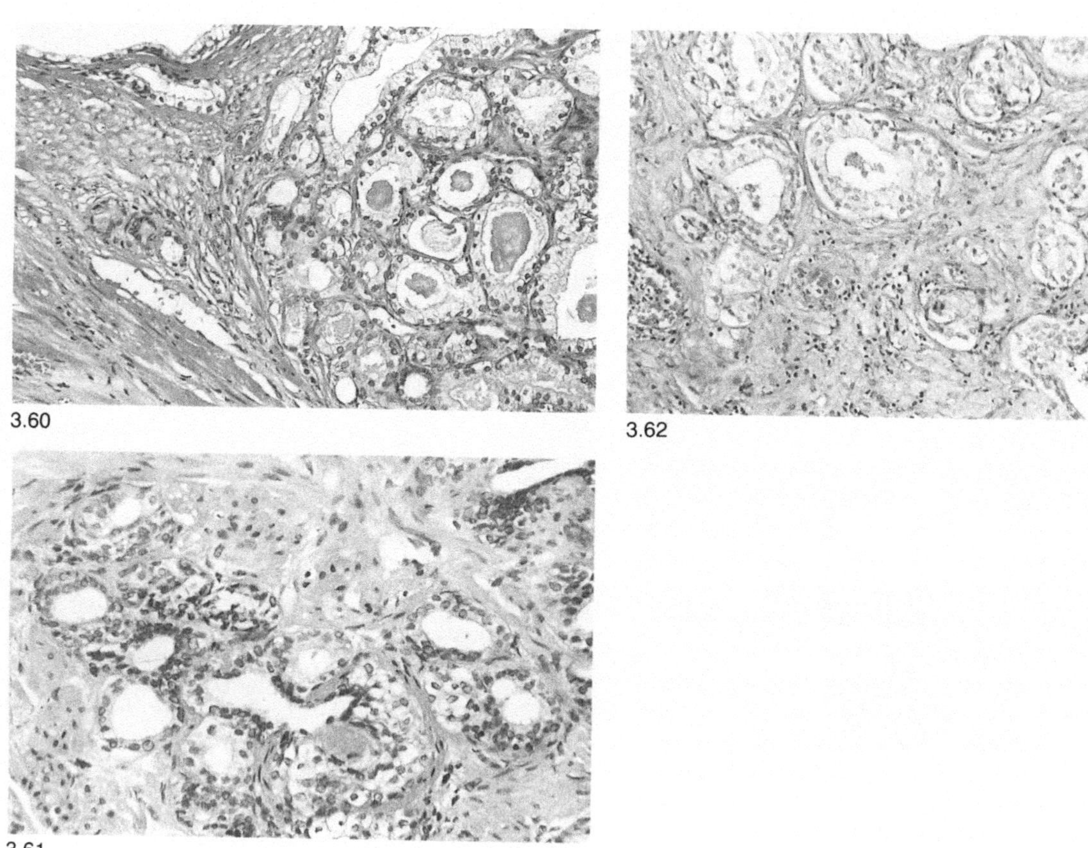

3.60. Mikroglandulare, leicht atypische Hyperplasie in der zentralen Prostata (Transitionszone). Hamatoxylin-Eosin

3.61. Mikroglanduläre atypische Hyperplasie in der zentralen Zone (Transitionszone) mit mäßiggradigen Atypien. Hämatoxylin-Eosin

3.62. Atypische mikroglandulare Prostatahyperplasie in der zentralen Zone (Transitionszone) mit deutlichen Zell- und Kernatypien. Basalzellen nur noch selten erkennbar. Hämatoxylin-Eosin

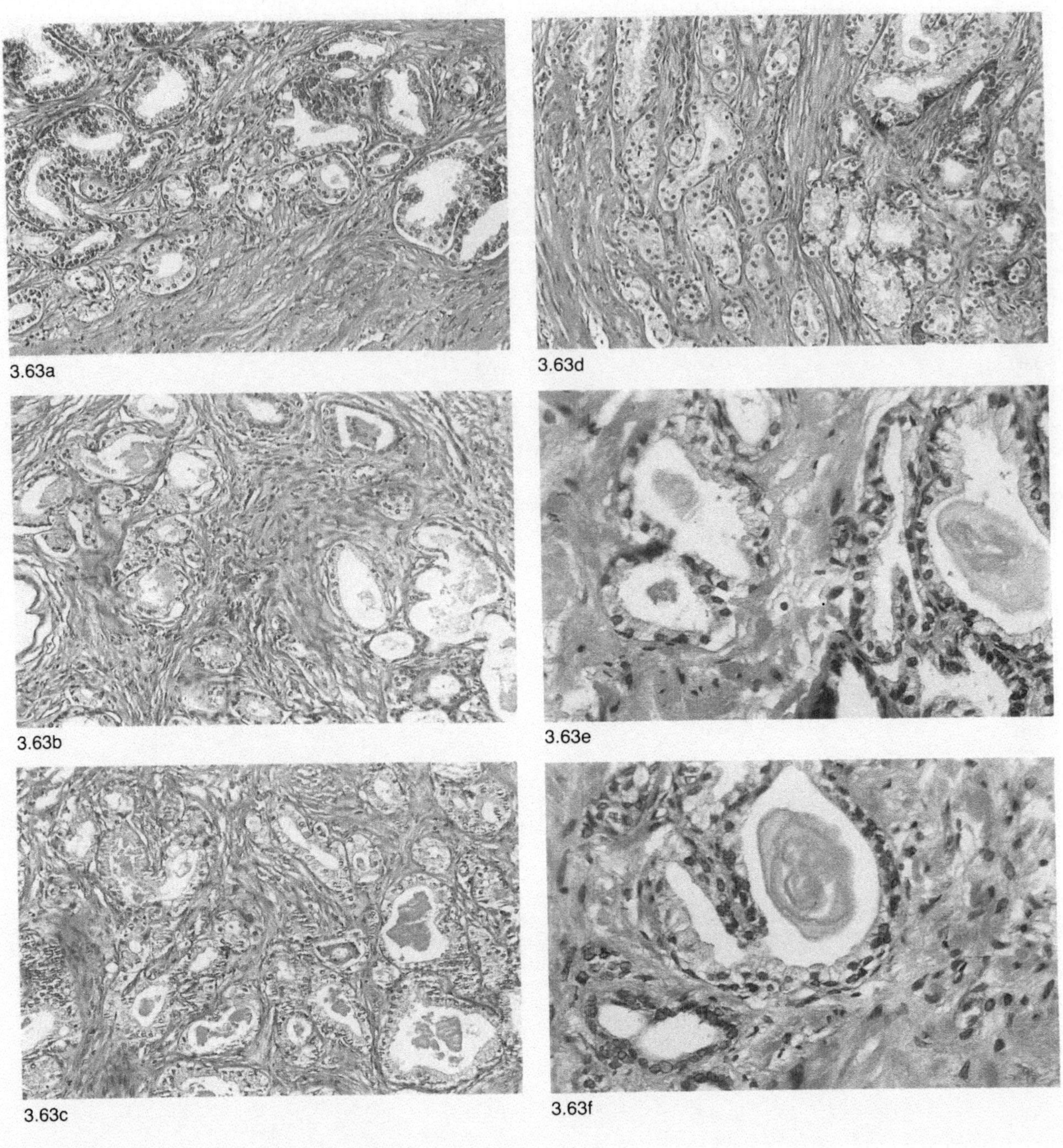

3.63a

3.63d

3.63b

3.63e

3.63c

3.63f

3.63 a–f. Verschiedene Ausschnitte einer atypischen mikroglandularen Prostatahyperplasie in der Transitionszone mit Übergang in mikroglandulares Karzinom. Hamatoxylin-Eosin

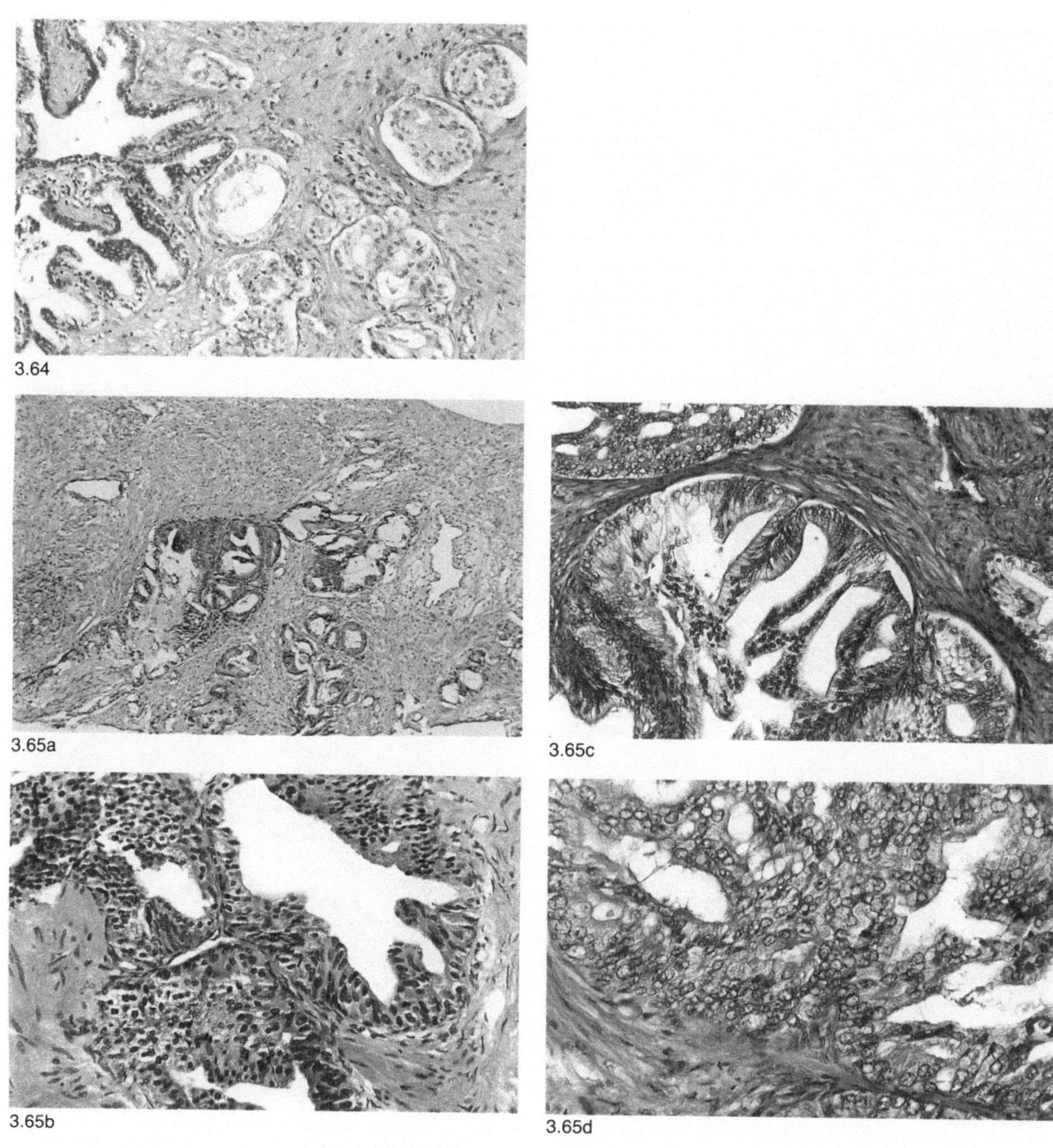

3.64. Atypische Prostatahyperplasie im peripheren Bereich der Transitionszone mit Anschnitt einer prostatischen intraepithelialen Neoplasie (intraduktale Dysplasie). Hämatoxylin-Eosin

3.65a–d. Schwere prostatische intraepitheliale Neoplasie (PIN), Grad III, mit kribriformem Muster und prominenten singularen Nukleolen. Hamatoxylin-Eosin
a Übersicht aus einer Stanze
b–d Verschiedene Abschnitte

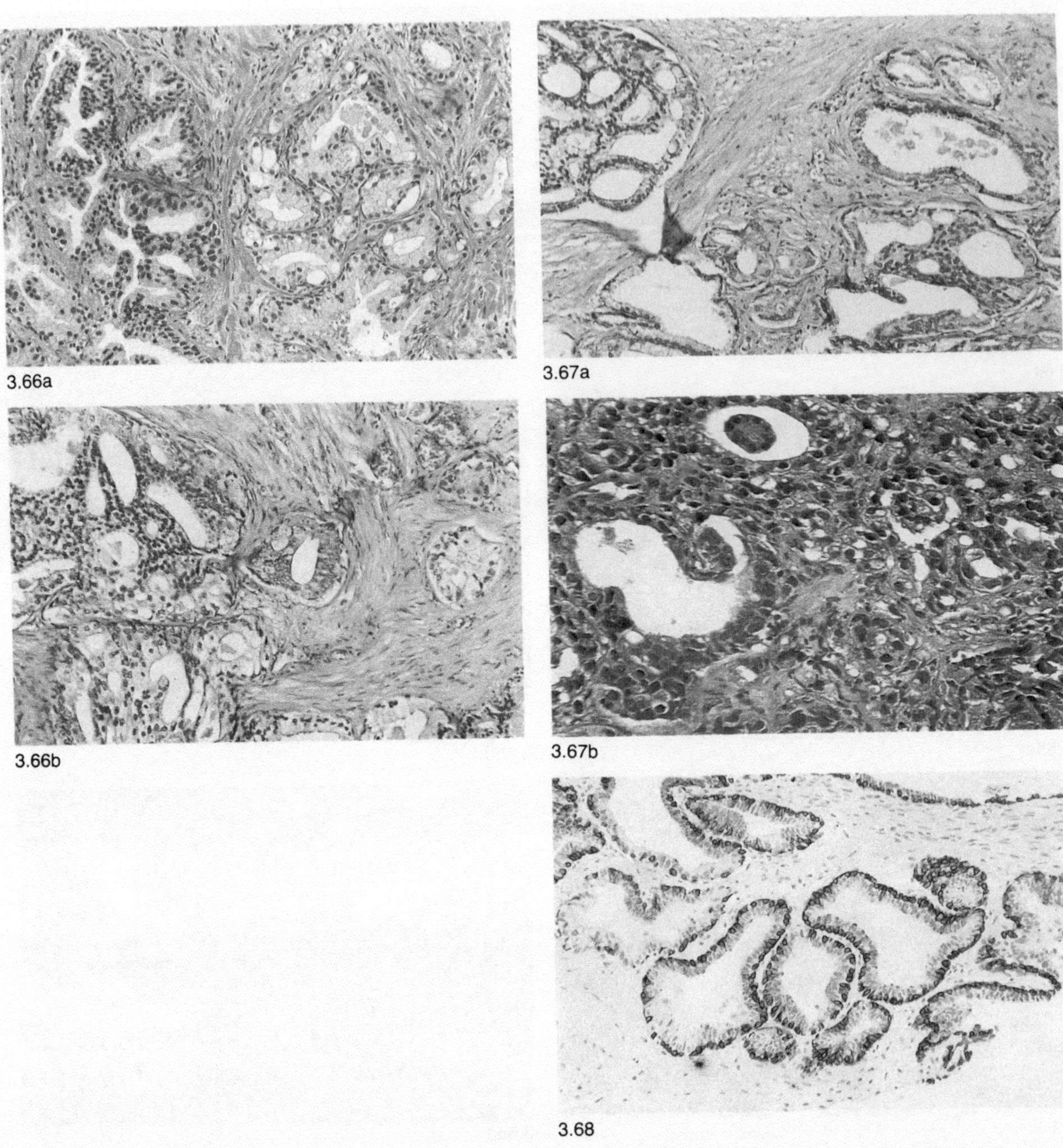

3.66a

3.67a

3.66b

3.67b

3.68

3.66a,b. Übergang von prostatischer intraepithelialer Neoplasie in mikroglanduläres, wenig differenziertes Prostatakarzinom. Hämatoxylin-Eosin, verschiedene Ausschnitte

3.67a,b. Kombination von prostatischer intraepithelialer Neoplasie mit wenig differenziertem, teils mikroglandulärem, teils kribriformem Prostatakarzinom. Hämatoxylin-Eosin, verschiedene Ausschnitte

3.68. Basalzellmarkierung normoglandularer und hyperplastischer sekretorischer Drüsen der Prostata (Kontrolle). ABC-Methode

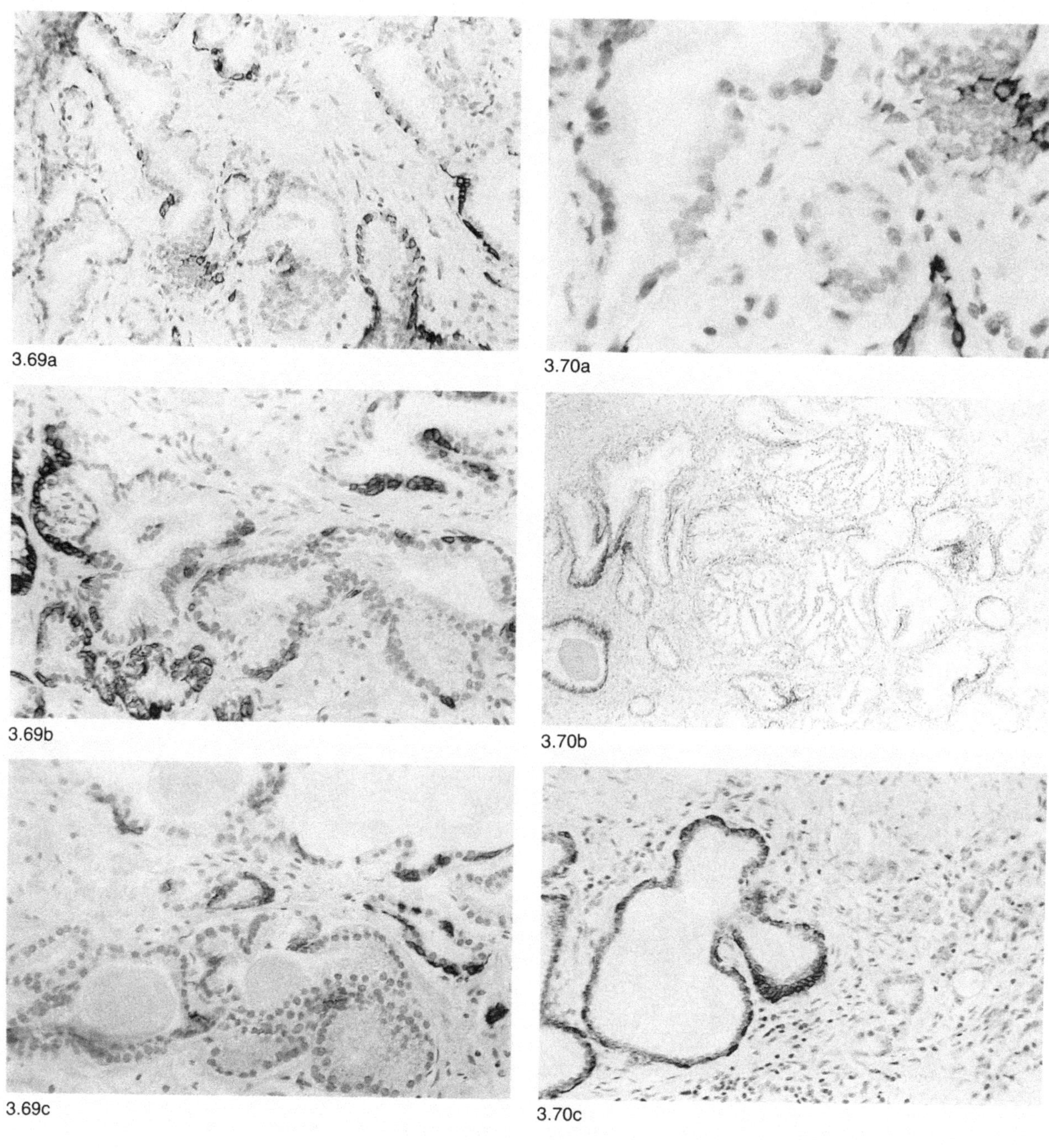

3.69 a–c. Teilweise durch hochmolekulares Zytokeratin M 903 nicht mehr darstellbare Basalzellen
bei mikroglandulärer atypischer Hyperplasie der
Prostata Grad III. Daneben geschlossene Basalzellenzone innerhalb hyperplastischer Drüsen. ABC-
Methode, verschiedene Ausschnitte

3.70 a, b. Übergang einer atypischen Hyperplasie
in mikroglanduläres Prostatakarzinom mit prominenten Nukleolen und komplettem Verlust der Basalzellen. ABC-Methode
a Mikroglanduläres Karzinom
b Kribriformes Karzinom
c Vergleich zwischen nichtkarzinomatösem pro-
statischem Drüsenschlauch mit Basalzellen und
mikroglandulärem basalzellfreiem Karzinom.
Zytokeratin M 903, ABC-Methode

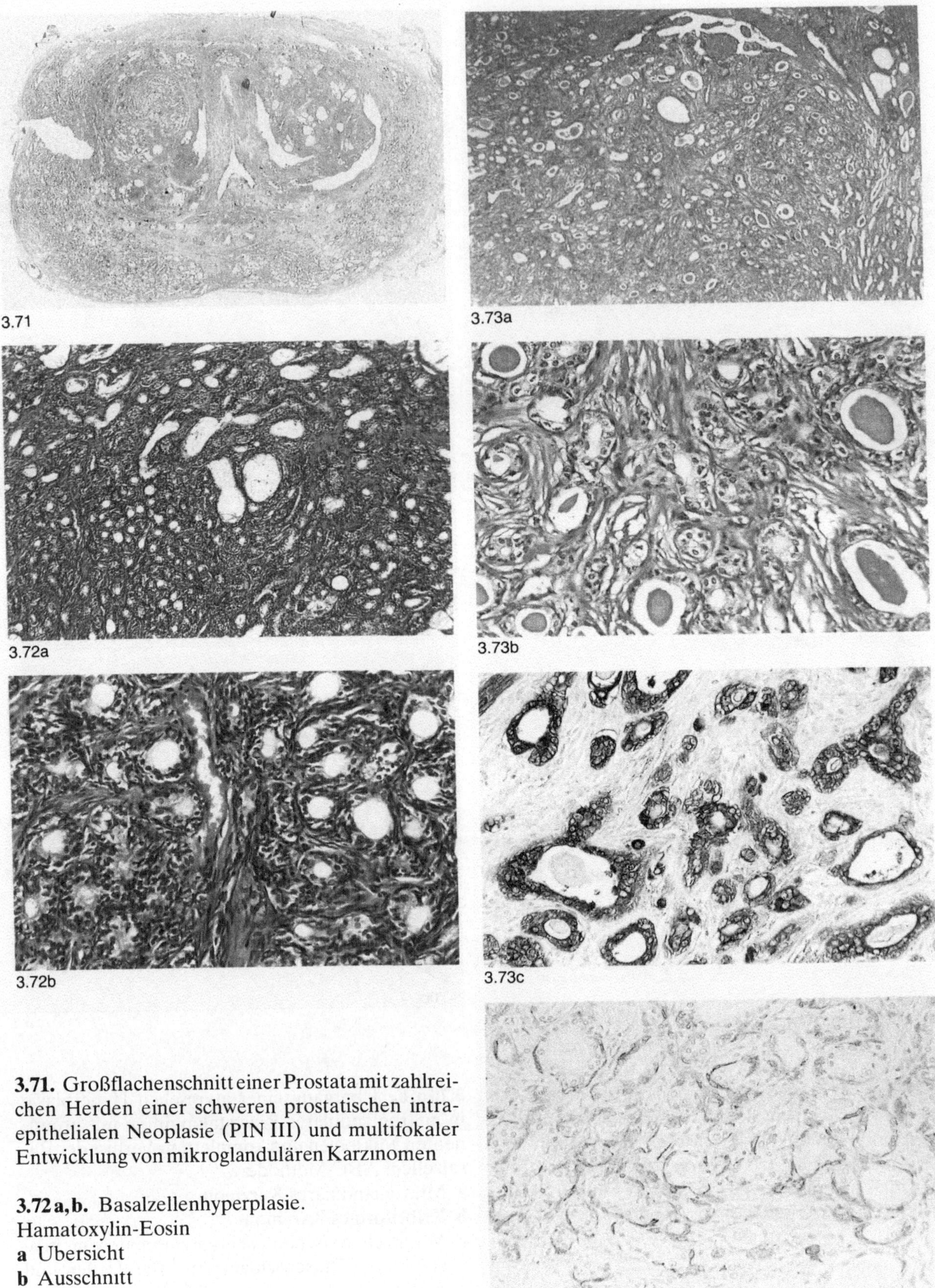

3.71

3.73a

3.72a

3.73b

3.72b

3.73c

3.73d

3.71. Großflachenschnitt einer Prostata mit zahlreichen Herden einer schweren prostatischen intraepithelialen Neoplasie (PIN III) und multifokaler Entwicklung von mikroglandulären Karzinomen

3.72 a,b. Basalzellenhyperplasie.
Hamatoxylin-Eosin
a Ubersicht
b Ausschnitt

3.73 a–d. Legende s. S.153

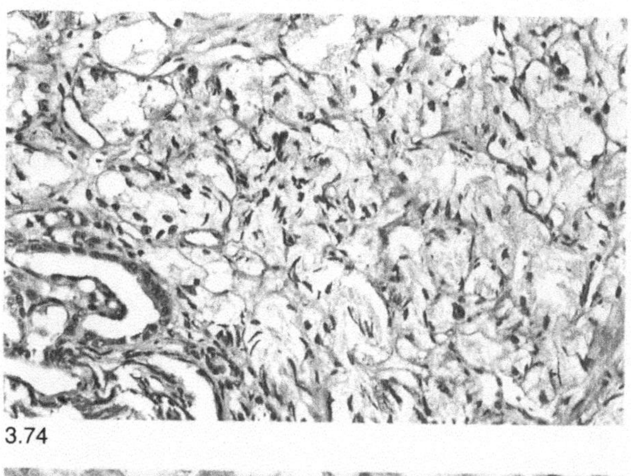

3.74

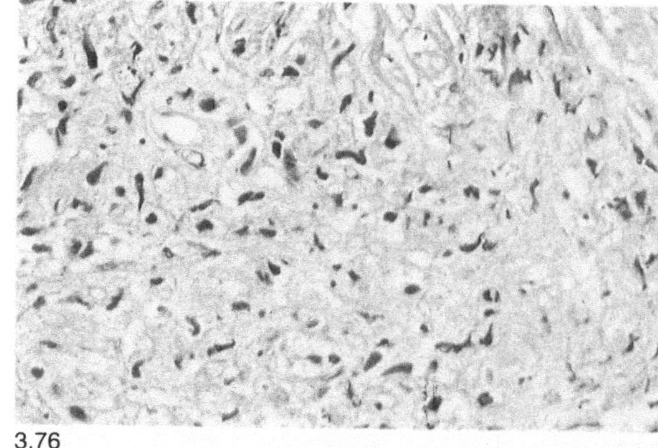

3.76

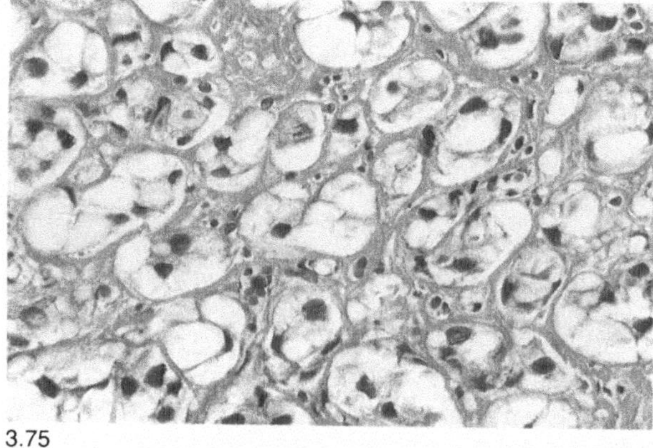

3.75

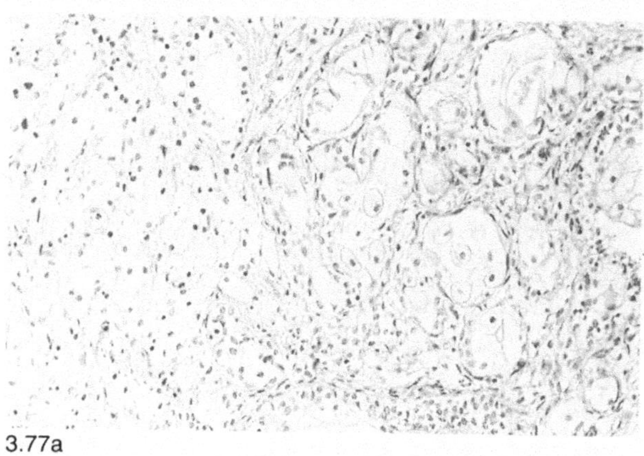

3.77a

3.77b

◁ **3.73 a–d.** Sklerosierende Adenose
a,b Hamatoxylin-Eosin, Ubersicht und Ausschnitt. *Cave:* invasives glandulares Karzinom/atypische Hyperplasie
c Homogene PSA-Expression der sekretorischen Drüsen, ABC-Methode
d Basalzellmarkierung durch hochmolekulares Zytokeratin M 903. ABC-Methode

3.74. Behandeltes glandulares Prostatakarzinom mit ballonierten großen Zellen und pyknotischen Kernen. Regressionsgrad II. Zustand nach Orchiektomie/Hormontherapie. Hamatoxylin-Eosin

3.75. Behandeltes Prostatakarzinom nach Orchiektomie und Hormontherapie mit großen ballonierten Zellen. Regressionsgrad II. Hamatoxylin-Eosin

3.76. Deutliche Regression eines Prostatakarzinoms mit Stromafibrose nach Orchiektomie/Hormontherapie (Regressionsgrad III). Hämatoxylin-Eosin

3.77 a,b. Geringe Tumorzellregression bei glandulärem Prostatakarzinom. Hämatoxylin-Eosin
a Teils mit beginnenden Plattenepithelmetaplasien, teils mit makrophagenreicher intraglandulärer Stauungsreaktion
b Regressionsgrad I mit deutlichen Plattenepithelmetaplasien in nichtkarzinomatösen Drüsenschläuchen

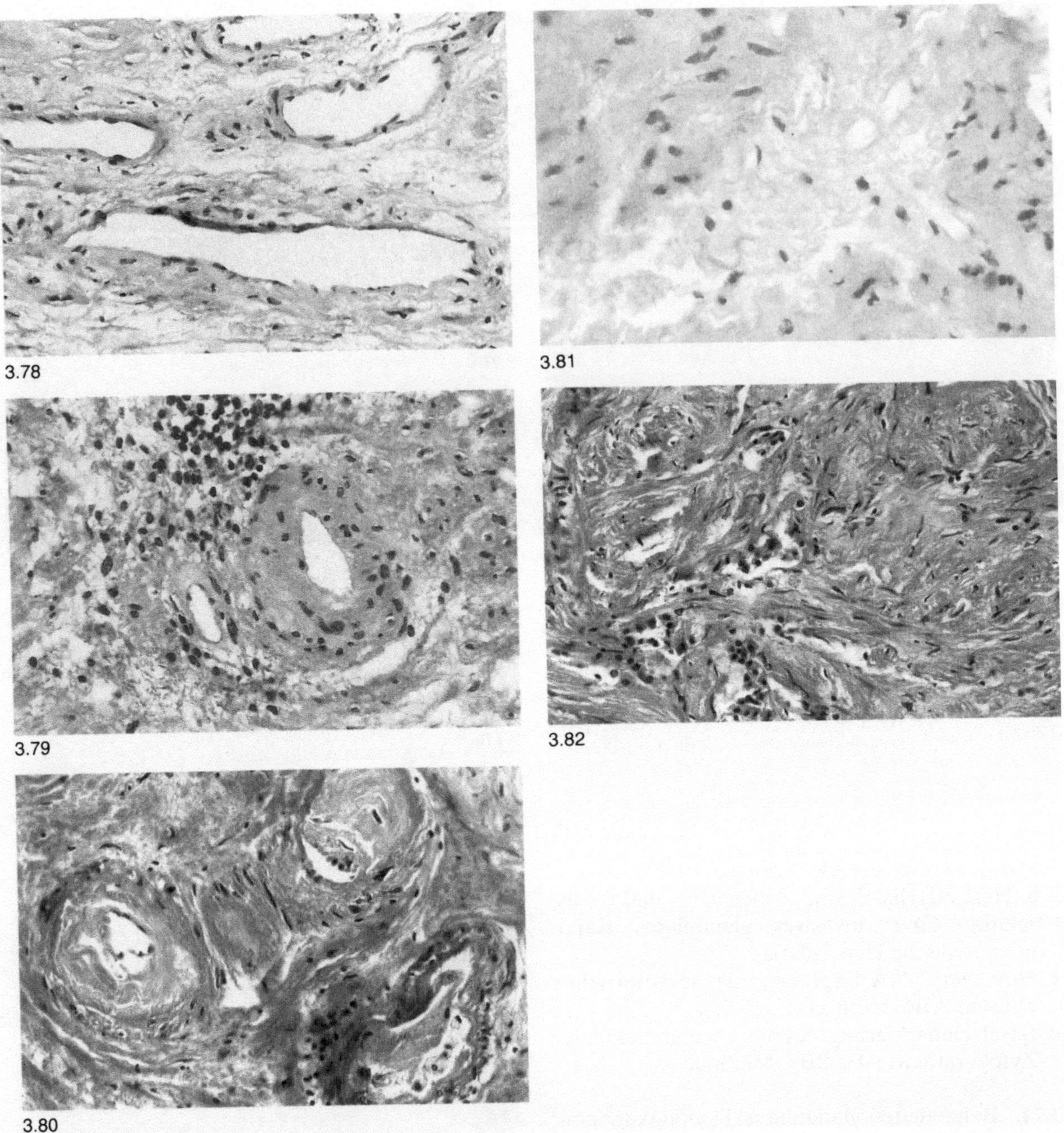

3.78. Zustand nach Strahlentherapie (Brachytherapie) eines Prostatakarzinoms. Prominente Endothelien in bestrahlten Kapillaren. Hämatoxylin-Eosin

3.79. Zustand nach bestrahltem Prostatakarzinom mit Stromafibrose und sog. Strahlenvaskulopathie. Hämatoxylin-Eosin

3.80. Sklerosierende Strahlenvaskulopathie. Hämatoxylin-Eosin

3.81. Zustand nach Strahlentherapie eines Prostatakarzinoms mit ödematöser Auflockerung und leichter Fibrose des Stromas. Hämatoxylin-Eosin

3.82. Stromasklerose nach Bestrahlung. Hämatoxylin-Eosin

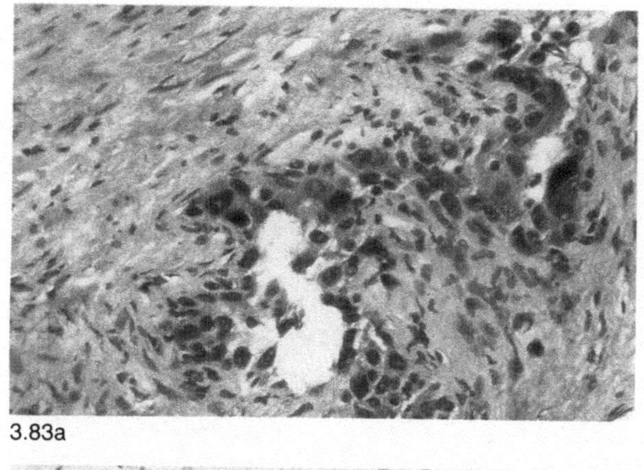

3.83a

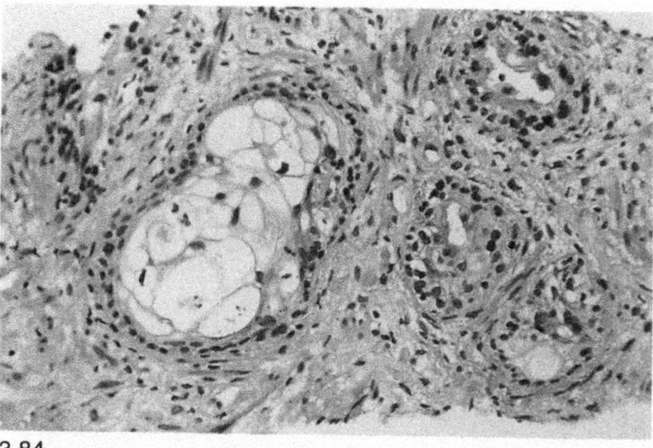

3.84

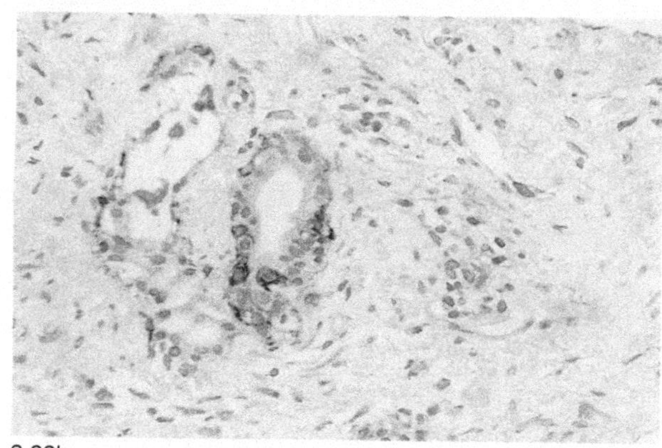

3.83b

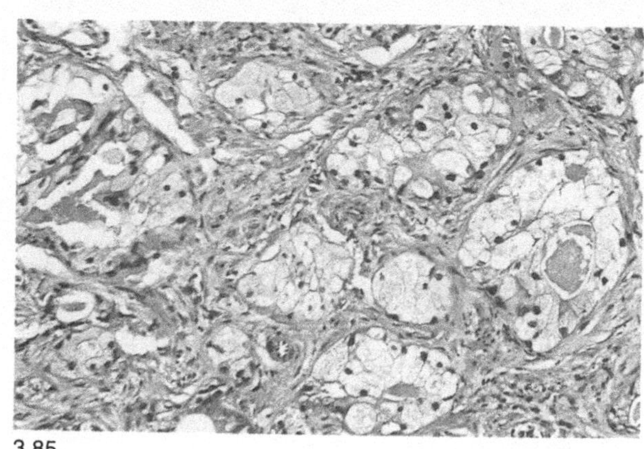

3.85

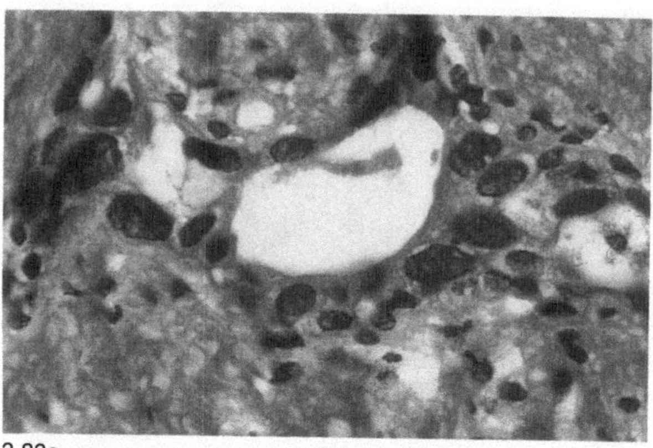

3.83c

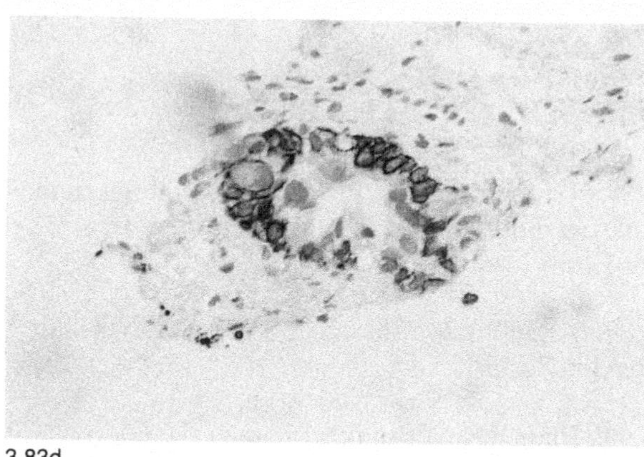

3.83d

3.83a–d. Zustand nach interstitieller Strahlentherapie eines Prostatakarzinoms
a Mischung von regressiven Karzinomanteilen und aktivierten Basalzellen. Hämatoxylin-Eosin
b Anfärbung einzelner aktivierter Basalzellen durch hochmolekulares Zytokeratin M 903. Negativer Ausfall in regressiven Karzinomdrüsen. ABC-Methode
c Ausschnitt von **a** mit polyploiden Basalzellen
d Scharfe Markierung polyploider Basalzellen durch Zytokeratin M 903. ABC-Methode

3.84. Plattenepithelmetaplasien regressiv veränderten Prostatagewebes nach interstitieller Bestrahlung. Hämatoxylin-Eosin

3.85. Unbehandeltes Prostatakarzinom mit hellzelligen Drüsenepithelien und regressionsähnlichen Epithelveränderungen (Hämatoxylin-Eosin). Vor endgültiger Diagnose unbedingt Rücksprache mit dem Urologen

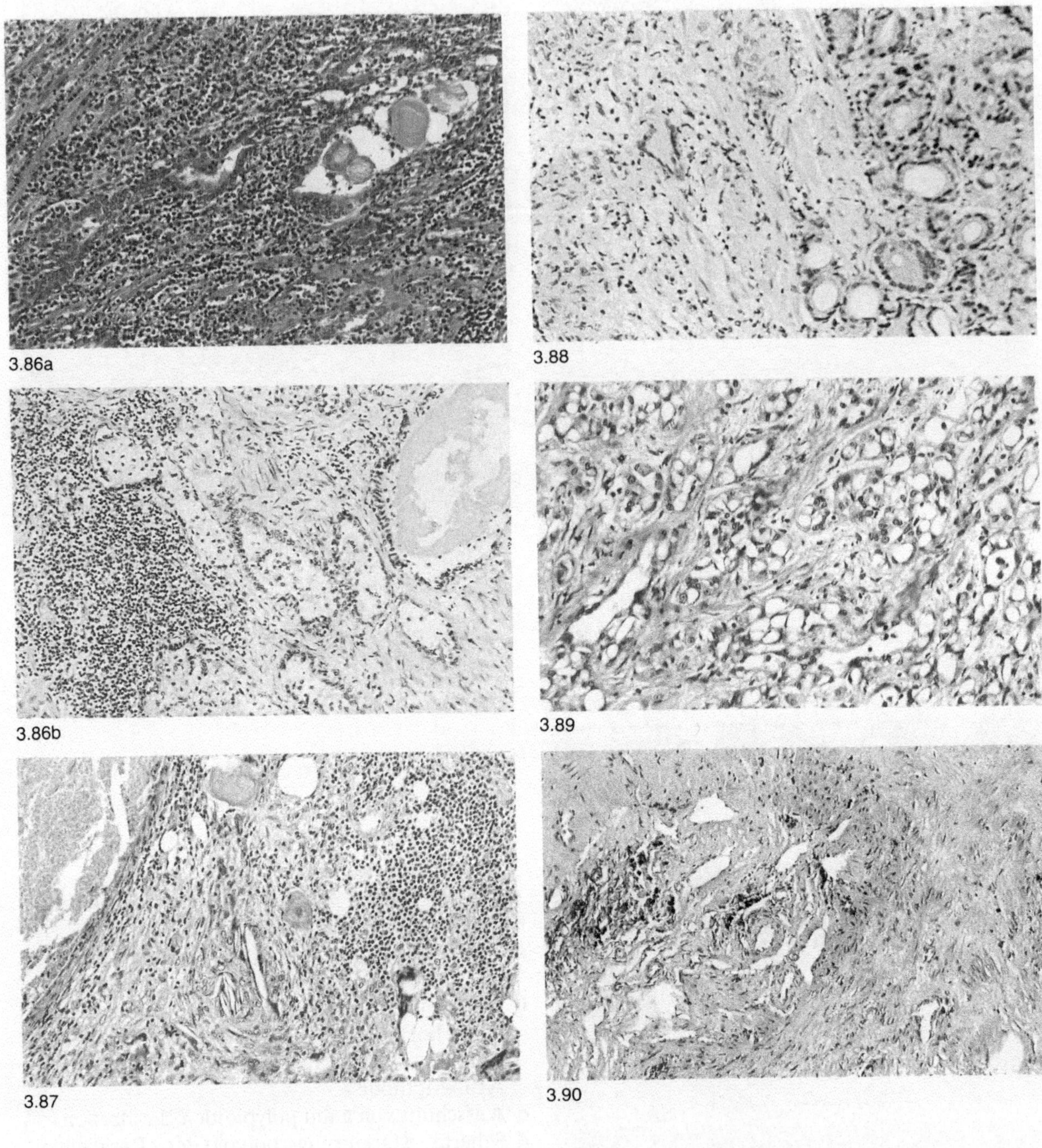

3.86a

3.86b

3.87

3.88

3.89

3.90

3.86 a,b. Rundzellıge Infiltrate in der Prostata. Hamatoxylin-Eosın
a Chronische destruktive Prostatitis vom diffusen Typ mit schweren drusigen Epithelalterationen
b Differentialdiagnose: malıgnes Lymphom

3.87. Granulomatose Prostatitis mit cholesterin-kristallhaltigen Granulomen und mehrkernıgen Rıesenzellen. Hamatoxylin-Eosin

3.88. Granulomatose Prostatitis, kombıniert mıt mikroglandularem Prostatakarzinom. Hamatoxy-lın-Eosin

3.89. Adenomatoidtumor in der Prostata. Hama-toxylın-Eosin

3.90. Blauer Navus in der Prostata. Hamatoxylın-Eosın

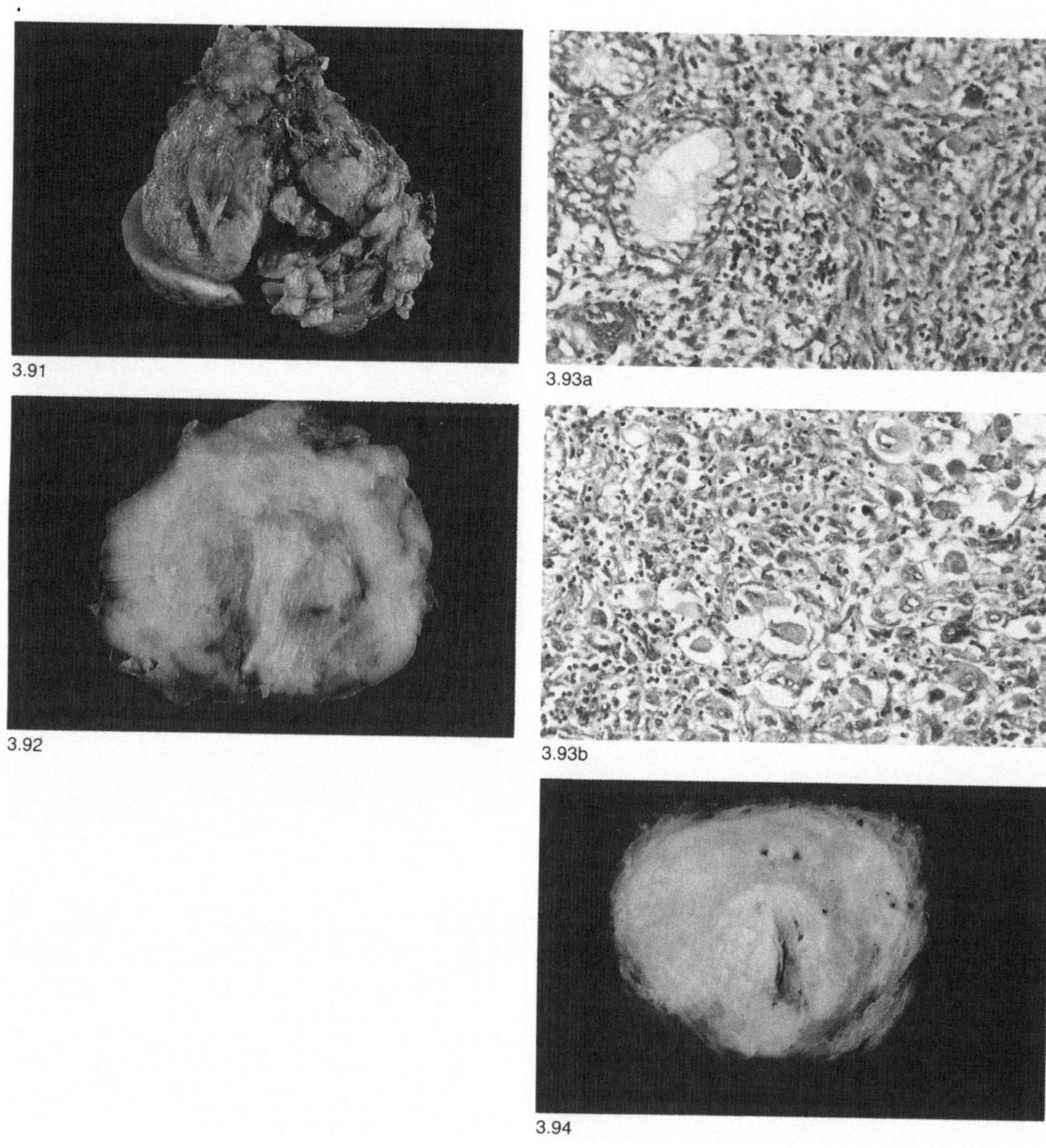

3.91. Leiomyosarkom der Prostata

3.92. Rhabdomyosarkom der Prostata

3.93 a,b. Rhabdomyosarkom der Prostata. Hamatoxylin-Eosin. Verschiedene Ausschnitte

3.94. Auffallend gelblich gefärbter Prostatatumor. DD „malignes fibröses Histiozytom/hellzelliges Karzinom"

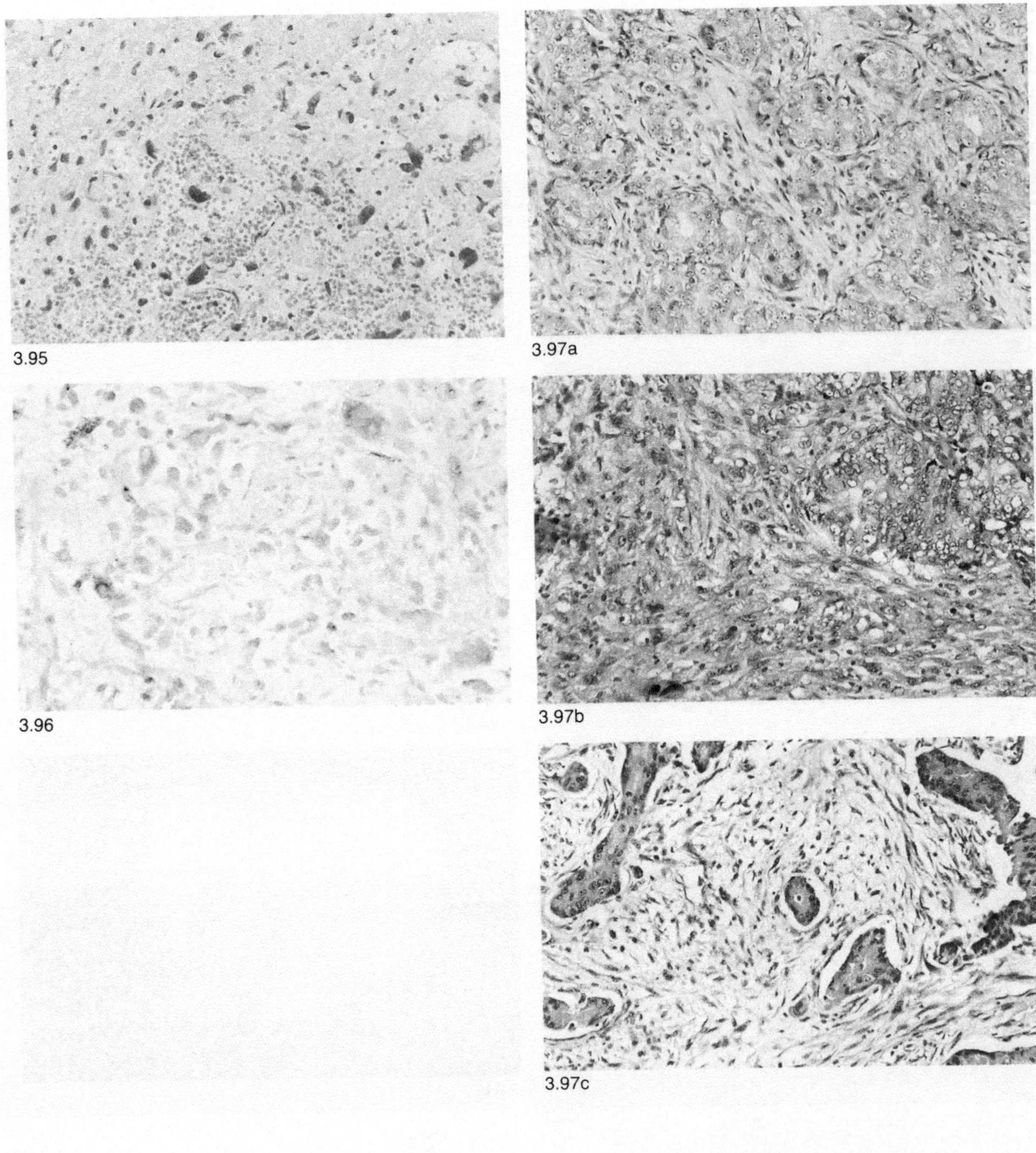

3.95. Malignes fibroses Histiozytom der Prostata. Hamatoxylin-Eosin

3.96. Alpha-1-Antichymotrypsin-Expression in malignem fibrosem Histiozytom der Prostata. ABC-Methode

3.97a–c. Karzinosarkom der Prostata. Hamatoxylin-Eosin, verschiedene Ausschnitte

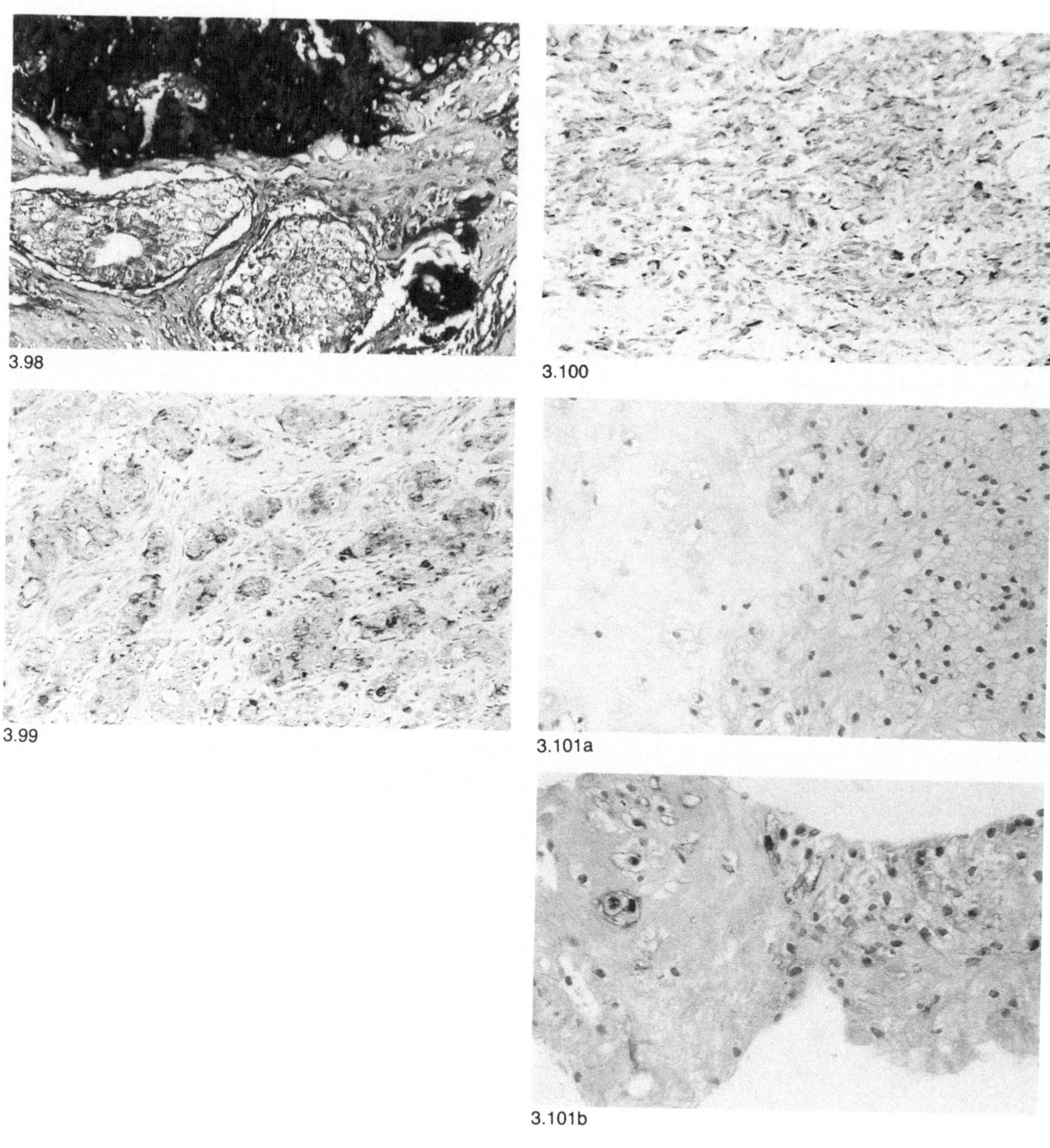

3.98. Karzinosarkom mit Verkalkungen und Ver-
knöcherungen. Hämatoxylin-Eosin

3.99. Heterogene PSA-Expression in epithelialen
Anteilen eines Karzinosarkoms der Prostata.
ABC-Methode

3.100. Fleckförmige Vimentinexpression in einem
Karzinosarkom der Prostata. ABC-Methode

3.101a,b. Chondroide Stromareaktion in einem
glandulären Prostatakarzinom
a Hämatoxylin-Eosin
b S-100-Protein, ABC-Methode

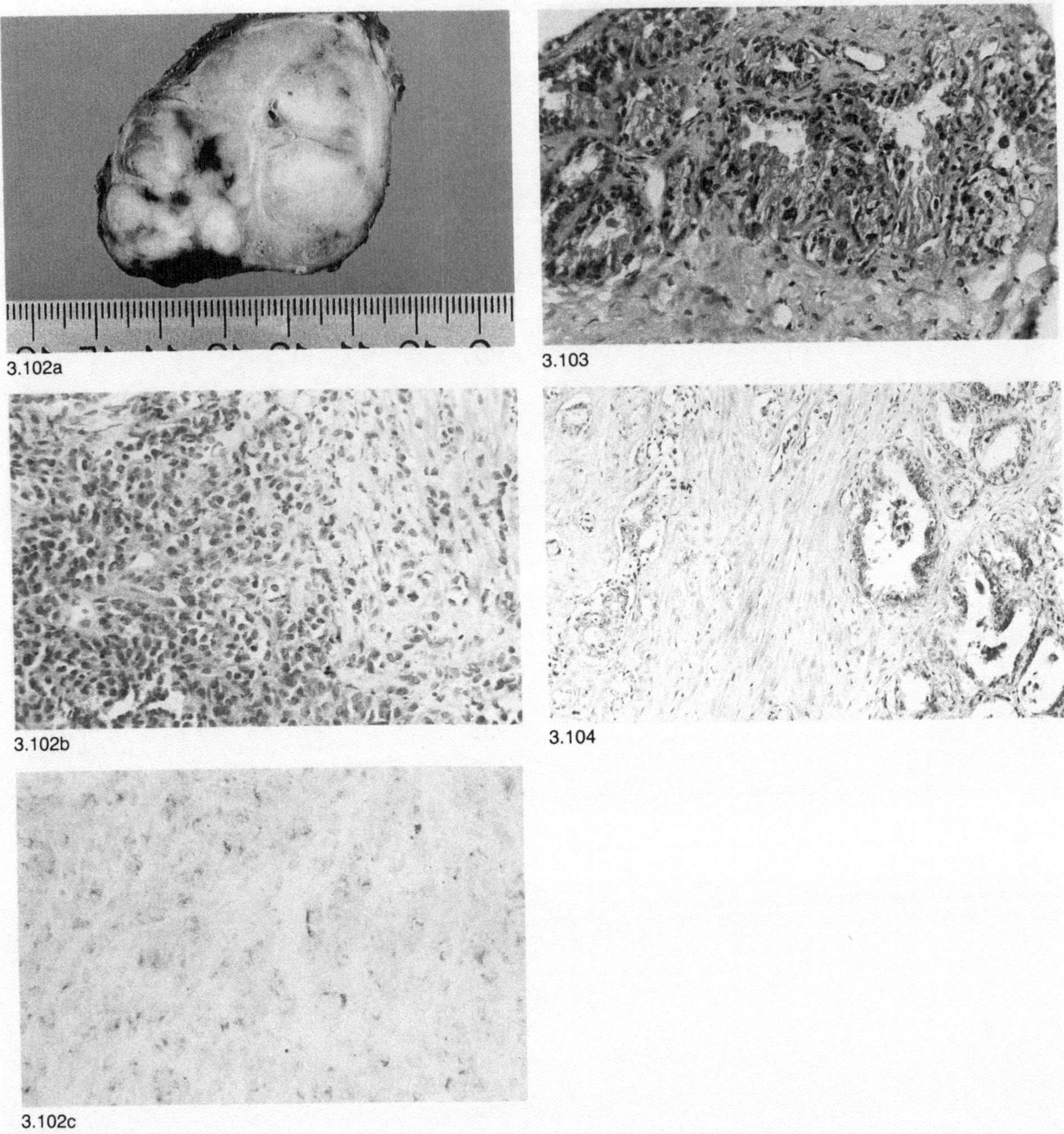

3.102a

3.103

3.102b

3.104

3.102c

3.102 a–c. Metastase eines malignen Melanoms in der Prostata. (Aufnahmen PD Dr. G. Seitz, Bamberg)
a Teils grau-weiße, teils braun-schwarz gefärbte Tumorbezirke
b Maligne Melanomverbande, relativ kleinzellig mit sparlicher Melaninpigmentbeladung. Hamatoxylin-Eosin
c Immunhistochemische Reaktion mit Antikorper HMB-45. ABC-Technik

3.103. Lipofuszinhaltige Drusenepithelien der Samenblasen mit Polyploidisierung. *Cave*: Kein Karzinom! Hamatoxylin-Eosin

3.104. Samenblaseninfiltration durch Prostatakarzinom. Hamatoxylin-Eosin

4 Tumoren des Hodens

4.1 Ätiologie und Pathogenese

Nach histogenetischen Gesichtspunkten werden bei den Hodentumoren unterschieden:

- *Keimzelltumoren,* die sich von den Keimzellen des Hodens herleiten. Dazu gehoren Seminome und nichtseminomatöse Tumoren wie embryonale Karzinome, Dottersacktumoren, Choriokarzinome und Teratome.
- *Stromatumoren,* die von den Zellen des gonadalen Stromas abstammen. Hierzu werden Leydig-Zell-, Sertoli-Zell-, Granulosazelltumoren, Gonadoblastome, Androblastome und Kombinationen gerechnet.

Atiologisch ist bekannt, daß begünstigende Faktoren für das Auftreten von Keimzelltumoren Entwicklungsstörungen der Gonaden und Fehllagerungen der Hoden sein konnen (Kulkarni et al. 1990; Giwercman et al. 1988b). Die Haufigkeit der Keimzelltumoren bei Kryptorchismus betragt etwa 2%. Ein ähnlicher Prozentsatz besteht auch bei Entstehung eines Zweittumors, wenn auf der Gegenseite ein unbehandelter oder behandelter Keimzelltumor des Hodens vorliegt. Inwieweit genetische Faktoren eine Rolle spielen, ist noch nicht gesichert. Bei monozygoten Zwillingen können jedoch Keimzelltumoren auftreten. Ferner spielen durchgemachte Entzundungen ätiologisch eine Rolle bei der Entstehung von Keimzelltumoren. Bei einem erworbenen Immundefektsyndrom (AIDS) werden vermehrt nichtseminomatöse Tumoren beobachtet (Palmer et al. 1989).

Nach Pierce u. Abell (1970) werden die Keimzelltumoren von einer gemeinsamen Stammzelle, d. h. Keimzelle, abgeleitet. Dabei können sich entweder Seminome oder verschiedene Formen nichtseminomatoser Keimzelltumoren entwickeln (Graphik 4.1). Mostofi (1980) hat die Vermutung geäußert, daß die Keimzelltumoren von einer gemeinsamen Stammzelle, die der Seminomzelle sehr ähnlich ist, abstammen. Diese Stammzelle ist in den atypischen Keimzellen, wie sie im Carcinoma in situ beschrieben sind (Skakkebaek 1972a, b), oder in der intratubulären malignen Keimzelle (Mostofi 1980) vermutet worden. Mostofi hat diese Stammzelle als Kopf eines Stammbaums aller Keimzelltumoren dargestellt und hier auch das spermatozytäre Seminom, das eine Sonderstellung im Rahmen der Keimzelltumoren des Erwachsenen einnimmt, eingeordnet.

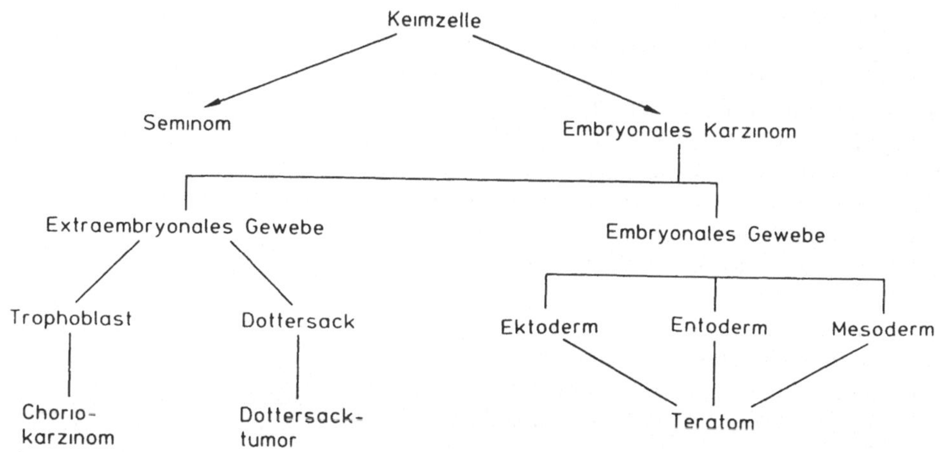

Graphik 4.1. Schematische Darstellung der Abstammung von Keimzelltumoren nach Pierce u Abell (1970) und Pugh u Cameron (1976) (Aus Hedinger 1991)

Das histogenetisch-zytogenetische Konzept sieht zunachst die atypischen Keimzellen im Carcinoma in situ mit tetraploidem Chromosomensatz, wobei der erste Schritt in einer Polyploidisierung besteht. Als Induktoren des Carcinoma in situ werden hormonelle Einflusse bei genetischer Disposition wahrend des ersten Schwangerschaftstrimenons sowie eine genetische Disposition diskutiert, wobei moglicherweise das sog. *human teratoma derived retrovirus* eine Rolle spielt. Carcinomata in situ konnen auch bei radiogener Schadigung der Spermatozyten oder des Eis im Ovar induziert werden. Im jugendlichen Entwicklungsalter sind chemische Faktoren, Schwermetalle und weitere Karzinogene zu berucksichtigen. Ferner spielen Promotoren zusammen mit dem Wachstumsproliferationsreiz wahrend der Pubertat eine induktive Rolle bei der Entwicklung des Carcinoma in situ, wobei der Erkrankungsgipfel im Alter von 20–35 Jahren mit diesen atiologischen Vorstellungen ubereinstimmt (Schmoll 1991).

Die Seminomzellen sind aneuploid – uberwiegend triploid. Der DNA-Index fur Seminome liegt dabei hoher als der fur nichtseminomatose Keimzelltumoren. Die nichtseminomatosen Keimzelltumoren zeigen keine spermatogonienartigen Differenzierungen mehr. Sie manifestieren sich in fruherem Lebensalter als reine Seminome (Damjanov 1986). Die Entwicklung kindlicher Dottersacktumoren, die keine atypischen Keimzellen in der Nachbarschaft aufweisen, und des spermatozytischen Seminoms bleibt weiterhin ungeklärt. Beide Tumoren haben ein überwiegend diploides DNA-Muster und eine nach durchgeführter Therapie günstige Prognose (Damjanov 1989; Oosterhuis et al. 1989). Aus diesem Stammzellenkonzept sind auch Kombinationen von Seminomen mit nichtseminomatosen Keimzelltumoren ableitbar.

Übergänge von einem Seminom in eine andere Form von Keimzellgeschwülsten sind dagegen nicht bekannt. Das gilt auch für die Seminome mit synzytialen Riesenzellen. Diese verhalten sich biologisch wie reine Seminome. Die sog. anaplastischen Seminome stehen histologisch und zytologisch zwischen Seminomen, embryonalen Karzinomen und Dottersacktumoren (Übersicht bei Hedinger 1991).

Die hohe biologische Potenz atypischer Keimzellen für den Übergang in einen invasiven Tumor wird dadurch gestutzt, daß bei infertilen Mannern mit intratubularen atypischen Keimzellen sich in etwa Zweidrittel der Falle innerhalb von Monaten bis zu 6 Jahren Seminome. gelegentlich auch Kombinationstumoren entwickeln.

Alle Keimzelltumoren tragen ein Markerchromosom, das auch bereits beim Carcinoma in situ nachweisbar ist. In der Regel handelt es sich um eine Kopie des kurzen Arms von Chromosom 12. Offenbar liegt ein sehr fruhes genetisches Ereignis mit uniformem Charakter vor, das zur Entwicklung von Keimzelltumoren beitragt. Die Moglichkeit einer Fruherkennung von Hodentumoren aufgrund chromosomaler Analysen ist somit nicht ausgeschlossen (Schmoll 1991).

4.2 Klassifikation

Nach 2 Nomenklaturen werden die Hodentumoren weltweit klassifiziert:
1. Klassifikationsschema der WHO nach Mostofi u. Sobin (1977) (Tabelle 4.1);
2. Britisches Hodentumorregister nach Pugh (1976) (Tabelle 4.2).

Diese beiden Klassifizierungen sind von dem in Graphik 4.1 dargestellten Stammbaum ableitbar (s. auch Tabelle 4.3).

Tabelle 4.1. WHO-Klassifikation der Tumoren des Hodens (Mostofi u. Sobin 1977)

Keimzelltumoren des Hodens

Uniformer Aufbau
  Seminom (typisch/anaplastisch)
  Spermatozytisches Seminom
  Embryonales Karzinom
  Dottersacktumor
  Polyembryom
  Choriokarzinom
  Teratome
  – reif
  – unreif
  – mit maligner Transformation

Pluriformer Aufbau
  Embryonales Karzinom und Teratom (Teratokarzinom)
  Choriokarzinom kombiniert mit anderen Keimzelltumoren
  Andere Kombinationen

Stromale Gonadentumoren des Hodens

  Leydig-Zell-Tumor
  Sertoli-Zell-Tumor
  Granulosazell-/Thekazelltumor
  Gonadoblastom
  Androblastom
  Kombination

Sekundare Tumoren

  Maligne Lymphome. Plasmozytome. Leukamie. Karzinommetastasen

4.3 Keimzelltumoren

4.3.1 Stadieneinteilung

Die TNM-Klassifikation von Hodentumoren
stützt sich vornehmlich auf pathologisch-anatomi-
sche Ergebnisse, so daß im Gegensatz zu den übri-
gen Tumoren des Urogenitaltrakts, bei denen ein
klinisches TNM und ein pathologisches „p"TNM
unterschieden werden, bei Hodentumoren nur ein
pTNM vorgeschlagen wurde (Hermanek u. Sobin
1987, 1992). Wesentliche Unterschiede zwischen
der TNM-Klassifikation von 1987 und 1992 beste-

hen nicht. 4 Stadien resultieren (Tabelle 4.4): Stadium 0, I ergeben sich aus Ausdehnung des Primärtumors. Das Stadium III schließt jedes pT mit
Lymphknoten- und Fern- bzw. Organmetastasen
ein.

Daneben gibt es eine Vielzahl anderer Stadienein-
teilungen, die z. T. sehr auf klinisch-therapeutische
Belange eingehen. Zu erwähnen sind hier die Sta-
dieneinteilungen nach Schmidt (1983), auch als Es-
sener Stadieneinteilung bekannt. Daneben gibt es
eine chirurgisch-pathologisch-anatomische Einteilung, die anglo-amerikanische Erkenntnisse und
Bedurfnisse berücksichtigt und von Brunner u.
Obrecht (1985) modifiziert worden ist. Alle Eintei-
lungen setzen eine enge und auch wünschenswerte
Zusammenarbeit von Pathologen, Urologen und
Onkologen voraus (Hedinger 1991).

4.3.2 Häufigkeit

Hodentumoren machen etwa 1% aller Krebse
beim mannlichen Geschlecht aus. Sie sind fast ausschließlich maligne. Die Inzidenz ist in den letzten
20 Jahren angestiegen und wird derzeit auf 2–4
Falle pro 100 000 Einwohner geschatzt. Der Häufigkeitsgipfel liegt bei den nichtseminomatösen
Tumoren im 3. Lebensjahrzehnt, das Maximum der
Seminome findet sich zwischen dem 30. und 34. Lebensjahr. Bei Kindern kommen Seminome fast gar

Tabelle 4.2. Histologische Klassifizierung der Keimzelltumoren des Hodens nach Testicular Tumour Panel and Registry of
Great Britain (TTPR) (Pugh 1976) (Aus Hedinger 1991)

1 Seminome
  a) Klassisches Seminom
  b) Spermatozytares Seminom
2 Teratome
  a) Differenziertes Teratom (TD)
  b) Malignes Teratom vom Intermediartyp (MTI)
    (mit differenzierten organoiden und undifferenzierten
    Anteilen)
  c) Malignes undifferenziertes Teratom (MTU)
    (ohne reife Gewebe oder organoide Anteile)
  d) Malignes trophoblastisches Teratom (MTT)
3 Kombinationstumor Seminom und Teratom im gleichen
  Hoden

Tabelle 4.3. Vergleichende Darstellung der histologischen Klassifizierungen der Keimzelltumoren des Hodens nach Weltgesund-
heitsorganisation (WHO) und Testicular Tumour Panel and Registry of Great Britain (TTPR) (Aus Hedinger 1991)

WHO (Mostofi u Sobin 1977)	TTPR (Pugh 1976)
1 Seminome	
Seminom	Seminom
Spermatozytares Seminom	Spermatozytares Seminom
2 Nichtseminomatose Keimzelltumoren, Einzelformen	
Teratom	Teratom, differenziert (TD)
– reif	– reif
– unreif	– unreif
– mit maligner Transformation	
Embryonales Karzinom	Malignes Teratom, undifferenziert (MTU)
Choriokarzinom	Malignes Teratom, trophoblastisch (MTT)
Dottersacktumor	Dottersacktumor
3 Nichtseminomatose Keimzelltumoren, Kombinationsformen	
Teratokarzinom embryonales Karzinom und Teratom	Malignes Teratom, intermediar (MTI)
Choriokarzinom und andere nicht-seminomatose Keimzelltumoren	Malignes Teratom, trophoblastisch (MTT)
4 Kombinationen von Seminomen mit nichtseminomatosen Keimzelltumoren	

Seminome mit Riesenzellen vom trophoblastischen Typ werden in beiden Klassifikationen nicht als besondere Seminomform
aufgefuhrt

T Primärtumor

pTX	Primärtumor kann nicht beurteilt werden
pT0	Kein Anhalt für Primärtumor bzw. histologisch Narbe im Hoden
pTis	Intratubulärer Tumor (präinvasiver Krebs)
pT1	Tumor begrenzt auf den Hoden (einschließlich Rete testis)
pT2	Tumor infiltriert jenseits der Tunica albuginea oder in den Nebenhoden
pT3	Tumor infiltriert Samenstrang
pT4	Tumor infiltriert Skrotum

N Regionäre Lymphknoten

NX	Regionäre Lymphknoten können nicht beurteilt werden
N0	Keine regionären Lymphknotenmetastasen
N1	Metastase in solitärem Lymphknoten, 2 cm oder weniger in größter Ausdehnung
N2	Metastase(n) in solitären Lymphknoten, mehr als 2 cm, aber nicht mehr als 5 cm in größter Ausdehnung, oder in multiplen Lymphknoten, keine mehr als 5 cm in größter Ausdehnung
N3	Metastasen in Lymphknoten, mehr als 5 cm in größter Ausdehnung

M Fernmetastasen

MX	Das Vorliegen von Fernmetastasen kann nicht beurteilt werden
M0	Keine Fernmetastasen
M1	Fernmetastasen

Stadiengruppierung

Stadium 0	pTis	N0	M0
Stadium I	Jedes pT[a]	N0	M0
Stadium II	Jedes pT	N1, N2, N3	M0
Stadium III	Jedes pT	Jedes N	M1

[a] Außer pTX und pTis

nicht vor. Bei älteren Patienten werden Seminome im Vergleich zu nichtseminomatosen Tumoren häufiger beobachtet. 38 % der Keimzelltumoren sind reine Seminome. 13 % entsprechen nichtseminomatosen Geschwülsten. Jeweils 20 % sind sog. Kombinationstumoren oder pluriform aufgebaute Keimzelltumoren (Tabellen 4.5–4.7).

4.3.3 Seminome

Lokalisation

Der rechte Hoden ist häufiger betroffen als der linke. Sehr selten (in etwa 2 % der Fälle) treten Seminome doppelseitig auf. Dabei finden sich jedoch langjährige Intervalle zwischen dem Auftreten der Seminome in der einen bzw. anderen Gonade. Bei etwa 10 % der Patienten mit Hodentumoren be-

Tabelle 4.5. Verteilungsmuster von Hodentumoren (n = 96 Angaben in %)

Keimzelltumoren	
Uniformer Aufbau	
Seminome	
– typisch-anaplastisch	36,5
– spermatozytär	1,1
Embryonales Karzinom	8,3
Dottersacktumor	2,2
Teratom mit maligner Transformation	2,2
Pluriformer Aufbau	
Embryonales Karzinom + Seminom	6,3
Embryonales Karzinom + Seminom + Teratom	3,1
Embryonales Karzinom + Dottersacktumor	2,2
Embryonales Karzinom + Dottersacktumor + Seminom	1,1
Embryonales Karzinom + Teratom	6,3
Andere Kombinationen	19,8
Stromale Gonadentumoren	
Leydig/Sertoli-Zelltumoren	3,1
Maligne Lymphome	5,2
Metastasen (Prostatakarzinom)	3,1

Tabelle 4.6. Relative Häufigkeit (in %) von Keimzelltumoren mit nur einer einzigen Komponente (Nach Mostofi et al 1988, aus Hedinger 1991)

Seminome	26,9
Spermatozytäre Seminome	2,4
Embryonale Karzinome	3,1
Dottersacktumoren	2,4
Teratome, alle Formen	2,7
Choriokarzinome	0,03

Tabelle 4.7. Relative Häufigkeit (in %) kombinierter Keimzelltumoren (Nach Mostofi et al 1988, aus Hedinger 1991)

Embryonales Karzinom, Dottersacktumor, Teratom und synzytiotrophoblastische Riesenzellen	14,3
Seminom mit synzytiotrophoblastischen Riesenzellen	8,1
Embryonales Karzinom, Dottersacktumor, Teratom, Seminom und synzytiotrophoblastische Riesenzellen	7,4
Embryonales Karzinom, Dottersacktumor und Teratom	4,2
Dottersacktumor und Teratom	2,5
Embryonales Karzinom und Teratom	1,4
Andere Kombinationen	24,0

steht ein Kryptorchismus. Dies entspricht der Vorstellung, daß der Kryptorchismus eine Präkanzerose im weiteren Sinne darstellt, mit Entwicklung atypischer Keimzellen.

Das häufigste klinische Symptom ist die Hodenvergrößerung. Seminome können dabei ein enormes Gewicht, bis zu 1000 g erreichen. Die Vergrößerung ist zumeist gleichmäßig. Nicht selten werden Seminome auch durch vergrößerte supraklavikuläre oder abdominale Lymphknoten diagnostiziert. Die Entwicklung der Sonographie mit regelmäßigen Kontrollen von sog. Risikopatienten führt zur Erfassung häufig noch symptomloser Seminome.

Makroskopie

Seminome weisen auf der homogenen Schnittfläche eine grauweiß-rötliche Farbe auf. Vielfach sind Knotenbildungen als Folge von bindegewebigen Septierungen erkennbar. Das erhaltene Hodengewebe wird durch den Tumor kapselartig komprimiert. Bei großen Seminomen finden sich in zentralen Abschnitten Hämorrhagien und girlandenförmige Nekrosefelder. Makroskopisch ist die häufigste Differentialdiagnose das maligne Non-Hodgkin-Lymphom (Abb. 4.1, 4.41 und 4.42).

Mikroskopie

Vier Seminomtypen werden unterschieden: typische Seminome, Seminome mit synzytialen Riesenzellen, anaplastische oder auch aggressive Seminome und spermatozytäre Formen. Nach dem Ausbreitungsgrad werden unterschieden: nichtinvasive Seminome oder Seminomata in situ und invasive Seminome. Ferner ist ein tubuläres Seminom bekannt, das ein drüsenartiges und kribriformes Muster aufweist ohne nennenswerte lymphoide Zellinfiltrationen. Der Tumor wird auch als sklerosierendes Seminom klassifiziert (Damajanov et al. 1980; Young et al. 1989).

Typisches Seminom

Die Tumorzellen sind relativ einheitlich, zeigen gleichmäßig große Kerne. Bei unterschiedlichen Bildern müssen vor allem fixationsbedingte Artefakte in Betracht gezogen werden. Die Tumorzellen neigen bei fehlerhafter Fixation zu Schrumpfungserscheinungen. Bei guter Fixation sind zahlreiche Mitosen sowie Kerne mit unterschiedlich prominenten Nukleolen erkennbar (Abb. 4.2 und 4.3).

Typische Seminome sind durch wechselnd große Tumorzellballen charakterisiert und von schmalen Bindegewebssepten umschlossen. Charakteristischerweise werden Seminome unterschiedlich dicht von Lymphozyten durchsetzt. Bei 20 % der Fälle sind klassische Lymphfollikel vorhanden. Außerdem finden sich nicht selten epitheloidzellige Granulome mit multinuklearen Riesenzellen vom geordneten Typ (Abb. 4.3). Hellzellige Tumorabschnitte weisen einen Reichtum an Glykogen und Lipiden auf, wobei auch im Interstitium lipidspeichernde Makrophagen zu beobachten sind.

Fortschreitende granulomatöse Reaktionen können zu einer Fibrosierung mit einer sklerosierenden Vernarbung des Tumorgewebes führen, die das Bild sog. ausgebrannter Seminome erzeugt (Abb. 4.4). In diesen ausgebrannten Seminomen werden nicht selten intratubulare Psammomkörperchen beobachtet. Das Rete testis ist sehr häufig infiltriert (Abb. 4.5). Neben Vernarbungen können auch ausgedehnte Tumornekrosen auftreten, die randständig resorptive granulomatöse Formationen aufweisen. Immunhistochemisch kann durch Einsatz der plazentaren alkalischen Phosphatase mit Markierung von Seminomzellen dieses differentialdiagnostische Problem geklärt werden (de Matteis u. Silverio 1987) (Abb. 4.6).

In über 80 % der Fälle liegen aneuploide DNA-Werte vor (Sela u. Matoska 1991). – Differentialdiagnostisch können verschiedene Formen einer granulomatösen Orchitis eine wichtige Rolle, insbesondere bei gleichartigen Veränderungen in den Lymphknoten, spielen.

Seminome mit synzytialen Riesenzellen

In den typisch aufgebauten Seminomen finden sich nicht selten trophoblastäre synzytiale Riesenzellen. Etwa 10–15 % der Seminome weisen diese Zellen auf (Thackray u. Crane 1976; von Hochstetter et al. 1985). – Patienten mit Seminomen und synzytialen Riesenzellen haben häufig einen deutlich erhöhten Spiegel von β-HCG im Serum (Mann 1990). Immunhistochemisch sind die Riesenzellen durch Anti-β-HCG kräftig markierbar.

Nach ausgedehnten Studien scheinen synzytiale Riesenzellen die Prognose der Seminome nicht zu verschlechtern (Hedinger 1991). – Neben β-HCG-positiven synzytialen Riesenzellen gibt es jedoch auch solche, die negativ sind. Diese Typen entsprechen einkernigen Riesenzellen mit schmalen Zytoplasmasaumen bzw. mehrkernigen Seminomzellen (Abb. 4.7 und 4.8). Die Tumorzellen sind aneuploid (Sela u. Matoska 1991).

Anaplastisches oder aggressives Seminom

Diese Seminome sind durch Zellpolymorphie, eine hohe mitotische Aktivitat, geringe lymphozytare Infiltration bzw. granulomatose Reaktionen charakterisiert. Ausgedehnte Tumoranalysen haben in derartigen Seminomen auch Formationen entdeckt, die soliden nichtseminomatosen embryonalen Karzinomen oder soliden Dottersacktumorbezirken ahnlich sind. Aufgrund dieser Tumorvariationen wird das anaplastische Seminom als Borderlinetumor mit der Fahigkeit, β-HCG und AFP zu produzieren (Tentscher et al. 1982; Walt et al. 1986; Hedinger 1991), angesehen (Abb. 4.9 und 4.10).

Spermatozytares Seminom

Spermatozytare Seminome finden sich fast ausschließlich bei alteren Patienten. Makroskopisch sind diese Seminome durch eine glasige Schnittflache charakterisiert. Mikroskopisch findet sich im Gegensatz zu den gewöhnlichen Seminomen eine unterschiedliche Kerngroßenklassenbildung fast mit dem Bild mononuklearer Riesenzellen. Das Tumorgewebe ist schleimig und odematos aufgelockert (Abb. 4.11). – Spermatozytäre Seminome, teils diploid, teils auch aneuploid, zeigen haufig intratubuläres Wachstum (Sela u. Matoska 1991). Eine lymphozytäre oder granulomatöse Stromareaktion ist ungewöhnlich. Ferner sind in der Nachbarschaft von spermatozytaren Seminomen atypische Keimzellen in den Tubuli nicht nachweisbar (Muller et al. 1987).
Spermatozytare Seminome finden sich im Gegensatz zu den gewöhnlichen Seminomen uberwiegend in normal deszendierten Hoden. Kombinationen mit anderen Keimzelltumoren, auch üblichen oder gewohnlichen Seminomen, finden sich nicht. Metastasen sind bislang nicht beobachtet worden. Eine Sonderform sind spermatozytare Seminome mit sarkomatoser Transformation, die im Gegensatz zu der gunstigen Prognose der spermatozytaren Seminome bei dieser Kombination eine schlechte Prognose zeigen (Hedinger 1991).

Immunhistochemie

Als derzeit klassischer Seminommarker wird die plazentare alkalische Phosphatase benutzt, wobei vor allem auch die atypischen Keimzellen in einem Seminoma in situ positiv sind (de Matteis und Silverio 1987; Brehmer-Andersson et al. 1990; Mann 1990) (Abb. 4.6). Insofern ist dieser Marker zum Nachweis atypischer Keimzellen in Hodenbiopsien von großer Wichtigkeit. Ferritin kann ebenfalls in atypischen Keimzellen nachgewiesen werden, ist jedoch als Seminommarker nicht geeignet. Bei der differentialdiagnostischen Abgrenzung zu nichtseminomatosen Tumoren spielen Zytokeratine, Vimentin, Desmin und die Expression von Enolase (Alpha- und Gammasubtypen) eine Rolle (Takashi et al. 1990). Seminomzellen konnen vereinzelt Vimentin enthalten. Außerst selten werden auch zytokeratinpositive Seminomzellen gefunden.
Bei nichtseminomatosen Keimzelltumoren wie embryonalen Karzinomen und Teratomen sind die Expressionen von Zytokeratinen immer positiv, z. T. auch von Blutgruppenantigenen (Dabelsteen et al. 1991). β-HCG ist bei bestimmten Formen synzytialer Riesenzellen im Seminom positiv (Abb. 4.8). Bei erhöhtem Alphafetoproteinspiegel ist davon auszugehen, daß neben Seminomanteilen auch nichtseminomatöses Tumorgewebe vorhanden sein muß (de Matteis u. Silverio 1987; Mann 1990). Die Proliferationskinetik mit Einsatz des monoklonalen Antikorpers Ki 67 und der Einsatz von In-vitro-Autoradiographie mit tritiiertem Thymidin lassen Ruckschlusse auf eine Proliferationstendenz dieser Tumorgruppe zu. Eine wesentliche prognostische Bedeutung haben diese Untersuchungen jedoch nicht erlangt (Ubersichten bei Helpap 1980 und Hedinger 1991).

Seminoma in situ

In der Tumorumgebung finden sich intratubular in fast uber 90 % der Falle bei bestehenden Keimzelltumoren atypische Keimzellen, die immunhistochemisch durch plazentare alkalische Phosphatase und einen neuen Antikorper M2A gut markierbar sind (Mark u. Hedinger 1965; Koide et al. 1987; Giwercman et al. 1988a). Dieser Befund hat zu dem Begriff Seminoma in situ geführt. Eine Ausnahme bilden die spermatozytaren Seminome und die Dottersacktumoren bei Kindern. Hier werden atypische Keimzellen nicht beobachtet. Von dem Begriff Carcinoma in situ sollte abgesehen werden, da die atypische Keimzelle nicht als Karzinomzelle zu interpretieren ist.

Mostofi et al. (1988) haben die atypische Keimzelle auch als intratubuläre maligne Keimzelle bezeichnet. – Die atypischen Keimzellen kommen nicht nur im tumorbefallenen Hoden vor, sondern auch im tumorfreien Hoden und sind dabei als Vorlaufer von Seminomen anzusehen, da sich in einem sehr hohen Prozentsatz innerhalb eines kurzen Zeitintervalls manifeste Seminome entwickeln (Böhm et al. 1991). DNA-zytometrische Analysen haben aneuploide Werte der atypischen Keimzellen ergeben (Nagler et al. 1990) (Abb. 4.4, 4.12–4.17). Die Moglichkeit, daß sich aus atypischen Keimzellen mikroinvasive nichtseminomatose Tumoren entwickeln können, ist ebenfalls gegeben (Mikulowski u. Oldbring 1992).

4.3.4 Nichtseminomatöse Keimzelltumoren

Die nicht den typischen Seminomen entsprechenden Tumoren werden als nichtseminomatose Keimzelltumoren bezeichnet. Dazu gehoren nach der WHO-Klassifikation das embryonale Karzinom, der Dottersacktumor, das Polyembryom als infantiler Typ des Dottersacktumors, das Choriokarzinom, reife und unreife Teratome sowie maligne Transformationen der letzteren (s. Tabelle 4.1).

Klassifikation und Haufigkeit

In den großen Serien des Armed Forces Institute of Pathology durch Mostofi et al. (1988) und des Britischen Hodentumorregisters machen nichtseminomatose Keimzelltumoren etwa 30% aller Hodentumoren aus. In etwa 50% der Fälle sind Seminome mit nichtseminomatosen Tumoren kombiniert (Abb. 4.18–4.20). Der Anteil reiner Seminome betragt etwa 30%. In den einzelnen Registern schwanken diese Werte nur unwesentlich.

Die relative Haufigkeit von Keimzelltumoren mit einer einzigen Komponente und in Kombination ist in den Tabellen 4.6 und 4.7 dargestellt. Embryonale Karzinome, solitar und in Kombination, stehen in der Haufigkeit an erster Stelle. – Auch die nichtseminomatösen Keimzelltumoren befallen vornehmlich den rechten Hoden. Der Häufigkeitsgipfel liegt zwischen dem 20. und 29. Jahr, d. h. 7 Jahre früher als bei den Seminomen (Hedinger 1991).

Klinische Symptomatik

Sie entspricht derjenigen bei den Seminomen. Nicht selten wird der Hodentumor durch das primare Auftreten einer Metastase diagnostiziert. Die Gynakomastie ist ein häufiges klinisches Symptom bei endokrin aktiven embryonalen Karzinomen oder Tumoren mit chorioepitheliomatösen Anteilen. Wie bei den Seminomen spielt auch hier als diagnostische Fruhmaßnahme die sonographische Analyse eine wichtige Rolle.

Makroskopie

Auf den Schnittflachen sind die nichtseminomatosen Tumoren haufig durch kleinzystische Strukturen charakterisiert. Im Gegensatz zu Seminomen finden sich häufiger breite ausgedehnte Nekrosen und Hamorrhagien. Insgesamt ist das Schnittbild bunter als bei den Seminomen (Abb. 4.18, 4.25, 4.33, 4.38).

Mikroskopie

Embryonales Karzinom

Das embryonale Karzinom weist glandulare und solide Formationen auf. Zum Teil können diese epithelial angeordneten Zellen ein helles Zytoplasma wie Seminomzellen aufweisen. Insgesamt ist das histologische Muster jedoch unruhiger bei den embryonalen Karzinomen. Die Zell- und Kernpolymorphie ist deutlich ausgeprägt. Lymphozytare Infiltrationen oder granulomatose Begleitreaktionen fehlen. Dagegen sind häufig Nekrosen und Hämorrhagien erkennbar. Wie bei Seminomen finden sich auch synzytiale Riesenzellen (Abb. 4.21–4.23).

Embryonale Karzinome sind sehr oft mit Teratomen kombiniert, unter dem Bild des Teratokarzinoms. Eine Kombination mit Dottersacktumoren kann ebenfalls bestehen. Die Abgrenzung erfolgt hier immunhistochemisch durch den positiven Nachweis von Alphafetoprotein in Dottersacktumoren. Embryonales Karzinomgewebe exprimiert jedoch zusätzlich β-HCG.

Eine Abgrenzung zu den anaplastischen Seminomen ist durch Zytokeratin möglich. Die Seminomzellen sind überwiegend negativ. Nur vereinzelt sieht man positive Reaktionen. Dagegen exprimieren Seminomzellen plazentare alkalische Phosphatase (PLAP), im Gegensatz zu embryonalen Karzinomen (Abb. 4.6 und 4.20).

Insgesamt bestimmen in den Kombinationstumoren die embryonalen Karzinomanteile die Prognose, weil sie mit Ausnahme der Choriokarzinome der undifferenzierteste und aggressivste Anteil sind.

Dottersacktumor

Hier handelt es sich um einen Tumor, der an extraembryonales Gewebe erinnert. Er wird auch als endodermaler Sinustumor oder infantiles embryonales Karzinom bezeichnet und tritt am häufigsten bei Kindern unter 3 Jahren auf. Im jugendlichen Alter sind Dottersacktumoren häufig mit embryonalen Karzinomen und anderen Keimzelltumorformen kombiniert (Abb. 4.24 und 4.25) Makroskopisch gleicht das Bild des Dottersacktumors dem des embryonalen Karzinoms mit einer etwas stärker ausgeprägten schleimigen Schnittfläche.

Mikroskopisch finden sich papillare drüsige und auch solide Formationen sowie charakteristische perivaskulare Tumorzellproliferationen in den Schiller-Duval-Körperchen. Diese glomeruloiden Gebilde ähneln Dottersackstrukturen. Ferner können auch myxomatose, endometrioide enterale und lebergewebsähnliche Strukturen auftreten. Für Dottersacktumoren charakteristisch sind intra- und extrazellulare, kugel- bzw. tropfenartige PAS-positive Einschlüsse, die immunhistochemisch Alphafetoprotein und Alpha-1-Antitrypsin enthalten. Dottersacktumoren sind zytokeratinpositiv.

Wie die embryonalen Karzinome sind auch Dottersacktumoren beim Erwachsenen in reiner Form selten. Überwiegend treten sie innerhalb kombinierter Keimzelltumoren auf. Reine Dottersacktumorherde innerhalb von Seminomen können differentialdiagnostisch Schwierigkeiten bereiten, da die Tumorzellen mit ihrem hellen Zytoplasma in soliden Formationen den Seminomzellen ähneln. Auch hier ist der immunhistochemische Einsatz von Alphafetoprotein hilfreich. – Prognostisch wird der Dottersackanteil im Rahmen von Kombinationsgeschwulsten als ungunstiges Zeichen beurteilt (Abb. 4.26 und 4.27).

Polyembryom

Nach der WHO-Klassifikation (Mostofi u. Sobin 1977) ist das Polyembryom der Keimzelltumor, der sich aus Embryoidkörperchen zusammensetzt. Hierbei handelt es sich um embryoartige Strukturen mit spaltformigen Hohlraumbildungen in bzw. an einer Gewebsplatte, die von lockerem mesenchymalem Gewebe mit synzytiotrophoblastaren Elementen und tubularen Strukturen mit dottersackähnlichen Bildern umgeben wird. Das Dottersackgewebe exprimiert immunhistochemisch Alphafetoprotein. Die Synzytiotrophoblasten sind positiv für β-HCG. Wahrscheinlich entwickeln sich derartige Embryoidkörper aus embryonalen Zellen des malignen Keimzelltumors, wie dies in experimentellen Untersuchungen nachgewiesen werden konnte (Walt u. Hedinger 1984; Damjanov 1986; Niederberger et al. 1988; Hedinger 1991). Überwiegend finden sich polyembryomatose Herde in kombinierten Keimzelltumoren. Die reine Form ist außerst selten. Die Prognose von Keimzelltumoren mit Embryoidkörpern ist, wie beim Choriokarzinom, außerst schlecht; durch die moderne Chemotherapie sind aber gelegentlich Besserungen zu erzielen (Hedinger 1991) (Abb. 4.28 und 4.29).

Choriokarzinom

Das Choriokarzinom ist eine extraembryonale Ausdifferenzierungsform der Keimzelltumoren. Reine Choriokarzinome des Hodens sind außerst selten. So wurden 18 Falle unter 6000 Hodentumoren beschrieben. Häufiger ist die Kombination mit anderen Keimzelltumoren des Hodens, etwa 8% nach Mostofi (1973) und Hochstetter u. Hedinger (1982).

Choriokarzinome sind besonders aggressiv, neigen sehr fruhzeitig zu hamatogenen Metastasierungen und bestimmen in Kombinationstumoren den Krankheitsverlauf. Das aggressive Tumorwachstum ist makroskopisch durch ausgedehnte Tumornekrosen und Hamorrhagien erkennbar. Nicht selten ist im Operationspräparat nur noch randstandig intaktes Tumorgewebe nachweisbar.

Die Tumoren haben ihr Haufigkeitsmaximum in der 2. und 3. Lebensdekade und kommen auch extragonadal in der Mittelline vor, z. B. in Harnblase und Mediastinum.

Histologisch ist das Tumorgewebe durch Zellelemente charakterisiert, die den Aufbau der Synzytiotrophoblasten und Zytotrophoblasten der Plazenta nachahmen (Abb. 4.30 und 4.31). Die Synzytiotrophoblasten sind große mehrkernige Riesenzellen mit basophilem Zytoplasma und Burstensaum. Die Zytotrophoblasten haben blaschenformig aufgetriebene Kerne und sind mittelgroß. Die Zellgrenzen sind scharf nachziehbar. Der Nachweis von klassischen zottenartigen Formationen wird in der WHO-Nomenklatur von Mostofi u. Sobin (1977) nicht expressis verbis verlangt.

Das Britische Hodentumorregister legt jedoch großen Wert auf den Nachweis zottenartiger Strukturen (Pugh u. Cameron 1976). Choriokarzinome sind durch hohe β-HCG-Werte charakterisiert, wobei immunhistochemisch β-HCG sich vor allem in den synzytialen Zellen nachweisen läßt (Abb. 4.32). In etwa 10 % der Falle besteht eine Gynakomastie.

Die hohe, vornehmlich hamatogene Metastasierungsneigung des Choriokarzinoms führt unbehandelt innerhalb weniger Monate zum Tode. Die Chemotherapie hat die Prognose jedoch deutlich gebessert (Hedinger 1991).

Teratome

Das Teratom ist ein Tumor, der sich aus Zellelementen aller 3 Keimblatter zusammensetzt. Entsprechend dem Differenzierungsgrad werden reife und unreife Teratome unterschieden. Teratome machen bis zu 9 % aller Hodentumoren aus und haben ihr Haufigkeitsmaximum in der 3. Lebensdekade. Wie im Ovar konnen auch im Hoden unidirektional differenzierte Tumorformen auftreten. Reife Teratome bestehen aus hochdifferenziertem organoid aufgebautem Gewebe, unreife Teratome aus nicht vollständig ausdifferenzierten Geweben (Abb. 4.33 und 4.34).

Von Mostofi u. Price (1973) sind verschiedene Reifungsstufen der Teratome beschrieben worden. Das unreife Teratom besteht aus primitiven mesodermalen, entodermalen und neuroektodermalen Anteilen. Einen mittleren Reifungsgrad nehmen Teratome mit Knorpel- und Knochenstrukturen sowie Platten- oder Ubergangsepithelien, Schleimdrüsen sowie quergestreiften oder glatten Muskelanteilen ein. Reife organoide Strukturen sind jedoch nicht vorhanden (Abb. 4.34–4.37). Reife Teratome als besondere Form zeigen organoide Strukturen mit gastrointestinaler oder respiratorischer Differenzierung. Es konnen auch abortive Anlagen von Augen, Bauchspeicheldruse, Plexus chorioideus, Leber und Knochenmark enthalten sein.

Sobald eine Kombination mit embryonalkarzinomatosen Anteilen vorliegt, werden die Teratome als Teratokarzinome bezeichnet. Im Britischen Hodentumorregister entsprechen die embryonalen Karzinome der undifferenziertesten Form eines Teratoms (s. auch Hedinger 1991). Das Teratom mit maligner Transformation besteht aus Teratomanteilen mit Verbanden eines Plattenepithel- oder Adenokarzinoms bzw. Sarkoms (WHO-Klassifikation, Mostofi u. Sobin 1977).

Reife Teratome. Hierbei handelt es sich vor allem um Geschwülste im Kindesalter. Das Durchschnittsalter liegt bei 2 Jahren (Stiller et al. 1983). Auf der Schnittfläche finden sich Zysten, die histologisch von ausgereiften Darmepithelien, respiratorischem Flimmerepithel oder Plattenepithel mit Hautanhangsgebilden ausgekleidet werden.

Vor dem 10. Lebensjahr werden die ausgereiften Teratome als gutartig angesehen. Treten im Kindesalter Metastasen auf, finden sich bei exakter Aufarbeitung des Primärtumors in der Regel auch undifferenzierte Teratomanteile. – Im Erwachsenenalter sind die differenzierten Teratome jedoch als maligne Tumoren einzuordnen. Die Metastasen lassen haufig undifferenzierte Teratomanteile erkennen. Nicht selten sind embryonale oder choriokarzinomatose Anteile zu finden. Auch in diesen Fällen sind in der Regel bei Aufarbeitung der Primartumoren im Hoden entsprechende maligne Kombinationstumoranteile nachweisbar, so daß ein Teratokarzinom vorliegt.

Unreife Teratome. Auch hier handelt es sich um Tumoren mit Abkommlingen aller 3 Keimblatter. Die Gewebe sind jedoch weniger ausgereift. Vor allem unreifes neuroektodermales Gewebe mit hoher mitotischer Aktivitat bestimmt den malignen Verlauf.

Das unreife Teratom mit malignen Arealen (Mostofi u. Price 1973) ist äußerst selten. Hier handelt es sich um Teratome mit Karzinoiden, Adenokarzinomen oder Plattenepithelkarzinomen. Viel häufiger sind jedoch die Kombinationsformen unreife Teratomanteile sowie Dottersacktumoren und embryonalkarzinomatosen sowie choriokarzinomatösen Herden (Nagahara et al. 1991) (Abb. 4.38–4.40).

Einseitig ausdifferenzierte Teratome, wie Dermoid- oder Epidermoidzysten, sind jedoch im Gegensatz zu den Dermoidzysten des Ovars außerordentlich selten. Dies gilt auch für Schilddrüsen- oder Pankreasgewebsinseln in Dermoidzysten (Mostofi u. Price 1973).

Ausgebrannte nichtseminomatose Keimzelltumoren

Wie bei den Seminomen werden auch bei den
nichtseminomatosen Keimzelltumoren sog. ausgebrannte Formen beobachtet (Mostofi u. Price
1973). Vielfach ist nur noch Narbengewebe nachweisbar. Bei exakter Aufarbeitung des Gewebes
sind jedoch nicht selten noch Tumorreste erkennbar, sog. okkulte Tumoren. Die Tumorreste liegen
bevorzugt in der Nahe des Rete testis. Besonders
Einschlusse von Phospholipiden, Schleimsubstan-
zen und Kalziumablagerungen sowie Proteinreste
weisen darauf hin, daß ein Tumor vorgelegen hat
(Azzopardi et al. 1961).
Da sich in sog. ausgebrannten Keimzelltumoren
alle Formen von Keimzelltumoren nachweisen lassen, ist dieses Phanomen fur alle seminomatosen
und nichtseminomatosen Tumoren charakteristisch. Die okkulten Keimzelltumoren des Hodens
werden zwar heutzutage durch die verbesserten
diagnostischen Maßnahmen, vor allem durch die
sonographische Analyse, haufiger erkannt. In der
Regel werden sie jedoch klinisch durch ihre Metastasen auffallig. Okkulte Hodentumoren sind nur
durch histologische Untersuchungen zu erfassen.
Deshalb sollten immer Gewebsproben aus der
Nahe des Rete testis entnommen werden (Azzopardi et al. 1961). Auch bei der Suche nach okkulten Keimzelltumoren kann der Nachweis atypischer Keimzellen hilfreich sein (Richter u. Leder
1979).

4.3.5 Metastasierung

Die Hodentumoren metastasieren zunachst
lymphogen in paraaortale Lymphknoten, spater
auch in höhergelegene Stationen im Mediastinum
und in supraklavikulare Lymphknoten (Abb. 4.24).
Die inguinalen Lymphknoten werden nicht befallen. Mit Ausnahme der Choriokarzinome metastasieren die Hodentumoren relativ spat hamatogen. Hamatogene Metastasen können vor allem
in Lunge, Leber, Skelettsystem und ZNS gefunden
werden.

4.3.6 Prognose

Die Prognose der Keimzelltumoren des Hodens
ist, wie auch bei anderen Tumoren, nicht nur vom
histologischen Differenzierungsgrad bzw. dem seminomatosen oder nichtseminomatosen Anteil,

sondern auch von Ausdehnung und Auftreten von
Metastasen abhangig (Mulders et al. 1990). Nach
Einfuhrung der gezielten Chemotherapie hat sich
generell die Prognose der nichtseminomatosen
Keimzelltumoren derjenigen der seminomatosen
angeglichen. Seminome im Stadium I weisen 10-
Jahres-Uberlebensraten von uber 95 % auf. Bei
nichtseminomatosen Keimzelltumoren der Low-
risk-Subgruppe betragt der Prozentsatz 75 % (Stephenson 1991).
Nichtseminomatose Keimzelltumoren weisen jedoch nur in der Halfte der Falle das Stadium I auf.
Auch in fortgeschrittenen Stadien ist eine Progno-
severbesserung durch die moderne Therapie er-
reicht worden. Einjahresuberlebensraten von Patienten mit nichtseminomatosen Keimzelltumoren
im Stadium III zeigen einen Wert von 78 % an. Wesentlich fur die onkologischen Therapiekonzepte
sind Große des Primartumors, Hohe der Tumormarker sowie Nachweis von seminomatosen oder
nichtseminomatosen Tumoranteilen. Die nichtseminomatosen Keimzelltumoren haben uberwiegend ein aneuploides DNA-Muster (Fossa et al.
1991).
Nach wie vor ist die Prognose der Seminome am
gunstigsten, obwohl auch sie eine hohe Aneuploidierate besitzen (Sela u. Matoska 1991). Danach
folgen die Teratome und embryonalen Karzinome.
Die Choriokarzinome haben die schlechteste Prognose (Tabelle 4.8). Bei pluriformen Karzinomen
sowie embryonalen Karzinomen mit teratomatosen Anteilen unter 50 % finden sich in 44 % der
Falle Lymphknotenmetastasen, bei teratomatosen
Tumoranteilen von mehr als 50 % jedoch lediglich
in 11 %. Somit sollte neben der TNM-Klassifikation auch der histologischen Differenzierung Rech-
nung getragen werden (Fung et al. 1988; Hedinger
1991).
Mit Zunahme der Große des Primartumors nimmt
auch die Zahl der Lymphknotenmetastasen zu.
pT1-Keimzelltumoren haben in 18 %, pT2- und
pT3-Tumoren in bis zu 53 % und pT4-Tumoren in
75 % der Falle Lymphknotenmetastasen. Liegen
bereits Gefäßinvasionen beim Primartumor vor,
finden sich in fast 50 % der Falle Lymphknotenmetastasen (Moriyama et al. 1985; Dunphy et al.
1988). Die Metastasierungsneigung bei embryonalen Karzinomen ist deutlich hoher als bei den Teratomen (Hedinger 1991).
Die postchirurgische onkologische Nachsorge wird
durch kontinuierliche Tumormarkerbestimmung
gestutzt. Treten bei Seminomen erhohte Alphafetoproteinwerte auf, sprechen sie fur das Vorliegen von Anteilen von Dottersacktumoren bzw. fur

Tabelle 4.8. Zur Metastasierung, Strahlensensibilität und Prognose von Keimzelltumoren[a]

	Metastasierung	Strahlensensibilität	Prognose
Seminom	Lymphogen	Hoch	Gut
Teratom[b]			
Embryonales Ca			
Choriokarzinom	Hämatogen	Niedrig	Schlecht

[a] Tumormarker *AFP* (embryonales Ca , Dottersacktumor), *β-HCG* (Choriokarzinom), *PLAP, CEA, LDH* (Seminom)
[b] Reifes Teratom beim Kleinkind benigne, beim Erwachsenen potentiell maligne

die Kombination eines Seminoms mit einem nichtseminomatosen Keimzelltumor. Zu beachten ist, daß embryonale Karzinomanteile in pluriformen Karzinomen auch erhöhte Alphafetoproteinwerte aufweisen können, die jedoch 10mal niedriger sind als die von Dottersacktumoren (Talerman 1980; Hedinger 1991). – Erhöhte β-HCG-Werte können durch den Gehalt von synzytialen Riesenzellen im Seminom ausgelost werden. Hierdurch wird die Prognose offenbar nicht beeinträchtigt. Sinkt der Markerspiegel nach Operation nichtseminomatoser Keimzelltumoren nicht ab, bleibt gleich oder steigt an, liegen in der Regel Metastasen vor. Bei zunächst weitgehendem Abfall und erneutem Anstieg ist von einem Rezidiv auszugehen.
Verlaufsbestimmungen nach operativer Behandlung eines Seminoms sind durch die Analyse von plazentarer alkalischer Phosphatase möglich (Javadpour 1983). Die Expression verschiedener Onkogene ist gegenüber normalem Gewebe bzw. DNA erhöht. Diagnostische oder therapeutische Konsequenzen haben sich bislang nicht ergeben (Peltomäki et al. 1991).
Insgesamt sind die Überlebens- und Heilungschancen durch die verfeinerten zytostatisch-radiologischen Therapieschemata erheblich verbessert worden. Die Diagnose eines Hodentumors schließt somit die Möglichkeit einer kompletten Heilung ein. Voraussetzung ist jedoch, daß der Hodentumor in einem möglichst gunstigen, d.h. frühen Stadium erkannt wird.

4.4 Maligne Lymphome

In der Differentialdiagnose zu Seminomen spielen maligne Lymphome eine besondere Rolle. Maligne Lymphome kommen im höheren Lebensalter vor. Sie bevorzugen das 7. und 8. Lebensjahrzehnt.

Überwiegend liegen klinisch schmerzlose Hodenschwellungen vor. Makroskopisch gleicht das Schnittbild bei malignen Lymphomen häufig demjenigen von Seminomen (Abb. 4.41). Differentialdiagnostisch ist im Gegensatz zu Seminomen zu beachten, daß bei malignen Lymphomen häufiger Nebenhoden und Samenstrang mitinfiltriert sind. Überwiegend liegen maligne Lymphome vom B-Zell-Typ, aber auch solche vom T-Zell-Typ vor (Abb. 4.42–4.45). Auch reine Plasmozytome sind bekannt.
Im Gegensatz zu den seminomatosen Keimzelltumoren finden sich die malignen Lymphomzellen nicht innerhalb der Tubuli, sondern in der Umgebung. Die Umrisse der Tubuli bleiben lange erhalten. Die Hullen der Tubuli werden jedoch aufgesplittert. Auch hier besteht differentialdiagnostisch ein Unterschied zum Seminom, bei dem der tubuläre Silberfaserring lange erhalten bleibt (Hedinger 1991). Im Kindesalter konnen neben sehr seltenen Lymphomen (Burkitt-Lymphomen) auch leukamische Infiltrate im Hoden nachgewiesen werden (Leonard et al. 1990).

4.5 Gonadale Stromatumoren

Zu den gonadalen Stromatumoren gehoren nach der WHO-Klassifikation (Mostofi u. Sobin 1977) der Leydig-, Sertoli- und Granulosazelltumor. Ferner sind Mischtumoren und unvollständig differenzierte Formen zu beachten (s. Tabellen 4.1 und 4.5).

4.5.1 Leydig-Zell-Tumoren

Zwischen 1,5 und 4% aller Hodentumoren sind Leydig-Zell-Tumoren (Mostofi u. Price 1973; von Hochstetter u. Hedinger 1982). Leydig-Zell-Tumoren können bereits bei Kindern auftreten. Uberwiegend sind sie jedoch im Erwachsenenalter zu beobachten. Das Durchschnittsalter liegt bei 45 Jahren.
Klinisch zeigen Kinder mit einem Leydig-Zell-Tumor eine Pseudopubertas praecox. Im Erwachsenenalter findet sich eine beidseitige Gynäkomastie (Mellor u. McCutchan 1989). Serologisch ist der Testosteronwert erniedrigt, der Ostradiolwert jedoch erhöht. Die Leydig-Zell-Tumoren sind einseitig. Bei etwa 10% können Metastasen auftreten. In diesen Fällen wird von einem malignen Leydig-Zell-Tumor ausgegangen (Mostofi u. Price 1973; Grem et al. 1986; Hedinger 1991).

Makroskopisch sind die Tumoren kugelig strukturiert, mit einer dunnen Bindegewebskapsel
(Abb. 4.46 a). Mikroskopisch sind die Tumorzellen
den normalen Leydig-Zellen ahnlich. Es besteht
jedoch eine ausgepragt unterschiedliche Kerngro-
ßenklasse (Abb. 4.47 und 4.48 a). Ferner fallen
kleine, aber prominente Nukleolen auf. Im eosinophilen Zytoplasma konnen Reinke-Kristalle gefunden werden. Immunhistochemisch exprimieren
die Tumorzellen Zytokeratin und Vimentin. Auch
Ostrogen- und Progesteron-Rezeptoren sind in
den Tumorzellen nachgewiesen worden (Due et al.
1989 b).
Die Unterscheidung zwischen malignen und benignen Leydig-Zell-Tumoren ist schwierig. Die Zell-
und Kernpolymorphie ist kein beweisendes Krite-
rium. Erst das Auftreten von Metastasen kann als
Beweis fur einen malignen Leydig-Zell-Tumor ge-
wertet werden.
Differentialdiagnostisch sind die knotige Leydig-
Zell-Hyperplasie und der spindelzellige und fi-
broblastische Subtyp in Betracht zu ziehen (Allen
et al. 1990). Vor allem beim Klinefelter-Syndrom
ist diese Differentialdiagnose von Bedeutung. Bei
Schwund der Hodenkanalchen in zunehmendem
Alter konnen fast reine Leydig-Zell-Proliferatio-
nen (Hyperplasien) mit Leydig-Zell-Tumoren ver-
wechselt werden (Abb. 4.49 und 4.50). Eine weitere, wenn auch sehr seltene Differentialdiagnose ist
der testikulare Tumor bei adrenogenitalem Syndrom mit sehr polymorphem Leydig-Zell-ahnli-
chem Bild (Abb. 4.46 b, 4.48 b–d).

4.5.2 Sertoli-Zell-Tumor

Im Gegensatz zum Leydig-Zell-Tumor ist diese
Form eines gonadalen Stromatumors außerst selten. Die Haufigkeit liegt zwischen 0,5 und 1,5 %
(Übersicht bei Hedinger 1991). Auch diese Tumoren sind uberwiegend einseitig. Sie werden bei jungeren Patienten vor dem 40. Lebensjahr beobachtet. Sertoli-Zell-Tumoren konnen eine endokrine
Aktivität aufweisen, mit Gynakomastie und Pseudopubertas praecox (Mellor u. McCutchan 1989).
Maligne Formen mit Lymphknotenmetastasen
sind bekannt (Nielsen u. Jacobsen 1988).
Makroskopisch weisen die Tumoren eine gelbliche
Schnittflache auf. Mikroskopisch sind die Tumorzellen den Sertoli-Zellen ähnlich, mit tubularen
und trabekular-soliden Mustern (Abb. 4.51 und
4.52). Im Tubuluslumen findet sich ein hyalines,
basalmembranartiges Material. Das Zytoplasma
ist lipidreich.

Differentialdiagnostisch sind die Sertoli-Zell-Tumoren von Sertoli-Zell-Knotchen in hyperplastischen Zonen kryptorcher Hoden abgrenzbar. Eine
Sonderform ist der Sertoli-Zell-Tumor mit Verkalkungen (Proppe u. Scully 1980). Sertoli- und Leydig-Zell-Tumoren konnen in Kombinationen auftreten.
Sertoli-Zell-Tumoren exprimieren Vimentin und
Zytokeratin. Bei der Sertoli-Zell-Hyperplasie wird
dagegen nur Vimentin nachgewiesen (Sasano et al.
1992).

4.5.3 Granulosazelltumoren

Im Gegensatz zum Ovar werden im Hoden außerst
selten Tumoren vom Granulosazelltyp beobachtet.
Die Tumoren ahneln makroskopisch und mikroskopisch denjenigen aus dem Ovar. Histologisch
sind die typischen Call-Exner-Korper-Einschlusse
sichtbar.
Es werden Granulosazelltumoren des Hodens vom
adulten und vom juvenilen Typ unterschieden. Bei
Kleinkindern und Neugeborenen soll letzterer der
haufigste Gonadenstromatumor sein. Wiederum
finden sich in knotig aufgebauten Tumorarealen
Strange und Nester sowie follikelartige Ansamm-
lungen unreifer granulosazellähnlicher Elemente.
Maligne Entartungen sind bei Kindern bislang
nicht beschrieben. Bei Erwachsenen sind sie selten, z. T. mit Gynakomastie kombiniert (Matoska
et al. 1992).
Immunhistochemische Analysen, vor allem der
positive Nachweis von Ostrogen und Progesteronrezeptoren, werden als Basis fur Therapieansatze
diskutiert, ebenso wie das Konzept, daß die Tu-
morentstehung auf einem uberwiegenden abnor-
men Wachstumsverhalten der Tumorzellen bei pathologischer Rezeptorausstattung beruht (Due et
al. 1989 a).

4.5.4 Androblastome

Diese Tumoren bestehen aus Anteilen von Sertoli-
oder Granulosazelltumoren. Auch sarkomartige
Stromawucherungen konnen beobachtet werden.
Sie werden vornehmlich im Kindesalter und auch
schon bei Sauglingen gesehen. Klinisch besteht
nicht selten eine Gynakomastie. Unter dem 10. Lebensjahr sind die Tumoren als gutartig einzustufen.
Uber dieser Altersgrenze ist offenbar ein Drittel
maligne (Eble et al. 1984).
Makroskopisch weisen die Tumoren einen lappi-
gen Aufbau auf. Die Schnittflache ist grauweiß bis

gelblich. Mikroskopisch sieht man ein gemischtes Bild aus Epithelzellen und Spindelzellen. Die Epithelzellen schließen Lipide ein. Zum Teil sieht man auch Zellformationen, die an Gruppierungen von Granulosazellen erinnern. Immunhistochemisch werden Zytokeratin und vereinzelt Vimentin exprimiert (Abb. 4.53).

4.6 Kombinationen von Keimzell- und gonadalen Stromatumoren

Derartige Tumoren kommen bei Patienten mit Gonadendysgenesie vor. Sie werden als Gonadoblastome bezeichnet.

Makroskopisch handelt es sich um grauweiße, sehr derbe Tumoren mit Verkalkungen. Sie können einen Großendurchmesser von 30 cm erreichen. Mikroskopisch finden sich verschiedene Zellkomplexe, so Kombinationen von Keimzellen, unreifen Sertoli- und Granulosazellen. Auch Call-Exner-Korperchen sind nachweisbar. Im Stroma sieht man Leydig-Zellen. Hin und wieder sind auch seminomartige Formationen nachweisbar (Matoska u. Talerman 1989). Diese konnen zu Metastasen fuhren. Insgesamt ist die Prognose jedoch gut.

Die uberwiegende Anzahl der Patienten mit Gonadoblastomen sind phanotypisch weiblich, ein geringer Teil phanotypisch mannlich. Die Patienten haben einen Kryptorchismus, eine Hypospadie und weiblich ausdifferenzierte innere Geschlechtsorgane.

Neben den Gonadoblastomen innerhalb dysgenetischer Gonaden sind auch gemischte Keimzell- und Gonadenstromatumoren bekannt, die in *normalen* Gonaden auftreten. In den Hoden sind sie außerst selten. Die Tumoren sind gutartig. Sie bestehen aus tubulären, uberwiegend jedoch soliden Gewebssträngen, in die Keimzellen eingelagert sind (Talerman 1980).

4.7 Andere Hodentumoren

Hodentumoren können auch Bilder von Ovarialgeschwülsten zeigen wie seröse und muzinose Zystadenome, Brenner-Tumoren, Zystadenokarzinome und hellzellige Adenokarzinome. Karzinoide des Hodens, die auch in diese Gruppe gerechnet werden, müssen von Karzinoiden, die innerhalb von Teratomen auftreten, abgegrenzt werden (Sturm et al. 1991). Hodenkarzinoide werden klinisch sehr rasch auffallig, da sie – wenn eine hormonale Aktivität besteht – ihr Hormon direkt in den großen Kreislauf abgeben und einen Flush auslosen konnen. Die Diagnose eines primaren Hodenkarzinoids ist nur dann gesichert, wenn ein primáres Karzinoid an anderer Stelle, vor allem im Dunndarm, ausgeschlossen ist. Reine Hodensarkome sind extrem selten (Caccamo et al. 1991; Zuckerberg u. Young 1990).

4.8 Metastasen

Im Vordergrund stehen Metastasen von Bronchus-, Prostata- und intestinalen Karzinomen (Darm- und Pankreaskarzinome) (Gokcebay et al. 1989; von Stauffenberg et al. 1990). Ferner finden sich Metastasen von malignen Melanomen im Hoden. Selten werden auch Metastasen eines Nierenzellkarzinoms im Hoden diagnostiziert (Indudhara et al. 1990) (Abb. 4.54).

4.9 Differentialdiagnostische Probleme

Vor allem im Rahmen der klinischen Diagnostik spielt die spezifische und unspezifisch granulomatose Orchitis gegenüber seminomatosen Keimzelltumoren eine Rolle (Jani et al. 1990) (Abb. 4.55–4.62). Auch morphologisch kann es hier zu Abgrenzungsschwierigkeiten kommen. Der Einsatz plazentarer alkalischer Phosphatase oder die immunhistochemische Charakterisierung von Entzundungszellen können im Zweifelsfall hier weiterhelfen (Zajaczkowski et al. 1990b). Weiterhin konnen maligne Lymphome und Seminome differentialdiagnostische Schwierigkeiten aufwerfen. Im Gegensatz zu seminomatósen Keimzelltumoren werden maligne Lymphome in hohem Lebensalter diagnostiziert, befallen zumeist beide Hoden und Nebenhoden und infiltrieren auch den Samenstrang. – Zystisch zerfallene Hoden- bzw. Nebenhodentuberkulosen müssen mitunter von teratoiden Hodengeschwülsten ab- gegrenzt werden und umgekehrt (Abb. 4.61 und 4.62).

4.10 Tumoren des Rete testis, der Nebenhoden, des Samenstranges, der Hodenkapsel und anhängender Strukturen (Tabelle 4.9)

4.10.1 Adenome, Karzinome

Papilläre Zystadenome im Nebenhoden liegen in fast 65 % der Fälle beidseits, in 18 % unilateral vor. Bei der bilateralen Form muß auch an eine von Hippel-Lindau-Krankheit gedacht werden (Kragel et al. 1990).

Bei den Karzinomen im Nebenhoden sind in erster Linie Metastasen zu beobachten, z.B. solche von Nierenzellkarzinomen. Dies gilt auch für das Karzinom des Rete testis. Die Karzinomform ist papillar, tubulär und solide aufgebaut.

Differentialdiagnostisch konnen bei hochdifferenzierten papillaren Adenokarzinomen des Rete testis auch adenomatose Hyperplasien eine Rolle spielen (Blumberg u. Hendrix 1991). Wie bei den Karzinomen ist auch hier die Zytokeratinreaktion positiv. Vimentin-, Aktin-, Desmin- und S-100-Protein-Expressionen fehlen dagegen. Ein Ubergang in Malignitat mit Rezidiven oder Metastasen ist nicht bekannt (Hartwick et al. 1991). Die Retetestis-Karzinome werden bei Mannern nach dem 70. Lebensjahr beobachtet.

Papilläre Adenokarzinome konnen auch von der Appendix testis, bei der es sich um Reste der Muller-Gange handelt, ausgehen. Die Karzinome sind den papillaren und serösen Ovarialkystomen in der Struktur sehr ahnlich. Es finden sich auch Psammomkorperchen. Zystische Prozesse wie Hydrozelen, dysontogenetische Nebenhodenzysten, multilokulare Spermatozelen konnen klinisch-differentialdiagnostisch gegenuber zystischen Nebenhodentumoren Schwierigkeiten bereiten (Abb. 4.63–4.67).

4.10.2 Weichteiltumoren

Hier steht an erster Stelle der Adenomatoidtumor des Nebenhodens (Gasser et al. 1990; Goddard u. Grant 1992). Vornehmlich ist er im Nebenhodenschwanz lokalisiert. Zumeist handelt es sich um einen kugeligen Tumor von sehr derber Konsistenz. Auf der Schnittflache zeigt sich ein grauweißes, derbes gefasertes Gewebe, ahnlich dem Bild eines Leiomyoms. Mikroskopisch sind drusenartige Zellstränge innerhalb eines hyalinisierten Bindegewebes erkennbar. In den Lumina kann sich schwach PAS-positives Material befinden. Immunhistochemisch exprimieren diese epithelahnlichen

Tabelle 4.9. Tumoren und tumorahnliche Lasionen des Hoden- und Nebenhodenbereichs

Tumoren des Rete testis, der Nebenhoden, des Samenstranges, der Hodenkapsel und anhangender Strukturen

Karzinom des Rete testis
Adenomatoidtumor
Papillares Zystadenom und Karzinom
Mesotheliom (Tunica vaginalis)
Melanozytarer neuroektodermaler Tumor
Weichteiltumoren
– Embryonales Rhabdomyosarkom
– Andere
Metastasen
Unklassifizierbare Tumoren

Tumorahnliche Lasionen in Hoden und Nebenhoden

Epidermale Zyste
Unspezifische Orchitis
Unspezifische granulomatose Orchitis
Spezifische Orchitis
Malakoplakie
Fibromatose Periorchitis
Spermagranulome
Lipogranulome
Adrenaler Resttumor
Anderes

Tumorzellen Zytokeratin, teilweise auch S-100-Protein und NSE. Sie sind uberwiegend vimentin-negativ. Faktor-VIII-Antigen wird nicht exprimiert. Die Zellen werden von Mesothelien abgeleitet (Lehto et al. 1983; Soderstrom 1982) (Abb. 4.68 und 4.69).

Die Tumoren sind gutartig (Goddard u. Grant 1992). Adenomatose Hyperplasien werden auch im Rete testis beobachtet (Nistal u. Paniagua 1988).

Eine seltene Variante des Adenomatoidtumors ist das histiozytär-epitheloidzellige Hamangiom. Die Gefaßwände reagieren mit Vimentin und Faktor VIII (Banks u. Mills 1990; Goddard u. Grant 1992). Differentialdiagnostisch ist der fibrosierende Pseudotumor des Nebenhodens abzugrenzen (Abb. 4.70–4.71).

Im Bereich der Tunica vaginalis und am Nebenhoden können sich auch Mesotheliome entwickeln, die jedoch sehr selten sind. Sie verursachen eine zumeist einseitige Hydrozele. Selten werden maligne Mesotheliome auch beidseits beobachtet (Grove et al. 1989; Peters et al. 1989; Dreßler et al. 1988; van Poppel et al. 1988; Hedinger 1991).

Von der Prognose her, weil ausnahmslos maligne, spielen die paratestikularen Weichteiltumoren wie Liposarkome, Rhabdomyosarkome, Leiomyosarkome und Fibromyosarkome eine entscheidende Rolle (Abb. 4.72–4.74). Vor allem bei den paratestikulären Liposarkomen täuscht der makroskopische Befund Benignität vor.

Überwiegend handelt es sich um hoch ausdifferenzierte Liposarkome. Die Rhabdomyosarkome vom embryonalen und alveolären Typ kommen vornehmlich im Kindesalter, die pleomorphen paratestikulären Rhabdomyosarkome dagegen ausschließlich bei älteren Mannern vor, ahnlich die Fibro- und Leiomyosarkome. Die Prognose der Rhabdomyosarkome im Kindesalter ist schlecht. Sie neigen zu einer ausgesprochenen Metastasierung in retroperitoneale Lymphknoten (Loughlin et al. 1989). Die postchirurgische onkologische Therapie entspricht derjenigen, wie sie auch allgemein für Rhabdomyosarkome der Urogenitalgegend gilt.

In jungster Zeit sind vermehrt benigne und maligne fibröse Histiozytome, sog. gemischte mesenchymale Tumoren des Samenstrangs, in einem Fall mit isoliertem Befall des Skrotums, beobachtet worden (Adolphs et al. 1982; Watanabe et al. 1988; Algaba et al. 1989; de Bruin et al. 1989; Moller et al. 1991; Takashi et al. 1991).

Epidermiszysten des Samenstranges sind selten (Gordon u. Mikel 1990). – Gegenüber regressiven Weichteiltumoren sollten die nodulären Bindegewebsverkalkungen im Rete testis abgegrenzt werden (Nistal u. Paniagua 1989).

4.11 Tumoren des äußeren Genitales (Penis, Skrotum) (Tabelle 4.10)

Benigne Tumoren sind im Bereich des außeren Genitales (Skrotum) sehr selten. Unter anderem werden Fibrome, Lipome, Neurofibrome, Schwannome, Hämangiome und fibröse Hamartome, Hydrokystome und tumoröse noduläre Verkalkungen beobachtet (Abb. 4.75–4.77). Relativ haufig ist das Leiomyom (Ferro et al. 1988).

Am Penis, vor allem aber am Skrotum treten Epidermoidzysten (Atherome) auf (Zajaczkowski et al. 1990a) (Abb. 4.78 und 4.79). Fibroepitheliale Läsionen nach Art von Condylomata acuminata werden infektiösen Prozessen (Papillomaviren) zugeordnet (Nuovo et al. 1990) (Abb. 4.80). Adenokarzinome im Bereich des Penis sind ausgesprochene Raritäten, ebenso wie Angiosarkome des Corpus cavernosum, Kaposi-Sarkome, Leiomyo- und Rhabdomyosarkome (Conrad et al. 1989; Angulo et al. 1991).

Plattenepithelkarzinome und maligne Melanome der Glans penis werden dagegen häufiger beobachtet (Kressel et al. 1989; Landthaler et al. 1990)

Tabelle 4.10. TNM-Klassifikation von Tumoren des Penis unter Einbeziehung von Praputium, Glans penis und Penisschaft

T Primartumor

TX	Primartumor kann nicht beurteilt werden
T0	Kein Anhalt fur Primartumor
Tis	Carcinoma in situ
Ta	Nichtinvasives verrukoses Karzinom
T1	Tumor infiltriert subepitheliales Bindegewebe
T2	Tumor infiltriert Corpus spongiosum oder cavernosum
T3	Tumor infiltriert andere Nachbarstrukturen

N Regionare Lymphknoten

NX	Regionare Lymphknoten konnen nicht beurteilt werden
N0	Keine regionaren Lymphknotenmetastasen
N1	Metastase in solitarem oberflachlichem Leistenlymphknoten
N2	Metastasen in multiplen oder bilateralen oberflachlichen Leistenlymphknoten
N3	Metastase(n) in tiefen Leisten- oder Beckenlymphknoten (uni- oder bilateral)

M Fernmetastasen

MX	Das Vorliegen von Fernmetastasen kann nicht beurteilt werden
M0	Keine Fernmetastasen
M1	Fernmetastasen

Stadiengruppierung

Stadium 0	Tis	N0	M0
	Ta	N0	M0
Stadium I	T1	N0	M0
Stadium II	T1	N1	M0
	T2	N0, N1	M0
Stadium III	T1	N2	M0
	T2	N2	M0
	T3	N0, N1, N2	M0
Stadium IV	T4	Jedes N	M0
	Jedes T	N3	M0
	Jedes T	Jedes N	M1

(Abb. 4.81–4.85; Tabelle 4.10). Die Plattenepithelkarzinome entwickeln sich häufig auf dem Boden länger bestehender Präkanzerosen wie proliferierender verruköser Leukoplakie, M. Bowen bzw. Erythroplasia Queyrat (Abb. 4.82 und 4.86). Ein Lichen sclerosus et atrophicus kann mit einer begleitenden bowenoiden Epitheldysplasie oder Veränderungen im Sinne einer Erythroplasia Queyrat die Entwicklung eines Plattenepithelkarzinoms begünstigen. Ein Lichen ruber als Vorstadium ist dagegen eine Rarität (Wörheide et al. 1991). Mitunter liegen jedoch metastastische Absiedlungen anderweitig lokalisierter Primärtumoren vor. Das gilt auch vor allem fur Metastasen des Prostatakarzinoms in der Glans penis (Hayashi et al. 1990) (Abb. 4.87).

Das Plattenepithelkarzinom des Skrotums ist als

sog. Teerarbeiterkrebs (Schornsteinfegerkrebs) einer der am langsten bekannten berufsbedingten Krebse. Es liegen typische verhornende Plattenepithelkarzinome vor. Ohne Befall der regionaren Lymphknoten (Leistenregion) ist die Prognose gut (Abb. 4.88).

Von primaren malignen Melanomen am Skrotum sind bislang erst 4 Falle bekannt geworden (Davis et al. 1991). Maligne Lymphome oder die Pseudolymphome (Lymphadenosis cutis benigna Bafverstedt) sind ebenfalls seltene Befunde (Abb. 4.89 und 4.90).

Literatur

Adolphs H-D, Helpap B, Koischwitz D (1982) Retroperitoneal and inguinal manifestation of malignant fibrous histiocytoma Urology 20 639–645

Algaba F, Trias I, Castro C (1989) Inflammatory malignant fibrous histocytoma of the spermatic cord with eosinophilia Histopathology 14 319–321

Allen PR, King AR, Sage MD, Sorell VF (1990) A benign gonadal stromal tumor of the testis of spindle fibroblastic type case report Pathology 22 227–229

Angulo JC, Lopez JI, Unda-Urzaiz M, Larrinaga JR, Zubiaur CL, Flores NC (1991) Kaposi's Sarcoma of the penis as an initial urological manifestation of AIDS A report of two cases Urol Int 46 235–237

Azzopardi JG, Mostofi FK, Theiss EA (1961) Lesions of testes observed in certain patients with widespread choriocarcinoma and related tumors The significance and genesis of hematoxylin staining bodies in the human testis Am J Pathol 38 207–225

Banks ER, Mills SE (1990) Histiocytoid (epitheloid) hemangioma of the testis – the so-called vascular variant of „adenomatoid tumor" Am J Surg Pathol 14 584–589

Blumberg HM, Hendrix LE (1991) Serous papillary adenocarcinoma of the tunica vaginalis of the testis with metastasis Cancer 67 1450–1453

Bohm E, Tan KH, Eitner S, Walz PH (1991) Ausbreitungsmuster der intratubularen Keimzellneoplasie – zugleich ein Beitrag zur Bedeutung der Hodenbiopsien bei Risikopatienten Pathologe 12 196–203

Brehmer-Andersson E, Ljungdahl-Stahle E, Koshida K, Yamamoto H, Stigbrand T, Wahren B (1990) Isoenzymes of alkaline phosphatases in seminomas an immunohistochemical and biochemical study APMIS 98 977–982

Bruin MJFM de, Pelger RCM, Meijer WS, Giard RWM (1989) Malignant fibrous histiocytoma of the spermatic cord J Urol 142 131–133

Brunner KW, Obrecht JP (1985) Tumoren des Hodens In Gross R, Schmidt CG (Hrsg) Klinische Onkologie Thieme, Stuttgart, S 33 1–33 23

Caccamo D, Socias M, Truchet C (1991) Malignant Brenner tumor of the testis and epididymis Arch Pathol Lab Med 115 524–527

Collins DH, Pugh RCB (1964) The pathology of testicular tumors Br J Urol 36 [Suppl]

Conrad S, Busch R, Otto U, Kloppel G (1989) Leiomyosarkom des Penis Aktual Urol 20 33–35

Dabelsteen E, Krag Jacobsen G (1991) Histo-blood group antigens as differentiation markers in testicular germ cell tumours APMIS 99 391–397

Damjanov I (1986) Testicular germ cell tumors as model of carcinogenesis and embryogenesis In Javadpoui N (ed) Testicular cancer Thieme, New York, pp 73–87

Damjanov I (1989) Editorial Is seminoma a relative or a precursor of embryonal carcinoma? Lab Invest 60 1–3

Damjanov I, Niejadlik DC, Rabuffo JF, Donadio JA (1980) Cribriform and sclerosing seminoma devoid of lymphoid infiltrates Arch Pathol Lab Med 104 527–530

Davis NS, Kim CA, Dever DP (1991) Primary malignant melanoma of the scrotum Case report and literature review J Urol 145 1056–1057

Dressler W, Permanetter W, Peters HP, Wieland WF (1988) Malignes Mesotheliom der Tunica vaginalis testis Pathologe 9 318–321

Due W, Dieckmann KP, Niedobeck G, Bornhoft G, Loy V, Stein H (1989a) Immunhistochemische Charkcterisierung eines testikularen Granulosazelltumors Verh Dtsch Ges Pathol 73 471

Due W, Dieckmann K-P, Loy V, Stein H (1989b) Immunhistological determination of oestrogen receptor, progesterone receptor, and intermediate filaments in Leydig cell tumours, Leydig cell hyperplasia, and normal Leydig cells of the human testis J Pathol 157 225–234

Dunphy CH, Ayala AG, Swanson DA, Logothetis C (1988) Clinical stage I nonseminomatous and mixed germ cell tumors of the testis A clinicopathologic study of 93 patients on a surveillance protocol after orchiectomy alone Cancer 62 1202–1206

Eble JN, Hull MT, Warfel KA, Donohue JP (1984) Malignant sex cord-stromal tumor of testis J Urol 131 546–550

Ferro F, Caterino S, Boldrini R, Bosmann C, Cavallini M (1988) Fibrous hamartoma of infancy in the scrotum Pediatr Surg Int 4 71–73

Fossa SD, Nesland JM, Wahre H, Amellem O, Pettersen EO (1991) DNA ploidy in the primary tumor from patients with nonseminomatous testicular germ cell tumors clinical Stage I Cancer 67 1874–1877

Fung CY, Kalish LA, Brodsky GL, Richie JP, Garnick MB (1988) Stage I nonseminomatous germ cell testicular tumor prediction of metastatic potential by primary histopathology J Clin Oncol 6 1467–1473

Gasser A, Jurincic C, Klippel KF (1990) Klinik, Verlauf und Therapie benigner Tumoren des Nebenhodens und des paratestikularen Gewebes Urologe [A] 29 146–147

Giwercman A, Marks A, Bailey D, Baumal R, Skakkebaek NE (1988a) A monoclonal antibody as a marker for carcinoma in situ germ cells of the human adult testis APMIS 96 667–670

Giwercman A, Muller J, Skakkebaek NE (1988b) Carcinoma in situ of the undescended testis Semin Urol 4 110–119

Goddard MJ, Grant JW (1992) Adenomatoid tumours a mucin histochemical and immunohistochemical study Histopathology 20 57–61

Gokcebay E, Voges GE, Dienes HP, Muller SC (1989) Hodenmetastase eines „endometrioiden" Prostatakarzinoms Aktuel Urol 20 148–149

Gordon AC, Mikel JJ (1990) Epidermoid cyst of the spermatic cord Pediatr Surg Int 5 69–70

Grem JL, Robins HI, Wilson KS, Gilchrist K, Trump DL (1986) Metastatic Leydig cell tumor of the testis Cancer 58 2116–2119

Grove A, Jensen ML, Donna A (1989) Mesotheliomas of the tunica vaginalis testis and hernial sacs Virchows Archiv [A] 415 283–292

Hartwick RWJ, Ro JY, Srigley JR, Ordonez NG, Ayala AG (1991) Adenomatous hyperplasia of the rete testis a clinicopathologic study of nine cases Am J Surg Pathol 15 350–357

Hayashi T, Tsuda N, Shimada O, Kishikawa M, Iseki M, Nishimura N, Taniguchi K (1990) A clinicopathologic study of tumors and tumor-like lesions of the penis Acta Pathol Jpn 40 343–351

Hedinger CE (1991) Pathologie des Hodens In Hedinger CE, Dhom G (Hrsg) Pathologie des mannlichen Genitale Springer, Berlin Heidelberg New York Tokyo (Spezielle pathologische Anatomie, Bd 21, S 1–454)

Helpap B (1980) Zellkinetische in vivo und in vitro Untersuchungen mit 3H- und 14C-Thymidin an Gewebsbiopsien von Experimental- und Human-Tumoren Westdeutscher Verlag, Opladen

Hermanek P, Sobin LH (1987/1992) TNM Classification of malignant tumours Springer, Berlin Heidelberg New York Tokyo (4th rev edn 1987/4th edn , 2nd rev 1992)

Hochstetter AR von, Hedinger CE (1982) The differential diagnosis of testicular germ cell tumors in theory and practice Virchows Arch [A] 396 247–277

Hochstetter AR von, Sigg C, Saremaslani P, Hedinger CE (1985) The significance of giant cells in human testicular seminomas Virchows Arch [A] 407 309–322

Indudhara R, Sharma SK, Rajwanshi A, Shonki A (1990) Isolated testicular metastases from renal cell carcinoma Urol Int 45 186–187

Jani AN, Casibang V, Mufarrij WA (1990) Disseminated actinomycosis presenting as a testicular mass A case report J Urol 143 1012–1014

Javadpour N (1983) Multiple biochemical tumor markers in seminoma A double-blind study Cancer 52 887–889

Koide O, Iwai S, Baba K, Iri H (1987) Identification of testicular atypical germ cells by an immunohistochemical technique for placental alkaline phosphatase Cancer 60 1325–1330

Kragel PJ, Pestaner J, Travis WD, Linehan WM, Filling-Katz MR (1990) Papillary cystadenoma of the epididymis – A report of three cases with lectin histochemistry Arch Pathol Lab Med 114 672–675

Kressel K, Mumperow E, Hartmann M (1989) Peniskarzinom bei einem jungen Patienten Aktuel Urol 20 39–41

Kulkarni JN, Kamat MR, Borges AM (1990) Bilateral synchronous tumors in testes in unrecognized mixed gonadal dysgenesis a case report and review of literature J Urol 143 362–364

Landthaler M, Alvanopoulos K, Braun-Falco O (1990) Maligne Melanome des Penis Hausarzt 41 72–74

Leonard MP, Schlegel PN, Crovatto A, Gearhart JP (1990) Burkitt's lymphoma of the testis a unusual scrotal mass in childhood J Urol 143 104–106

Lehto V-P, Miettinen M, Virtanen I (1983) Adenomatoid tumor immunhistological features suggesting a mesothelial origin Virchows Arch [B] 42 153–159

Loughlin KR, Retik AB, Weinstein HJ, Colodny AH, Shamberger RC, Delorey M, Tarbell M, Cassaday JR, Hendren WH (1989) Genitourinary rhabdomyosarcoma in children Cancer 63 1600–1606

Mann K (1990) Tumormarker beim Hodenkarzinom Urologe [A] 29 77–86

Mark GJ, Hedinger CE (1965) Changes in remaining tumor-free testicular tissue in cases of seminoma and teratoma Virchows Arch [A] 340 84–92

Matoska J, Talermann A (1989) Mixed germ cell-sex cord stroma tumor of the testis A report with ultrastructural findings Cancer 64 2146–2153

Matoska J, Ondrus D, Talerman A (1992) Malignant granulosa cell tumor of the testis associated with gynecomastia and long survival Cancer 69 1769–1772

Matteis A de, Silverio F di (1987) Immunological tissue markers in the diagnosis of testicular cancer World J Urol 5 138–142

Mellor SG, McCutchan JDS (1989) Gynaecomastia and occult Leydig cell tumour of the testis Br J Urol 63 420–422

Mikulowski P, Oldbring J (1992) Microinvasive germ cell neoplasia of the testis Cancer 70 659–664

Moller P, Bernstein IT, Brynitz S, Winther-Nielsen H (1991) Malignant mesenchymoma of the scrotum Scand J Urol Nephrol 25 315–317

Moriyama N, Daly JJ, Keating MA, Lin CW, Prout GR Jr (1985) Vascular invasion as a prognostic factor of metastatic disease in nonseminomatous germ cell tumors of the testis importance in „surveillance only" protocols Cancer 56 2492–2498

Mostofi FK (1973) Testicular tumors Cancer 32 1186–1201

Mostofi FK (1980) Pathology of germ cell tumors of testis Cancer 45 1735–1754

Mostofi FK, Price EB Jr (1973) Tumors of the male genital system, Fasc 8 Atlas of tumor pathology, 2nd series Armed Forces Institute of Pathology, Washington

Mostofi FK, Sobin LH (1977) Histological typing of testis tumors World Health Organization, Geneva

Mostofi FK, Sesterhenn IA, Davis CJ (1988) Developments in histopathology of testicular germ cell tumors Semin Urol 6 171–188

Muller J, Skakkebaek NE, Parkinson MC (1987) The spermatocytic seminoma views on pathogenesis Int J Androl 10 147–156

Mulders PFA, Oosterhof GON, Boetes C, Mulder PHM de, Theeuwes AGM, Debruyne FMJ (1990) The importance of prognostic factors in the individual treatment of patients with disseminated germ cell tumours Br J Urol 66 425–429

Nagahara N, Kitamura H, Kanisawa M, Ikeda A, Shirai K, Matsushita K (1991) A testicular teratoma with rhabdomyosarcoma and seminoma A Pathol Jpn 41 707–711

Nagler HM, Kaufmann DG, O'Toole KM, Sawczuk IS (1990) Carcinoma in situ of the testes diagnosis by aspiration flow cytometry J Urol 143 359–361

Niederberger M, Delozier-Blanchet CD, Hedinger CE, Walt H (1988) Differences between subcutaneus and intraperitoneal forms of the three human testicular teratocarcinomas in nude mice Cancer 61 1571–1578

Nielsen K, Jacobsen GK (1988) Malignant Sertoli cell tumours of the testis An immunohistochemical study and a review of the literature APMIS 96 755–760

Nistal M, Paniagua R (1988) Adenomatous hyperplasia of the rete testis J Pathol 154 343–346

Nistal M, Paniagua R (1989) Nodular proliferation of calcifying connective tissue in the rete testis a study of three cases Hum Pathol 20 58–61

Nuovo GJ, Hochman HA, Eliezri YD, Lastarria D, Comite SL, Silvers DN (1990) Detection of human papillomavirus DNA in penile lesions histologically negative for condylomata analysis by in situ hybridization and the polymerase chain reaction Am J Surg Pathol 14 829–836

Oosterhuis JW, Castedo SMJ, Jong B de, Cornelisse CJ, Dam A, Sleijfer DT, Koops HS (1989) Ploidy of primary germ cell tumors of the testis Lab Invest 60 14–21

Palmer MC, Mador DR, Venner PM (1989) Testicular seminoma associated with the acquired immunodeficiency syndrome and the acquired immunodeficiency syndrome related complex two case reports J Urol 142 128–130

Peltomaki P Alfthan O, La Chapelle A de (1991) Oncogenes in human testicular cancer DNA and RNA studies Br J Cancer 63 851–858

Peters H-P, Wieland WF, Roßler W, Dressler W, Permanetter W (1989) Malignes Mesotheliom der Tunica vaginalis testis (MMTVT) Aktuel Urol 20 45–47

Pierce GB, Abell MR (1970) Embryonal carcinoma of the testis Pathol Ann 5 27–60

Poppel H van, Renterghem K van, Claes H, Oyen R, Moerman P, Baert L (1988) Benign mesothelioma of the epididymis case report Urol Int 43 370–371

Proppe KH, Scully RE (1980) Large-cell calcifying Sertoli cell tumor of the testis Am J Clin Pathol 74 607–619

Pugh RCB (1976) Pathology of the testis Blackwell Scientific, Oxford

Pugh RCB, Cameron KM (1976) Teratoma In Pugh RCB (ed) Pathology of the testis Blackwell Scientific, Oxford, pp 199–244

Richter HJ, Leder L-D (1979) Lymph node metastases with PAS-positive tumor cells and massive epitheloid granulomatous reaction as diagnostic clue to occult seminoma Cancer 44 245–249

Sasano H, Nakashima N, Matsuzaki O, Kato H, Aizawa S, Sasano N, Nagura H (1992) Testicular sex cord-stromal lesions immunohistochemical analysis of cytokeratin, vimentin and steroidogenetic enzymes Virchows Arch [A] 421 163–169

Schmidt CG (1983) Hodentumoren – ein Durchbruch? Schweiz Med Wochenschr 113 1293–1300

Schmoll H-J (1991) Atiologie und Therapie des Hodentumors Urologie 7 28–30

Sela BK, Matoska J (1991) Flow cytometry analysis of ploidy and proliferation activity in classical and spermatocytic seminoma Neoplasma 38 3

Skakkebaek NE (1972a) Abnormal morphology of germ cells in two infertile men Acta Pathol Microbiol Scand [A] 80 374–378

Skakkebaek NE (1972b) Possible carcinoma-in-situ of the testis Lancet 2 516–517

Soderstrom K-O (1982) Origin of adenomatoid tumor A comparison between the structure of adenomatoid tumor and epididymal duct cells Cancer 49 2349–2357

Stauffenberg A von, Vogel J, Winter P (1990) Metastase eines Prostatakarzinoms im Hoden Aktuel Urol 21 42–44

Stephenson RA (1991) Surveillance for clinical stage I nonseminomatous testis carcinoma rationale and results Urol Int 46 290–293

Stiller D, Katenkamp D, Pressler H, Kosmehl H (1983) Keimzelltumoren des Hodens histologische Klassifikation von 552 Fallen entsprechend der WHO-Nomenklatur Zentralbl Allg Pathol 128 85–100

Sturm K, Kunze K-D, Kelly L-U (1991) Primares Karzinoid des Hodens Zentralbl Pathol 137 376–379

Takashi M, Haimoto H, Nagai T, Koshikawa T, Kato K (1990) Enolase isoenzymes in seminoma Urol Res 18 175–180

Takashi M, Koshikawa T, Sakata T, Murase T, Miyake K (1991) Benign mixed mesenchymal tumor of the spermatic cord Urol Int 46 352–355

Talerman A (1980) Endodermal sinus (yolk sac) tumor elements in testicular germ-cell tumors in addults comparison of prospective and retrospective studies Cancer 46 1213–1217

Tentscher M, Helpap B, Hildenbrand G, Weißbach L (1982) Das aggressive Seminom Klinische und morphologische Untersuchungen In Weißbach L, Hildenbrand G (Hrsg) Register und Verbundstudie fur Hodentumoren Bonn Ergebnisse einer prospektiven Untersuchung Zuckschwerdt, Munchen, S 287–305

Thackray AC, Crane WAJ (1976) Seminoma In Pugh RCB (ed) Pathology of the testis Blackwell Scientific, Oxford, pp 164–198

Walt H, Hedinger CE (1984) Differentiation of human testicular embryonal carcinoma and teratocarcinoma grown in nude mice and soft-agar cultures Cell Differ 15 81–86

Walt H, Arrenbrecht S, Delozier-Blanchet CD, Keller PJ, Nauer R, Hedinger CE (1986) A human testicular germ cell tumor with borderline histology between seminoma and embryonal carcinoma secreted beta-human chorionic gonadotropin and alpha-fetoprotein only as a xenograft Cancer 58 139–146

Watanabe K, Ogawa A, Komatsu H, Yamashita T, Nobuo I (1988) Malignant fibrous histiocytoma of the scrotal wall a case report J Urol 140 151–152

Worheide J, Bonsmann G, Kolde G, Hamm H (1991) Plattenepithelkarzinom auf dem Boden eines Lichen ruber hypertrophicus an der Glans penis Hausarzt 42 112–115

Young RH, Finlayson N, Scully RE (1989) Tubular seminoma Arch Pathol Lab Med 113 414–416

Zajaczkowski T, Straube W, Schlake W (1990a) Die Epidermiszysten des Hodens Aktuel Urol 21 153–156

Zajaczkowski T, Straube W, Schlake W (1990b) Orchitis granulomatosa Urologe [A] 29 152–154

Zuckerberg LR, Young RH (1990) Primary testicular sarcoma a report of two cases Hum Pathol 21 932–935

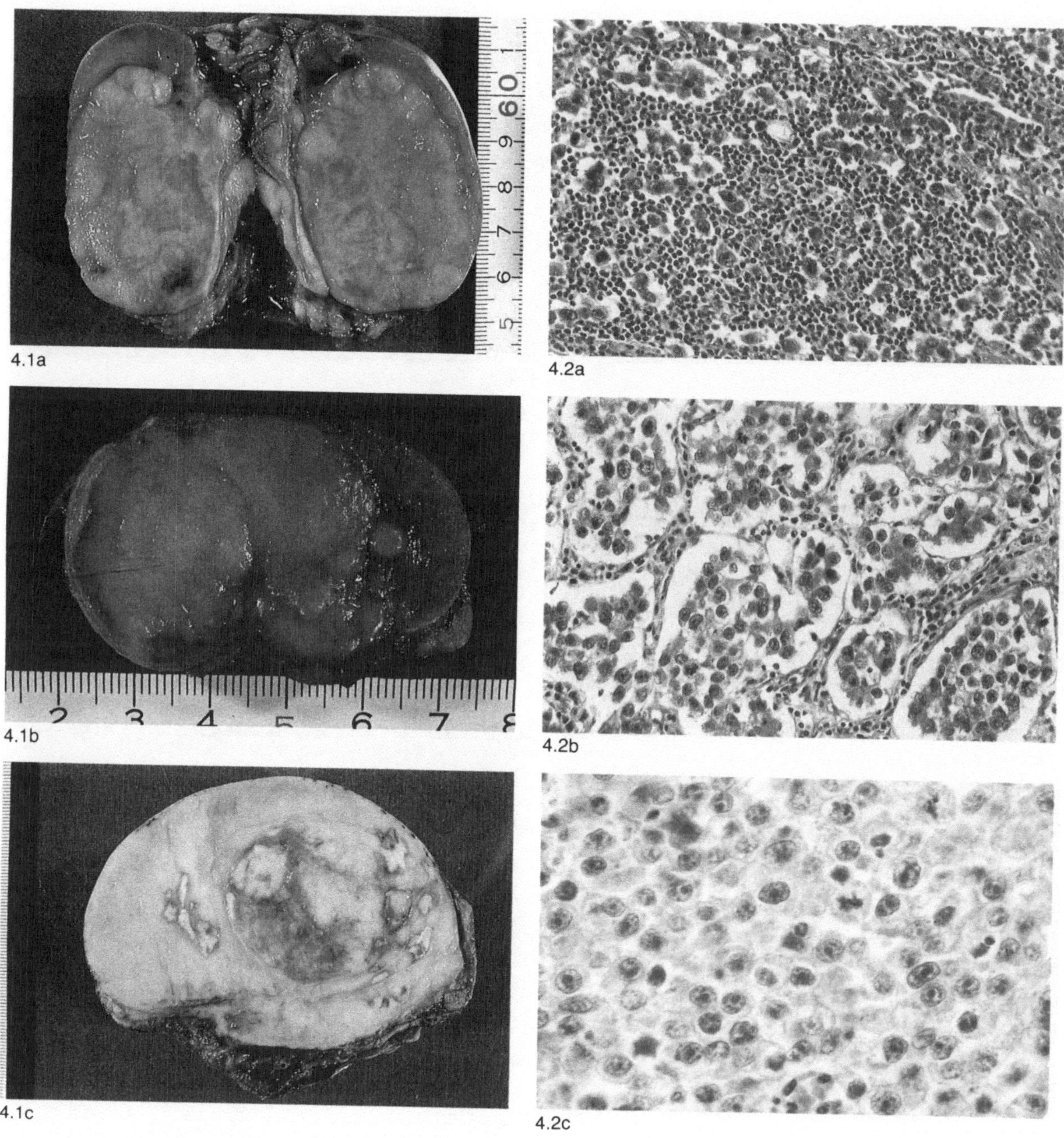

4.1 a–c. Klassisches Seminom des Hodens mit
a kompletter Durchsetzung und Befall von Rete
testis und Nebenhoden
b einzelnen Nekrosefeldern
c ausgedehnten zentralen Nekrosen (pT2)

4.2 a–c. Klassisches Seminom.
Hämatoxylin-Eosin
a Deutliche lymphozytäre Stromareaktion
b Geringe lymphozytäre Stromareaktion
c Mit einzelnen Mitosefiguren

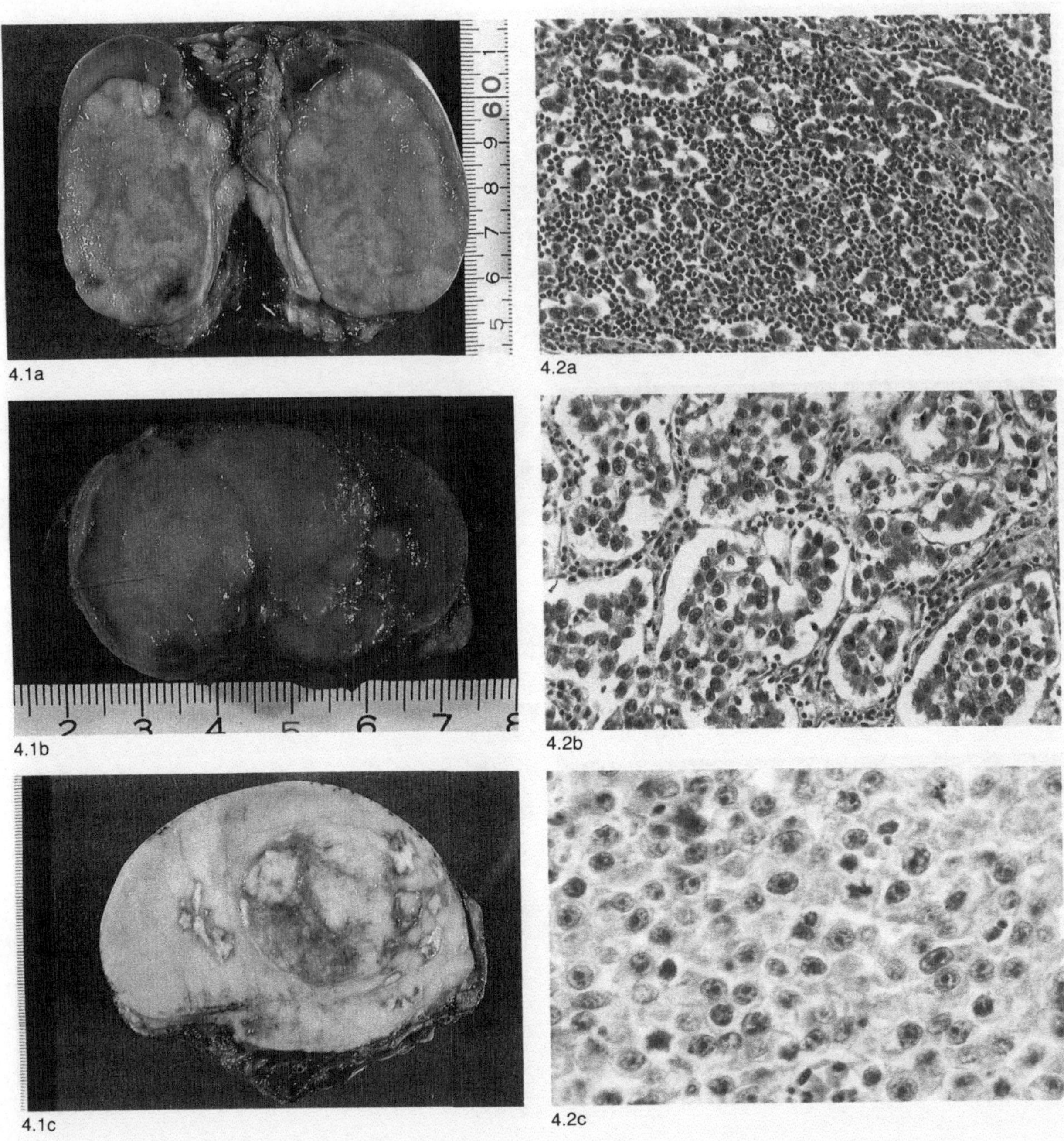

4.3a,b. Klassisches Seminom.
Hamatoxylin-Eosın
a Epitheloidzellige granulomatose Reaktion
b Rıesenzell- und nekrosehaltige Granulome

4.4a,b. Teılweıse ausgebranntes, sog. sklerosıe-
rendes Seminom mit Stromahyalınisıerung. Rand-
standige Reste von Semınomkomplexen. Hama-
toxylın-Eosin; verschiedene Abschnitte

4.5. Seminomınfiltratıon des Rete testis

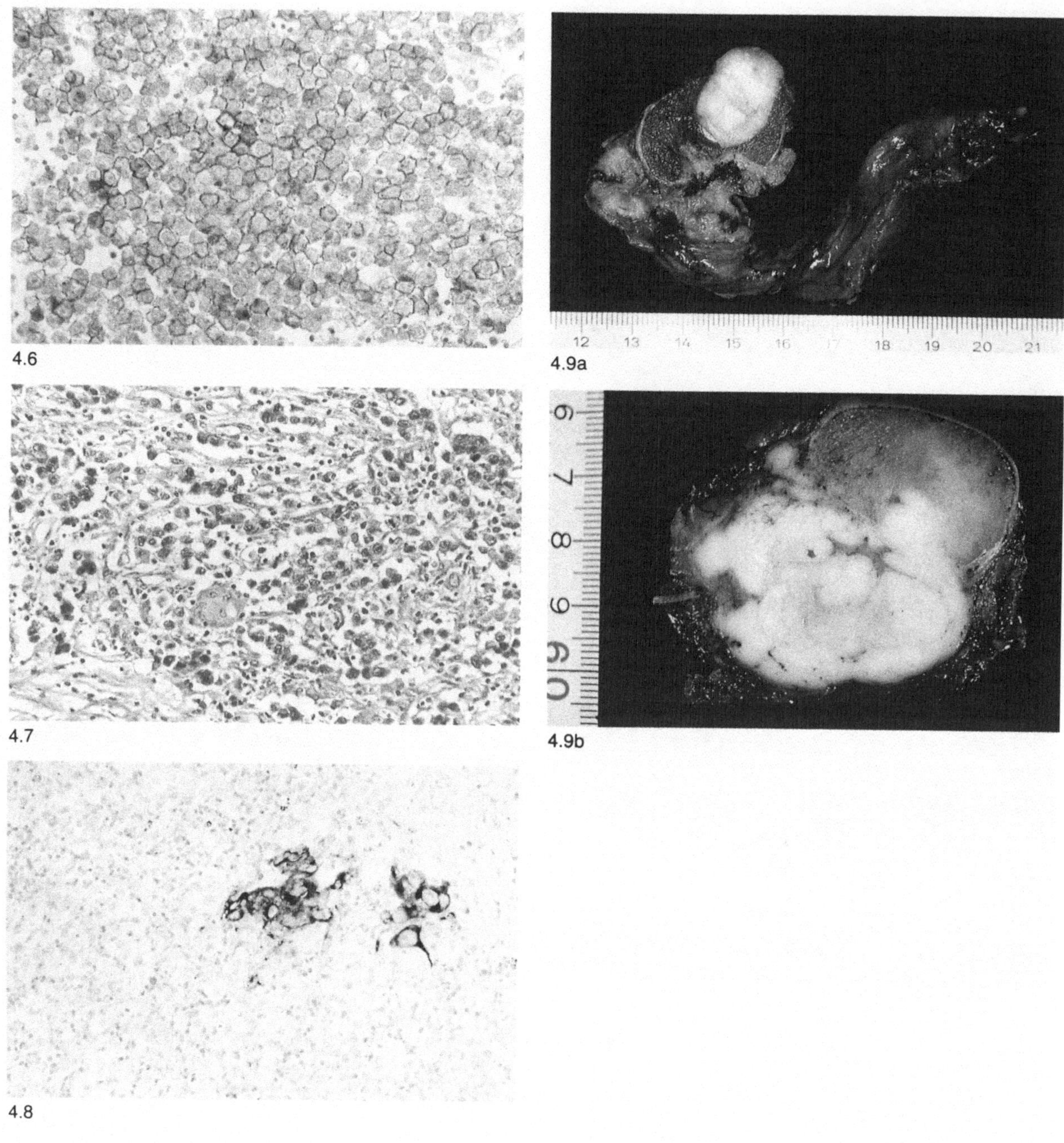

4.6. Plazentare alkalische Phosphatase als typischer Seminommarker. ABC-Methode

4.7. Seminom mit einzelnen Riesenzellen. Hamatoxylin-Eosin

4.8. Seminom mit β-HCG-positiven trophoblastischen Riesenzellen. ABC-Methode

4.9a,b. Anaplastisches Seminom mit
a kleiner Ausdehnung (pT1)
b unscharfer Begrenzung und Infiltration von Rete testis und Nebenhoden (pT2)

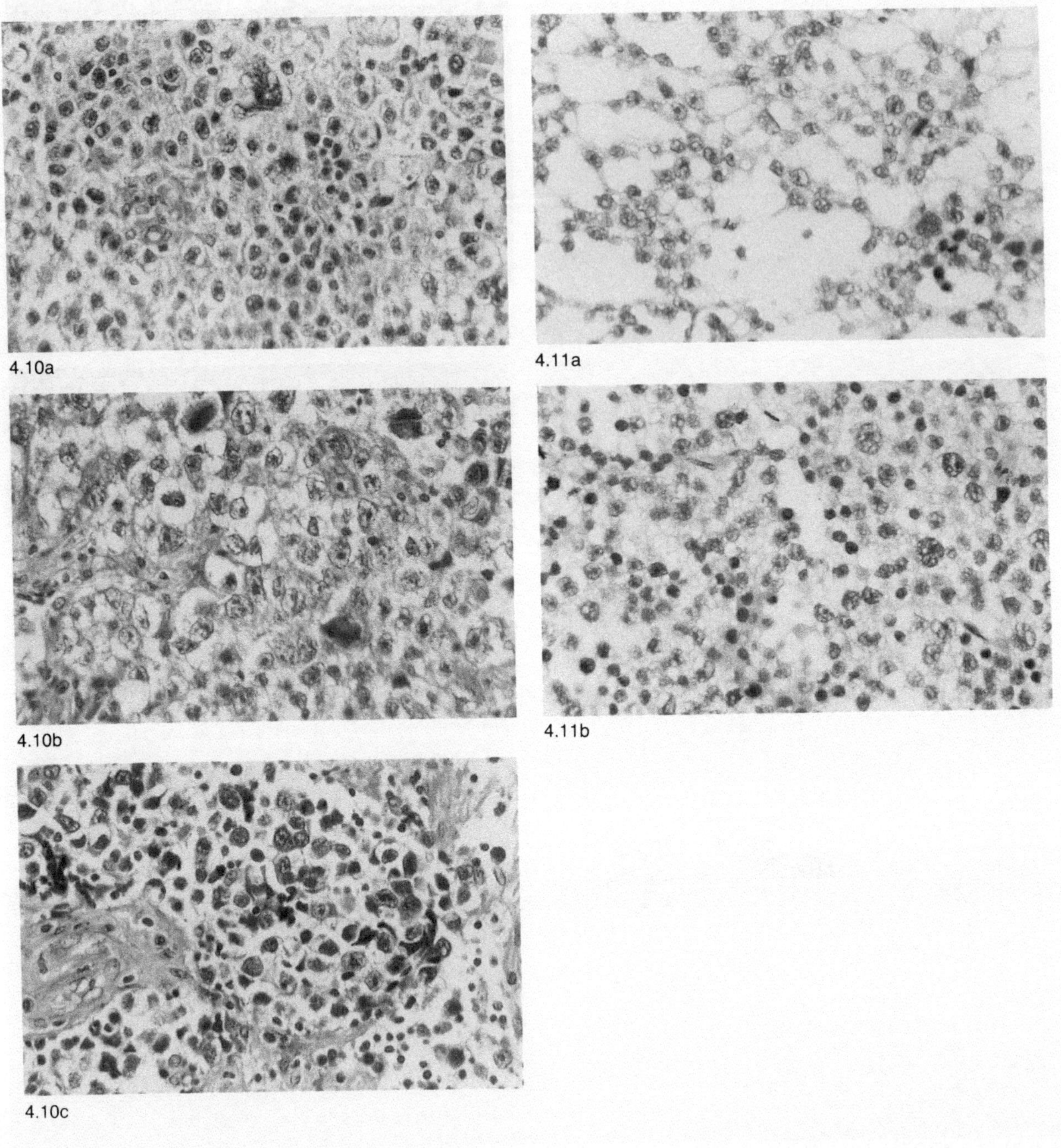

4.10a

4.11a

4.10b

4.11b

4.10c

4.10 a–c. Verschiedene Ausschnitte eines anaplastischen Seminoms mit reichlich atypischen Mitosen. Hämatoxylin-Eosin

4.11 a, b. Spermatozytares Seminom. Hämatoxylin-Eosin; verschiedene Ausschnitte

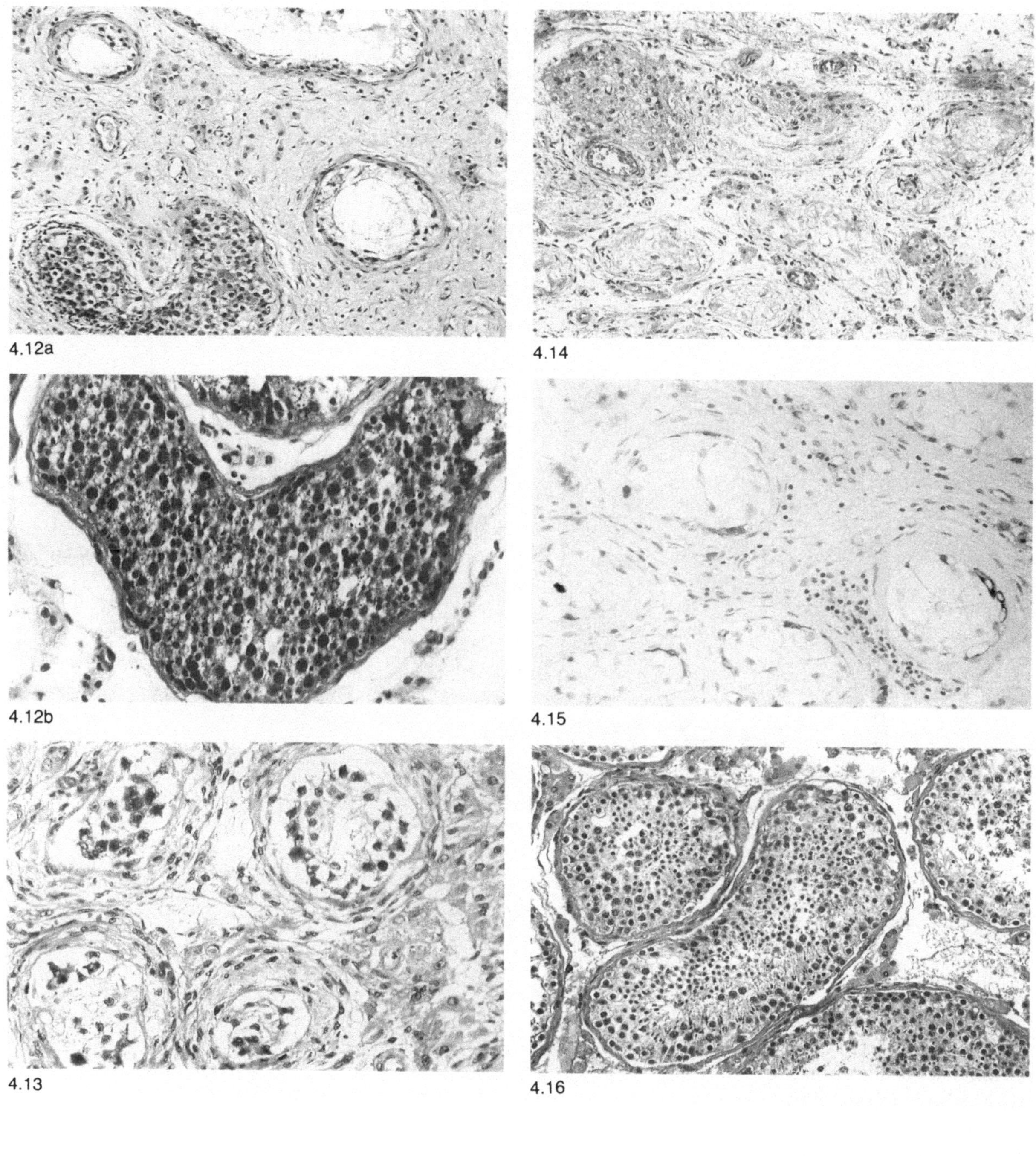

4.12a

4.12b

4.13

4.14

4.15

4.16

4.12 a, b. Intratubuläres Seminom (Seminoma in situ) bei partieller Hodenatrophie. Hämatoxylin-Eosin; verschiedene Ausschnitte

4.13. Klinisch unauffälliger Hoden mit atypischen Keimzellen. Hämatoxylin-Eosin

4.14. Hodenatrophie mit einzelnen atypischen Keimzellen. Hämatoxylin-Eosin

4.15. Plazentare alkalische Phosphatase in atypischen Keimzellen bei Hodenatrophie. ABC-Methode

4.16. Normaler Hodentubulus mit regelhafter Spermiogenese. Hämatoxylin-Eosin

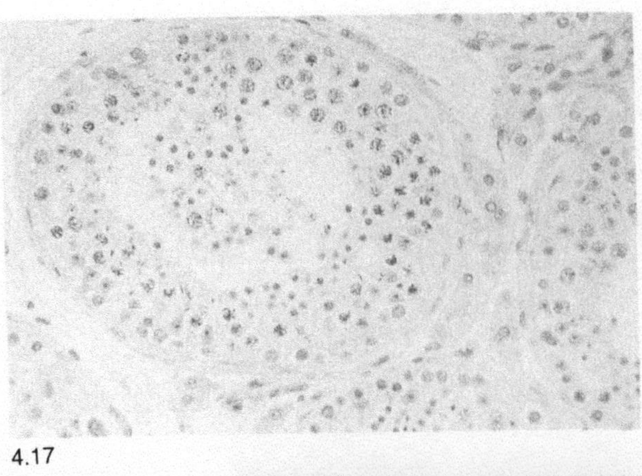

4.17

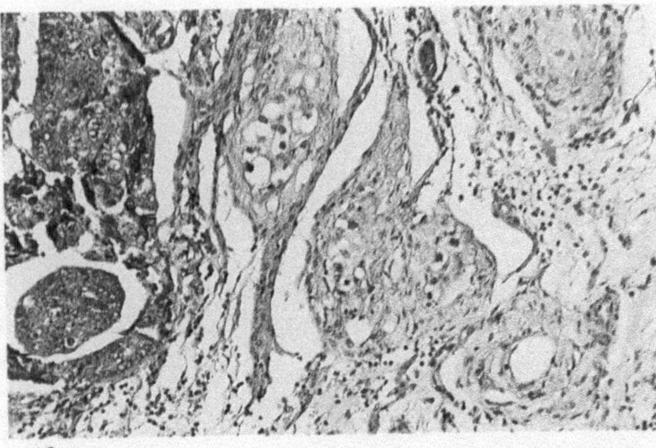

4.19

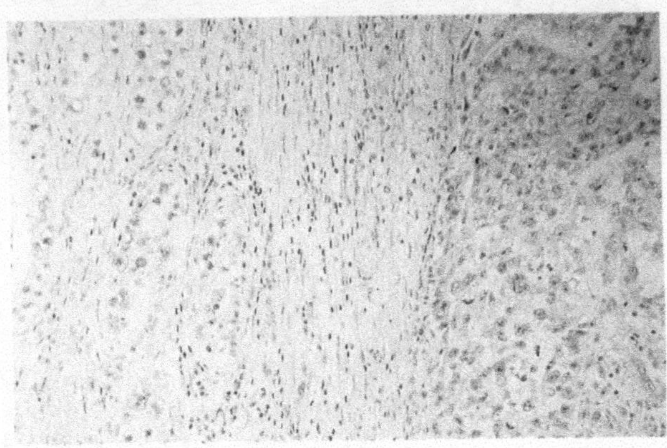

4.20a

4.18

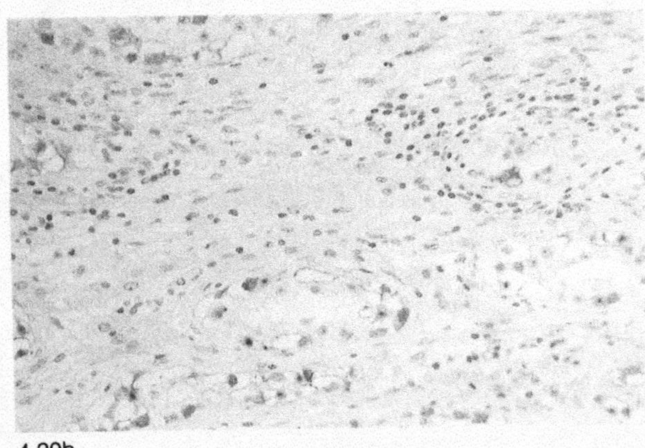

4.20b

4.17. Normaler Hodentubulus mit regelhafter Spermiogenese und negativem Ausfall von plazentarer alkalischer Phosphatase.
ABC-Methode (Kontrolle)

4.18. Seminom und embryonales Karzinom in Kombination

4.19. Embryonales Karzinom mit ausgebranntem Seminom

4.20 a, b. Embryonales Karzinom mit Randzone von ausgebranntem Seminom und positivem Ausfall von plazentarer alkalischer Phosphatase in atypischen Keimzellen. Negativer Ausfall im embryonalen Karzinomanteil. ABC-Methode; verschiedene Ausschnitte

4.21. Diffuse Durchsetzung von Hoden und Nebenhoden mit Rete testis durch embryonales Hodenkarzinom (pT2). Hamatoxylin-Eosin ▷

4.22. Embryonales Hodenkarzinom. Hamatoxylin-Eosin

4.23. Embryonales Hodenkarzinom mit einzelnen synzytialen Riesenzellen. Hamatoxylin-Eosin

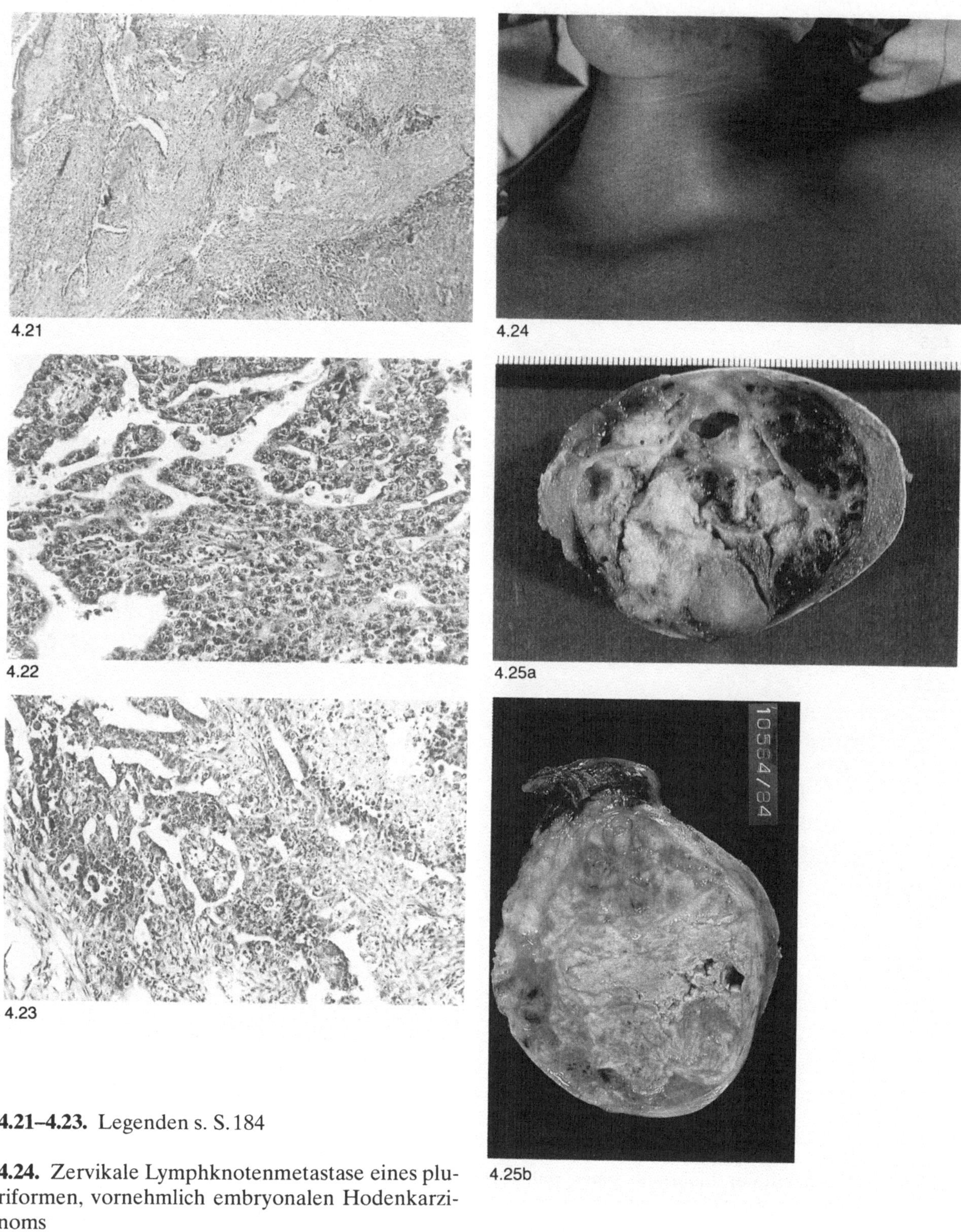

4.21–4.23. Legenden s. S. 184

4.24. Zervikale Lymphknotenmetastase eines pluriformen, vornehmlich embryonalen Hodenkarzinoms

4.25 a, b. Pluriform aufgebautes Hodenkarzinom mit embryonalen und Dottersacktumoranteilen
a Homogene Durchsetzung mit Hämorrhagien und einzelnen Nekrosen

b Ausgedehnte Nekrosen und Pseudozystenbildung bei Infiltration von Hoden, Nebenhoden und Rete testis (pT2)

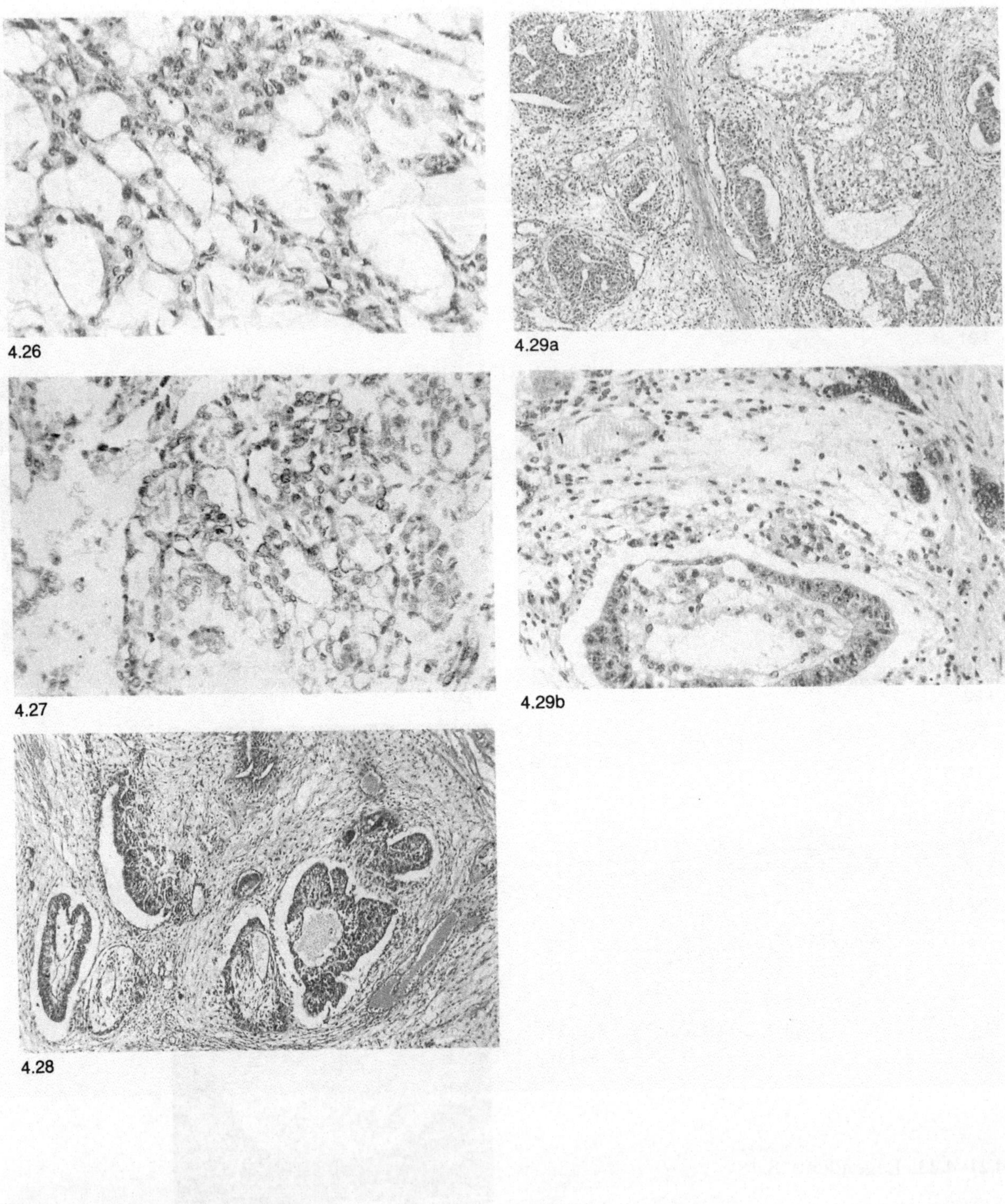

4.26. Dottersacktumor innerhalb eines pluriformen Hodenkarzinoms. Hämatoxylin-Eosin

4.27. Positiver Nachweis von Alphafetoprotein im Dottersacktumor. ABC-Methode

4.28. Reines Polyembryom. Hamatoxylin-Eosin. (Präparat von Prof. Dr. Ch. Hedinger, Zurich)

4.29 a, b. Polyembryom innerhalb eines pluriformen Hodenkarzinoms mit Teratomanteilen. Hämatoxylin-Eosin; verschiedene Ausschnitte. (Praparate von Prof. Dr. Ch. Hedinger, Zurich)

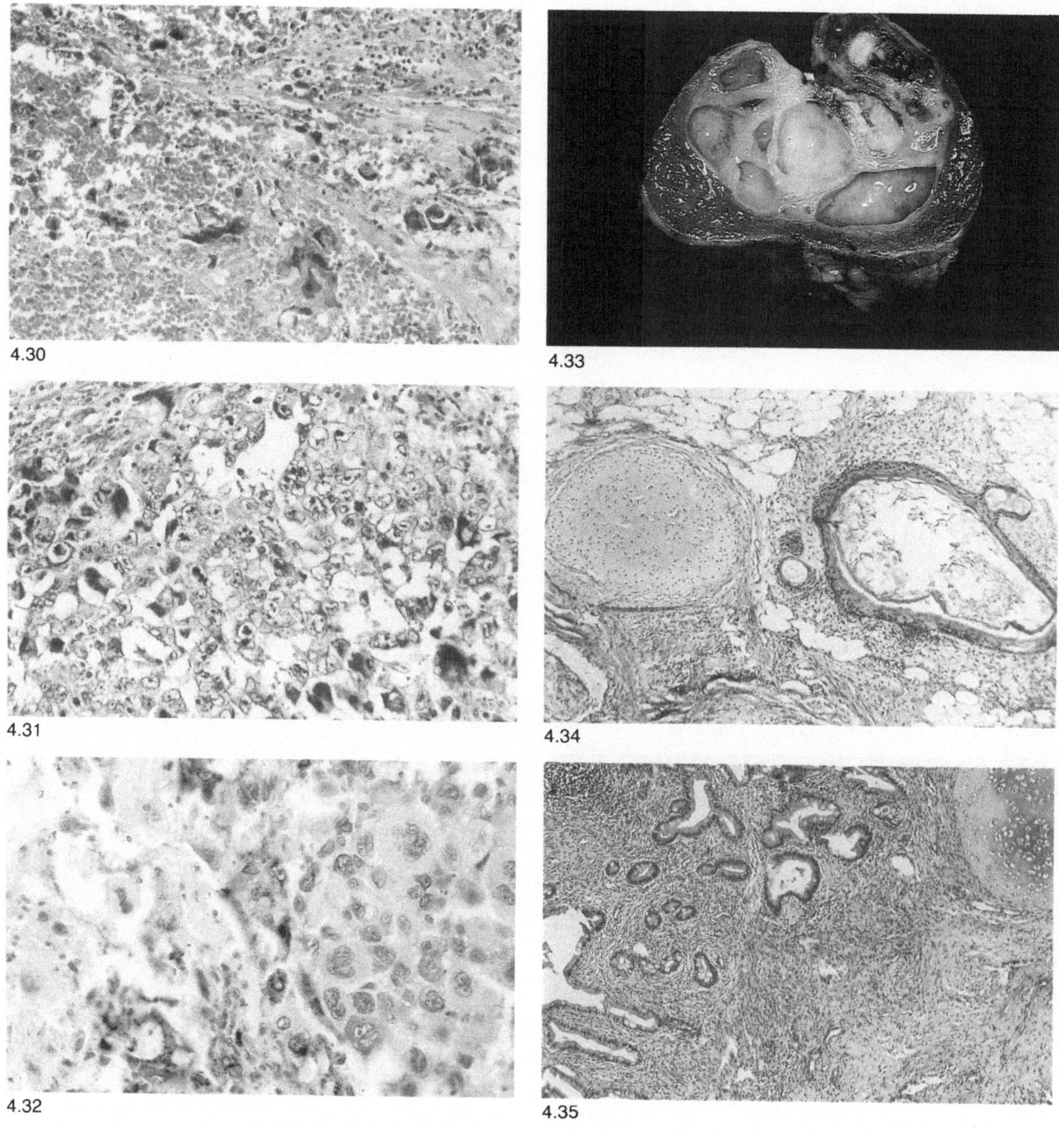

4.30

4.33

4.31

4.34

4.32

4.35

4.30. Pluriformes Hodenkarzinom mit Choriokarzinomanteilen. Hàmatoxylin-Eosin

4.31. Zahlreiche choriale Riesenzellen in einem Choriokarzinom des Hodens. Hamatoxylin-Eosin

4.32. Pluriformes Hodenkarzinom mit chorialen Riesenzellen. β-HCG-Positivitat. ABC-Methode

4.33. Teratom des Hodens mit glatt begrenzten Zystenbildungen, sog. reifes Teratom

4.34. Reifes Teratom des Hodens mit reifen Knorpelanteilen und Plattenepithelzysten. Hämatoxylin-Eosin

4.35. Differenzierte Knorpelanteile und mäßig differenzierte Drüsenabschnitte eines partiell reifen Teratoms. Hämatoxylin-Eosin

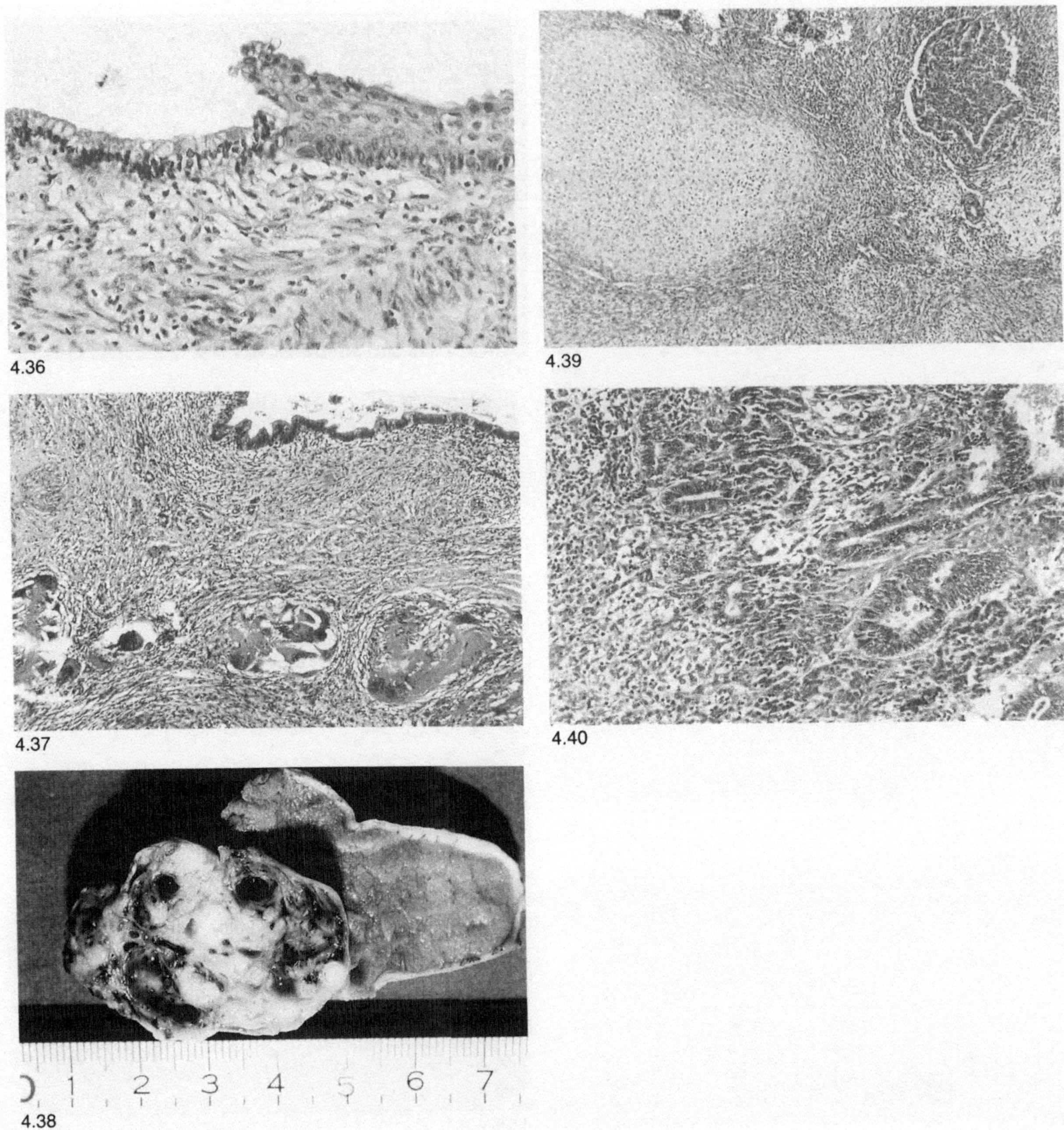

4.36 / 4.39 / 4.37 / 4.40 / 4.38

4.36. Von Plattenepithel und respiratorischem Flimmerepithel ausgekleidete Zysten in einem reifen Teratom. Hamatoxylin-Eosin

4.37. Riesenzellhaltige granulomatose Reaktion auf dem Boden einer geplatzten Plattenepithelzyste eines reifen Teratoms

4.38. Pluriformes Hodenkarzinom mit unreifen Teratomanteilen, embryonalem Karzinom und Dottersacktumor

4.39. Unreife Teratom(Knorpel)- und Embryonalkarzinom-Anteile in einem pluriformen Hodenkarzinom. Hamatoxylin-Eosin

4.40. Kombination von embryonalem Karzinom und unreifem Teratom. Hamatoxylin-Eosin

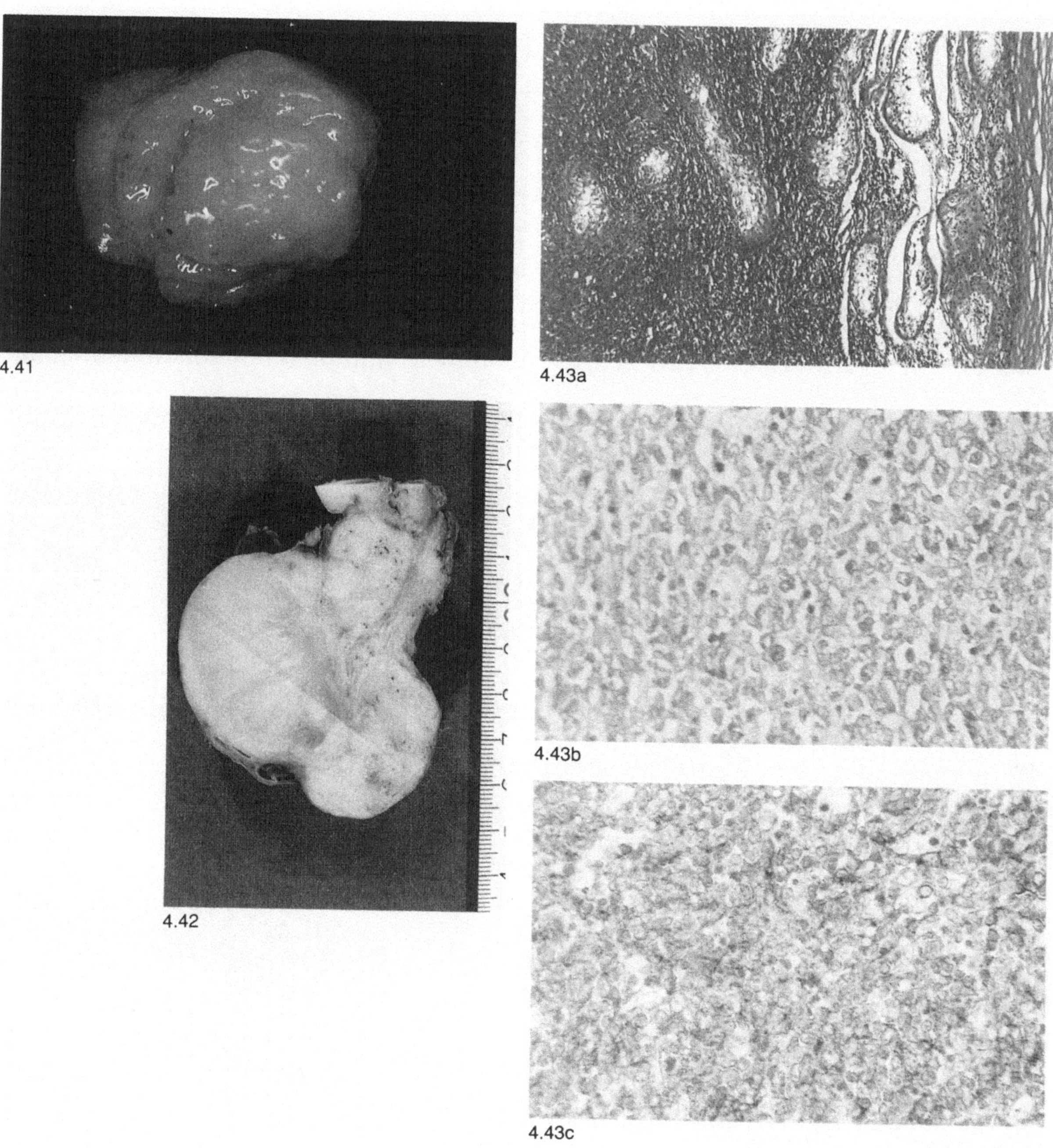

4.41. Malignes Lymphom vom T-Zell-Typ mit diffuser Durchsetzung des gesamten Hodens. Differentialdiagnose: Seminom

4.42. Diffuse Durchsetzung des Hodens durch ein hochmalignes, polymorphes zentroblastisches Lymphom

4.43 a–c. Zentroblastisches malignes Lymphom
a Hämatoxylin-Eosin
b Giemsa
c Positiver B-Zell-Marker L26

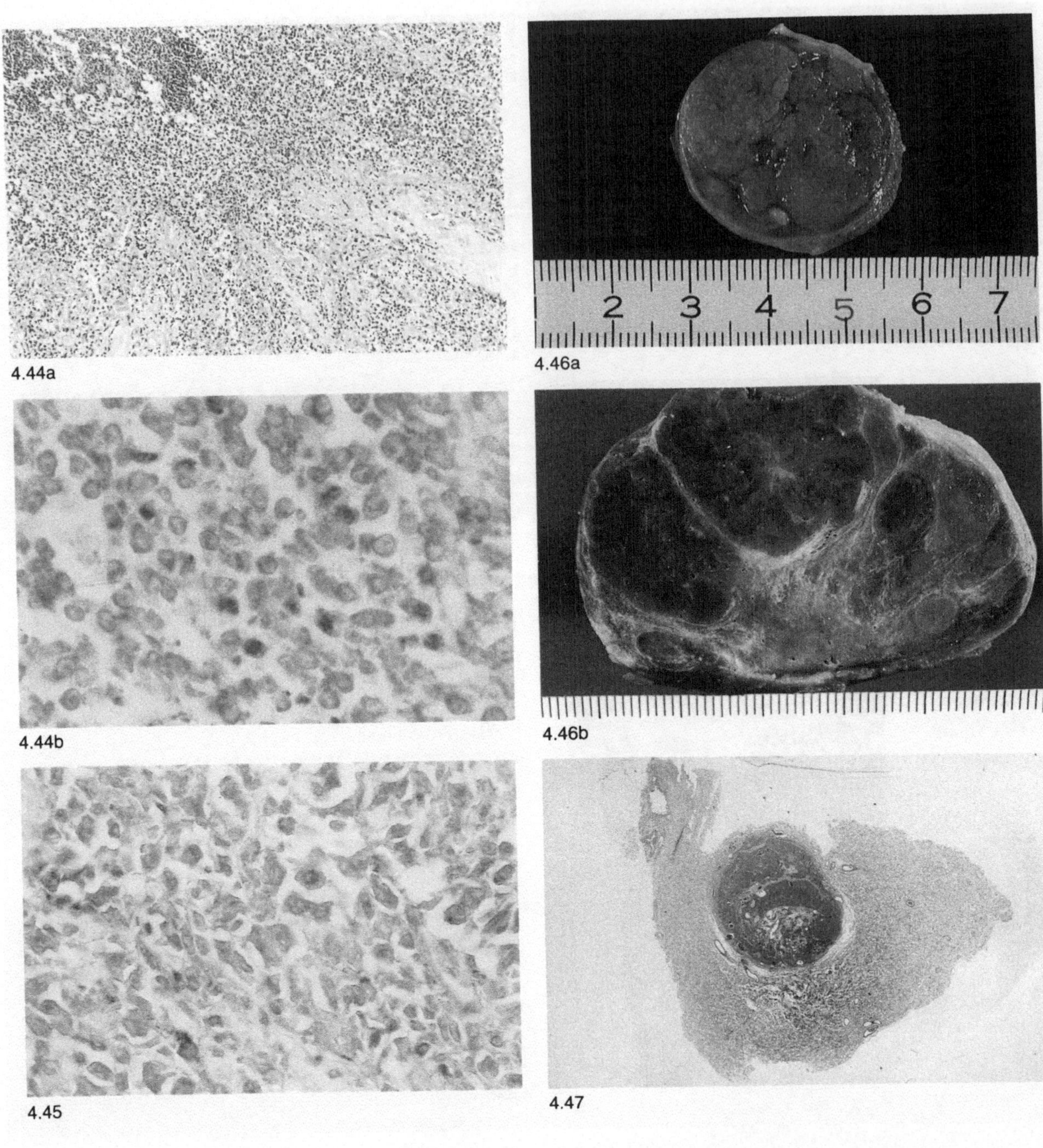

4.44a

4.44b

4.45

4.46a

4.46b

4.47

4.44. **a** Hochmalignes Non-Hodgkin-Lymphom vom diffusen Typ. Hämatoxylin-Eosin
b Hochmalignes T-Zell-Lymphom. Giemsa

4.45. Hochmalignes T-Zell-Lymphom mit positivem T-Zell-Marker (CD3). ABC-Methode

4.46. **a** Leydig-Zell-Tumor des Hodens, glatt gekapselt mit diffuser braunlicher Verfarbung
b Differentialdiagnose: Testikulàrer Tumor bei adrenogenitalem Syndrom

4.47. Glatt gekapselter Leydig-Zell-Tumor, Großflächenschnitt. Hamatoxylin-Eosin

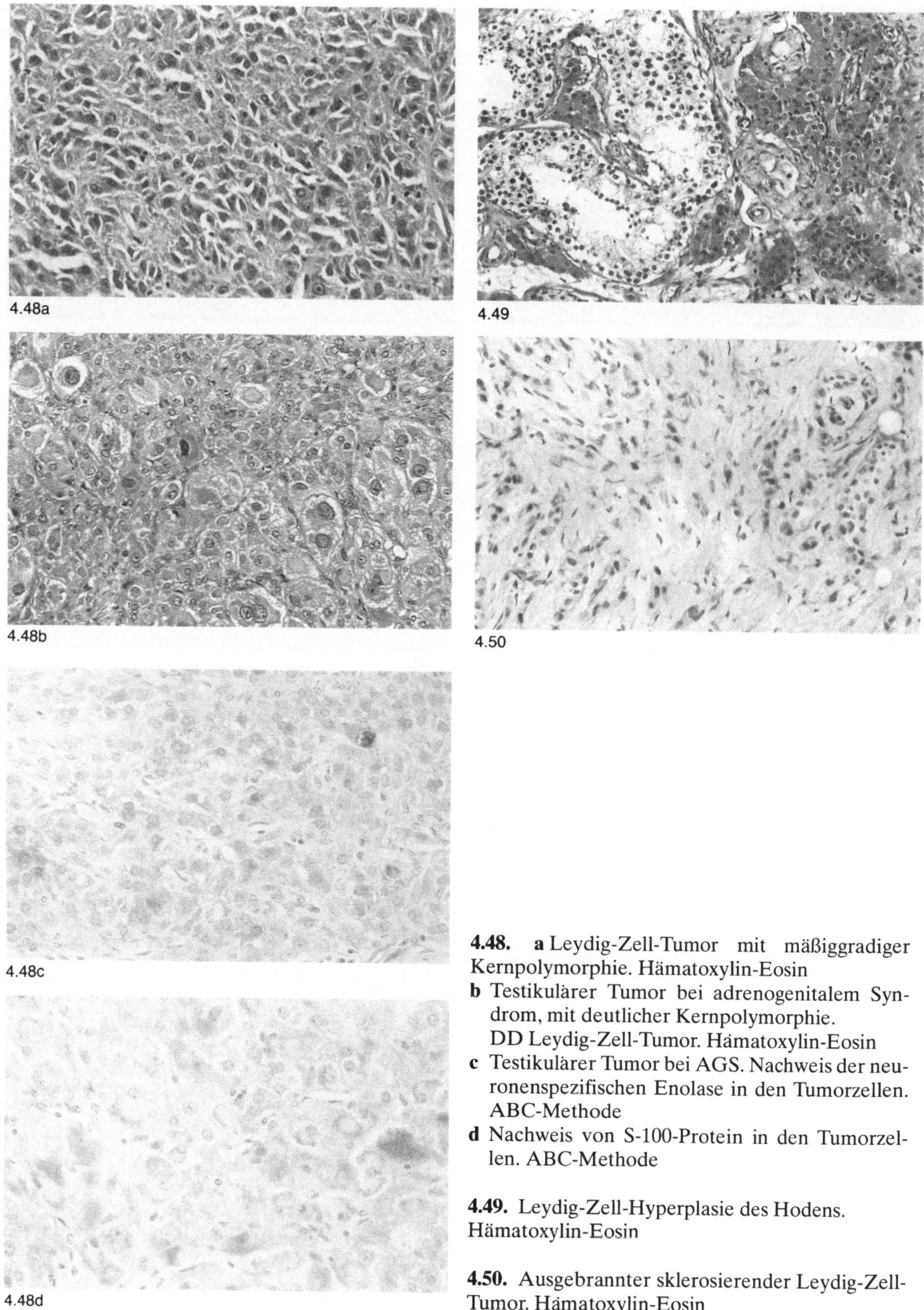

4.48a

4.48b

4.48c

4.48d

4.49

4.50

4.48. **a** Leydig-Zell-Tumor mit mäßiggradiger Kernpolymorphie. Hämatoxylin-Eosin
b Testikulärer Tumor bei adrenogenitalem Syndrom, mit deutlicher Kernpolymorphie.
DD Leydig-Zell-Tumor. Hämatoxylin-Eosin
c Testikulärer Tumor bei AGS. Nachweis der neuronenspezifischen Enolase in den Tumorzellen. ABC-Methode
d Nachweis von S-100-Protein in den Tumorzellen. ABC-Methode

4.49. Leydig-Zell-Hyperplasie des Hodens. Hämatoxylin-Eosin

4.50. Ausgebrannter sklerosierender Leydig-Zell-Tumor. Hämatoxylin-Eosin

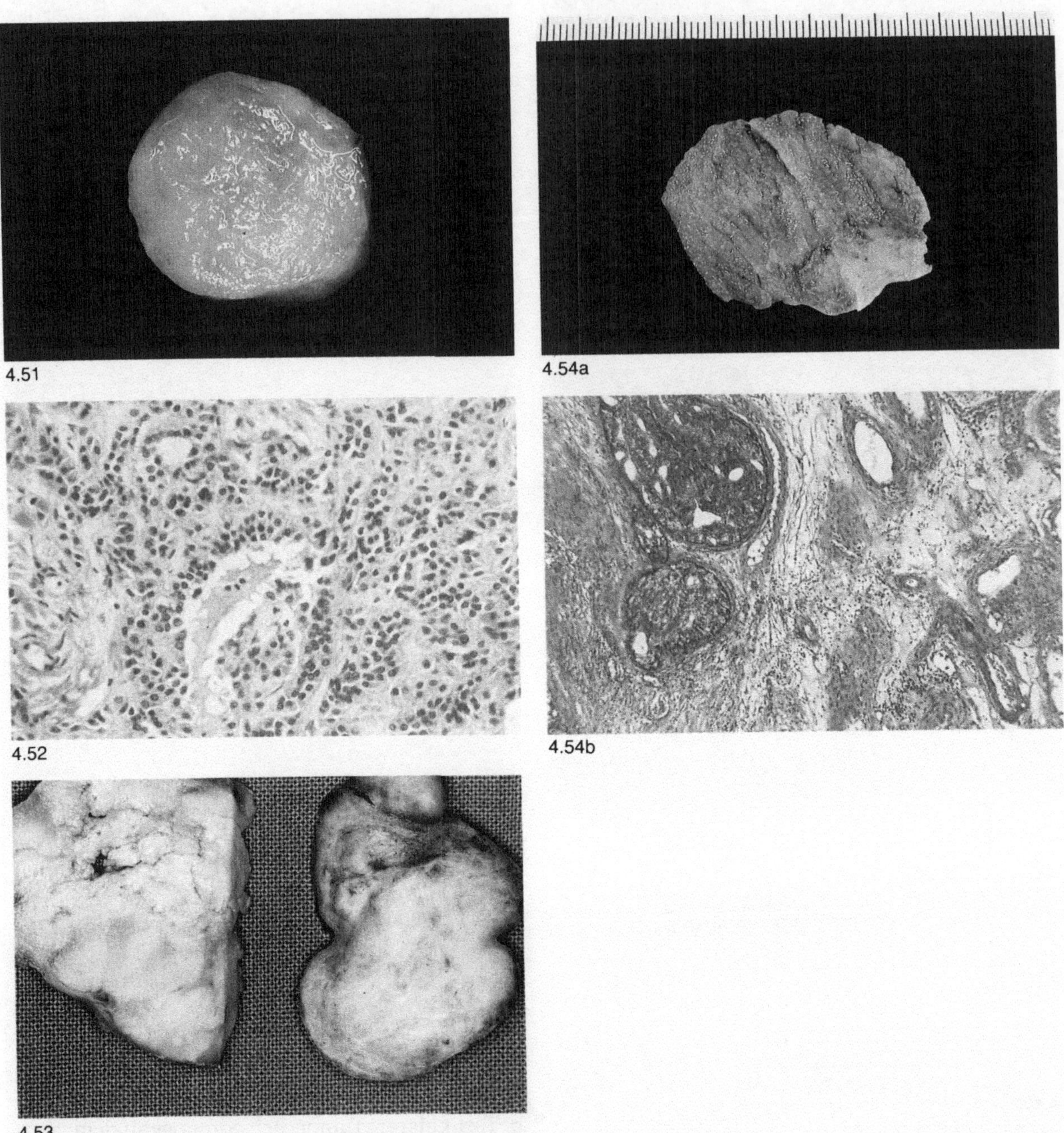

4.51. Sertoli-Zell-Tumor des Hodens (gonadaler Stromatumor)

4.52. Sertoli-Zell-Tumor mit tubularem Muster. Hamatoxylin-Eosin

4.53. Tubulares Androblastom

4.54a,b. Hodenmetastase eines Prostatakarzinoms
a Makroskopie
b Histologischer Ausschnitt mit kribriformen Strukturen. Hamatoxylin-Eosin

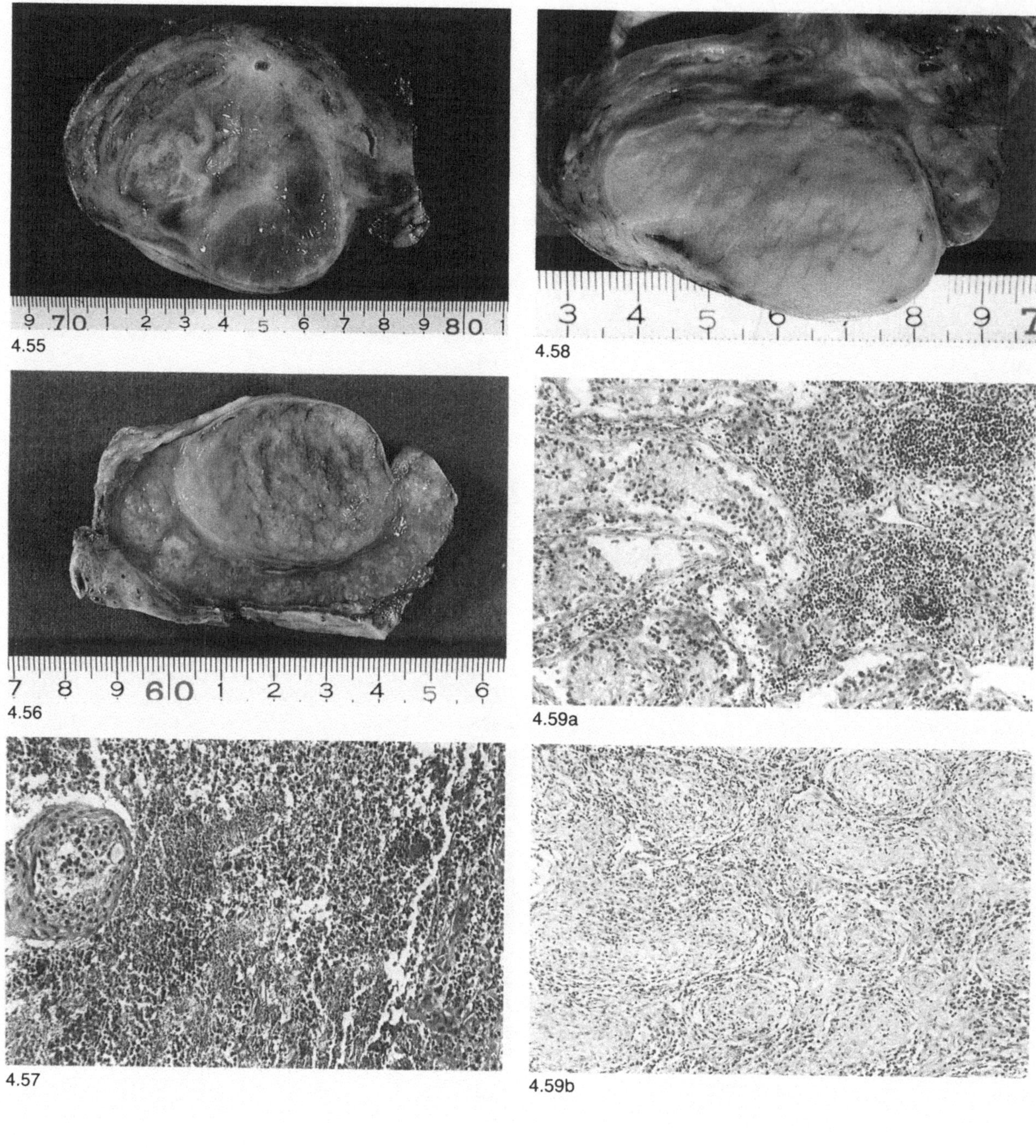

4.55. Floride chronische einschmelzende Orchitis

4.56. Eitrige Orchitis

4.57. Destruktive eitrige und granulierende Orchitis. Hämatoxylin-Eosin

4.58. Chronisch-granulomatöse Orchitis

4.59. a Chronisch-granulierende Orchitis
b Granulomatöse Orchitis. Hämatoxylin-Eosin

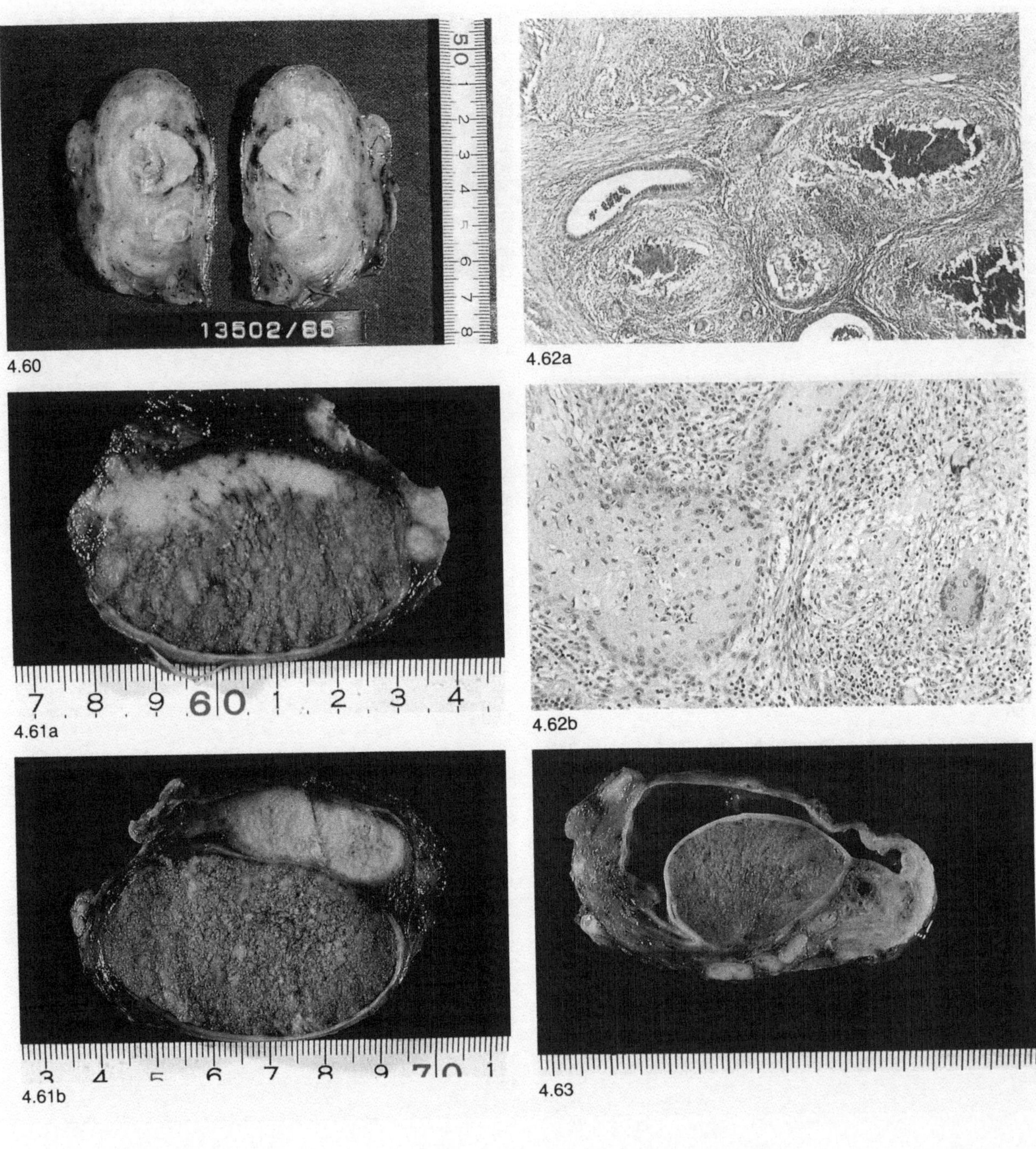

4.60. Xanthomatose Orchitis

4.61. Tuberkulose Orchitis (**a**) und tuberkulose Epidydimitıs (**b**)

4.62 a, b. Tuberkulose granulomatose Orchitis. Hamatoxylin-Eosin; verschiedene Ausschnitte

4.63. Chronische Hydrozele vom kompakten Typ. Klinische Differentialdiagnose: Nebenhodentumor

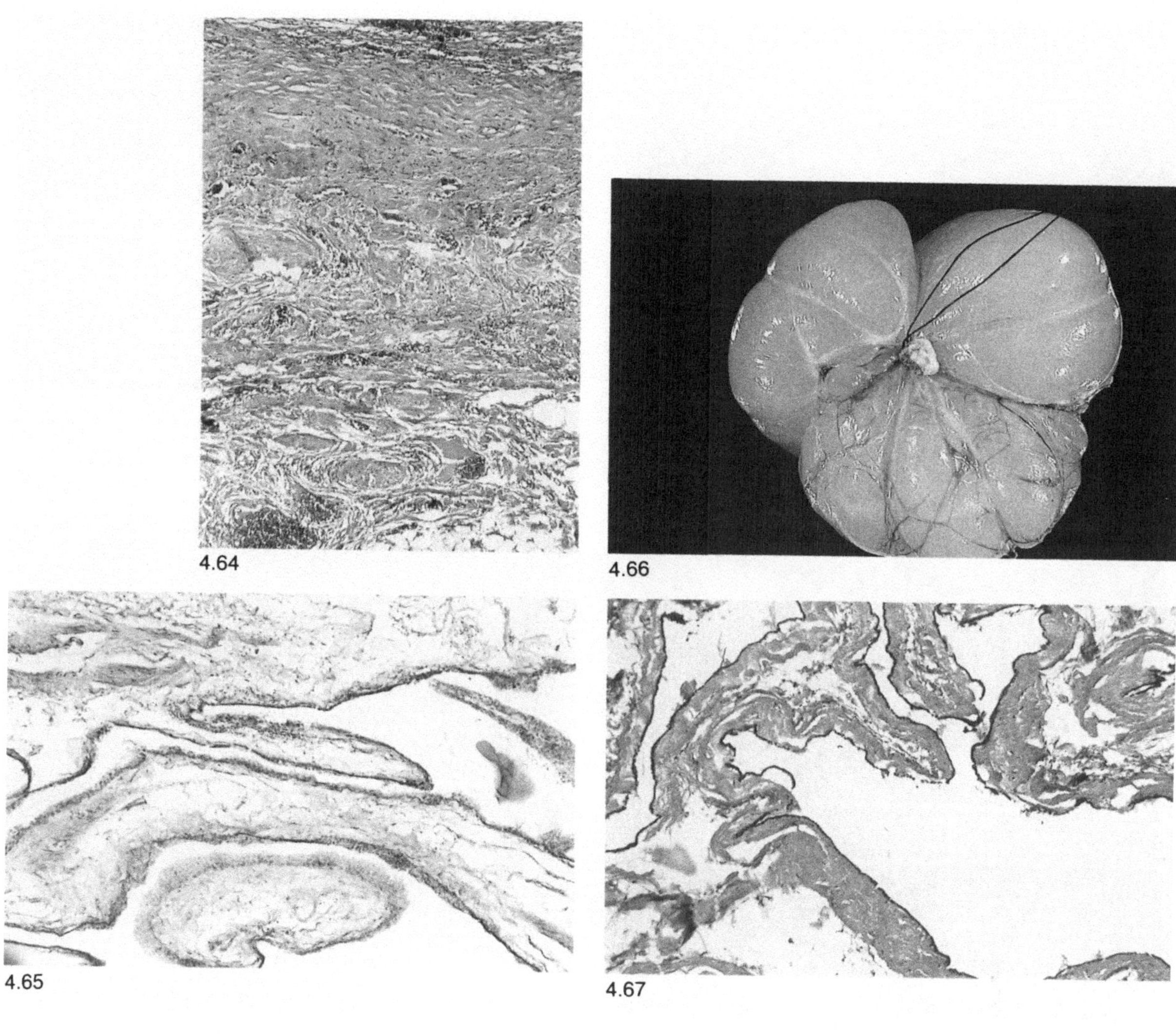

4.64. Chronisch verschwielte Hydrozelenwand. Hämatoxylin-Eosin

4.65. Dysontogenetische Nebenhodenzyste. Hämatoxylin-Eosin

4.66. Multilokulare Spermatozele

4.67. Spermatozelenwandung. Hämatoxylin-Eosin

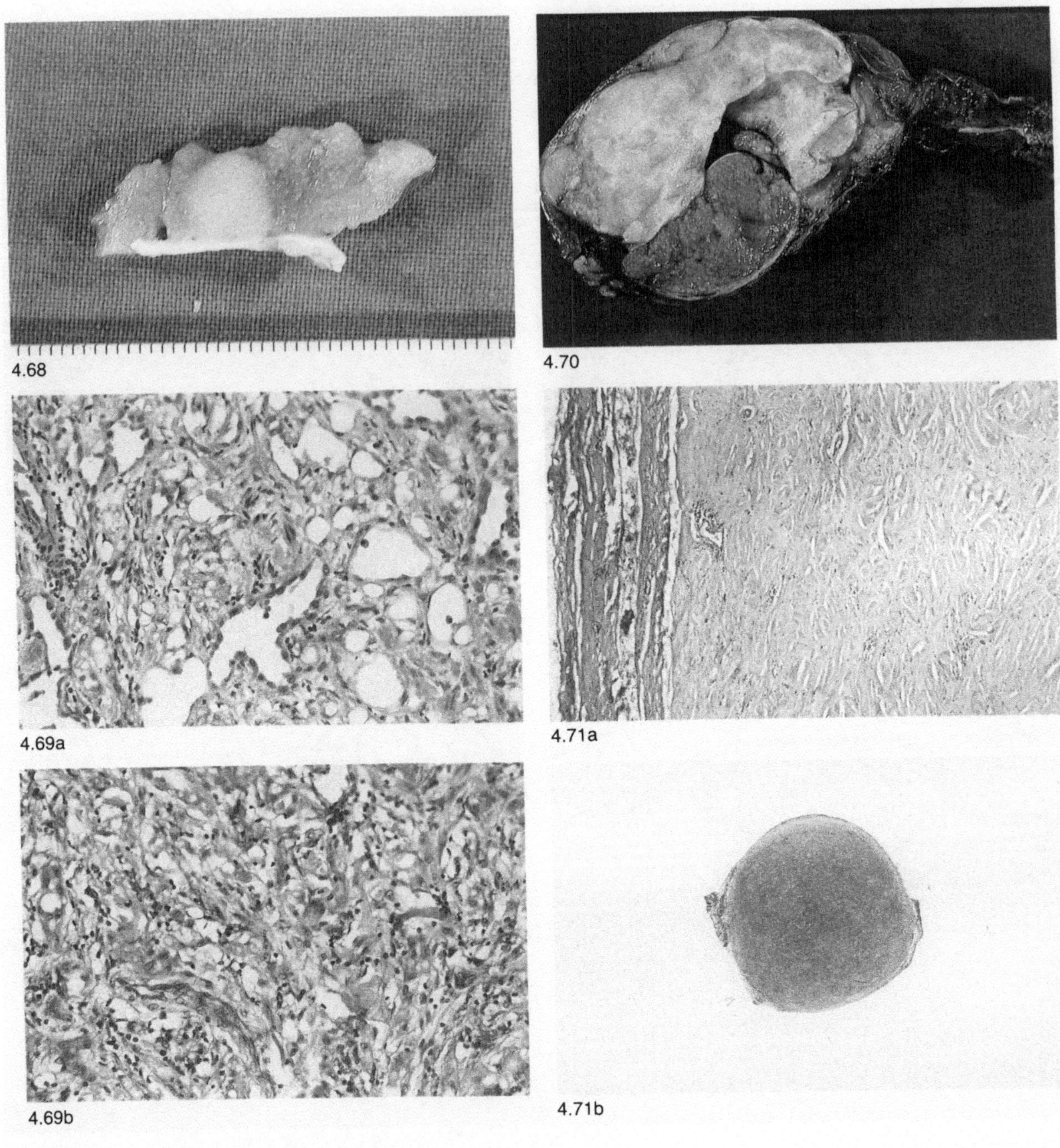

4.68. Adenomatoidtumor des Nebenhodens

4.69 a,b. Adenomatoidtumor des Nebenhodens. Hamatoxylin-Eosin; verschiedene Abschnitte

4.70. Fibrosierender Pseudotumor des Nebenhodens

4.71. a Fibrosierender Pseudotumor des Nebenhodens
b des Skrotum-Samenstrang-Bereichs. Hamatoxylin-Eosin

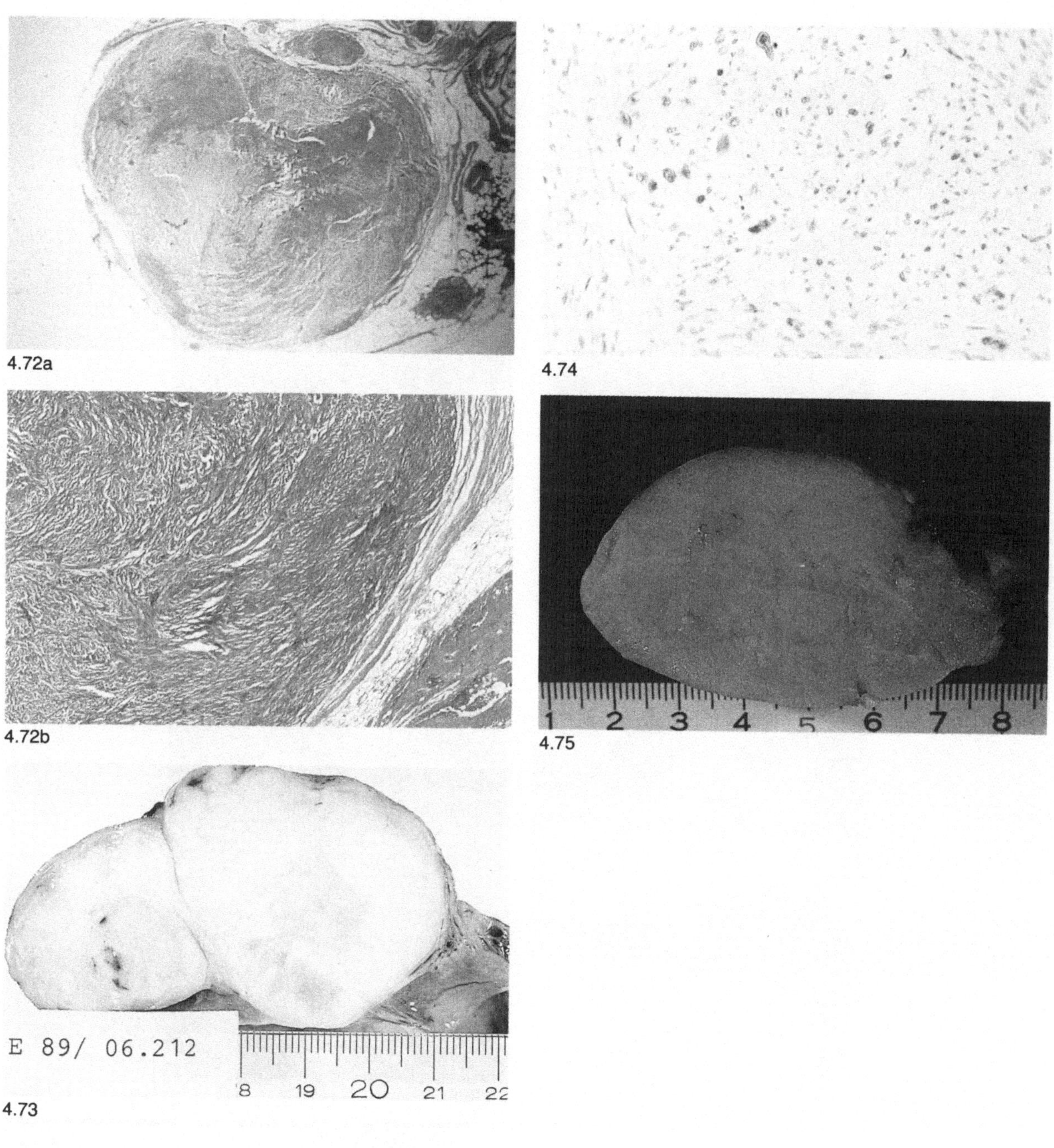

4.72 a,b. Paratestikuläres Leiomyom. Hämatoxylin-Eosin; verschiedene Ausschnitte

4.73. Paratestikuläres Leiomyosarkom

4.74. Vimentinexpression in einem paratestikulären Sarkom. ABC-Methode

4.75. Lipom am Skrotum

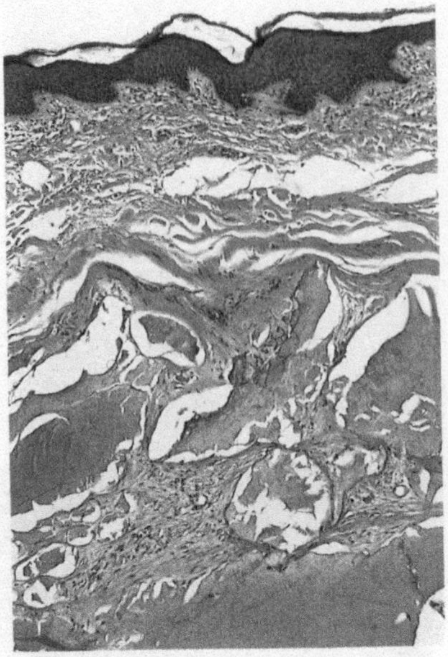

4.76

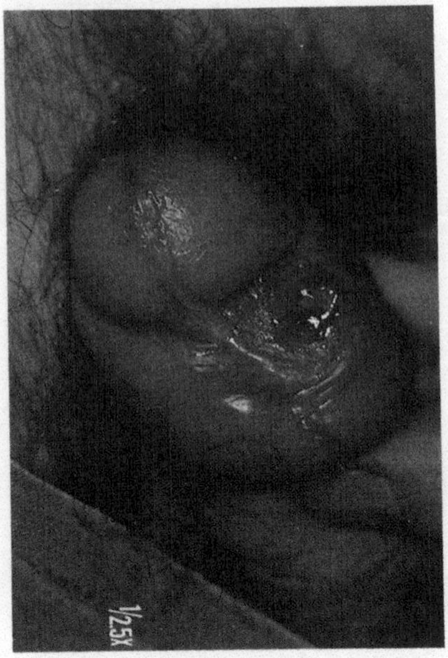

4.78a

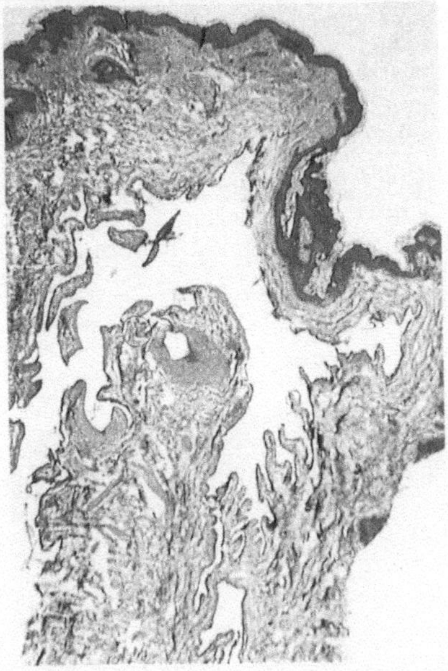

4.77

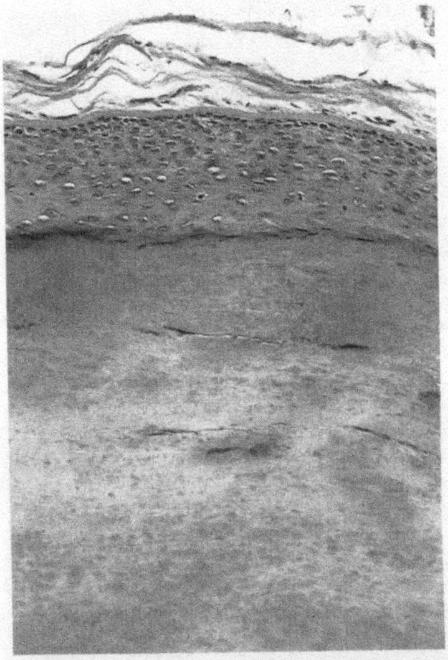

4.78b

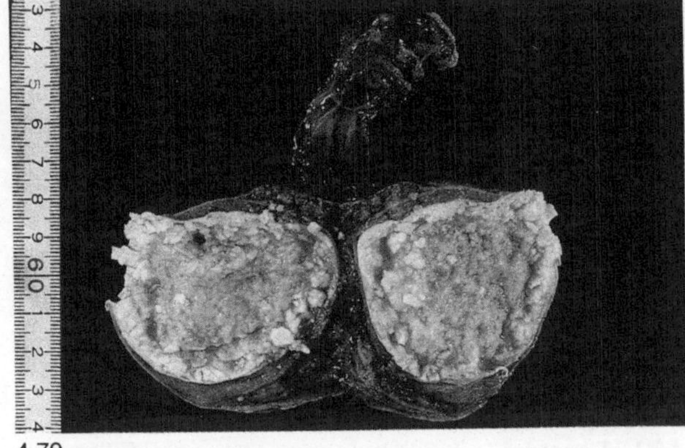

4.79

4.76. Tumorose Kalzinose. Hamatoxylin-Eosin

4.77. Hydrokystom des Penis. Hamatoxylin-Eosin

4.78. a Atherom am Penisschaft
b Epitheliale Einschlußzyste nach Art eines Athe-
roms des Penisschafts

4.79. Atherom am Skrotum

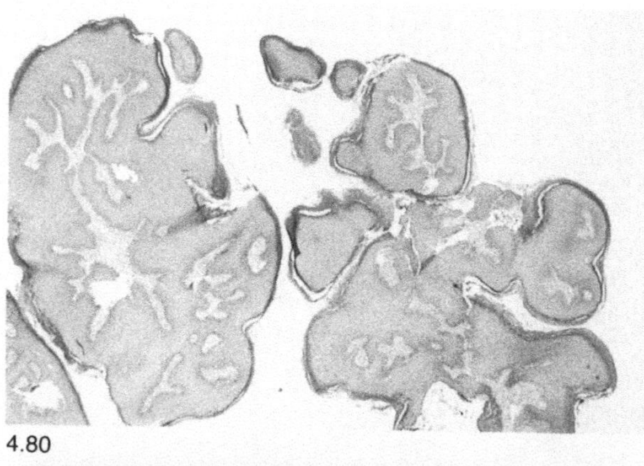

4.80

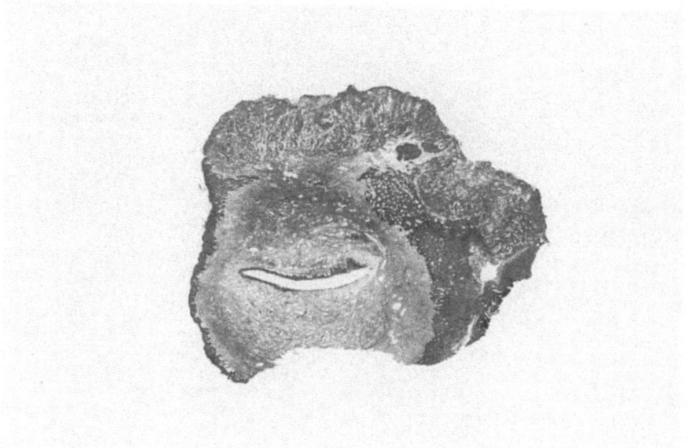

4.82a

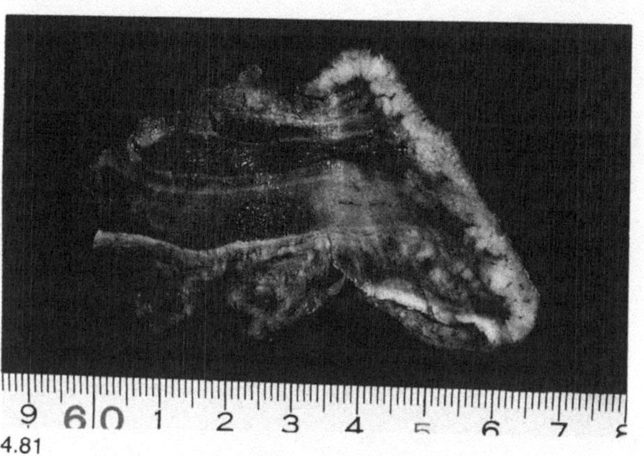

4.81

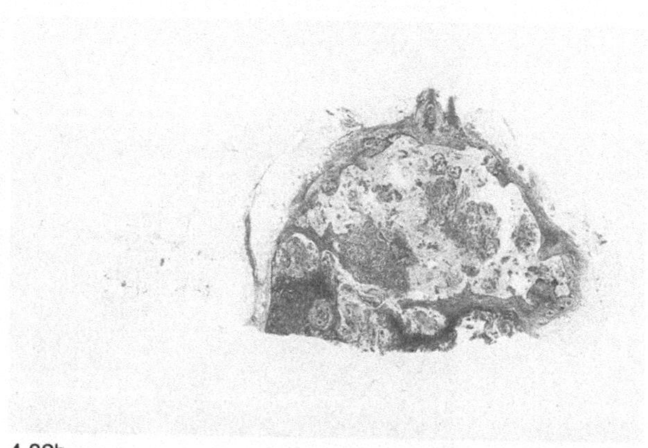

4.82b

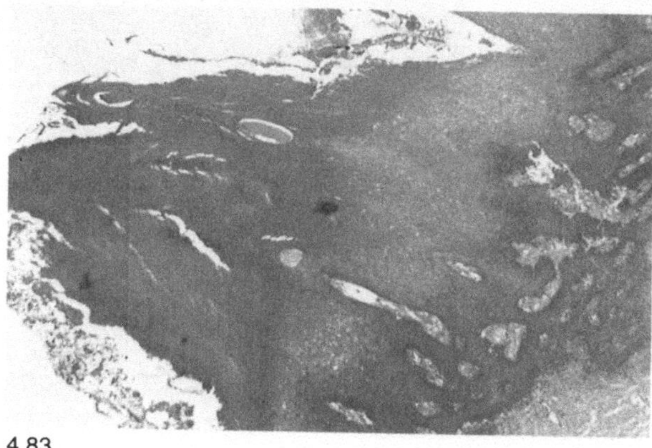

4.83

4.80. Kondylom. Hamatoxylin-Eosın

4.81. Invasives verhornendes Plattenepithelkarzinom am Penis

4.82. **a** Papilläres invasives verhornendes Plattenepithelkarzinom des Penis
b Metastase in einem Leistenlymphknoten.
   Hämatoxylin-Eosin

4.83. Verruköse Leukoplakie der Glans penis.
Hämatoxylin-Eosin

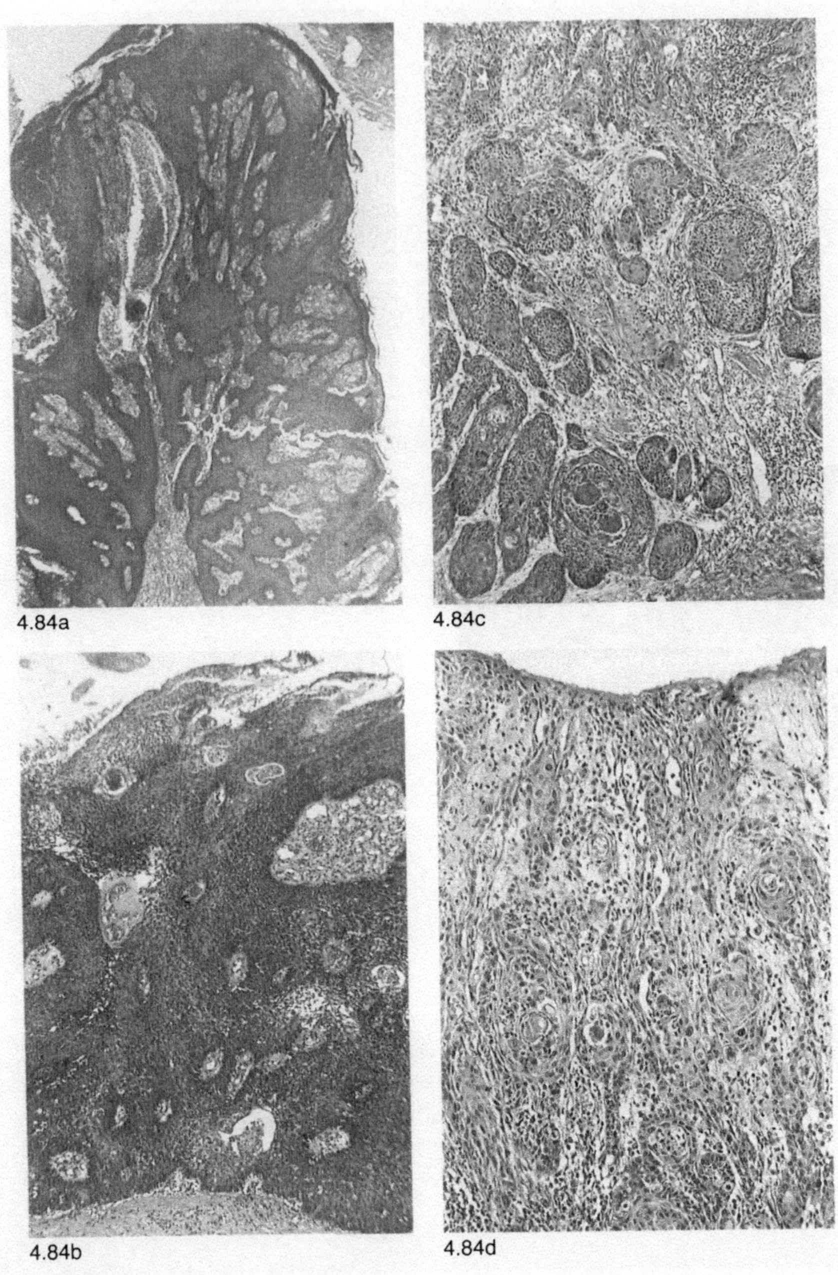

4.84 a–d. Verrukoses Plattenepithelkarzinom des Penis. Hamatoxylin-Eosin
a Ubersicht
b Ausschnitt
c Tiefe Stromainvasion
d Ulzeration

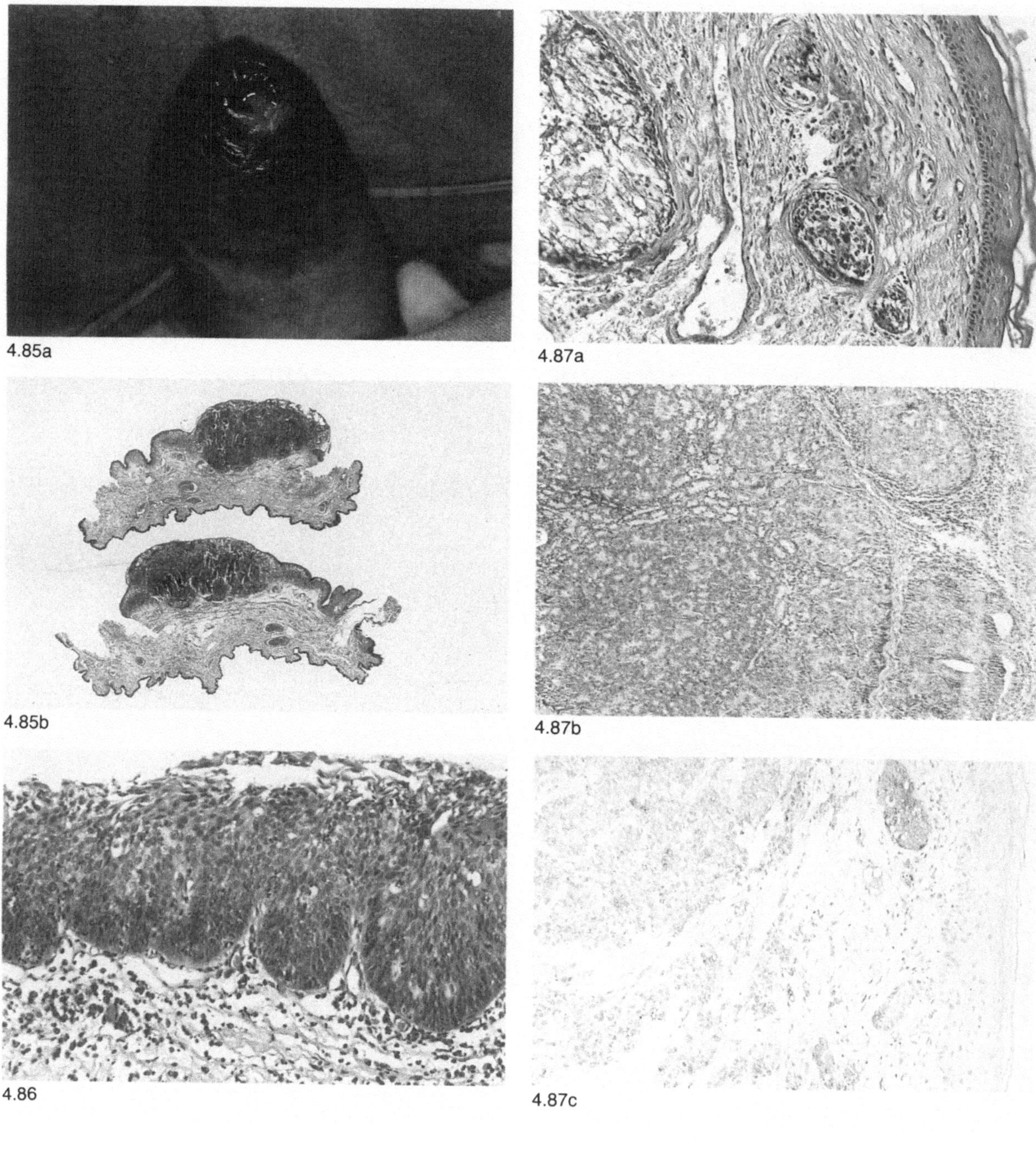

4.85 a, b. Nodulares Melanom an der Glans penis.
Hamatoxylin-Eosin
a Klinischer Aspekt
b Histologischer Aspekt

4.86. Morbus Bowen/Erythroplasia Queyrat.
Hämatoxylin-Eosin

4.87 a–c. Metastase eines kribriformen Prostatakarzinoms in der Glans penis
a Übersicht
b Ausschnitt. Hamatoxylin-Eosin
c PSA-Expression. ABC-Methode

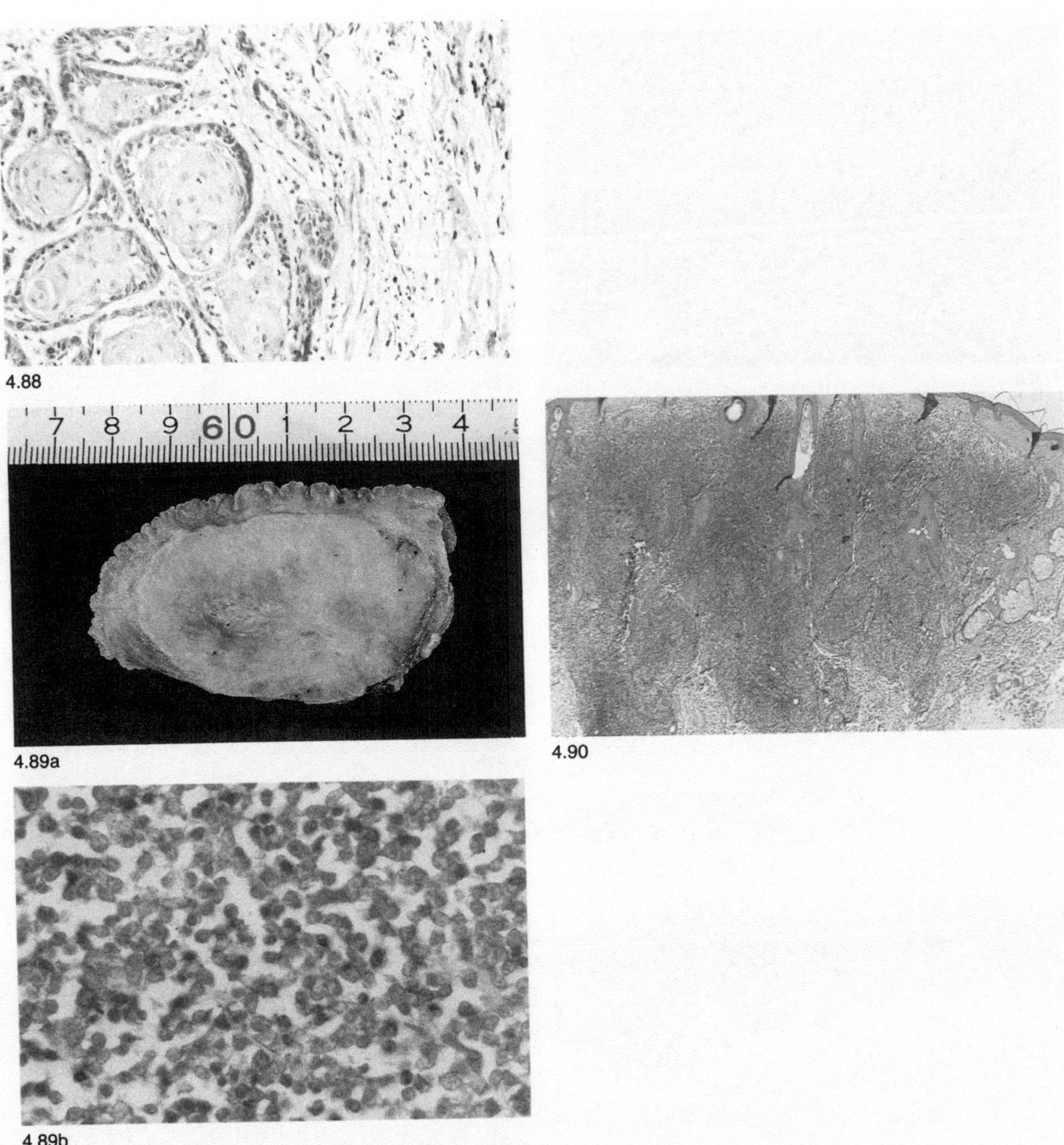

4.88   Verhornendes Plattenepithelkarzinom des
Skrotums. Hamatoxylin-Eosin

4.89 a, b.   Non-Hodgkin-Lymphom vom diffusen
Typ und hoher Malignitat am Skrotum
a Makroskopie
b Histologischer Ausschnitt. Giemsa

4.90.   Pseudolymphom (Lymphadenosis cutis benigna Bafverstedt). Hamatoxylin-Eosin

Sachverzeichnis

AB0-Blutgruppenantigene 1
Adenokarzinome 64
– Bilharziose 53, 64
– Differentialdiagnose 65
– Endometriose, heterotrope 64
– Harnblase 64
– klarzellige 65
– Metastasen 65
– Nierenbecken 64
– Urachus 64
– Urethra 64
Adenomatoidtumor 174
Adenome 8
– metanephrogene 20
– nephrogene 57, 65
– villose 64
AgNOR (versilberbare nukleolen-
organisierende Regionen) 1, 63
– Urotheltumoren 57, 60, 63
Analgetikaabusus, Urotheltumo-
ren 54
anaplastischer Wilms-Tumor 21
Androblastome 172
– Gynakomastie 172
Androgenrezeptor 106, 107
– Prostatakarzinom 122
Angiome 66
Angiomyolipome 15
Apoptoseindex 114
Apudome/Paragangliome, Harnbla-
se 66
Avidin-Biotin-Complex-(ABC)-
Methode 1

Basalzellkarzinome /-papillome,
urethrales 112, 113
BCG-Granulome 67
Beckwith-Wiedemann-Syndrom
18
Bilharziose 53, 64
– Adenokarzinom 53
– Plattenepithelkarzinome 53, 64
Blutgruppenantigene, AB0- 1
Bowen, M., Prakanzerosen (s. auch
dort) 175
Bronchuskarzinom, Nierenmetas-
tasen 16
Brunn-Epithel-(zell)-nester 57, 61

c-H-ras-Onkogen 17
Carcinoma in situ
– Harnblase 55, 56, 58
– Hoden 162
– Urothel 56, 61, 62
Chemotherapie, Prostatakarzi-
nom 120
Chondrosarkome 58
Choriokarzinome 168–170
– Prognose 170
– Synzytiotrophoblasten 168
– Zytotrophoblasten 168
chromophile Karzinome 7
– basophiler Untertyp 7
– eosinophiler Untertyp 7
chromophobe Karzinome 6, 14
– Uberlebenszeit 14
colliculus seminalis 105
Cyclophosphamid 53
Cystitis glandularis 57

Denonvillie-Faszie 3, 105
Dhom, Gradingsystem, Prostata-
karzinom 115
DNA (s beim jeweiligen Tumor)
Dokumentation, fotografische,
histologische Analyse 1
Dottersacktumor 162, 168
Ductus-Bellini-Karzinom 7, 9
– Sammelrohren 9

Epitheldysplasie, bowenoide
175
Erythroplasia Queyrat 175

Farbungen
– Alcianblau-Reaktion 6
– histologische Analyse 1
– – Elastika van Gieson- 1
– – Gomori-Farbung 1
– – Hamatoxylin-Eosin- 1
– – kolloidale Eisenreaktion 2
– – PAS-Farbung 2
Fibrosarkome 12
fibrose Histiozytome 12
Fixation, histologische Analyse 1
fotografische Dokumentation,
histologische Analyse 1

Genital, außeres
– Penis (s. auch dort) 175
– Skrotum (s auch dort) 175
– Tumoren 175
– – Fibrome 175
– – Hamangiome 175
– – Hamartome, fibrose 175
– – Hydrokystome 175
– – Lipome 175
– – Neurofibrome 175
– – Schwanome 175
– – tumorose nodulare
Verkalkungen 175
Gerota-Faszie 11
Glans penis 175
– maligne Melanome 175
– Plattenepithelkarzinome 175
Gleason, Gradingsystem, Prosta-
takarzinom 115
Glykoproteine, T43- und T138-
Oberflachenglykoproteine 59
Gonadoblastome 173
– Hypospadie 173
– Kryptorchismus 173
Grading / Malignitatsgrading
(s. auch dort) 1 ff., 9–11, 115
– nach Dhom (pathologisch-urolo-
gischer Arbeitskreis) 115
– nach Gleason 115
– nach Helpap 115
– nach Mostofi 115
Granularzelltumoren 68
Granulosazelltumoren 172

Harnblase, Karzinom 54–58, 66–68
– Adenokarzinom
– – primares 64
– – sekundares 64
– Amyloidose 68
– BCG-Granulome 67
– Carcinoma in situ 55, 56, 58
– Endometriose, tumorose 68
– Endozervikose 68
– Hamangiome 66
– inflammatorische Pseudotumor
68
– kleinzelliges 58, 65
– Lymphangiome 66

Harnblase. Malakoplakie 67
- Metastasen
- - Kolon-Rektumkarzinome 67
- - Magenkarzinome 67
- - maligne Lymphome 67
- - Mammakarzinome 67
- - Zervix-Portiokarzinome 67
- Paragangliome 66
- Phaochromozytome 66
- postoperative Spindelzell-
knoten 67
- Rhabdoidtumor 67
- Rhabdomyosarkom 66
- TNM-Klassifikation 55
- Tuberkulose 67
- tumorahnliche Lasionen 67
- TUR-Urozystitis 67
Harnrohre 105
Harnrohrenkarunkel 68
Harnwege / Harnwegsystem 64
- ungewohnliche Karzinomfor-
men 64
Helpap. Gradingsystem. Prostata-
krazinom 115
Histiozytome
- fibrose 12
- maligne fibrose 66
histologische Analyse 1 ff.
- Farbungen 1
- Fixation 1
- fotografische Dokumentation 1
- Großflachenschnitte 3
- Hodentumoren 4
- Nierenbeckenkarzinome 2
- Nierentumoren 1, 2
- Paraplasteinbettung 1
- Prostata, transurethrale Resek-
tion 3
- Prostatektomiepraparate bei
Karzinom 3
- Stanzmaterial 3
- Tumoren der ableitenden Harn-
wege 3
Hoden 161 ff.
- Atiologie 161
- Carcinoma in situ 162
- Hodenkapsel 174
- Metastasen 170, 173
- Pathogenese 161
- Tuberkulose 173
- Tumoren 4, 161-163, 170-173
- - Adenokarzinome, hellzellige
173
- - Brenner-Tumoren 173
- - embryonale Karzinome 162,
166, 167
- - - β-HCG 167
- - Haufigkeit 163
- - histologische Analyse 4

- - Immundefektsyndrom 161
- - Karzinoide 173
- - Keimzelltumoren 161
- - - atypische Keimzellen 161
- - Leydig-Zell-Tumoren 171
- - okkulte 170
- - TNM-Klassifikation 163, 164
- - Zystadenokarzinome 173
- - Zystadenome 173
- Vergrößerung 165
Hormonbehandlung. Prostatakarzi-
nom 120
Hydrozelen 174
Hyperplasie
- atypische 119, 123
- - inzidentes Prostatakarzinom
119
- - PAH (prostatische atypische /
adenomatose Hyperplasie)
118

Immunhistochemie 1 ff.. 8
- α-1-Antichymotrypsin 2, 3
- Avidin-Biotin-Complex-(ABC)-
Methode 1
- Basalzellkarzinome 113
- β-HCG (Beta-human-chorionic-
gonadotropine) 4
- Chromogranin A 3
- Desmin 2, 3, 21
- Keratin (M 903)
- - Stratum-corneum-Keratin
112
- - Zytokeratin 3
- Ki-67 1
- Koexpression 8
- muzinose Karzinome 113
- muskelspezifisches Antigen
(SMA) 2, 3
- neuroendokrin differenzierte
glandulare Karzinome 113
- neuroendokrine Zellmarker
2
- neuronenspezifische Enolase
3, 21
- PAP (prostataspezifische saure
Phosphatase) 112
- papillar-duktale Karzinome
113
- Peroxidase-Antiperoxidase-
(PAP)-Methode 1
- plazentare alkalische Phosphatase (PLAP) 4
- Prostatakarzinom 112, 113
- PSA (prostataspezifisches Antigen) 3, 112
- S-100-Protein 2, 3, 21
- TPA (Tissue-polypeptide-antigen) 8

- Urothelkarzinome 59, 113
- Vimentin 3, 21
Infarkte. Prostatakarzinom 123

Kaplan-Meier-Prostatakarzinom
122
Karzinoide (s beim jeweiligen
Organ)
Karzinome (s auch Tumoren)
- Prognose 170
Keimzelltumoren 161, 162
- atypische Keimzellen 167
- Choriokarzinom (s auch dort)
167, 168
- Dottersacktumor (s. auch dort)
167, 168
- embryonale Karzinome 167
- Hodentumoren (s auch dort)
163
- Markerchromosom 162
- nichtseminomatose 166, 167,
170
- - ausgebrannte 170
- - DNA-Muster, aneuploides
170
- - embryonale Karzinome 166,
167
- - Klassifikation und Haufigkeit
167
- - klinische Symptomatik 167
- - Teratome 166, 167
- - Zytokeratine 166
- Polyembryom (s auch dort)
167, 168
- Prognose 170
- seminomatose 167
- Seminome (s auch dort) 163
- Stadieneinteilung 163
- Stammzelle 161
- Teratome (s. auch dort) 169
Ki-67-Immunhistochemie 1
- Urotheltumoren 60
Ki-67-Indizies, Urotheltumoren 59
Ki-67-Wachstumsfraktionen, Pro-
statakarzinom 122
klarzellige Karzinome 5
- Adenokarzinome 65
- Sterberate / Malignitat 14
Klarzellsarkom 22
kleinzellige Karzinome 65
knochenmetastasierender Nierentu-
mor 22
Koexpression
- Vimentin 8
- Zytokeratin 8
Koffeinaufnahme. Urotheltumo-
ren 54
Kolloidkarzinome. muzinose 64
Kondylome (Urethra) 68

Konkremente (Prostatakarzinom)
123
Kryptorchismus 165

Leiomyosarkome 12, 58, 66
Leydig-Zell-Tumoren 171
- Metastasen 171
- Pseudopubertas praecox 171
Lichen ruber 175
Lichen sclerosus et atrophicus 175
Lymphome, maligne 66

Malakoplakie 67
maligne
- fibrose Histiozytome 58
- Lymphome (B- und T-Zell-Typ)
171
Malignitatsgrading (s auch Grad-
ing) 1 ff., 9–11, 114, 115
- Kinetik 11
- nuklearer Atypiegrad 9
- nukleolares Grading 9, 10
- Prostatakarzinome 114, 115
- - Dhom 115
- - Gleason 115
- - nukleolares 114
- Urothelkarzinome /-tumoren
57 ff.
Mammakarzinom, Nierenmetasta-
sen 16, 67
Markerchromosomen, Urotheltu-
moren 61
Markierungsindizies 114
mesenchymale Tumoren 15
mesonephrogene
- Adenome 20
- Tumoren 65
Metastasen / Metastasenstatus
- Adenokarzinome 65
- Harnblasenkarzinom 67
- Nierenkarzinom 12
- Prostatakarzinom 108, 124
Mitochondrien 6
Morbus Bourneville-Pringle, Pha-
komatose 15
Mostofi, Gradingsystem, Prosta-
takarzinom 115

Nebenhoden 174
- Adenomatoidtumor 174
- Hamangiom, histiozytar-epithe-
loidzellige 174
- Karzinome 174
- Pseudotumor 174
- Tuberkulose 173
- Zystadenome, papillare 174
- Zysten, dysontogenetische 174
Neoplasie, prostatische intraepithe-
liale (siehe PIN) 118, 120

Nephroblastome 17, 18
- Altersgipfel 18
- Anaplasie, hohe 21
- Ausbreitung 18
- mit blastemischer Komponente
18
- blastemreiche 20
- mit epithelialer Komponente 18
- epithelreiche 20
- Fehlbildungssyndrome 17
- mit fibromyxoidem Stroma 18
- Lokalisation 18
- Malignitat
- - hohe 21
- - niedrige 19
- - Standardmalignitat 19
- Nephroblastomatoseherde 17
- Prognose 22
- stromareiche 20
- triphasische (Wilms-Tumor) 18,
19
nephrogene
- Adenome 57, 65
- Metaplasien 65
neurovaskulare Bundel 105
Nierenadenome (s. auch Nierenzell-
karzinome) 5 ff.
Nierenarterien 16
- Embolisation 16
Nierenbeckenkarzinom 55
- histologische Analyse 2
Nierenmetastasen 16
- Bronchuskarzinom 16
- Mammakarzinom 16
Nierentumoren / Nierenkarzinom
(s auch Nierenzellkarzinome)
5 ff, 11
- Adenome 8
- Angiomyolipome 15
- chromophile Karzinome 7
- chromophobe Karzinome 6
- Differentialdiagnose 16
- Ductus-Bellini-Karzinom 7
- Enukleation 16
- histologische Analyse 1, 2
- kavernoses Hamangiom 15
- klarzellige Karzinome 5
- knochenmetastasierende 22
- Leiomyosarkome 16
- maligne fibrose Histiozytome
16
- maligner Rhabdoidtumor 21
- Metastasierung 11
- - Metastasenklassifikation 12
- neuroektodermale 16
- Nierenzellkarzinome (s. dort)
- Onkozytome 7
- Osteosarkom 16
- Paraganghome 16

- Rhabdomyosarkom 16
- spindelzellig-pleomorphe Karzi-
nome 7
- Stadieneinteilung 11
- Teilresektion 16
- Therapie 16
- TNM-Klassifikation 11
- Tumornephrektomie 16
Nierenzellkarzinome 5 ff., 8, 9, 11,
13, 15, 16
- Alphafetoprotein 13
- Amyloidablagerungen 13
- Amyloidose 5
- chromophobe
- - Aberrationen des Chromo-
soms 9
- - Schalt-zelltyp B 9
- Differentialdiagnose 16
- DNA-Muster 15
- Funfjahresuberlebensraten 13
- Hyperkalzamie 13
- Klassifikation und Haufigkeit 8
- Letalitat 13
- Makrohamaturie 5
- Prognosekriterien 13
- Renin 13
- Stauffer-Syndrom 5
- Therapie
- - Chemotherapie 16
- - Hormontherapie 16
- - Immuntherapie 16
- Typen 5–7
- Uberlebenszeit 13
Nierenzysten, Differentialdiagno-
se 16
Nikotinabusus
- Nierenzellkarzinome 5
- Urotheltumoren 54
Non-Responder, Prostatakarzi-
nom 123
Nukleolenfrequenz, Prostatakarzi-
nom 117

Onkogene 17
- c-H-ras 17
Onkozytome 6–9
- ATP 8
- Eosinophilie 7
- Hamaturie 7
- Narbenbildungen, zentrale
6, 7
- oxydative Enzyme 8
- Schaltzelltyp A 9
- Zytoplasma 7
Orchiektomie, Prostatakarzinom
120
Orchitis, granulomatose 173
Osteosarkome 58
Ostrogene, Prostata 106

PAH (prostatische atypische (ade-
nomatose) Hyperplasie) 118
Papillome 57, 68
- glandulare 57
- inverte 57
- trabekulare 57
pars prostatica posterior 105
Penis 175
- Atherome 175
- Condylomata acuminata 175
Peroxidase-Antiperoxidase-(PAP)-
Methode 1
Phakomatose Morbus Bourneville-
Pringle 15
Phaochromozytome, Harnblase 66
Phenacetin 53
PIN (prostatische intraepitheliale
Neoplasie) 118, 120
- peripheres Karzinom 120
Plattenepithelkarzinome, Bilharzio-
se 64
Polyembryom 168
Prakanzerosen 165, 175
- Erythroplasia Queyrat 175
- M. Bowen 175
- verrukose Leukoplakie 175
Prostata 3, 105 ff.
- ABO-Blutgruppenantigene 106
- adenoid zystische Karzinome
112
- Adenose, sklerosierende 123
- α-1-Antichymotrypsin (ACT)
106
- Androgenrezeptor 106
- Apex 105, 107
- Basalzellkarzinome 112
- Chromogranin A 106
- Chromogranin 107
- Hyperplasie, atypische 118
- intraepitheliale Neoplasie 118
- Kapselplexus 107
- Karzinom (s. Prostatakarzinom)
- mesenchymale und Mischtumo-
ren 123
- Metastasen 124
- muzinose Karzinome 111
- neuroendokrine Zellen 106, 107
- neuronenspezifische Enolase
106
- Ostrogene 106
- papillar-duktale Karzinome 112
- periphere Zone 105
- Plattenepithelkarzinome 111
- Plattenepithelmetaplasien 106
- Plexus venosus vesicoprosta-
ticus 107
- Praneoplasien 118
- prostataspezifisches Antigen
(PSA) 106

- saure Phosphatase, prostataspezi-
fische (PSP) 106
- sekretorisches Epithel 106
- Serotonin 107
- Stammzellen 106
- Stanzmaterial 3
- Stromazone, nichtglandulare
105
- Transitionszone 105
- transurethrale Resektion 3
- Tumoren (s. Prostatakarzinom)
- Tumorraritaten 123
- - Adenomatoidtumoren 123
- - Adenose, sklerosierende 123
- - Angiosarkome 123
- - blaue Navi 123
- - fibromyxoide Tumoren 123
- - Fibrosarkome 123
- - Histiozytome 123
- - Leiomyosarkome 123
- - neurogene Tumoren 123
- - Rhabdomyosarkome 123
- - Schwannome, maligne 123
- zentrale Zone 105
- Zytoplasma, eosinophil granu-
liert 107
Prostatakapsel 108
Prostatakarzinom 107 ff
- 5-α-Reduktase-Aktivitat
114
- AgNOR-Index 114
- Altersverteilung 108
- Androgenrezeptor 122
- Aneuploidierate 114
- Ausbreitung 108, 120
- Blutgruppenantigen 113
- Chemotherapie 120
- chromosomale Aberrationen
108
- Differentialdiagnose 123
- DNA-Zytometrie 113
- Epidemiologie 107
- Formen 110, 111
- gewohnliches 107, 110
- Grad I-III 116
- Heilungsquote 107
- Herpesviren Typ II 108
- High-risk-Gruppe 122
- Infarkte 123
- Inzidenz 107
- inzidentes 118
- Kaplan-Meier- 122
- Ki-67 113
- - Wachstumsfraktionen 122
- Lokalisation 108
- lokoregionales 120
- Low-risk-Gruppe 122
- lymphogene Metastasierung
120

- Mortalitat 107, 108, 122
- muzinose Karzinome 111
- Nukleolenfrequenz 114, 117
- Onkogen 107
- Orchiektomie 120
- Ostrogenspiegel 108
- Pathogenese, kausale 107
- PCNA (proliferating cell nuclear
antigen) 113
- perineurale Invasion 108
- Plattenepithelkarzinom 111
- praoperatives Staging 108
- Prognose 121
- Proliferationsindex 113
- Protoonkogenprotein 113
- Regressionsgrade 121
- sklerosierende Atrophie
123
- Stadien 108
- Therapie 120
- Subgrading 117
- - Hormon- 120, 121
- - Orchiektomie 120
- - Strahlen- 120, 121
- TNM-Klassifikation 108
- Tumorregression 121
- Typing 110
- - pluriform und uniform 110
- ungewohnliches 110
- Uroheltumoren (s. auch dort)
111
- Verteilungsmuster 117
- virale Atiologie 108
- Wachstum 108
Prostatapolypen 112
Prostatasarkome 123
- Prognose 123
Prostatastroma 107
Prostatektomie, radikale 120
Prostatektomiepraparate bei Karzi-
nom 3
prostatische atypische (adenomato-
se) Hyperplasie (PAH) 118
Prostatitis, granulomatose 123
PSA-Monitoring 121
pseudosarkomatose Wachstums-
form 7
Pseudotumor, inflammatorischer
68

Rete testis 174
- Adenokarzinome 174
- adenomatose Hyperplasien 174
Rhabdoidtumor, maligner, Niere
21
Rhabdomyosarkome 66
Riesenzellbildung 7
Robson, Stadieneinteilung, Nieren-
karzinom 11

Sacknieren, Differentialdiagnose
16
Samenblasen 105, 124
– Anatomie 124
– Histologie 124
– Karzinome 124
– Sarkome 124
– Tumoren 124
Samenstrang 174
– Epidermiszysten 175
Schistosoma haematobium 53
Seminome 162–164, 171
– anaplastische 162, 165, 166
– DNA-Index 162
– Immunhistochemie 166
– plazentare alkalische Phosphatase 166
– Prognose 170
– Seminomata in situ 165, 166
– sklerosierendes 165
– spermatozytäre 165, 166
– Seminomzelle 161, 162
– – aneuploide 162
– – stammzellige 161
– mit synzytialen Riesenzellen 165
– – β-HCG 165
– Typen 165
– Überlebensraten 170
Sertoli-Zell-Tumor 172
Siegelringzellkarzinome 65
Skrotum 175
– maligne Lymphome und Melanome 176
– Plattenepithelkarzinom 175
Spermatozelen, multilokulare 174
spindelzellig-pleomorphe Karzinome 7
– pseudosarkomatöse Wachstumsform 7
– Riesenzellbildung 7
Stauffer-Syndrom, Nierenzellkarzinome 5
Strahlentherapie, Prostatakarzinom 120, 121
Stromatumoren 161
– gonadale 171
– – Granulosazelltumoren 172
– – Ostrogen 172
– – Progesteronrezeptoren 172
Syndrome
– Beckwith-Wiedemann- 18
– Stauffer- 5

Teratome 166, 169
– reife und unreife 169
Thorotrastose 64
Thymidin-Autoradiographie 1
TNM-Klassifikation
– Harnblasenkarzinom 55

– Hodentumoren 163
– Nierenkarzinom 11
– Prostatakarzinom 108
– Urotheltumoren, TNM-orientierte Therapieplanung 54
TPA (Tissue-polypeptide-antigen) 8
TRF (Transferrin-Rezeptor-Aktivität) 59
Tuberkulose
– Harnblasenkarzinom 67
– Prostatakarzinom 123
Tumoren
– (s. auch Adenome)
– (s. auch Karzinome und diese beim jeweiligen Organ)
– der ableitenden Harnwege, Histologie 3
– Adenokarzinome (s. auch dort) 64
– Adenomatoidtumor 174
– Adenome 8
– Androblastome (s. auch dort) 172
– Angiome 66
– Angiomyolipome 15
– Apudome / Paragangliome 66
– Bronchuskarzinom 16
– Choriokarzinom (s. auch dort) 168
– chromophile Karzinome 7
– chromophobe Karzinome 6
– Dottersacktumor (s. auch dort) 168
– Ductus-Bellini-Karzinom 7, 9
– embryonales Karzinom 167
– Genital äußeres (s auch dort) 175
– Gonadoblastome (s. auch dort) 173
– Granularzelltumoren 68
– Granulosazelltumoren (s. auch dort) 172
– Harnblasenkarzinom (s. auch dort) 55, 58, 65
– Harnröhrenkarunkel 68
– Histiozytome, maligne fibröse 16
– Hoden 4, 161 ff.
– Hodenkapsel (s. auch dort) 174
– inflammatorischer Pseudotumor 68
– Karzinoide 66
– Keimzelltumoren (s. auch dort) 163 ff.
– klarzellige Karzinome 5
– Klarzellsarkom 22
– Kolon-Rektumkarzinome, Metastasen 67

– Kondylome 68
– Leiomyosarkome 16, 66
– Leydig-Zell-Tumoren (s. auch dort) 171
– Lymphome, maligne (s. auch dort) 66, 171
– Magenkarzinome, Metastasen 67
– Malignitatsgrading (s. auch dort) 1 ff., 9–11
– Mammakarzinom 16, 67
– mesenchymale 15
– mesonephrogene 65
– muzinöse Kolloidkarzinome 64
– Nebenhoden (s. auch dort) 174
– nephrogene Adenome und Metaplasien 65
– neuroektodermale 16
– nichtseminomatöse 164, 166
– – Desmin 166
– – Enolase 166
– – Vimentin 166
– – Zytokeratine 166
– Nieren (s. auch dort) 1, 2, 5, 15,
– Nierenadenome 5 ff.
– Nierenbeckenkarzinome 1, 2, 55
– Nierentumor, knochenmetastasierender 22
– Nierenzellkarzinome (s. auch dort) 5 ff.
– Onkozytom 7, 8
– Osteosarkome 16
– Papillome (Urethra) 68
– Paragangliome 16
– Phäochromozytome 66
– Plattenepithelkarzinom 64
– Polyembryom (s. auch dort) 168
– Prostatektomiepräparate bei Karzinom 3
– Rete testis (s. auch dort) 174
– Rhabdoidtumor
– – Harnblase 67
– – Niere 21
– Rhabdomyosarkome 16, 66
– Samenstrang (s. auch dort) 174
– Seminome (s. auch dort) 163
– Sertoli-Zell-Tumor (s. auch dort) 172
– Siegelringzellkarzinome 65
– spindelzellig-pleomorphe Karzinome 7
– Stromatumoren, gonadale (s. auch dort) 171
– Teratome (s. auch dort) 166, 169
– TNM-Klassifikation (s. auch dort) 11, 108
– Ureterkarzinom 55
– Urethra 68
– Urethralkarunkel 68

Tumoren, Urethralpolyp 68
– Urotheltumoren / -karzinom
(s auch dort) 53, 54, 62, 63
– Weichteiltumoren, paratestikula-
re (s auch dort) 174
– Wilms-Tumoren (s auch dort)
17, 19, 21
– Zervix-Portiokarzinome, Meta-
stasen 67
Tumorgrading (s Grading und Ma-
lignitatsgrading)
Tumorsuppressorgene 17
Tumorvolumen, Prostatakarzinom
108
TUR-Urozystitis 67

Urachus, Adenokarzinome 64
Ureterkarzinom 55
Urethra 68, 105
– Adenokarzinom 69
– condylomata acuminata 68
– Klarzellkarzinom 69
– kloakogene Karzinome 69
– Malakoplakie 68
– nephrogenes Adenom 69
– neuroendokrine Tumoren 68
– Paragangliome 68
– Plasmozytom 68
– Platteneipthelkarzinom 69
Urethralkarunkel 68
Urethralpolyp 68
Urothel / urotheliale 61
– Atypien 58, 61
– – plane 61

– Carcinoma in situ 61, 62
– Hyperplasie 61
– – atypische 61
– – einfache 61
– Tumoren /- karzinome 53, 54,
58–61
– – AgNORs 57, 60, 63
– – Altersverteilung 54
– – Analgetikaabusus 54
– – Aneuploidierate 59
– – Atiologie und Pathogenese 53
– – Autoradiographie,
^{3}H-Thymidin- 59, 60
– – Carcinoma in situ 56
– – DNA-Muster 60
– – – Synthesezeiten 59
– – – Zytometrie 59
– – Epidemiologie 53
– – G0-, GI-, GII- und GIII-
Karzinom 57
– – Genetik 60
– – Geschlechtsverhaltnis 53
– – gewohnliche 54
– – glandulare Differenzierungen
54
– – Harnblasenkarzinome 54
– – Haufigkeit 54, 56
– – Immunhistochemie 59
– – Ki-67- 59, 60
– – Koffeinaufnahme 54
– – Malignitatsgrading 57 ff
– – – gunstigere Gruppe 63
– – – immunhistochemisches
Subgrading 59

– – – ungunstigere Gruppe 63
– – – zellkinetisches Subgrading
59
– – Markerchromosomen 61
– – Mortalitatsrate 53
– – Nikotinabusus 54
– – Nukleolenfrequenz 57
– – plattenepitheliale 54
– – Prognose 62, 63
– – Rezidivrate 58, 60
– – Sterberate 53
– – Therapie / Therapieplanung
54, 63
– – – TNM-orientierte 54
– – Verteilungsmuster 54, 58
– – virale Genese 54
– – Wachstumsfraktion 59
– – Zellkinetik 58
Utrikulus 107
– Karzinom 112

Weichteiltumoren, paratestikulare
174
– Fibromyosarkome 174
– Leiomyosarkome 174
– Liposarkome 174
– Rhabdomyosarkome 174
Wilms-Tumoren 17
– anaplastische 21
– triphasische 19
– – Nephroblastome 18, 19

Zystennieren, Differentialdiagnose 16

Springer-Verlag und Umwelt